U0195724

现代医学麻醉学新进展

XIANDAI YIXUE MAZUIXUE XINJINZHAN

主编 贾晓菁 宋瑞华 刘成彪 李 芳

张 苑 杨圣洁 王安刚 刘建波

上海科学技术文献出版社

Shanghai Scientific and Technological Literature Press

图书在版编目（CIP）数据

现代医学麻醉学新进展 / 贾晓菁等主编 .-- 上海：
上海科学技术文献出版社,2023
ISBN 978-7-5439-8966-5

Ⅰ.①现… Ⅱ.①贾… Ⅲ.①麻醉学 Ⅳ.①R614

中国国家版本馆CIP数据核字（2023）第199158号

组稿编辑：张 树
责任编辑：王 珺
封面设计：宗 宁

现代医学麻醉学新进展
XIANDAI YIXUE MAZUIXUE XINJINZHAN
主　　编：贾晓菁　宋瑞华　刘成彪　李　芳　张　苑　杨圣洁　王安刚　刘建波
出版发行：上海科学技术文献出版社
地　　址：上海市长乐路746号
邮政编码：200040
经　　销：全国新华书店
印　　刷：山东麦德森文化传媒有限公司
开　　本：787mm×1092mm　1/16
印　　张：23.75
字　　数：605千字
版　　次：2023年9月第1版　2023年9月第1次印刷
书　　号：ISBN 978-7-5439-8966-5
定　　价：198.00元

编委会

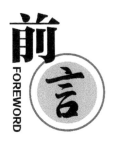

前言
FOREWORD

　　麻醉学是一门研究临床麻醉、疼痛诊疗、急救和术后检测的临床学科,在漫长的医学史中经历着不断地演变和创新。麻醉药物的研究与开发一直是麻醉学领域的重要方向。在分子生物学和药理学的推动下,新一代麻醉药物正不断涌现,这些创新药物具有更高的选择性、更短的作用时间和更少的不良反应。与此同时,麻醉监测技术的改进也在引领着麻醉学的发展。现代医学仪器和技术的不断进步使得麻醉医师能够更精确地监测患者的生理状态,更加细致地调整麻醉深度、提高手术过程的安全性,及时发现并应对潜在的问题。此外,新的药物和治疗策略的引入,也可以让患者的术后疼痛得到更好缓解,有助于患者更好地恢复身体功能。因此,为了呈现现代麻醉学新进展,帮助麻醉科医师更新麻醉知识、提高麻醉技术,我们特邀请从业多年的麻醉医师共同编写了《现代医学麻醉学新进展》一书。

　　本书从临床需求出发,开篇介绍了麻醉学绪论;然后介绍了临床常用麻醉方式,包括全身麻醉、局部麻醉与神经阻滞、椎管内麻醉;最后重点阐述了心外科、胸外科、普外科等多个科室的麻醉技术。本书内容全面、资料丰富、结构合理,语言逻辑清晰、详略得当、通俗易懂,集科学性、前瞻性和实用性于一体,可供麻醉科医师及相关从业人员参考使用。

　　由于麻醉学内容更新速度快,加之编者编写时间有限、编写经验不足,在编写过程中难免存在疏漏之处,恳请广大读者见谅,给予批评指正。

《现代医学麻醉学新进展》编委会

2023 年 7 月

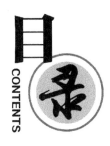

第一章　麻醉学绪论 ································· （1）

　　第一节　我国麻醉学科的现状 ······················· （1）

　　第二节　我国麻醉学科的发展 ······················· （6）

　　第三节　麻醉学科人员的职责 ······················· （10）

第二章　全身麻醉 ································· （13）

　　第一节　静脉全麻 ····························· （13）

　　第二节　吸入麻醉 ····························· （18）

　　第三节　联合麻醉 ····························· （21）

第三章　局部麻醉与神经阻滞 ······················· （24）

　　第一节　静脉局部麻醉 ··························· （24）

　　第二节　表面麻醉 ····························· （25）

　　第三节　颈神经丛阻滞 ··························· （26）

　　第四节　臂神经丛阻滞 ··························· （27）

　　第五节　躯干神经阻滞 ··························· （30）

　　第六节　上肢神经阻滞 ··························· （32）

第四章　椎管内麻醉 ······························· （34）

　　第一节　蛛网膜下腔阻滞 ·························· （34）

　　第二节　硬膜外阻滞 ···························· （38）

　　第三节　骶管阻滞 ····························· （43）

　　第四节　联合麻醉 ····························· （44）

第五章　心外科麻醉 ……………………………………………………………………………………（46）

　　第一节　心脏瓣膜手术的麻醉 ………………………………………………………………………（46）

　　第二节　冠状动脉旁路移植术的麻醉 ………………………………………………………………（59）

　　第三节　再次心脏手术的麻醉 ………………………………………………………………………（89）

　　第四节　梗阻性肥厚型心肌病的麻醉 ………………………………………………………………（97）

　　第五节　慢性缩窄性心包炎的麻醉 …………………………………………………………………（99）

　　第六节　慢性肺动脉栓塞手术的麻醉 ………………………………………………………………（107）

第六章　胸外科麻醉 ……………………………………………………………………………………（114）

　　第一节　气管手术的麻醉 ……………………………………………………………………………（114）

　　第二节　支气管镜与纵隔镜手术的麻醉 ……………………………………………………………（115）

　　第三节　食管手术的麻醉 ……………………………………………………………………………（117）

　　第四节　肺切除手术的麻醉 …………………………………………………………………………（120）

　　第五节　肺隔离技术与麻醉 …………………………………………………………………………（126）

　　第六节　肺动脉内膜剥脱手术的麻醉 ………………………………………………………………（131）

　　第七节　先天性膈疝手术的麻醉 ……………………………………………………………………（132）

第七章　普外科麻醉 ……………………………………………………………………………………（134）

　　第一节　甲状腺手术的麻醉 …………………………………………………………………………（134）

　　第二节　甲状旁腺手术的麻醉 ………………………………………………………………………（144）

　　第三节　甲状腺疾病患者非甲状腺手术的麻醉 ……………………………………………………（147）

　　第四节　乳腺手术的麻醉 ……………………………………………………………………………（149）

　　第五节　急腹症手术的麻醉 …………………………………………………………………………（153）

　　第六节　门静脉高压症手术的麻醉 …………………………………………………………………（160）

　　第七节　胆道手术的麻醉 ……………………………………………………………………………（165）

　　第八节　胰腺手术的麻醉 ……………………………………………………………………………（177）

　　第九节　脾脏手术的麻醉 ……………………………………………………………………………（188）

第八章　骨科麻醉 ………………………………………………………………………………………（192）

　　第一节　骨科手术的麻醉特点 ………………………………………………………………………（192）

　　第二节　骨科手术的麻醉选择 ………………………………………………………………………（197）

　　第三节　手足手术的麻醉 ……………………………………………………………………………（199）

　　第四节　关节置换术的麻醉 …………………………………………………………………………（207）

  第五节 脊柱手术的麻醉 ……………………………………………………（213）

  第六节 骨癌手术的麻醉 ……………………………………………………（225）

  第七节 复杂性创伤的麻醉 …………………………………………………（237）

第九章 产科麻醉 ………………………………………………………………（241）

  第一节 早产手术的麻醉 ……………………………………………………（241）

  第二节 剖宫产手术的麻醉 …………………………………………………（243）

  第三节 妊娠合并糖尿病妇女手术的麻醉 …………………………………（255）

  第四节 妊娠合并心脏病妇女手术的麻醉 …………………………………（258）

  第五节 分娩期合并肝炎妇女手术的麻醉 …………………………………（265）

  第六节 免疫功能紊乱妊娠妇女手术的麻醉 ………………………………（267）

  第七节 先兆子痫手术的麻醉 ………………………………………………（269）

第十章 烧伤科麻醉 ……………………………………………………………（275）

  第一节 烧伤患者的麻醉 ……………………………………………………（275）

  第二节 吸入性损伤的麻醉 …………………………………………………（293）

  第三节 小儿烧伤手术的麻醉 ………………………………………………（303）

  第四节 孕期烧伤手术的麻醉 ………………………………………………（324）

  第五节 特殊原因与特殊部位烧伤的麻醉 …………………………………（329）

第十一章 五官科麻醉 …………………………………………………………（350）

  第一节 眼部手术的麻醉 ……………………………………………………（350）

  第二节 耳部手术的麻醉 ……………………………………………………（356）

  第三节 鼻部手术的麻醉 ……………………………………………………（358）

  第四节 咽部手术的麻醉 ……………………………………………………（359）

  第五节 喉部手术的麻醉 ……………………………………………………（364）

参考文献 ……………………………………………………………………………（370）

第一章 麻醉学绪论

第一节 我国麻醉学科的现状

一、我国麻醉学科近百年发展史

(一)中华人民共和国成立前

我国麻醉学起步较晚。19世纪西方医学开始传入我国。麻醉药物方面的发展包括1847年乙醚传入中国,Parker首次在中国使用乙醚全身麻醉。次年,氯仿传入国内。1931－1945年抗战期间,麻醉仍以乙醚、氯仿为主,或使用氯化乙烷,至抗战末期美国大量援助以硫喷妥钠,静脉全麻得以大量使用。

19世纪末和20世纪初,外国教会在全国各地开办医院,进而招收学徒,创办医学校。最早有上海仁济医院(1844)、广州博济医学堂(1866)、上海同仁医院(1879)、天津医学馆(1881)、北京协和医学校(1903)、济南齐鲁医学校(1904)等。辛亥革命后政府又陆续在北京、浙江、奉天等地建立了公立或私立医学专门学校,大部分地区均设有医院,但这些医院创设之初都没有麻醉科,而从事麻醉专业的人员也是凤毛麟角。

中华人民共和国成立之前,国内的外科手术刚刚兴起,也只有少数几个大城市大医院才能实施较大的手术,如胃大部切除术、胆囊切除术等,尽管大部分手术的麻醉均由麻醉医师或护士负责,但整体都方法简单,设备简陋,技术水平不高,更缺乏创造性的成就。当时国内出版的麻醉专著也非常少,有1931年亨利、孟合理摘译的《局部麻醉法入门》、1942年陶马利著《全身麻醉》等。我国麻醉学科在中华人民共和国成立之后,才得到迅速发展,出现了根本的变化,并取得较大的成就。

(二)中华人民共和国成立初期

尽管我国的麻醉学起步较晚,麻醉科于中华人民共和国成立后才得以设立,但在老一辈麻醉学家辛勤耕耘及引领下,全国麻醉科的建设发展很快,至20世纪60年代初临床麻醉已能紧跟世界水平并有自己的创新,如针刺麻醉、中药麻醉,以及从中草药中提制催醒药、肌肉松弛药和降压药等,曾引起各国同道们的关注和兴趣。20世纪70年代,正值国际麻醉学从三级学科向二级学科快速发展的时候,因为现实原因,麻醉学科建设全面中断。直至20世纪80年代初,我国麻醉科是外科学的分支学科,是三级学科,归属医技科室。

1

在此期间,我国麻醉学科发展历程中具有历史性的重要事件和里程碑包括:1964年在南京召开麻醉学术会议(以后定为全国第一次麻醉学术会议);1979年在哈尔滨召开第二次全国麻醉学术会议,会上成立了中华医学会麻醉学分会;1981年《中华麻醉学杂志》创刊;1982年《国外医学·麻醉与复苏分册》创刊;1986年徐州医学院试办麻醉学专业(本科);1987年国家教委将麻醉学专列入专业目录等。

过去的半个世纪以来,我国麻醉学科的发展是巨大的,凝聚了几代人的艰辛与心血。20世纪40年代末至50年代初,我国现代麻醉学的开拓者吴珏、尚德延、谢荣在美国中西部的几所医科大学学习麻醉的专业知识,前后回国在上海、兰州、北京等地教学医院建立了麻醉科,充实了麻醉设备,培养专业人才,逐步创建麻醉专业,构架起与美国相似的麻醉学临床与教学框架。这一期间还有李杏芳(上海)、谭蕙英(北京)、王源昶(天津)等也在创建麻醉科室、开展临床麻醉的工作中发挥了奠基作用。在这些先辈的努力下,培养了大批麻醉骨干力量,之后这批人员遍及全国各省市,进一步建立麻醉科室。迄今,在我国县级以上医院,大部分建立了科室组织,配备了麻醉学教研室和麻醉研究室。与此同时,我国还创办了麻醉专业杂志和各级麻醉学会,2006年被世界麻醉医师联合会(WFSA)接纳为正式成员,使中国麻醉学科得以跻身世界麻醉学科之列。总之,这些麻醉学科先辈们通过麻醉医疗、教学和科研活动,为中华人民共和国麻醉学科的建设、麻醉专业的创立、人才的培养发挥了重大作用,对中国现代麻醉学的发展作出了不可磨灭的贡献。

在临床麻醉工作发展的同时,从20世纪50年代开始我国麻醉工作者参与手术、急诊室及临床各科室心搏呼吸骤停患者的复苏急救工作,率先实施胸外心脏按压和头部降温等心肺、脑复苏等措施,积累了丰富的经验,成功地抢救了许多心搏骤停脑缺氧超过临界时限的病例。从20世纪50年代末国内有的医院建立麻醉恢复室,20世纪80年代,重症监护病房(ICU)在国内大医院普遍开展,训练有素的专业医护人员,采用先进的监测仪器和技术,对重大手术及危重患者的救治发挥了充分作用。20世纪70年代,我国疼痛治疗工作有了新进展,在临床以神经阻滞为主,许多医院开设了疼痛诊疗门诊和病室,对某些疼痛的机制开展研究。麻醉科室的创建和健全,不断应用新的麻醉药物和方法,逐步扩大工作范围,使我国麻醉学科得到快速的发展。

(三)确立一级临床科室地位

1989年5月,国家卫生健康委员会[89]12号文件《卫生健康委员会关于将麻醉科改为临床科室的通知》明确指出:近年来,我国医院临床麻醉学科有了较大的发展,其工作性质、职责范围已超出了原"麻醉"词义的范畴,为进一步推动麻醉学科的发展并借鉴其国内外发展经验,同意医院麻醉科由原来的医技科室改为一级临床科室。通知具体指出了我国麻醉学科发展的主要表现。

(1)麻醉科工作领域由原来的手术室逐步扩大到了门诊与病房。

(2)业务范围由临床麻醉逐步扩大到急救,心、肺、脑复苏,疼痛的研究与治疗。

(3)临床麻醉的工作重点将逐步转向人体生理功能的监测、调节、控制及麻醉并发症的治疗等。

通知希望"各级卫生主管部门和医疗单位根据本通知精神,结合各地医院具体情况,按二级学科的要求与标准,切实加强麻醉科的科学管理工作,重视人员培训,注重仪器装备,努力提高技术水平,使其不断适应医学发展的需要"。这一文件奠定了现代麻醉学在医院中的地位,麻醉学科因而得到了迅速发展。目前,麻醉学科的三级学科正在建立与发展,包括临床麻醉、危重病监护、疼痛治疗和急救复苏。培养高素质的后备人才,是新世纪麻醉专业的需要,也是医学发展的需要。这就要求麻醉科室从住院医师的培养抓起,规范培训,不断改进方法,为将来进一步培养高层次麻醉人才打下坚实的基础。

在学科建设的对外交流和国际协作方面,中华医学会麻醉学分会加入世界麻醉医师联盟曾是几代麻醉学人的夙愿。创立于1955年的世界麻醉医师联盟是全球公认的国际性学术组织,当时中国的麻醉学会还不是国际麻醉协会、亚太麻醉协会的成员,一定程度上影响了我国麻醉学科与国际麻醉学科的交流与协作。1981年,谢荣教授赴德国参加第七届世界麻醉学会议以后,我国麻醉界与世界各国同行的往来逐渐密切,积极开展国际和海外麻醉学协会之间的学术交流,进行多场海外专题报告活动,同时邀请多名海外知名专家来华讲学或举办国际专题会议等。经过几代人多方积极地努力,中华医学会麻醉学分会已于2004年底正式加入了WFSA,迄今已有数千人先后成为美国麻醉医师协会(ASA)、世界疼痛医师学会中国分会、国际麻醉研究协会等国际麻醉协会的会员或负责人,能在世界平台上展示中国麻醉事业的蓬勃发展,让世界了解中国,亦为世界麻醉学的发展贡献一份力量。

二、我国麻醉学科的现状与差距

(一)我国麻醉学科的现状

20世纪40年代至50年代初期,我国只能施行简单的乙醚开放滴入法、气管内插管吸入麻醉及单次普鲁卡因蛛网膜下腔阻滞等几种麻醉方法。之后,随着我国医药卫生和工业的发展,麻醉条件逐步有了改善,从国产的吸入麻醉机施行循环密闭式吸入麻醉到轻便空气麻醉机,从单次硬膜外阻滞到应用导管法连续硬膜外阻滞麻醉。20世纪70年代后期,随着改革开放,我国引进了许多国外新的麻醉药物,如安氟烷、异氟烷、七氟烷、泮库溴铵、阿曲库铵、维库溴铵等麻醉药与辅助药,以及先进的麻醉设备,包括配备精密流量计和挥发器及监测报警装置的现代麻醉机和呼吸机,具有多方面监测功能的呼吸、循环、体温、肌松等生理监测仪等,进一步提高了中国麻醉水平,促进了我国麻醉学科的现代化。

经过中国麻醉工作者几代人不懈的努力,麻醉学科有了很大的发展。麻醉学专业在临床麻醉和基础研究方面都取得了长足的进步,麻醉学科的整体水平得到全面提高,主要表现在下列几个方面。

(1)麻醉学基础研究十分活跃,从细胞水平、基因水平等多层面研究了吸入麻醉药、静脉麻醉药和麻醉性镇痛药及局麻药的作用机制。随着国家对麻醉科研的投入力度越来越大,在国际研究的热门领域,几乎都有中国麻醉学者涉足,麻醉学科已开始迈步走向世界麻醉学领域的研究前沿。另一方面,基础研究带动的新药物、新技术的不断投入和推广使临床麻醉更加方便、快捷、舒适。

(2)建立了现代化麻醉手术系统,麻醉学临床研究也取得了显著进展,包括微创外科的麻醉处理、"快通道"麻醉方案的实施、器官移植等特殊手术的麻醉。特别是进入21世纪以来,随着循证医学的快速发展,临床麻醉取得了长足进步,麻醉学科的整体水平得到全面提高,与国际上发达国家的麻醉学发展水平之间的差距越来越小。

(3)围术期监测、治疗和重要器官功能保护等方面在理论研究和临床实施方面开展了大量的工作,如麻醉深度监测、体温监测、血液稀释与血液保护等。监测技术和麻醉设备的更新换代使得中国麻醉学科的装备,尤其是在大城市和沿海地区迅速与国际接轨,增加了临床麻醉的可控性,大大提高了麻醉管理质量和麻醉安全性。

(4)亚专科不断发展,疼痛、重症监测治疗已成为麻醉学科的重要组成部分。疼痛机制得以深入研究,疼痛治疗正在广泛开展,规范化疼痛处理逐步推广应用。我国目前已有80%以上的二级甲等医院麻醉科,开展了急慢性疼痛的治疗,较为普遍地建立了疼痛治疗门诊或病房,诊治领域包括术后镇痛、无痛人工流产、有创检查的镇静镇痛、慢性疼痛治疗、癌性疼痛治疗等。规范化疼痛处理是近年倡导的镇痛治疗新观念,已先后制订众多有关临床疼痛诊疗指南和技术操作规范。

(5)学科人才梯队建设有了长足发展。大量本科生、研究生进入学科梯队,使麻醉学科的人才结构逐步趋于合理,梯队层次逐年提高。与此同时,原在麻醉队伍中的护士逐步过渡到麻醉的各种辅助工作岗位。伴随着《医师法》的颁布和执业医师制度的执行,麻醉学科已正式进入由医师执业的临床学科行列。近年来广泛实施的住院医师规范化培训工作,也为今后学科水平的进一步提升打下了基础。

(二)我国麻醉学科的差距

1989年,国家卫健委12号文件确定麻醉科为一级临床科室、二级临床学科,但总体而言,我国麻醉学科至今仍是一个发展中的学科,学科发展很不平衡,目前存在的问题包括组织与管理方面、人力方面、设备方面及安全方面。

1.外部环境和组织与管理方面的差距

在新一轮医药卫生体制改革的大背景下,我国医院麻醉学科的内外环境都发生了较大变化,但目前我国大多数医院对麻醉学科的功能和作用尚缺乏准确的定位。由于种种原因,多数医院尤其是基层医疗机构的麻醉学科尚未受到应有的重视,综合性医院麻醉学科的地位并没有得到相应的提高,医院麻醉科的发展相对滞后,其舒适化医疗、保障医疗安全等作用未能得到充分地发挥。

这种对麻醉学科的轻视首先就体现在麻醉科与手术室的混合建制上。麻醉科是医院重要的临床科室,县级以上综合性医院都应成立麻醉科。所谓的麻醉手术科和手术麻醉科都是不符合麻醉发展要求的,这不仅阻碍了麻醉科的发展,也不利于手术室作为一个科室的建设。同时,麻醉科同样有繁杂、技术要求高的任务,因此配备护士编制以配合麻醉医师的工作非常必要,但很多医院麻醉科没有护士编制,或由护士从事麻醉医师工作,这都很不规范。

2.人力方面存在的差距

(1)人员数量配备不足:麻醉科人力资源数量不足是目前二、三级医院存在的普遍现象,也是麻醉安全的重大隐患。

(2)人员结构差异明显:表现在公私有别,即公立的医疗机构中,不论是医院,还是基层卫生机构,麻醉医师均以中青年人员为主,而民营医院的麻醉医师以45岁以上中老年为主,人员老化情况较为严重;城乡有别,即城市三级医院、二级医院和社区卫生服务中心的麻醉医师年龄梯队基本上符合老中青结合的梯形结构,但是农村乡镇卫生院麻醉医师出现断层现象,除了部分即将退休的麻醉医师外,普遍年龄结构偏年轻,35～44岁人员力量较弱。

(3)人员素质高低不齐:从学历水平来看,麻醉医师学历的构成情况,三级医院较其他级别的医疗机构要好,农村基层医疗机构(乡镇卫生院)较城市基层医疗机构(社区卫生服务中心)麻醉人员的学历构成层次明显偏低。

(4)连续工作时间过长:麻醉医师,尤其是大型综合性医院的麻醉医师,连续工作的时间大大超过了工作极限,处于疲劳麻醉的边缘。

（5）麻醉医师的职业倦怠不容忽视:调查结果显示,麻醉医师整体情绪衰竭和情感疏离情况属于较轻水平或正常,与相关科室医师水平相当;但是在个人成就感方面处于中度水平,明显低于相关科室。其中,三级医院麻醉医师情绪衰竭情况最为严重,处于高度情绪衰竭和高度情感疏离水平的麻醉医师比例最高,三级医院麻醉医师工作量较大,面对的患者病情较其他二级医院和基层医疗机构的患者复杂,相对处于工作压力和竞争力都较大的环境中,容易产生身心疲惫感。

（6）收入情况不够乐观:在三级医院中,麻醉医师的奖金收入水平在院内处于中上等水平,在二级医院和基层医疗机构中,麻醉医师的奖金收入处于中等水平。

（7）基层医疗机构仍存在资质不够的问题:调查显示,部分麻醉医师的最后学历专业并非麻醉专业或外科专业,而是由其他专业转到麻醉专业,经过一定培训转岗从事麻醉工作。《执业医师法》实施时,其中的"护转医"人员有一部分也取得了执业医师资格。随着执业医师的严格准入,这种情况目前已经不多见。

3.设备方面存在的差距

数据显示,90％以上的医疗机构麻醉设备配备数量都达到了国家的要求,无论是公立医疗机构还是民营医疗机构,无论是城市医疗机构还是农村医疗机构,麻醉设备配备的数量已不是麻醉科存在的主要问题。

目前存在的问题主要在于麻醉设备的检修维护、设备使用和设备质量等几方面。资料显示,90％以上三级医院的麻醉科未配备专门的设备维护工程师,所有的麻醉设备都是发生故障后才找厂家来修,而厂家维修的速度有快有慢,在一定程度上影响手术麻醉的正常开展。同时,90％以上的三级医院缺乏规范的设备定期检修制度,所有设备缺乏必要的检修和维护,在未出现故障之前几乎365天不停歇地运转,一旦麻醉机等关键设备在术中麻醉时出现故障,就会导致重大的安全事故,因此,麻醉设备的检修和维护是麻醉安全中的重要隐患。部分医疗机构虽然在麻醉设备的配备数量上达到了要求,但在麻醉设备的配备质量上还存在一定问题,尤其民营医疗机构和基层医疗机构问题更为严重。出于成本考虑,民营医疗机构和基层医疗机构购置的多为功能较为单一的麻醉设备,甚至部分医疗机构为了应付上级的检查,购置一些废置或即将淘汰的麻醉设备以充数量,但实际上这些麻醉设备并不能正常运转,有些麻醉机只剩下给氧用途,真正要抢救患者时就会存在问题。

4.麻醉安全有待提高

麻醉安全一直是中外麻醉学关注和讨论的焦点,美国的麻醉死亡率为 1/500 000～1/200 000。但我国缺乏麻醉相关死亡率的数据。麻醉事故的降低,既反映出麻醉医师的良好素质和训练,也和药物和仪器设备的改进和发展分不开,更是学科建设绕不开的核心问题。在现阶段及现有的医疗环境中,麻醉学科作为高风险临床科室,因为上述组织管理、人力及物力等多方面原因,存在一些重大安全隐患,需要特别关注及亟待相应措施加以防范。要在这一复杂的医疗过程中实现有效的质量控制,需要积极争取和利用各方面支持和资源,增加设备投入并注重人才培养,既要利用现代化的管理理念,又要结合自身特点,从多角度全方位保障麻醉科医疗质量管理,推进麻醉学科的不断发展。

总之,麻醉学科涉及多学科合作与共建,既是推动"舒适化医疗"的主导学科,又是保障医疗安全的关键学科,既是提高医院工作效率的枢纽学科,也是未来医院的支柱学科和科研创新的重点学科。通过不断努力,还要使之成为社会所熟知和认可的重要学科。麻醉学科的发展应顺应和适应医学各学科的需要,健全学科的合理结构,提升医疗技术水平,凝聚和形成优秀人才群体,进而促进医院建设与发展。麻醉学科发展的最核心要素是人才。科研学术水平的提高、技术的创新离不开人才,先进仪器设备的操作和诊治同样离不开人才,合理的人才梯队更是学科持续发展的动力。麻醉学科发展离不开人才培养、财力支持、物资设备,其中人才培养是关键,领军人物对顶层设计和学科管理的把控是重中之重。

(邹启帅)

第二节　我国麻醉学科的发展

新时代背景下,麻醉学科应抓住机遇,直面挑战,从而促进学科发展。

一、机遇与挑战

(一)社会发展、医学发展以及医疗体制改革带来的学科建设的机遇

随着社会的发展、医疗模式的改变,医疗体制改革、竞争机制的引入和卫生改革工作的不断深入,人们对健康的需求在不断增长,给围术期手术麻醉安全性、医疗服务效率及社会的经济支付能力带来了巨大挑战。过去的医疗改革,主要是靠"以药养医"的政策来维持,随着社会发展以及医疗体制改革,医药的批零差价将逐步取消,今后医院的效益必须来自手术、检查及介入等一系列的医疗活动,从医务人员的劳动价值来体现。而所有这一切,都离不开麻醉学科的工作。麻醉学科会逐步成为提高医院工作效率的枢纽学科。下一轮的医院竞争,前提是效益的竞争。所以,今后医疗的发展趋势必然会推动麻醉学科成为医院提高工作效率的枢纽学科,同时也是为医院赢得社会和经济效益的主要科室,将是医改未来发展的支柱学科。

其次,先进的仪器、设备及许多新药、新技术在围术期的使用,既提高了麻醉安全,又要求麻醉医师必须具备丰富广博的专业知识,且应熟练地掌握现代化仪器的使用。这些都对麻醉安全、服务模式、服务质量提出更高的要求。如何从麻醉学科发展的角度,通过调整专业定位、规范医疗行为、加强患者安全管理建设,来构建起围术期手术麻醉的安全体系,是当下时代背景下的重大课题。

(二)麻醉质量管理与控制带来的学科发展的机遇

随着外科领域的纵深发展,外科专科化趋势明显快于麻醉学科的发展进程,许多外科手术已经打破人体禁区或非生理状况,加上手术数量和复杂程度与日俱增、人口结构愈趋老龄化,必然带来重大手术和危重患者逐渐增多的局面,给麻醉医师带来新的挑战。结合我国目前医疗改革现状,加强医疗质量、促进患者安全变得更为重要和紧迫。近年来,围绕麻醉质量管理与控制实施了一系列举措和革新,包括专注技术革新以解决客观问题、专注于管理革新以解决主观问题以及重视社会、媒体、舆论等外部环境问题。

其中"建立系统化临床路径,消除个人的因素导致的错误"是近几年在管理策略方面的重要更新。临床医疗是临床特色学科的重中之重,是学科存在的前提。特色的麻醉学科来源于特色的临床麻醉病例的有效收集和利用。应改变多年来应付临床任务而缺乏临床病例的有效记录与利用的现状。建立麻醉临床路径,即针对某一疾病建立一套标准化麻醉方案与治疗程序,以循证

医学证据和指南为指导来促进麻醉管理的规范化,最终起到规范医疗行为的目的,从而进一步建立信息化麻醉病例数据库。麻醉临床路径应区别于常规的临床路径,在国际疾病分类编码对应的各种疾病或某种手术名称规范的基础上,强调麻醉前、麻醉中、麻醉后的围术期医学概念,手术、麻醉、护理、检验、心理等学科结合起来,保证治疗项目精细化、标准化、程序化,形成单一病例的标准化与同类病例的规范化。因此,完善临床路径,尽量细化麻醉各项程序,以规范化操作防范麻醉意外是保障临床麻醉安全的重要举措。

(三)快通道麻醉、围术期医学、加速康复医学等带来新的学科发展机遇

加速康复外科其核心思想是指在术前、术中及术后应用各种已证实有效的方法以减少手术应激及并发症,加速患者术后的康复。其运作涉及外科医师、麻醉医师、康复治疗师、护士,也包括患者及家属的积极参与,是一个多学科协作的过程。其中快通道麻醉和充分完善的术后止痛这两个环节是重要的组成部分,以尽量减少围术期的各种应激反应。除此之外,近年来广受青睐的日间手术的麻醉,最早源自欧美发达国家,其实也属于快通道麻醉的工作范围之一。快速康复外科和日间手术都对快通道麻醉技术的实施和推广提出了更高的要求,核心要素在于需要建立一整套科学高效的管理体系和一系列严谨细致的安全保障措施。

进入 21 世纪以来,麻醉医师日益主导了患者合并疾病的围术期评估与处理工作,对手术患者的围术期安全承担的责任也与日俱增。现在一些欧美国家的麻醉科和我国西京医院等已经更名为"围术期医学科",麻醉学已经进入"围术期医学"时代。

现代外科的理念也进行了更新。1997 年丹麦哥本哈根大学 Henrik Kelhet 教授提出加速康复外科(enhanced recovery after surgery,ERAS)的概念,其本人被誉为"加速康复外科"之父。ERAS 指采用一系列有循证医学证据的围术期处理措施,以减少手术患者的生理及心理的创伤应激,达到快速康复目的,其核心理念是减少创伤和应激。促进术后康复的麻醉管理,是 ERAS 的重要组成部分。ERAS 要求采用遵循循证医学证据的一系列围术期优化方案,促进患者术后尽快康复。促进术后康复的麻醉管理强调麻醉科医师在围术期所起的作用,使麻醉科医师从提供最佳手术条件、最小化疼痛和保障围麻醉期患者生命安全,向确保患者的合并疾病得到最佳处理、促进术后患者康复转变。麻醉科医师应当在围术期合理调节应激反应(内分泌、代谢和免疫),使用各种已证实有效的方法(优化术前、术中、术后患者管理等)来降低手术伤害性刺激反应,维持重要器官功能。最小化不良反应(如疼痛、恶心和呕吐等),减少并发症,提高康复质量,从而缩短住院时间,减少住院费用,提高患者满意度。

显然,伴随快通道麻醉技术、围术期医学和 ERAS 的迅速发展和应用,将使麻醉学科面临许多新问题的考量。学科必须顺应医学发展趋势,适应临床诊疗的发展需求,对新问题深入思考和研究,探索出行之有效和安全可靠的新技术与服务项目,以期在围术期医学领域及临床医疗实践中发挥自己应有的、独到的作用。

二、应对挑战

当前,麻醉学科正面临跨世纪学科发展的挑战,科技是这场挑战的核心,如何在原有的学科建设的基础上将麻醉学科推向新的台阶;疼痛诊疗和重症医学这些亚学科的独立发展和迅速剥离,麻醉学科如何应对;生命科学的高度繁荣带来的新技术的更新甚至颠覆性的改变,是否会边缘化麻醉学科;神经科学的迅猛发展,麻醉学科会不会掉队。摆在面前的是机遇,更是挑战。

(一)麻醉亚学科的独立发展,是否会从麻醉科剥离

麻醉亚学科的兴起和发展丰富了麻醉学内容、将麻醉技术更多地为人类造福,其中疼痛诊疗和重症医学已经成为麻醉学比较成熟的亚学科,而正在兴起的毒瘾医学(主要代表技术为全麻下快速脱毒)也可能成为下一个麻醉学亚学科。然而,近年来疼痛和重症医学已逐渐脱离麻醉学科。

麻醉亚学科的独立发展不应脱离麻醉的整个学科体系。从历史沿袭而言,疼痛诊疗和重症医学都是麻醉科医师首创,都是麻醉学的重要组成部分之一。即使到今天,欧洲国家仍然是麻醉科在管理ICU。从麻醉前门诊、手术室临床麻醉、手术后恢复室及ICU,全部由麻醉科管理,这仍是目前整个国际麻醉界最通行的组织模式,因为这一模式,符合医疗流程的自然规律,符合患者的最大利益,也为医院带来最大的效益。在心内科、呼吸内科等都有自己专科ICU的现实情况下,医院综合ICU或外科ICU的收治对象,主要是围术期间的危重患者。由麻醉科管理ICU,就可以将手术前对患者病情和机体生理功能的评估和准备、手术中患者生命体征的综合管理、手术后早期的病情判断和及时处理,以及术后疼痛与术后并发症的处置连为一体,真正做到高效、安全的医疗服务。

其次,从规范化培训和人才培养的角度而言,没有麻醉科的工作基础,缺乏神经阻滞技术、危重患者急救和复苏技术,缺乏麻醉药、肌肉松弛药及麻醉性镇痛药的授权和使用经验,如何开展亚专科的临床工作? 因此,亚专科医师的麻醉科工作基础是非常必要的。应当是从经过麻醉学科基础训练1~2年的住院医师中选拔,再经相关亚专科的专业培训后,才可以胜任他们的本职工作。

总之,伴随科学技术的高速发展,必然出现学科越来越多,分工越来越细,研究越来越深入的局面,但从更广阔的范围来看,学科间的联系越来越密切,相互渗透的程度越来越深,科学研究朝着综合性方向发展。未来,各个学科之间的交叉碰撞、知识和资源的整合重组将成为学科发展的总的趋势,在这样的时代背景下,结合历史沿袭、组织管理及人才培养几方面的客观现实,这些本来隶属于麻醉学科的亚专科,其未来发展不能脱离麻醉学科建设的这个大体系。

(二)新技术带来的精准医学,是否会使麻醉科边缘化

随着计算机能力和人工智能的迅猛发展,自动化浪潮已经波及医学领域。以Nacrotrend为代表的麻醉深度监测,以靶控输注静脉麻醉、闭环反馈吸入麻醉及强生Sedasys麻醉机器人等为代表的计算机辅助麻醉,在提高麻醉精准度的同时,也在挑战麻醉学科的未来发展。

建立在电脑分析基础上的麻醉深度监测,具有安全、无痛、数字化麻醉管理的优势,在指导麻醉药物选用、反映意识状态、麻醉镇静深度等方面具有明显的优势,对提高麻醉安全性和促进术后恢复、减少住院费用等方面具有良好的临床价值。近年来,强生公司子公司Ethicon Endo-Surgery开发了麻醉机器人Sedasys,以静脉注射的方式将处方药注入血液,通过检测与镇静相关的体征信号,可以自动调整或停止输液。尽管美国食品和药物管理局批准了这一疗法,但目前该技术仅被允许在常规的结肠镜检测手术中使用。

如果麻醉自动化得以推广,将在医学界引发一场自动化改革浪潮。但以目前的技术水平来看,"靶控"并不是"全自动",麻醉机器人也不是"全能",即使使用闭环靶控系统或麻醉机器人,仍需要麻醉医师严密观察患者生命体征和把控系统的运行情况。机器能极大辅助人类医疗行为,但尚远未到达完全取代人的程度。麻醉医师仍然承担着患者围术期生命体征监测和管理的全部工作,是手术安全的关键所在。麻醉医师应发挥围术期管理的特长,让机器听命于人而非被其替代。

(三)脑科学的快速发展,是否会让麻醉科掉队

全身麻醉离不开对人脑的研究。随着各种测量大脑活动与行为的新技术新手段的出现,脑科学研究得到了快速发展,脑科学正广泛渗透影响了自然科学各个领域,尤其是极大促进了医学、心理学、思维认知科学的发展。目前看来,神经元标记和大范围神经网络中神经环路示踪和结构功能成像技术,大范围神经网络活动的同步检测、分析和操控技术,具有高时间、空间分辨力的新型成像技术,以及电子探针、纳米技术等,都将令研究者们探索大范围的神经元集群功能状态及动态变化成为可能,由此积累的大量数据或许可助人类在探索大脑的路上跨越沟壑、走得更远。

在脑科学的研究过程中,麻醉学科有着悠久的历史,多年来曾围绕全麻机制、防范术中知晓和术后认知功能障碍等展开过一系列脑功能相关的临床诊疗和研究工作。除了前述的多种监测麻醉深度的新理论和新技术之外,得益于脑科学定量多导脑电图监控脑电活动以防范神经系统的损伤,影像学方法(如功能磁共振成像、经颅多普勒等)测定脑血流灌注,通过测定颈静脉球血氧饱和度间接测定脑血氧或直接脑组织氧测定整体脑氧合状态提供信息等这些领域都可能是今后麻醉学科获得突破或得以推广的脑科学相关工作。

伴随着全球脑科学研究的浪潮,麻醉学科必须迎头赶上,不能掉队。今后,围术期脑功能保护意识的提高,围术期脑功能监测进入快速发展阶段,从对麻醉深度的监测发展至直接对脑组织氧供需平衡的监测,从有创监测发展至微创监测甚或无创监测,提供的信息更加细致多样。麻醉学科应自始至终在这一领域扎根,发出学科的声音。

三、促进发展

围术期医疗模式的提出,强调以手术患者为中心,以围术期医师和/或麻醉科医师为主导,各专业之间互相合作,通过医患双方的共同决策和无缝连接的医疗服务,来实现改善医疗质量、改进医疗服务和降低医疗费用的目的。在中国倡导、推广围术期医学和 ERAS 的观念需要结合国情来进行必要的本土化,结合我国目前的医疗现状,提高医疗质量、保障患者安全是构建围术期医疗安全体系的根本要务。因此,麻醉医师应该顺应麻醉学科发展的历史使命,重新调整学科的专业定位,加强医学教育和培训,规范麻醉医疗行为和加强系统患者安全管理建设,在围术期构建起手术麻醉的安全体系。

随着医学技术、社会经济的发展和对疾病、疼痛的深入认识和研究,舒适医疗应运而生。舒适医疗的核心是无痛医疗。疼痛治疗正是由麻醉学科开创的,是麻醉学的重要组成部分之一,是麻醉医师最擅长的技术。在这种新的医疗服务模式下,麻醉学科表现出无可比拟的学科优势,在保证医疗安全的前提下,已经广泛开展了以围术期镇痛和无痛诊疗为核心的医疗服务,在一定范围内真正实现了舒适医疗。舒适医疗服务既是患者的一种诉求,也是临床医师立足以人为本,实现以患者为中心的诊疗思想的一种具体体现,同时又是促进临床医学多学科协作发展的必要条件。麻醉学科的自身特点决定了其在舒适医疗服务中的核心地位,麻醉学科未来发展方向也必然是由安全、无痛转向舒适医疗。

为此,除继续关注镇静镇痛和快速麻醉技术革新之外,还需开放视野,主动提升理念,主动占据高位,从人员编制、设备配置、医学人文、科室管理、运作流程等全方位、多层次适应临床医学对麻醉学科的发展需求。麻醉学科的主动参与和应对,必将在有利于推动医院相关学科发展的同时,自身资源会进一步优化与整合,学科建设将更大更强。

（宋瑞华）

第三节 麻醉学科人员的职责

一、医师

参照国内麻醉科医师资格分级授权管理制度,目前麻醉科医师职责仍按照职称分级进行管理,但是从国外的经验和发展趋势来看,主治医师负责制是未来医院管理的发展趋势。

(一)科主任

(1)在院长领导下,实行科主任负责制,负责全科的医疗、教学、科研、行政管理等工作。

(2)制定本学科发展规划及工作计划并组织实施,经常督促检查,定期总结汇报。

(3)主持疑难病例术前讨论,对手术准备和麻醉处理提出意见,必要时亲自参与操作。

(4)组织本学科人员的业务训练和技术考核。对本科人员晋升、奖惩提出具体意见。

(5)领导本学科人员认真执行各项规章制度和技术操作规程,严格按照质控要求,确保医疗安全质量,严防差错事故。

(6)组织并担任教学,安排规培住院医师、进修医师、实习人员的培训。开展科学研究工作,完善资料积累,完成科研任务。

(7)确定本科人员轮换、值班、会诊、出差、休假等事宜。

(8)审签本科药品、器材的请领和报销,检查使用与保管情况。

(9)实施集体领导、分工负责的领导方法,合理分配副主任分管工作范围。

(10)按照安全质量控制要求定期召开质量管理会议,并不断改进提高,定期督促科室质控指标上报工作。

(11)领导手术室护士长开展手术室的日常工作,对手术室日常工作流程、规章制度、人员编制及变动、业务技术学习与进修等事宜负有领导和审批责任。

(二)主任医师

(1)在科主任领导下负责指导麻醉学科医疗、教学、科研、技术培训和理论提高工作。

(2)负责急、危、重、疑难病例的麻醉处理和抢救工作。担负特殊病例和疑难病例的会诊工作。

(3)组织危重、疑难病例的术前讨论,制订麻醉准备、麻醉管理方案及应急处理方案并督促实施,必要时亲自参与麻醉实施。

(4)负责本科人员的业务学习和基本功训练。学习运用国内外先进医学经验,吸取最新科研成果,结合本科情况应用于临床。

(5)担任规培住院医师、进修医师、医学生、实习人员的教学培训工作。

(6)协助科主任做好住院医师培训和学科人才梯队建设,并积极开展科学研究。

(7)完成科主任安排的其他工作,如在科主任领导下分管或者负责临床麻醉、麻醉后监测治疗室、麻醉重症监护病房、疼痛诊疗或者麻醉前评估中心等工作。

(三)副主任医师

参照主任医师执行。

（四）主治医师

（1）在科主任领导下,上级医师指导下,负责指导规培住院医师、进修医师、实习人员的麻醉处理,并承担一定教学工作。

（2）担任危重疑难患者的麻醉处理。

（3）在上级医师指导下,具体负责临床麻醉(含亚专科麻醉)、麻醉后监测治疗室、麻醉重症监护病房或疼痛门诊等工作。定期提出质量管理改进计划,促进科室质量管理工作不断改进。

（4）按科室统一计划协助课题负责人从事科研工作。

（5）其他职责与麻醉科医师相同。

（五）总住院医师

（1）在科主任直接领导下,上级医师的指导下,重点负责麻醉学科临床医疗的管理工作。

（2）根据本学科任务及人员情况进行科学分工,贯彻执行工作职责、工作程序及各项规章制度。

（3）按本学科计划安排进修、实习人员的培训工作,以及本科人员的轮转、值班、会诊、出诊等项事宜。

（4）在上级医师指导下承担部分重大手术及危重患者急诊手术的麻醉。

（5）协助科室做好仪器设备、毒麻药品、耗材等管理工作。

（6）定期做好科室麻醉质量管理指标收集及上报工作。

（六）住院医师及助理医师

（1）在主治医师指导下,按住院医师培训计划承担本学科的日常医疗、教学、科研等具体工作。

（2）麻醉前认真做好术前访视及知情同意工作,严格遵守请示汇报制度;参加麻醉前讨论,提出麻醉方案和麻醉前用药,做好麻醉前药品、器材和技术准备。

（3）施行麻醉过程中,要认真细致地进行麻醉操作,密切观察病情,并及时判断、处理,认真填写麻醉记录单。如果出现严重意外情况,要积极处理,并立即报告上级医师。有麻醉信息管理系统的医院必须确保数据源准确无误。

（4）手术后应和术者、巡回护士共同护送患者,并向麻醉后监测治疗室、麻醉重症监护病房、病房医师与护士交代病情及术后注意事项。

（5）手术后进行随访,随访结果应按规定记录。如有麻醉相关并发症发生要继续随访,并将随访结果记入病历中。

（6）遇有疑难病例不能单独处理时,应及时报告上级医师。

（7）严格执行各项规章制度和技术操作常规,严防差错事故。

（8）积极开展临床研究,参加科研及教学工作,积极参加全院各科危重患者的抢救工作。

（9）参加麻醉后监测治疗室、麻醉重症监护病房及疼痛门诊等工作,并参加全院各科危重患者的抢救工作。

二、护士

我国各地麻醉科护士的工作内容不统一,麻醉科护士的职能定位尚无统一标准。目前我国麻醉科护士的职能主要是指临床护理和辅助管理两个方面,麻醉科护士应具备以下多方面的技能与知识,担任的主要工作如下。

(1)配合者:手术麻醉期间与麻醉科医师主动、密切配合护理患者。

(2)围术期护理者:即术前访视和术后的监护与随访。

(3)协调者:指与患者、麻醉科医师、病区护士及其他人员间的协调。

(4)咨询者:指为患者提供关于麻醉的信息,消除疑虑。

(5)信息收集者:指围术期收集关于患者疾病的相关信息,为麻醉科医师提供参考。

(6)健康教育者:指提供麻醉实施前后的一些健康宣教知识,帮助患者更好地配合手术和术后的恢复。

(7)管理者:麻醉科护士承担耗材、麻醉器具的请领、管理、准备与消毒处理;麻醉科日常文档记录及医疗费用记账工作。至于麻醉药品的管理,原则上应纳入药房药品管理的范畴,麻醉科护士可配合做好这一工作。

所以,麻醉科护士应在科主任、护士长领导下,在麻醉科医师指导下,从事围术期临床麻醉、麻醉后监测治疗室、麻醉重症监护病房及疼痛诊疗工作中的护理工作,以及与麻醉相关的设备、药品、耗材、文档及电子信息系统等管理工作。麻醉科护士无麻醉的决策权,同时不得从事临床麻醉相关操作及诊疗工作。

三、技师(各类专业技术辅助人员)

(一)医学工程专业工程师的职责

负责麻醉科、手术室内所有仪器设备的维修和保养工作,以保证仪器设备的正常运行,并指导仪器设备的正确使用方法;每天手术开始前对主要监护和麻醉设备例行检查;定期对大型仪器进行保养。

(二)医学信息工程专业人员的职责

负责麻醉科整个信息网络的维护和管理,协助科主任做好麻醉相关信息的收集、查询及汇总统计分析,为科主任的决策提供数据支持。自动获取麻醉信息管理系统,配合科室科研工作开展及仪器设备效益分析。

(三)行政辅助人员的职责

协助科主任对科室具体行政事务进行管理,帮助完成科室管理各项文字资料汇总与分析,将科主任和临床医护人员尽量从繁重的行政事务中解放出来,使其可尽力专注于临床工作。

在大型的教学性医院,麻醉科设有自己的实验室,其中实验技术人员的主要职责是从事实验室的实验技术操作和日常管理工作。各级实验人员的职责可根据各单位的实际情况另定。

(贾晓菁)

第二章　全身麻醉

第一节　静脉全麻

将药物经静脉注入,通过血液循环作用于中枢神经系统而产生全身麻醉的方法称为静脉全麻。静脉全麻具有诱导迅速、对呼吸道无刺激、患者舒适、无污染及操作方便等优点。但静脉麻醉药多数镇痛不强,肌松较差,一旦过量,只能依靠机体缓慢解毒为其缺点。

一、静脉麻醉方法

静脉麻醉的方法通常可以按给药方式分类,或按药物的具体应用方法分类,如硫喷妥钠静脉麻醉、羟丁酸钠静脉麻醉、氯胺酮静脉麻醉、丙泊酚静脉麻醉、阿片类静脉麻醉以及静脉联合麻醉等。

静脉麻醉的给药方式包括单次给药、间断给药和连续给药,后者又包括人工设置和计算机设置给药速度。

理想的静脉麻醉的给药方式应该是起效快、维持平稳、恢复迅速。目标是达到预期和满意的药物作用和时间过程。理想的静脉全麻药必须具备以下条件。

(1)麻醉诱导迅速、平顺,一次臂-脑循环即可发挥作用,无肌肉活动和肌张力增高现象。

(2)对循环和呼吸无明显抑制作用。

(3)亚麻醉剂量应具有镇痛作用。

(4)麻醉停止后意识恢复快而平稳,无兴奋现象。

(5)无高敏反应。

(6)对胃肠道、肝、肾无不良影响,不增高颅内压,对脑代谢的降低应超过对脑血流量的减少。

(7)清除快,代谢产物无活性或毒性,长时间用药无蓄积。

(8)理化性质稳定。

(9)麻醉恢复期无不良反应。

单次静脉麻醉用药只能完成一些短小手术;间断给药是早年的常用静脉麻醉方法,缺点是血药浓度上下波动,注药后瞬间产生血药的峰值浓度,然后持续下降直至下一次注药,造成麻醉忽深忽浅。持续给药一般经过4~5个半衰期可以达到一个稳态血药浓度,问题是如何达到和控制血药浓度在一个满意的治疗(麻醉)水平。借助药代动力学模型和理论,完全可以计算出达到满意和期望的血药浓度时间过程的所需给药剂量,这就是靶控输注(TCI)。

用 TCI 麻醉给药系统实施静脉麻醉,如同在麻醉蒸发器上选定吸入麻醉药浓度一样,在静脉麻醉中选定患者所需的麻醉药血药浓度,因此又被称为静脉蒸发器。

TCI 是以药代动力学和药效动力学原理为基础,以血浆或效应室的药物浓度为指标,由计算机控制给药输注速率的变化。达到按临床需要调节麻醉、镇静和镇痛深度的目的。计算机的参与使复杂的运算变得较为简单。给药的同时可以显示目标血浆药物浓度、效应室药物浓度、给药时间和累计剂量等。使静脉麻醉的控制变得简便易行。

二、麻醉诱导

诱导前打开氧气,氧气流量>5 L/min,将面罩轻柔地放在患者面部以供氧,随后静脉注入麻醉性镇痛药(芬太尼、舒芬太尼或阿芬太尼等)和静脉麻醉药(丙泊酚、依托咪酯、硫喷妥钠或氯胺酮等)。患者意识消失后,应继续给予静脉麻醉药和/或吸入麻醉药,同时根据手术需要决定是否给予肌肉松弛药。患者可能持续自主通气或需辅助通气。

(一)丙泊酚

成人剂量 1.5~2.0 mg/kg。静脉滴注 30 秒起效,术前使用麻醉性镇痛药能增强诱导效果,但呼吸抑制机会增多,小剂量诱导时需配伍其他药物。

据一个多中心的临床报道,丙泊酚 TCI 诱导与人工诱导进行比较。562 例患者,年龄 18~85 岁,来自 29 个医疗中心。以对口头指令反应丧失为意识消失的指征。人工诱导组采用注射泵以 1 200 mL/h 的速度注射丙泊酚。TCI 诱导组,血浆靶浓度根据麻醉医师经验来选择。结果 TCI 组平均靶浓度为 5.7 $\mu g/mL$(2.5~12.0 $\mu g/mL$)。意识消失时丙泊酚用量为(1.69±0.50) mg/kg,明显低于人工诱导组的丙泊酚用量,(2.31±0.75) mg/kg($P<0.01$)。意识消失时间,TCI 诱导组为(71±54)秒,高于人工诱导组(61±31)秒,($P<0.05$)。患者麻醉前 ASA 分级不同明显影响 TCI 靶浓度(表 2-1)。

表 2-1 患者 ASA 分级与 TCI 丙泊酚诱导靶浓度

分类	TCI 血浆浓度($\mu g/mL$)
平均	5.7(2.5~12)
ASA I	6.07
ASA II	5.08
ASA III	4.46

丙泊酚 TCI 静脉诱导意识消失所需的时间长短与所选的靶浓度有关。来自国内的经验,将丙泊酚诱导靶浓度分别设置为 4 $\mu g/mL$、5 $\mu g/mL$、6 $\mu g/mL$ 3 组,在与咪达唑仑(0.02 mg/kg)和芬太尼(2 $\mu g/kg$)联合诱导下,意识消失所需时间随所设靶浓度的增高而减少。意识消失时三组患者的效应室浓度都尚未达到预定靶浓度,均<3 $\mu g/mL$。而丙泊酚的用量三组大体相近,脑电双频指数(BIS)也均降至 60 左右。3 分钟后行气管插管,此时三组效应室浓度已接近该组的预设靶浓度,BIS 也降至 45 左右。尽管三组效应室浓度不同,但是三组均无气管插管的心血管反应(血压、心率)。

(二)咪达唑仑

静脉滴注咪达唑仑可用于全麻诱导,主要用于不宜做硫喷妥钠诱导的患者,其剂量受到多种影响,自 0.1~0.4 mg/kg。对高龄、体弱及配伍镇痛药者剂量酌减。

(三)依托咪酯

依托咪酯与琥珀胆碱配合施行气管插管应用于全麻诱导。此药对心血管系统很少影响,冠状循环保持稳定,心肌耗氧减少。常用于心脏和大血管手术的诱导。

三、麻醉维持

(一)静脉麻醉维持期间靶浓度的调节

(1)手术伤害性刺激对 TCI 靶浓度的影响手术的伤害性刺激程度在手术中并非一成不变的,不同程度的伤害性刺激,如气管插管、切皮等,所需的血浆靶浓度也不同。TCI 系统只能帮助你计算和快速达到你所选定的靶浓度,术中伤害性刺激的变化、患者的反应性变化,都要麻醉医师随时观察,及时调整靶浓度。表 2-2 列出手术中不同条件下常用静脉麻醉药所需的血浆浓度范围。应该注意的是,提前预防性地改变靶浓度来对抗伤害性刺激,比伤害性刺激后机体出现反应才处理要平稳得多,对机体的干扰和影响也小得多。

表 2-2 外科手术时所需麻醉药血浆浓度

药物	切皮	大手术	小手术	自主呼吸	清醒	镇痛或镇静
苏芬太尼(ng/mL)	1～3	2～5	1～3	<0.2	—	0.02～0.2
雷米芬太尼(ng/mL)	4～8	4～8	2～4	<3	—	1～2
丙泊酚(μg/mL)	2～6	2.5～7.5	2～6	—	0.8～1.8	1.0～3.0
依托咪酯(ng/mL)	400～600	500～1 000	300～600	—	200～350	100～300
氯胺酮(μg/mL)	—	—	1～2	—	—	0.1～1.0
阿芬太尼(ng/mL)	200～300	250～450	100～300	<250	—	50～100

(2)TCI 系统如何降低靶浓度:TCI 系统提高靶浓度比较好实现,计算机根据药代动力学原理,计算出给药模式和泵速,很快可以达到麻醉医师预期设置的靶浓度。然而用 TCI 系统降低靶浓度,计算机所能做的工作就是停泵,然后完全依赖该药在体内的重新分布与代谢。根据药代动力学参数,计算出何时下降到麻醉医师预期设置的靶浓度,再重新开启注射泵维持该靶浓度。这方面,TCI 不如吸入麻醉可以人工干预,通过加快药物从呼吸道的排除,来降低吸入麻醉药的靶浓度。

药物在体内下降的快慢过去认为主要取决于药物消除半衰期的长短。理论上,一般经过4～5 个半衰期,体内的药物基本排除。目前又提出一个新的概念药物持续输注后半衰期。

(3)持续输注后半衰期:持续输注后半衰期是指维持恒定血药浓度一定时间后停止输注,中央室的药物浓度下降 50% 所需的时间。其意义在于它不同于药物消除半衰期($t_{1/2}\beta$)。研究表明,某些具有较长的 $t_{1/2}\beta$ 的药物可以具有较短的持续输注后半衰期。例如,苏芬太尼的 $t_{1/2}\beta$ 比阿芬太尼要长,但如持续输注8 小时,停止输注后,苏芬太尼较阿芬太尼恢复要快,即持续输注后半衰期要短,反之亦然。从图 2-1 中可以看出常用的静脉麻醉药的持续输注后半衰期随输注时间的延长而变化。芬太尼和硫喷妥钠明显不适于长时间输注。

(二)麻醉性镇痛药的应用

镇痛是全麻中重要组分,也是全凭静脉麻醉中的重要成分。TCI 静脉麻醉中同样需要应用麻醉性镇痛药和肌肉松弛药。至于麻醉性镇痛药的用法,可以根据经验和临床需要单次或分次注射,也可以持续输注。目前已有 TCI 系统应用麻醉性镇痛药的方法。

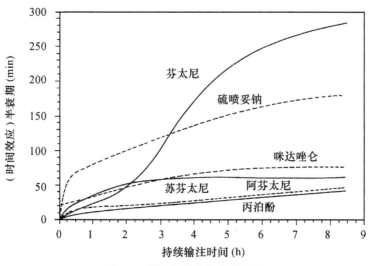

图 2-1 药物持续输注后半衰期

1.适用于 TCI 系统的理想镇痛药

适用于 TCI 系统的理想镇痛药应该具有以下条件。

(1)在血与效应室之间的转运非常迅速。

(2)停药后药物浓度迅速下降。

(3)达到患者清醒和不抑制呼吸的水平。

2.阿片类药持续输注

阿片类药持续输注较间断给药的益处如下。

(1)减少总用药量。

(2)血流动力学稳定。

(3)减少不良反应。

(4)减少追加。

(5)意识恢复迅速。

3.雷米芬太尼

雷米芬太尼是近年阿片类药药理学上的新发展。雷米芬太尼有独特的代谢机制——被非特异性的水解酶持续水解,因此其恢复几乎不受持续输入时间的影响。雷米芬太尼持续输入长达10小时,其持续输注后半衰期始终不变,在长时间输注后恢复方面,它较其他几个阿片类药有很大优势。雷米芬太尼镇痛效能不减,术后无呼吸抑制。相反由于代谢过于迅速,停药后镇痛作用很快消失,没有术后镇痛作用成为其缺点。

(三)麻醉中知晓

麻醉中知晓包括外显记忆和内隐记忆,一般来说,麻醉下记忆的丧失是呈剂量相关的,患者术中的记忆功能随着麻醉药剂量的增加逐渐下降。镇静浓度的丙泊酚尚不能完全消除外显记忆,更不能消除内隐记忆。文献报道,丙泊酚输注速率达 110 μg/(kg·min),患者意识消失。但有学者报道,一组患者用丙泊酚 110 μg/(kg·min)联合硬膜外阻滞维持麻醉,根据患者 BIS 的反应,分成 BIS<60 组和 BIS>60 组。两组的 BIS 有显著性差异(72 ± 10.51 与 56 ± 11.86,$P<0.05$),但是无论 BIS 大于或小于 60,两组患者麻醉中的内隐记忆都存在。已经证实,临床认

为满意的静脉麻醉,BIS维持在60～40,大脑处理听信息的过程仍可发生。大脑仍能接受听刺激,并在一个相当复杂的水平处理这些听信息。即临床满意的麻醉下仍可存在某些形式的记忆,特别是内隐记忆。新近功能型脑成像技术已开始揭示内隐记忆的解剖学基础和证据。

然而记忆只能靠术后调查才能发现。如何在麻醉中确保患者没有记忆,没有知晓,目前一个重要的发现就是中潜伏期听觉诱发电位与麻醉下内隐记忆之间的联系。听觉诱发电位可以作为麻醉下内隐记忆的一个监测指标,它比BIS在反映意识的转变和有无记忆方面要更加精确。

四、麻醉的苏醒

在这一阶段,患者从无意识状态向清醒状态转变并恢复完整的保护性反射。

(一)目标

患者应当清醒,保护性反射和肌张力完全恢复,此时,拔除气管导管后气道梗阻和误吸的危险将减至最小,有利于立刻对神经系统功能进行评估。当患者患有心血管疾病时,应注意保持苏醒和拔除气管期间的血流动力的稳定。

(二)技术

当手术快结束时,随着手术刺激的减小,麻醉深度也应减浅,以利于术后迅速苏醒。对残余的肌肉松弛药作用进行拮抗,患者可恢复自主呼吸。在苏醒前给予麻醉性镇痛药要注意用量,以免影响呼吸和苏醒。

(三)环境

手术室温度不应过低。在手术期间,要注意患者体温的监测并保暖,避免低体温,影响苏醒。

(四)体位

患者在拔管前通常恢复仰卧位。如果麻醉医师能确保患者的气道通畅并能保护气道,可以在侧卧或俯卧位拔管。必须保证可快速将患者恢复到仰卧位。

(五)面罩通气

在拔除气管导管或喉罩后,使用面罩通气应吸入纯氧。在患者意识没有完全恢复前,患者处于浅麻醉状态,在保证呼吸道通畅和气体交换充分的情况下,应避免刺激,因为刺激(比如气道刺激)可能诱发喉痉挛。当患者已经完全清醒能遵从口令,并保证足够的通气和氧合时,可以移动患者。

(六)拔管

拔管是关键时刻。当患者呼吸衰竭、低体温、延迟清醒、血流动力学不稳定或气道严重受损时(例如广泛的口腔手术),应当在手术后保留导管直至上述情况好转后再拔管。

1.清醒拔管

通常在患者已清醒并完全恢复了保护性反射后才拔除气管内导管。清醒拔管适用于饱胃、困难气道和刚刚进行了气管或颌面部手术的患者。

(1)标准:拔管前,患者必须清醒,血流动力学稳定,肌力完全恢复,可听从简单的口令(例如抬头)并能自主呼吸,氧合和通气在正常的范围内。在浅麻醉状态下拔管可能引发喉痉挛。

(2)技术:气管内导管可能成为从麻醉到苏醒过程中一个刺激物。利多卡因(0.5～1.0 mg/kg静脉滴注)可以用来抑制咳嗽,但可能延迟苏醒。给患者吸入纯氧,并进行口咽部吸引。在保持气管导管内轻度正压,气道压2.0 kPa的条件下套囊放气并拔出气管导管,经面罩吸入纯氧。拔出气管导管后,麻醉医师重点关注患者的意识、呼吸和循环,直到患者完全清醒、恢复了气道保护性反射、呼吸和氧合良好、血流动力学稳定为止。当拔管刺激消失后,已拔管的患者可能重新入睡,这可能会引起气道梗阻,特别是老年患者。

2.深麻醉状态下拔管

在苏醒过程中导管的刺激引起的气道反射可以通过在深麻醉状态(第三期)下拔管来避免。深麻醉状态下拔管可以减少喉痉挛和支气管痉挛的发生,因此可以应用于严重哮喘病患者。深麻醉状态下拔管也可避免中耳手术、眼内手术、腹腔和腹股沟疝缝合术后因咳嗽和屏气而导致的不良影响。

(1)标准:深麻醉下拔管的禁忌证包括饱胃、困难气道、刚刚进行了气管或口咽部或颌面部手术的患者。麻醉深度一定要足以防止引起气道反射。可以通过单次静脉注射小剂量静脉麻醉药或者吸入高浓度挥发性麻醉药来加深麻醉。

(2)技术:拔除气管导管前要准备好必要的气道管理设备和药物。患者的体位必须保证麻醉医师可以不受限制地接触其头部以管理气道。口咽部要进行充分吸引,将套囊放气,如果套囊放气时患者无反应,则可拔管。可用面罩控制或辅助呼吸,直到患者完全清醒、恢复了气道保护性反射、呼吸和氧合良好、血流动力学稳定为止。深麻醉状态下拔管要注意保护患者的呼吸道通畅,防止反流和误吸的发生。

(七)躁动

在全身麻醉苏醒过程中偶尔会出现严重躁动情况,尤其是青少年和老年患者。首先必须排除生理性原因,比如:缺氧、高碳酸血症、气道梗阻和膀胱充盈。疼痛是引起躁动的常见原因,可给予小剂量麻醉性镇痛药(例如芬太尼 25 μg 或吗啡 2 mg 静脉滴注)来治疗。

(八)延迟清醒

如患者在全身麻醉后不能迅速清醒,必须继续辅助呼吸和保护气道,并同时查找引起延迟清醒或不清醒的原因。

(贾晓菁)

第二节　吸　入　麻　醉

吸入麻醉是指挥发性麻醉药或麻醉气体经呼吸系统吸收入血,抑制中枢神经系统而产生的全身麻醉的方法。在麻醉史上吸入麻醉是应用最早的麻醉方法,而在今天吸入麻醉已经发展成为实施全身麻醉的主要方法。吸入麻醉药在体内代谢、分解少,大部分以原形从肺排出体外,因此吸入麻醉具有较高的可控性、安全性及有效性。

一、吸入麻醉方法

吸入麻醉按重复吸入程度及 CO_2 吸收装置的有无分为开放法、半开放法、半紧闭法、紧闭法。

(一)开放法

用带边槽的金属网面罩,覆以 4~8 层纱布,直接将挥发性麻醉药(如乙醚)滴在纱布上。或者用金属口钩挂于患者口唇内侧,将 O_2 和吸入麻醉药的混合气体直接吹入口腔、咽部或气管内。

这种方法所用的设备简单,操作简便,但不易有效控制麻醉药量及麻醉深度,且造成环境污染,目前已很少应用。

(二)半开放法

半开放法装置的特点:不用吸入活瓣,无 CO_2 吸收装置,输出麻醉药与氧的混合气体,进入贮气囊和螺纹管供患者吸入。呼出气大部分通过"逸气活瓣"排至外界大气,仅很小一部分呼气被再吸入。这种装置称"不用 CO_2 吸收的半紧闭法",又称"半开放法"。

(三)半紧闭法

半紧闭法指呼出气体的一部分排入大气中,另一部分通过 CO_2 吸收装置吸收 CO_2 后,再重新流入到吸入气流中。由于环路中安装 CO_2 吸收装置,CO_2 潴留的可能性比半开放式更小。这是目前最常用的麻醉方法之一,使用的环路为循环式呼吸环路。

(四)紧闭法

紧闭法指呼出的麻醉气体被患者再吸收而反复利用,CO_2 经吸收装置全部被吸收,O_2 流量<1 L/min(仅略大于或等于患者麻醉期间的代谢需要),此法的优点是吸入气体温度及湿度接近体内,不使气道黏膜干燥;因麻醉药重复吸入、耗量很少,且不污染室内空气;还便于施行辅助或控制呼吸。

二、吸入麻醉药的吸收、分布与清除

吸入麻醉药在肺泡被吸收后由血液循环带入中枢神经系统,作用于一些关键部位而产生全身麻醉作用。因此,吸入麻醉药在脑中的分压是决定其麻醉深度的主要因素。脑组织内麻醉药的分压又决定于麻醉药在肺泡气中的浓度。肺泡气吸入麻醉药浓度的高低是通气向肺泡运送吸入麻醉药与血液从肺中摄取麻醉药的平衡结果。其决定因素与以下几点有关。

(一)麻醉药吸入的浓度

吸入气麻醉药浓度越高,进入肺泡的吸入麻醉药越多,肺泡气麻醉药浓度上升越快。

(二)每分钟肺泡通气量的大小

肺泡通气量越大,则在单位时间内进入肺泡气吸入麻醉药浓度愈大。

(三)血/气分配系数

吸入麻醉药的血/气分配系数越大,流经肺毛细血管的单位体积血液能从肺泡中摄取更多的吸入麻醉药,肺泡气的麻醉药浓度上升越慢。吸入麻醉药的可控性与在血液中溶解度的大小呈反比。

(四)每分钟肺灌流量的大小

理想的肺通气/灌流比率为 0.82,心排血量越大,单位时间里流经肺泡的血液越多,血液从肺泡摄取的吸入麻醉药总量越多,肺泡气的麻醉药浓度上升越慢。

(五)肺泡气混合静脉血麻醉药分压差

此分压差越大,吸入麻醉药从肺泡气向血中转运的速度越快,肺泡气的麻醉药浓度上升越慢。

吸入麻醉药在血液和组织之间也存在分压差,其决定因素为组织/血气分配系数,组织的体积、组织的血流量以及动脉血与组织中的吸入麻醉药的分压差。前两者之积是组织对吸入麻醉药的容量,后两者是决定血液向组织供应吸入麻醉药速度的因素。总容量与供药速度之间的平衡是决定血液和组织间分压差的主要因素。混合静脉血吸入麻醉药分压决定于组织从动脉血对吸入麻醉药的摄取量,组织/血分配系数越大,组织血流量越大,动脉血/组织的吸入麻醉药分压差越大,组织从动脉血中摄取麻醉药越快。该组织的静脉血中吸入麻醉药分压越低。

吸入麻醉药的清除大部分从肺呼出,仅有很少部分可由皮肤黏膜和肠道溢出体外或在体内进行代谢。其在体内代谢的程度随不同的麻醉药物而有很大的差别。从肺呼出的速度也基于吸入麻醉药吸收时的几个因素。通气量越大,则吸入麻醉药的清除越快。吸入麻醉药溶解度越大,则清除越缓慢。吸入麻醉维持的时间越长,则清除率越慢。

三、吸入麻醉的实施

(一)麻醉前处理

吸入麻醉的实施与其他全身麻醉相同,主要包括患者身体与心理的准备、麻醉前评估、麻醉方法的选择、相应设备的准备和检查,以及合理的麻醉前用药。此外还应根据吸入麻醉诱导本身特点向患者做好解释工作及呼吸道的准备。

(二)吸入麻醉的诱导

麻醉诱导即是使用药物使患者从清醒状态转入深度意识抑制状态。在麻醉诱导之前,要对患者进行吸氧去氮(即让患者吸入纯氧1～5分钟),目的是增加体内的氧储备,去除氮气,提高血红蛋白氧饱和度,血中氧溶解量及肺泡中功能余气量的含量。

1.静脉快速诱导法

静脉快速诱导是最常用的诱导方法,本法诱导迅速、平稳,患者舒适,乐于接受。静脉诱导常以硫喷妥钠 6 mg/kg,或丙泊酚 2～2.5 mg/kg,琥珀胆碱 1～2 mg/kg,进行快速诱导。

2.吸入麻醉诱导法

吸入麻醉诱导法适用于不能建立静脉通路的患者的诱导。吸氧去氮完成后,开始给予低浓度的麻醉药,也可联合吸入空气,吸入麻醉药的选择以氟烷为最佳,也可选用其他吸入麻醉药。维持患者呼吸平稳和通畅,每2～3次呼吸,增加吸入麻醉药浓度0.5%,直至最低肺泡有效浓度达1时,患者意识消失。

(三)维持

麻醉诱导完成后即进入麻醉的维持阶段。此期间应满足手术要求,维持患者无痛,无意识,肌肉松弛及器官功能正常,应激反应得到抑制,水、电解质及酸碱保持平衡,血液丢失得到及时补充。平稳的麻醉要求了解手术操作步骤,掌握麻醉药物的药理学特性,能提前3～5分钟预测手术刺激,以及时调整麻醉深度。如果为控制呼吸,气管插管后应立即给予肌肉松弛药,同时可吸入 65%N_2O、35%O_2及 0.8～1.2 最低肺泡有效浓度(MAC)挥发性麻醉药。目前低流量吸入麻醉是维持麻醉的主要方法。术中应根据手术特点,术前用药情况以及患者对麻醉和手术刺激的反应来调节麻醉深度。在不改变患者的分钟通气量时,改变麻醉深度主要是通过调节挥发罐开启浓度和增加新鲜气流量来实现。MAC 常用来判断吸入麻醉的深度,1.3 MAC 相当于 95%的有效药物剂量水平。

尽管吸入麻醉药本身就产生肌松作用,但为了获得重大手术所需的完善肌松,往往需要静脉给予肌肉松弛药,以避免为增强肌松作用而单纯增加吸入浓度而引起的循环抑制。挥发性麻醉药可明显增强非去极化肌肉松弛药的阻滞作用,二者合用时应注意减少肌肉松弛药的用量。

(四)苏醒及恢复

吸入麻醉患者的苏醒过程与诱导过程相反,可以看作是吸入麻醉药的洗出过程。由于回路内气体的低流量,无法迅速把麻醉药洗出,因此在手术结束时应比高流量麻醉更早关闭挥发罐,整个手术操作结束后,用高流量纯氧来快速冲洗患者及回路里的残余麻醉药。当肺泡内吸入麻醉药浓度降到 0.4 MAC 时,约 95% 的患者能够按医师指令睁眼。吸入麻醉药洗出越干净越有利于苏醒过程的平稳和患者的恢复,过多的残余不仅可能导致患者烦躁、呕吐,甚至抑制清醒状况和呼吸。在洗出吸入麻醉药时,静脉可给予一定的止痛药来增加患者对气管导管的耐受,以有利于吸入药的尽早排出,同时还可减轻拔管时的应激反应。

(贾晓菁)

第三节　联合麻醉

一、静脉-吸入联合麻醉

对患者同时或先后实施静脉全麻技术和吸入全麻技术的麻醉方法称为静脉-吸入联合麻醉技术,简称静吸联合麻醉。其方法多种多样,如静脉麻醉诱导,吸入麻醉维持;或吸入麻醉诱导,静脉麻醉维持;或者静吸联合诱导,静吸联合维持。由于静脉麻醉起效快,诱导平稳,而吸入麻醉易于管理,麻醉深浅易于控制,因此静脉麻醉诱导后采取吸入麻醉或静吸联合麻醉维持在临床麻醉工作中占主要地位。

(一)静脉麻醉诱导

静脉麻醉诱导与全凭静脉麻醉的麻醉诱导并无明显区别。可以用单次静脉注射静脉全麻药(如丙泊酚)来实现,也可利用 TCI 技术来完成,但重要的是根据患者的实际情况来选择麻醉药物和给药方式。麻醉诱导应辅以镇痛药和肌肉松弛药。整个诱导过程应力求平稳迅速,对循环功能影响小,并尽可能降低气管插管时的应激反应。

(二)静吸联合麻醉维持

静脉诱导完成后,应安全、平稳地过渡到静吸麻醉维持阶段。单次剂量的丙泊酚以及琥珀胆碱产生的麻醉作用非常短暂,而挥发性麻醉药在这段时间内尚未达到有效的麻醉浓度。处理的措施包括:①静脉诱导时予以充足剂量并包括适量镇痛药;②插管后如果患者出现应激反应,应积极处理;③增大新鲜气流量和挥发性麻醉药的吸入浓度;④诱导时选择作用时间稍长的静脉全麻药或应用低血气分配系数的吸入药以利于快速建立有效的肺泡浓度。术中维持麻醉可以低流量吸入挥发性麻醉药并合用镇痛药、肌肉松弛药。

(三)注意事项

(1)实施静吸联合麻醉应充分掌握各种麻醉药的药理特点,根据患者的不同病情和手术需要,正确选择不同的静吸麻醉药的配伍和组合,尽可能地以最小量的麻醉药达到完善的麻醉效果,并将各种麻醉药的毒副作用减少到最小。

(2)为确保患者安全,实施静吸联合麻醉时必须行气管内插管。

(3)严格监测术中麻醉深度,遵循药物的个体化原则,适当增加或减少不同麻醉药的用量,合理调节静脉麻醉药的输注速度和吸入麻醉药的吸入浓度。

(4)肌肉松弛药可以提供满意的肌肉松弛,并减少麻醉用药量,但本身无麻醉作用,不能代替麻醉药。因此应用肌肉松弛药必须维持一定的麻醉深度,以避免术中知晓和痛苦。

二、静脉联合全麻

静脉联合麻醉是指麻醉所需的催眠药、镇痛药、肌肉松弛药等均由静脉注入。任何一种静脉麻醉药很难达到全身麻醉的基本要求:即神志消失、镇痛完善、肌肉松弛及抑制神经反射,且许多静脉麻醉药常有蓄积作用,不能用于长时间手术,对器官功能也有一定的影响。联合麻醉则可充分利用各种麻醉药的优点,取长补短,减少每一种麻醉药的剂量和不良反应,以消除和减少其不良反应,从而维持生理功能稳定,提高麻醉的安全性和可控性,更好地满足手术。

(一)普鲁卡因静脉联合麻醉

普鲁卡因原为局麻药,不是静脉麻醉药。单独使用时,其麻醉作用很弱,而且镇痛、镇静作用不随用药剂量的增加而加强,反而导致中毒惊厥。目前使用较多的方法是静脉滴注普鲁卡因与镇痛药神经安定药和肌肉松弛药联合。

1.麻醉方法

(1)麻醉前用药:麻醉前应常规应用抗胆碱药、镇痛药及苯巴比妥钠。精神紧张和体格健壮的患者应增加苯巴比妥钠的用量。

(2)麻醉诱导:通常可采用镇静安定药-静脉全麻药-麻醉性镇痛药-肌肉松弛药联合的模式。常用药物有安定或咪达唑仑、硫喷妥钠、芬太尼及琥珀胆碱或其他肌肉松弛药施行气管内插管。

在心血管无明显病理改变的情况下,硫喷妥钠用量不宜过少,成人应达0.3~0.5 g。为了有效预防喉镜窥视以及气管插管引起的应激反应,防止血压升高,心率增快,心律失常及至严重意外的发生,镇痛药用量必须足够,芬太尼诱导用量要达 6~8 $\mu g/kg$。

(3)麻醉维持。①普鲁卡因-安定镇痛-肌肉松弛药联合:安定镇痛剂可采用氟哌利多及芬太尼,其比例可调整为 20:1,麻醉期间可间断给药;肌肉松弛药可采用琥珀胆碱,以 1% 普鲁卡因与琥珀胆碱组成联合静脉滴注,此种配伍使用可明显减少琥珀胆碱用量,并延迟琥珀胆碱快速耐药性的出现时间。②普鲁卡因-镇痛药-吸入麻醉药-肌肉松弛药联合,此种联合目前在临床实践中日益被重视并广泛应用。③普鲁卡因连续输注,要限制速度,使之处于安全的稳定浓度。目前常用的滴速为 1 mg/(kg·min)。

2.适应证

普鲁卡因静脉联合全麻的优点是使用方便,血流动力学稳定,对肝肾功能无明显影响,苏醒快而平稳,并具有抗心律失常的作用,因此被广泛使用于胸部、头颈、腹部及脊柱四肢等各种手术。

3.相对禁忌证

(1)窦房结功能障碍(如病态窦房结综合征)。

(2)房室传导阻滞和/或心脏束支传导阻滞。

(3)严重心肌功能抑制。

(4)严重肝功能障碍。

(5)液体入量需严格限制者。

(6)静脉穿刺困难者。

(二)利多卡因静脉联合麻醉

1.麻醉方法

(1)麻醉前用药:苯巴比妥钠 0.1~0.2 g 肌内注射,阿托品 0.5 mg 肌内注射,哌替啶 50 mg

肌内注射。

(2)麻醉诱导:2.5%硫喷妥钠 12~15 mL 加琥珀胆碱 50~100 mg 静脉滴注,快速气管插管。

(3)麻醉维持:应用 0.5%利多卡因溶液,即 2%利多卡因 60 mL 加 5%~10%葡萄糖 180 mL,持续静脉滴注可施行维持全麻。总剂量<20 mg/kg 为宜。

2.加深麻醉

(1)哌替啶 100 mg 加异丙嗪 50 mg 共 6 mL 为 1 个单元,用 1~3 分钟静脉滴注。

(2)琥珀胆碱 100~200 mg 静脉滴注,维持肌肉松弛。

(3)羟丁酸钠每次 2.5 g,静脉滴注。

(4)安氟醚(或异氟醚)、氧化亚氮吸入。

3.适应证

此方法适用于对普鲁卡因有禁忌者,或对输液量有限制的患者。如肾功能不全、水肿、心脏病、心律失常等,多不使用其他麻醉。

4.注意事项

(1)如手术时间过长可改用普鲁卡因或其他辅助药,以防利多卡因蓄积中毒和发生惊厥。用量一般维持在第 1 小时 400~500 mg,第 2 小时 200~250 mg,以后递减至 125~150 mg,总剂量<1 000 mg。

(2)利多卡因代谢慢,过量易蓄积中毒,发生惊厥。即使在减慢滴速的情况下,也可发生惊厥,应予以警惕。

(3)手术前 20~30 分钟停药。辅助药特别是冬眠药用量勿过大,以免苏醒期延长。

(贾晓菁)

第三章　局部麻醉与神经阻滞

第一节　静脉局部麻醉

一、常用局麻药

利多卡因为最常用的局麻药,为避免药物达到极量又能使静脉系统充盈,可采用大容量稀释的局麻药。以 70 kg 患者为例,上肢手术可用 0.5％利多卡因50 mL,下肢手术可用 0.25％利多卡因 60～80 mL,一般总剂量不要超过 3 mg/kg。丙胺卡因和丁哌卡因也成功用于静脉局部麻醉。0.25％丁哌卡因用于 Bier 阻滞,松止血带后常可维持一定程度镇痛,但有报道因心脏毒性而致死亡的病例。丙胺卡因结构与利多卡因相似,且入血后易分解,故其 0.5％溶液亦为合理的选择。氯普鲁卡因效果亦好,且松止血带后氯普鲁卡因可被迅速水解而失活,但约 10％患者可出现静脉炎。

二、操作方法

(1)在肢体近端缚两套止血带。

(2)肢体远端静脉穿刺置管:据 Sorbie 统计,选择静脉部位与麻醉失败率之间关系为肘前＞前臂中部,小腿＞手、腕、足。

(3)抬高肢体 2～3 分钟,用弹力绷带自肢体远端紧绕至近端以驱除肢体血液。

(4)先将肢体近端止血带充气至压力超过该侧肢体收缩压 13.3 kPa (100 mmHg),然后放平肢体,解除弹力绷带。充气后严密观察压力表,谨防漏气使局麻药进入全身循环而导致局麻药中毒反应。

(5)经已建立的静脉通道注入稀释局麻药,缓慢注射(90 秒以上)以减轻注射时疼痛,一般在 3～10 分钟后产生麻醉作用。

(6)多数患者在止血带充气 30～45 分钟以后出现止血带部位疼痛。此时可将远端止血带(所缚皮肤已被麻醉)充气至压力达前述标准,然后将近端止血带(所缚皮肤未被麻醉)放松。无论在何情况下,注药后 20 分钟内不可放松止血带。整个止血带充气时间不宜超过 1.5 小时。

若手术在 60～90 分钟尚未完成,而麻醉已消退,此时须暂时放松止血带,最好采用间歇放气,以提高安全性。恢复肢体循环 1 分钟后,再次充气并注射1/2首次量的局麻药。

三、注意事项

(1)多数患者在止血带充气后 30～45 分钟将出现止血带疼痛,宜在疼痛发生之前,将位于麻醉上的第二套止血带充气,压力同前。然后放松第一套止血带,整个充血带充气时间不能超过 1.5 小时。

(2)在 1～1.5 小时手术尚未完成者,可暂时放松止血带,以恢复肢体循环 1 分钟后再次充气并注射 1/2 首次量的局麻药。

(3)禁忌骤然放松止血带,否则大量局麻药进入全身循环,有发生局麻药中毒的危险,尤其避免在注射局麻药 15 分钟内放松止血带,放松止血带应采取间歇放气法,以提高安全性。

(李　芳)

第二节　表　面　麻　醉

一、常用的表面麻醉药

临床上常用的表面局麻药有丁卡因、利多卡因。根据给药方法的不同可分为滴入法、喷雾法和灌入法。

二、操作方法

(一)眼部表面麻醉

一般采用滴入法,将局麻药滴在眼结膜表面后闭眼,每次滴 2～3 滴,每隔 2 分钟滴 1 次,重复 3～5 次,即可使眼结膜和角膜麻醉。常用 0.25%～0.5% 丁卡因或 1%～2% 利多卡因。

(二)咽喉、气管及气管内表面麻醉

一般采用喷雾法,先令患者张口,对舌面及咽部喷雾 3～4 下,2～3 分钟后患者咽部出现麻木感,将患者舌体拉出,向咽喉部黏膜喷雾 3～4 次,最后可借用喉镜显露声门,于患者吸气时对准声门喷雾 3～4 下,每隔 3～4 分钟重复 2～3 次。该方法多用于咽喉或气管及支气管插管术的表面麻醉。

环甲膜穿刺表面麻醉法是在患者平卧头后仰,在环状软骨与甲状软骨间的环甲膜做标记,用 22 G 的 3.5 cm 针垂直刺环甲膜入气管内,穿刺针有突破感,经抽吸有气证实针尖位置正确后,即令患者闭气,然后快速注入 2%～4% 的利多卡因 2～3 mL 或 1% 丁卡因 2～3 mL。拔出针头,让患者咳嗽,使药分布均匀,3～5 分钟后,气管上部、咽及喉下部便出现局麻作用。为避免刺伤声门下组织或声带,有人主张将穿刺点下移到环状软骨与第二气管环之间的间隙。此法在小儿气管异物取出术中应用最广,实用性较强,效果良好。

(三)滴鼻

一般采用滴入法,用 5 mL 注射器抽取 1% 丁卡因 2 mL 加 1% 的麻黄素 1 mL 混合后从鼻腔滴入 2～3 滴,捏鼻使局麻药充分接触鼻腔黏膜,本方法适用于鼻腔手术及鼻腔气管插管术。能明显减轻手术及插管操作时的刺激并能减少鼻腔出血。

（四）尿道表面麻醉

常采用灌注法，男性患者使用 1％丁卡因 5～6 mL，用灌注器注入尿道，让药液滞留 5～6 分钟，即可达到表面麻醉作用，女性患者可用浸有局麻药的细棉棒在尿道黏膜表面涂抹，持续 3～5 分钟即可。

三、注意事项

（1）不同部位的黏膜，吸收局麻药物的速度不同，经研究，黏膜吸收局麻药的速度与静脉注射者相等。尤以气管及支气管喷雾法的局麻药吸收最快，应控制剂量。

（2）表面麻醉前须注射阿托品，使黏膜干燥，避免唾液或分泌物妨碍局麻药与黏膜的接触。

（秦　瑜）

第三节　颈神经丛阻滞

一、药物及药物配制

由于颈部供血丰富，颈神经丛阻滞较其他部位神经阻滞持续时间短，因此在局麻药安全剂量范围内选用中效或长效局麻药。采用两种局麻药混合液以求达到起效迅速，维持时间长，如 1％利多卡因与 0.15％丁卡因混合液，1％利多卡因与 0.25％丁哌卡因混合液。颈深神经丛阻滞常采用较高浓度局麻药，如 1.5％利多卡因或 0.5％丁哌卡因，以取得较好的运动阻滞。亦可在局麻药中加用 1∶200 000 肾上腺素，延长作用时间。

二、适应证

颈浅神经丛阻滞可用于锁骨上颈部表浅手术，而颈部较深手术，如甲状腺手术、颈动脉内膜剥脱术等，尚需行颈深神经丛阻滞。但由于颈部尚有后 4 对脑神经支配，故单纯行颈神经丛阻滞效果不完善，可用辅助药物以减轻疼痛。

三、体表标志

第 6 颈椎横突结节是颈椎横突中最突出者，位于环状软骨水平，可以扪及。由乳突尖至第 6 颈椎横突作一连线，在此连线上乳突下约 1.5 cm 为第 2 颈椎横突，第 2 颈椎横下约 3 cm 为第 4 颈横突，位于颈外静脉与胸锁乳突肌后缘交叉点附近，第 3 颈椎横突位于颈 2、4 横突之间。

四、操作步聚

（一）颈深神经丛阻滞

（1）患者仰卧去枕，头偏向对侧，分别在第 2、3、4 颈椎横突处做标记，常规消毒皮肤后在横突标记处做皮丘。

（2）先从第 4 颈椎横突开始，用 22 G 长 3.5 cm 穿刺针从颈椎侧面经皮丘垂直穿刺，方向轻微偏尾侧以避免损伤椎动脉、椎静脉，若遇有坚实骨质感而进针深度为 2～3 cm 表明已触及横突,此时患者有酸胀感,回抽无血或脑脊液,即可注入 3～4 mL 局麻药。

(3)以同样方法在第 2、3 颈椎横突面上各注 3～4 mL 局麻药,若手术不涉及颈上部和颌下部可不阻滞第 2 颈神经。

(二)颈浅神经丛阻滞

(1)于第 4 颈椎横突处做标记,或采取颈外静脉与胸锁乳头肌后缘交点,常规消毒后在标记处做皮丘。

(2)由标记处垂直刺入皮肤,缓慢进针,遇一刺破纸样落空感后表明针尖已穿过颈阔肌,将局麻药注射至颈阔肌和皮下,亦可在颈阔肌表面向横突、锁骨和颈前方做浸润注射,以阻滞颈浅丛各分支,一般每侧药量 10 mL 左右。

(三)肌间沟阻滞法

在甲状软骨上缘平面,扪及胸锁乳突肌外侧缘,手指下滑至前斜角肌上缘,再向外即可摸及前中斜角肌的肌间沟。穿刺针由肌间沟垂直刺入,方向略向后向下,遇异物感即可停止进针,若无异物感,调整方向再行探刺,但穿刺方向不宜超过横突水平。出现异物感后回抽无血或脑脊液即可注入局麻药,为促使药液向上扩散而阻滞颈神经丛,可采取头低位或压迫穿刺针下方的肌间沟。

(张　苑)

第四节　臂神经丛阻滞

一、药物及药物配制

1%～1.5%利多卡因可提供 3～4 小时麻醉,若手术时间长,丁哌卡因或罗哌卡因可提供 4～8 小时麻醉,若加用 1∶200 000 肾上腺素,麻醉时间可延长至 8～12 小时。臂丛阻滞药物不必用太高浓度,而较大容量(40～50 mL)便于药物鞘内扩散,50 mL 1%利多卡因或 0.5%丁哌卡因是成人可用最大量。

二、经颈路臂丛阻滞法

(1)体位:仰卧去枕,头偏向对侧,手贴体旁。

(2)定位:令患者抬头,暴露胸锁乳突肌,在锁骨上 4 cm 及胸锁乳突肌外缘 2 cm 交叉点,为穿刺点。经此穿刺点垂直皮肤刺入即可探及异物感,若未出现异物感,则调整方向在该穿刺点四周环外半径 0.5 cm 范围内可探到异物感。

(3)探及异物感,回抽无血即可注入 30 mL 局麻药。注药后患者可诉整个上肢发麻、无力,麻醉范围包括肩及肱骨上段区。

(4)优缺点。①优点:易于掌握;小容量药液可阻滞上臂及肩部;异物感表浅;不易出现中毒反应;不会出现气胸;不会引起硬膜外及蛛网膜下腔阻滞;颈下部手术也可应用。②缺点:尺神经有时阻滞起效延迟;不宜同时双侧阻滞;可出现一过性 Horner 综合征;少数患者可出现膈神经阻滞。

三、肌间沟阻滞法

(一)体位

仰卧去枕,头偏向对侧,手臂贴体旁,手尽量下垂以暴露颈部。

(二)定位

颈神经丛肌间沟阻滞法关键是要找到前、中斜角肌间的肌间沟,肌间沟上窄下宽,沿沟向下,于锁骨上约 1 cm 处可触及细条横向走行肌肉,即肩胛舌骨肌,该肌与前、中斜角肌共同构成一个三角,该三角靠肩胛舌骨肌处即为穿刺点。遇有肥胖颈短肩胛舌骨肌不清楚,可以锁骨上 2 cm 的肌间沟为穿刺点或经环状软骨水平线与肌间沟交点为穿刺点。若沿沟下摸,在锁骨上窝触及锁骨下动脉搏动,并向间沟内深压,患者诉手臂麻木、酸胀或异物感,进一步证实定位无误。

(三)操作

常规消毒,穿刺点处做皮丘,以 3～4 cm 的 22 G 穿刺针垂直刺入,略向脚侧推进,直至出现异物感或触及横突为止,回抽无血和脑脊液,注入 25～30 mL 局麻药。注药时压迫穿刺点上部肌间沟,可促使药液向下扩散,则尺神经阻滞可较完善。

(四)优缺点

1.优点

易于掌握,对肥胖或不合作小儿也适用;上臂、肩部及桡侧阻滞好;高位阻滞不会引起气胸。

2.缺点

尺神经阻滞起效慢,有时需增加药液容量才被阻滞;有误入蛛网膜下腔或硬膜外间隙的危险;有损伤椎动脉可能;不宜同时双侧阻滞,以免双侧膈神经或喉返神经被阻滞。

四、锁骨上臂丛阻滞法

(一)传统锁骨上阻滞法

1.定位

仰卧位患侧肩下垫一薄枕,头偏向对侧,上肢紧贴体旁并尽量下垂,锁骨中点上方 1～1.5 cm 处即穿刺点。

2.操作

穿刺针刺入皮肤后水平进针直到上肢出现异物感或触及第 1 肋骨,然后穿刺针沿第 1 肋骨骨面前后移动寻找异物感,出现异物感后回抽无血、气体,即可注入 20 mL 局麻药。由于臂丛在此处神经干最粗大,故阻滞完善但起效慢。

3.优缺点

定位简单,但血胸、气胸发生率高。

(二)锁骨下血管旁阻滞法

该法为 Winnie 于 1964 年根据臂丛鞘解剖对传统锁骨上入路的改进。Winnie 认为传统锁骨上入路经锁骨中点上 1 cm 进针,在第 1 肋面上寻找异物感,容易产生气胸(发生率可达 1%);传统方法针刺方向为向内、向脚端及向后,从臂丛鞘的解剖关系分析也不尽合理,因为锁骨下血管旁间隙在第 1 肋上方为一个扁三角腔,传统方法进针正好经过该腔最狭窄处,注射过程中只轻微移动,便会使穿刺针脱出鞘外,使局麻药阻滞膈神经、迷走神经及喉返神经;传统方法利用穿刺针沿第 1 肋不同部位寻找异物感也不合理,因为臂丛神经干是上下重叠越过第 1 肋,并不是水平排列在第 1 肋面上。

1.定位

体位同传统方法,摸及前中斜角肌间隙向下移动于锁骨上窝处可及锁骨下动脉搏动。

2.操作

从锁骨下动脉搏动点外侧朝下肢方向直刺,方向不向内也不向后,沿中斜角肌内侧缘缓慢推进可体会到刺破臂丛鞘感觉并可探及异物感。若无异物感,可调整方向,使针稍偏内偏后,即针刺方向偏向对侧足跟,常易获异物感。回抽无血或气体即可注药。

3.优缺点

可以较小剂量局麻药取得较高水平臂丛阻滞;并有上肢外展困难者穿刺中不必移动上肢;误注入血管可能性小;不致发生误入硬膜外间隙或蛛网膜下腔。但该方法仍有气胸可能,不能同时进行双侧阻滞,穿刺时若无异物感,失败率可高达 15%。

（三）铅锤法

该法是根据臂神经丛经过第 1 肋时位于锁骨下动脉后上方及肺尖上方,这样经锁骨上方向垂直于水平面穿刺,往往在触及第 1 肋或肺尖前先探及异物感。体位同传统锁骨上入路,以锁骨上胸锁乳突肌外侧缘为穿刺点,垂直缓慢刺入,即可找到异物感,因形成铅锤重力线故得名。若未探及异物感,可调整方向,偏头侧约 20°刺入,仍无异物感可将穿刺针偏脚侧约 20°刺入探及异物感,若未探及异物感而触及第 1 肋,则可用传统锁骨上径路。

五、锁骨下臂丛阻滞法

（一）体位

仰卧去枕,头偏向对侧,阻滞侧上肢外展 90°。

（二）定位

第 6 颈椎横突结节与腋动脉连线代表臂神经丛在锁骨下部的走向,此连线多经过锁骨中点附近。

（三）操作

以锁骨中点下缘 2.5 cm 为穿刺点,用 10 cm 长 22 G 穿刺针往穿刺点刺入,然后沿臂丛神经走向,向外、向后,稍向脚侧刺入,直至探及异物感或用神经刺激仪定位。穿刺深度与患者体形及针方向有关。若体形瘦小且穿刺针与皮肤角度大,深度 2.5～3 cm;若身材高大肥胖或穿刺针角度小,深度可达 10 cm。一旦定位准确,回抽无血,可注入局麻药 25～30 mL,亦可放置留置针或导管行连续阻滞。

六、腋路臂丛阻滞法

（一）体位

仰卧头偏向对侧,阻滞侧上肢外展 90°,肘屈曲,前臂外旋,手背贴床且靠近头部作行军礼状,以充分暴露腋窝。

（二）定位

先在腋窝触摸腋动脉搏动,再沿动脉上行摸到胸大肌下缘动脉搏动消失处,略向下取动脉搏动最高点作穿刺点。

（三）操作

取 4.5 cm 长 22 G 穿刺针在腋动脉搏动最高点与动脉呈 10°～20°夹角刺入皮肤,然后缓慢进针直至出现刺破鞘膜的落空感。松开持针手指,针随动脉搏动而摆动,即认为针已入腋鞘内。此时患者若有异物感可更明确,但不必强求异物感。注射器回抽无血后可注入 30～35 mL 局麻药。若穿刺针刺入动脉,此时可继续进针穿过动脉后壁直至回吸无血,注入局麻药 20～40 mL,每注入5 mL应回抽 1 次,此法易至血管痉挛及血肿形成。

经腋路阻滞时肌皮神经和肋间臂神经常不能阻滞。故在上述注药完毕后,改变穿刺针方向,使针头位于腋动脉上方并与皮肤垂直进针,直至触及肱骨,然后针尖向上移动 30°,呈扇形注入局麻药 5 mL,以阻滞喙肱肌内的肌皮神经;或注药时应用橡胶止血带扎于腋鞘的远端,加以压迫,然后注入较大容量局麻药(40 mL),注药完毕后立即收回上肢,以利局麻药上行扩散,即使如此仍有 25％肌皮神经阻滞不完善。将 5 mL 局麻药注入腋动脉下方腋窝下缘皮下即可阻滞肋间臂神经,该神经阻滞对成功应用止血带是至关重要的。

(四)成功标志

(1)针随腋动脉搏动而摆动。

(2)回抽无血。

(3)注药后呈梭形扩散。

(4)患者诉上肢发麻。

(5)上肢尤其前臂不能抬起。

(6)皮肤表面血管扩张。

(五)优缺点

1.优点

位置表浅,动脉搏动明显,易于阻滞;不会引起气胸;不会阻滞膈神经、迷走神经、喉返神经;无误入硬膜外间隙或蛛网膜下腔危险;三角肌以下手术较好;可放入留置针或导管行连续阻滞。

2.缺点

上肢不能外展、骨折无法移动或腋窝有感染、肿瘤的患者不能应用本法;局麻药毒性反应发生率较其他入路高,可达 1％～10％;不可进行双侧同时阻滞;个别病例可产生动静脉瘘。

(李寅龙)

第五节　躯干神经阻滞

一、肋间神经阻滞

(一)后路肋间神经阻滞

(1)体位:一侧阻滞可采用侧卧位,阻滞侧在上;双侧阻滞宜选俯卧位,前胸处垫枕,双下肢垂于手术台边或举臂抱头。

(2)定位:距脊柱中线旁开 8 cm 处作与脊柱平行的直线,在此线上摸清肋骨,在肋骨接近下缘处做皮丘。

(3)操作:取长 3 cm 的 22 G 穿刺针由皮丘直刺肋骨骨面,并注入 0.5 mL 局麻药。然后将穿刺针沿肋骨面向肋骨下缘移动,使针尖滑过肋骨下缘,再入针0.2～0.3 cm 即穿过肋间肌,此时有落空感,令患者屏气,回抽无血和气体后注入局麻药3～4 mL。

(4)按手术所需阻滞相应肋间神经,胸壁手术需阻滞双侧 T6～T12 肋间神经,若须开胸手术,尚须行腹腔神经节阻滞。

(二)腋中线肋间神经阻滞

腋中线肋间神经阻滞主要适用于不能侧卧或俯卧患者,具体操作同后路。

二、胸膜腔麻醉

(一)体位

侧卧位,阻滞侧在上。

(二)定位

先摸清第 7、8 肋,在第 7 肋下缘找到肋角,定位于第 11 肋上缘的肋角处,距中线7～8 cm。

(三)操作

由上述标记处刺入皮肤,与皮肤呈 40°,刺向中线略朝向第 7 肋下缘,缓慢进针,刺破肋间肌群到达肋间内膜及胸内筋膜时有微弱阻力,稍用力有突破感,停止进针,固定针身,拔出针芯,接 5 mL 注射器,内装 2 mL 生理盐水,稍稍深入则穿破壁胸膜进入胸膜腔,此时可出现注射器内液面自行下降。固定针与注射器,注药时无阻力,进一步确证在胸膜腔,可注入局麻药 20～30 mL。

(四)连续胸膜腔阻滞

采用 18 G 硬膜外穿刺针,操作方法同上,到达胸膜腔后,置入硬膜外导管入胸膜腔 5～8 cm,置管过程中尽量减少空气进入胸膜腔。

三、椎旁神经阻滞

(一)胸部椎旁阻滞

1.定位

标记出需要阻滞神经根的上一椎体棘突,在此棘突上缘旁开 3 cm 做皮丘。

2.操作

以 10 cm 的 22 G 穿刺针经皮丘垂直刺向肋骨或横突,待针尖遇骨质感后,将针干向头侧倾斜 45°,即向内向下推进。可以将带空气的注射器接于针尾,若有阻力消失感则表明已突破韧带进入椎旁间隙,回抽无血、液体及气体即可注入局麻药 5～8 mL。

(二)腰部椎旁阻滞

1.定位

标记出需阻滞神经根棘突,平棘突上缘旁开 3～4 cm 处做皮丘。

2.操作

取 10 cm 的 22 G 穿刺针由皮丘刺入,偏向头侧 10°～30°,进针2.5～3.5 cm 可触及横突,此时退至皮下,穿刺针稍向尾侧刺入(较前方向更垂直于皮肤),进针深度较触横突深度深 1～2 cm 即达椎旁间隙,抽吸无血或液体即可注入局麻药 5～10 mL。

四、阴部神经阻滞

(一)经会阴阻滞

取截石位,摸及坐骨结节的内侧缘做皮丘。取长 8～12 cm 22 G 穿刺针,在坐骨结节后内缘进针,刺入 2.5 cm 注入局麻药 5 mL,再前进直抵达坐骨直肠窝注局麻药 10 mL。

(二)经阴道阻滞

手指伸入阴道摸出坐骨棘及骶棘韧带,以两者交界处为穿刺目标。穿刺针沿手指外侧刺进阴道黏膜,抵达坐骨棘,注入局麻药 2~3 mL。再将针向内侧,在坐骨棘后向前刺过韧带达其后面的疏松组织,注入局麻药 8~10 mL。

(三)阴部神经阻滞的并发症

针刺入直肠;血肿形成;大量局麻药误入血管内引起毒性反应。

(王庆元)

第六节　上肢神经阻滞

一、尺神经阻滞

(一)肘部尺神经阻滞

1.标志

前臂屈曲 90°,在尺神经沟内可扪及尺神经,按压尺神经患者多有异物感。

2.操作

在尺神经沟下缘相当于尺神经部位做皮丘,取 23 G 穿刺针刺入皮肤,针保持于神经干平行,沿沟向心推进,遇异物感后即可注入局麻药 5~10 mL。

(二)腕部尺神经阻滞

1.定位

从尺骨茎突水平横过画一直线,相当于第 2 腕横纹,此线于尺侧腕屈肌桡侧交点即为穿刺点,患者掌心向上收缩屈腕肌时该肌腹部最明显。

2.操作

在上述穿刺点做皮丘,取 23 G 穿刺针垂直刺入出现异物感即可注入局麻药 5 mL,若无异物感,在肌腱尺侧穿刺,或向尺侧腕屈肌深面注药,但不能注入肌腱内。

二、正中神经阻滞

(一)肘部正中神经阻滞

1.标志

肘部正中神经在肱二头肌筋膜之下,肱骨内髁与二头肌腱内侧之中点穿过肘窝。肱骨内、外上髁之间画一横线,该线与肱动脉交叉点的内侧0.7 cm处即正中神经所在部位,相当于肱二头肌腱的外缘与内上髁间的中点,在此处做皮丘。

2.操作

取 22 G 穿刺针经皮丘垂直刺入,直至出现异物感,或做扇形穿刺以探及异物感,出现异物感后即可注入局麻药 5 mL。

(二)腕部正中神经阻滞

1.标志

腕部桡骨茎突平面横过腕关节画一连线,横线上桡侧腕屈肌腱和掌长肌腱之间即为穿刺点,握拳屈腕时,该二肌腱更清楚。

2.操作

取 22 G 穿刺针经穿刺点垂直刺入,进针穿过前臂深筋膜,继续进针约 0.5 cm,即出现异物感,并放射至桡侧,注局麻药 5 mL。

三、桡神经阻滞

(一)肘部桡神经阻滞

1.标志

在肱骨内、外上髁做一连线,该横线上肱二头肌腱外侧的处即为穿刺点。

2.操作

取 23 G 穿刺针经穿刺点垂直刺入,刺向肱骨,寻找异物感,必要时行扇形穿刺,以寻找异物感,探及异物感即可注入局麻药 5 mL。

(二)腕部桡神经阻滞

腕部桡神经并非一支,分支细而多,可在桡骨茎突前端做皮下浸润,并向掌面及背面分别注药,在腕部形成半环状浸润即可。

四、肌皮神经阻滞

肘部肌皮神经阻滞:利用桡神经阻滞与桡神经阻滞完毕后,将穿刺针稍向外拔出,刺向肱二头肌腱与肱桡肌之间,注入局麻药 10 mL。

五、指间神经阻滞

(一)操作

在指间以 25 G 穿刺针刺入手指根部,靠近骨膜缘边抽边注,缓慢注药 2～3 mL。一般针由手指侧部穿入再逐步进入近手掌部,注药由近掌部到手背部,在穿刺时避免感觉异常,因感觉异常是神经受压表现。药液中禁止加用肾上腺素,为防止血管收缩导致缺血。

(二)应用指征

可用手指手术或单个手指再造术,也可用于臂丛阻滞不全时的辅助阻滞。一般需 10～15 分钟阻滞完善。

(张丽梅)

第四章 椎管内麻醉

第一节　蛛网膜下腔阻滞

一、阻滞特点

蛛网膜下腔中由于有脑脊液间隙的存在,局麻药注入后立即与脑脊液混合并扩散,再加蛛网膜下腔中的神经根无鞘膜包括,局麻药很易与之结合并产生麻醉作用。这些特点决定着蛛网膜下腔阻滞的性能及其临床表现。

二、适应证和禁忌证

一种麻醉方法的适应证和禁忌证都存在相对性,蛛网膜下腔阻滞也不例外。在选用时,除参考其固有的适应与禁忌外,还应根据麻醉医师自己的技术水平、患者的全身情况及手术要求等条件来决定。

(一)适应证

1.下腹部手术

下腹部手术,如阑尾切除术、疝修补术。

2.肛门及会阴部手术

肛门及会阴部手术如痔切除术、肛瘘切除术、直肠息肉摘除术、前庭大腺囊肿摘除术、阴茎及睾丸切除术等。

3.盆腔手术

盆腔手术包括一些妇产科及泌尿外科手术,如子宫及附件切除术、膀胱手术、下尿道手术及开放性前列腺切除术等。

4.下肢手术

下肢手术包括下肢骨、血管、截肢及皮肤移植手术,止痛效果可比硬膜外阻滞更完全,且可避免止血带不适。

(二)禁忌证

(1)精神病、严重神经症以及小儿等不能合作的患者。

(2)严重低血容量的患者:此类患者在脊麻发生作用后,可能发生血压骤降甚至心搏骤停,故术前访视患者时,应切实重视失血、脱水及营养不良等有关情况,特别应衡量血容量状态,并仔细检查,以防意外。

(3)凝血功能异常的患者:凝血功能异常者,穿刺部位易出血,导致血肿形成及蛛网膜下腔出血,重者可致截瘫。

(4)穿刺部位有感染的患者:穿刺部位有炎症或感染者,脊麻有可能将致病菌带入蛛网膜下腔引起急性脑脊膜炎的危险。

(5)中枢神经系统疾病,特别是脊髓或脊神经根病变者,麻醉后有可能后遗长期麻痹,疑有颅内高压患者也应列为禁忌。

(6)脊椎外伤或有严重腰背痛病史者,禁用脊麻。脊椎畸形者,使解剖结构异常,也应慎用脊麻。

三、穿刺技术

(一)穿刺前准备

1.麻醉前用药

麻醉前用药用量不宜过大,应让患者保持清醒状态,以利于进行阻滞平面的调节。常于麻醉前 1 小时肌内注射苯巴比妥钠 0.1 g(成人量),阿托品或东莨菪碱可不用或少用,以免患者术中口干不适。除非患者术前疼痛难忍,麻醉前不必使用吗啡或哌替啶等镇痛药。氯丙嗪或氟哌利多等药不宜应用,以免导致患者意识模糊和血压剧降。

2.麻醉用具

蛛网膜下腔阻滞应准备的用具有:20 G 和 22 G 以下的蛛网膜下腔阻滞穿刺针各一根,1 mL 和 5 mL 注射器各一副,25 G 和 22 G 注射针头各 1 枚,消毒钳 1 把,无菌单 4 块或孔巾 1 块,40 mL 药杯两只,小砂轮 1 枚,棉球数只,纱布数块。集中在一起包成脊麻穿刺包,用高压蒸气消毒备用。目前还有一次性脊麻穿刺包市售可供选择。在准备过程中,认真检查穿刺针与针芯是否相符,有无破损,与注射器衔接是否紧密。对各种用药的浓度、剂量必须认真核对,并把手术台调节到需要的位置。准备好给氧装置、人工通气器械及其他急救用品,以备紧急使用。

(二)穿刺体位

蛛网膜下腔穿刺体位,一般可取侧位或坐位,以前者最常用(图 4-1)。

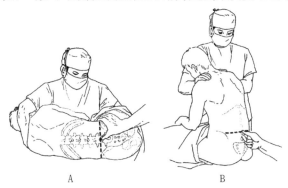

图 4-1 脊麻穿刺体位

A.侧卧位;B.坐位

1.侧位

取左侧或右侧卧位,两手抱膝,大腿贴近腹壁。头尽量向胸部屈曲,使腰背部向后弓成弧形,棘突间隙张开,便于穿刺。背部与床面垂直,平齐手术台边沿。采用重比重液时,手术侧置于下方,采用轻比重液时,手术侧置于上方。

2.坐位

臀部与手术台边沿相齐,两足踏于凳上,两手置膝,头下垂,使腰背部向后弓出。这种体位需有助手协助,以扶持患者保持体位不变。如果患者于坐位下出现头晕或血压变化等症状,应立即平卧,经处理后改用侧卧位穿刺。鞍区麻醉一般需要取坐位。

(三)穿刺部位和消毒范围

蛛网膜下腔常选用 $L_{3～4}$ 棘突间隙,此处的蛛网膜下腔最宽,脊髓于此也已形成终丝,故无伤及脊髓之虞。确定穿刺点的方法是:取两侧髂嵴的最高点做连线,与脊柱相交处,即为第4腰椎或 $L_{3～4}$ 棘突间隙。如果该间隙较窄,可上移或下移一个间隙作穿刺点。穿刺前须严格消毒皮肤,消毒范围应上至肩胛下角,下至尾椎,两侧至腋后线。消毒后穿刺点处需铺孔巾或无菌单。

(四)穿刺方法

穿刺点用 0.5%～1% 普鲁卡因做皮内、皮下和棘间韧带逐层浸润。常用的蛛网膜下腔穿刺术有以下两种。

1.直入法

用左手拇、示两指固定穿刺点皮肤。将穿刺针在棘突间隙中点,与患者背部垂直,针尖稍向头侧作缓慢刺入,并仔细体会针尖处的阻力变化。当针穿过黄韧带时,有阻力突然消失的落空感觉,继续推进常有第二个落空感觉,提示已穿破硬膜与蛛网膜而进入蛛网膜下腔。如果进针较快,常将黄韧带和硬膜一并刺穿,则往往只有一次落空的感觉。

2.旁入法

于棘突间隙中点旁开 1.5 cm 处做局部浸润。穿刺针与皮肤呈 75°,进针方向对准棘突间孔刺入,经黄韧带及硬脊膜而达蛛网膜下腔。本法可避开棘上及棘间韧带,特别适用于韧带钙化的老年患者或脊椎畸形或棘突间隙不清楚的肥胖患者。

针尖进入蛛网膜下腔后,拔出针芯即有脑脊液流出,如未见流出可旋转针干 180°或用注射器缓慢抽吸。经上述处理仍无脑脊液流出者,应重新穿刺。穿刺时如遇骨质,应改变进针方向,避免损伤骨质。经 3～5 次穿刺而仍未能成功者,应改换间隙另行穿刺。

四、常用药物

(一)局麻药

蛛网膜下腔阻滞较常用的局麻药有普鲁卡因、丁卡因、丁哌卡因、地布卡因和利多卡因。其作用时间取决于脂溶性及蛋白结合力。上述药物的作用时间从短至长依次为普鲁卡因、利多卡因、丁哌卡因、丁卡因及地布卡因。所以短时间的手术可选择普鲁卡因,中等时间的手术(如疝修补术及下肢截肢术)常选择利多卡因,而长时间的手术(膝或髋关节置换术及下肢血管手术)可用丁哌卡因、丁卡因及地布卡因。普鲁卡因成人用量为 100～150 mg,常用浓度为 5%,麻醉起效时间为 1～5 分钟,维持时间仅 45～90 分钟。利多卡因一般用量为 100 mg,最高剂量为120 mg,常用浓度为 2%～3%,起效时间为 1～3 分钟,维持时间为75～150 分钟。丁哌卡因常用剂量为 8～12 mg,最多不超过 20 mg,一般用0.5%～0.75%浓度,起效时间需 5～10 分钟,可维持 2～2.5 小时。丁卡因常用剂量为 10～15 mg,常用浓度为 0.33%,起效缓慢,需5～20 分钟,麻醉平面有时不易控制,维持时间 2～3 小时,丁卡因容易被弱碱中和沉淀,使麻醉作用减弱,须注意。

地布卡因常用剂量为 5～10 mg,常用浓度为 0.3%,起效时间可长达10～30 分钟,使麻醉平面不易如期固定,另一缺点是毒性大,即使是一般剂量,也应注意其不良反应,故用于蛛网膜下腔阻滞存在顾虑。

(二)血管收缩药

血管收缩药可减少局麻药的血管吸收,使更多的局麻药物浸润至神经中,从而使麻醉时间延长。常用的血管收缩药有麻黄碱、肾上腺素及去氧肾上腺素。常用麻黄碱(1:1 000)200～500 μg(0.2～0.5 mL)或去氧肾上腺素(1:100)2～5 mg(0.2～0.5 mL)加入局麻药中。但目前有学者认为,血管收缩药能否延长局麻药的作用时间,与局麻药的种类有关。利多卡因、丁卡因可使脊髓及硬膜外血管扩张、血流增加,把血管收缩药加入至利多卡因或丁卡因中,可使已经扩张的血管收缩,因而能延长作用时间,而丁哌卡因使脊髓及硬膜外血管收缩,药液中加入血管收缩药并不能延长其作用时间。麻黄碱、去氧肾上腺素作用于脊髓背根神经元 α 受体,也有一定的镇痛作用,与其延长麻醉作用时间也有关。因血管收缩药用量小,不致引起脊髓缺血,故常规与局麻药合用。

(三)药物的配制

除了血管收缩药外,尚需加入一些溶剂,以配成重比重液、等比重液或轻比重液以利药物的弥散和分布。重比重液其比重大于脑脊液,容易下沉,扩散与体位有关,常通过加 5% 葡萄糖溶液制成,重比重液是临床上应用最多的脊麻液。轻比重液其比重小于脑脊液,但由于轻比重液阻滞平面调节较难掌握;可能导致阻滞平面过高,目前已很少采用。5% 普鲁卡因重比重液配制方法为:普鲁卡因 150 mg 溶解于 5% 葡萄糖液 2.7 mL,再加 0.1% 肾上腺素 0.3 mL。利多卡因重比重液常用 2% 利多卡因 60～100 mg,加入 5% 葡萄糖液 0.5 mL 及 0.1% 肾上腺素 0.25 mL 混匀后即可应用。丁卡因重比重液常用 1% 丁卡因、10% 葡萄糖液及 3% 麻黄碱各 1 mL 配制而成。丁哌卡因重比重液取 0.5% 丁哌卡因 2 mL 或 0.75% 丁哌卡因 2 mL,加 10% 葡萄糖 0.8 mL 及 0.1% 肾上腺素 0.2 mL 配制而成。

五、麻醉前准备

(1)术前至少 6 小时禁食。

(2)保持精神安定,必要时给予适量的镇静药或安眠药,如地西泮、哌替啶或吗啡等。

(3)为了增进术前药的效果,术前药中常给予东莨菪碱。

(4)严格各项无菌操作和灭菌处理是杜绝蛛网膜下阻滞后神经系统后遗症的最有效措施。

六、影响局麻药在蛛网膜下腔扩散的因素

(一)穿刺部位

一般首选 $L_{3\sim4}$ 间隙穿刺,此间隙正位于(患者侧卧时)脊柱的最高点。若用重比重液,高位阻滞时可选用 $L_{2\sim3}$ 间隙,低位阻滞时可选用 $L_{4\sim5}$ 间隙。

(二)穿刺针内径及针端斜口方向

注射速率相同时,内径越小,扩散越广。斜口向头则向头侧扩散广,反之亦然。

(三)注药速率

注药速率过快或采用脑脊液回抽后注药可引起脑脊液湍流,则麻醉平面扩散越广。

(四)局麻药容积与剂量

局麻药容积和剂量(浓度)越大则阻滞范围越广。

(五)局麻药比重

重比重液,药物流向低处,轻比重液,药物流向高处。

(六)患者脊柱的长度

局麻药剂量相同时,脊柱越长的患者阻滞平面相对较低。

(七)腹内压增加

妊娠、肥胖、腹水或腹部肿瘤,均可增加下腔静脉丛的血流量,并导致局麻药扩散更广。

(八)脑脊液压力和患者年龄

脑脊液压力偏低和老年患者易于呈现较高平面的阻滞。

七、蛛网膜下腔阻滞的管理

局麻药注入蛛网膜下腔的最初 20 分钟是阻滞平面、呼吸、循环功能最易发生改变且有时改变极其急剧的时期,因此,在此时期中必须加强监测和管理。

(一)循环系统

阻滞平面超过 T_4 以上常出现血压下降、心率减慢,多数人在注药 15~30 分钟出现,应加快输液速度,立即静脉滴注血管收缩药麻黄素 15~30 mg 即可使血压回升,对心率缓慢患者给予阿托品 0.3~0.5 mg 以降低迷走神经张力。

(二)呼吸系统

麻醉平面过高,可引起肋间肌麻痹,表现为胸式呼吸微弱,腹式呼吸增强,严重时患者潮气量减少,咳嗽无力,甚至发绀,应迅速吸氧,进行辅助呼吸,直至肋间肌运动能力恢复。

(三)恶心、呕吐

恶心、呕吐多因血压下降引起脑缺氧,或因麻醉后胃肠蠕动亢进外加手术牵拉内脏引起,应对症处理如吸氧、使用升压药、镇吐药甲氧氯普胺等。

(四)手术完毕后

待阻滞平面消退至 T_6 以下方可送返。

(刘成彪)

第二节　硬膜外阻滞

一、阻滞特点

(1)硬膜外阻滞具有截段性,即麻醉作用集中于身躯的某一截段内而不像蛛网膜下阻滞时下半身必然被阻滞。其原因:①硬膜外间隙无脑脊液,有蜂窝状组织充填其中,对局麻药液起着制约作用,使局麻药较易聚于某一截段之内。②这些蜂窝状组织和硬膜外间隙中复杂的血管、结缔组织等解剖结构也制约着药液与神经组织的接触。

(2)对患者重要生理功能,尤其血流动力学影响较蛛网膜下阻滞轻微。

(3)硬膜外阻滞的神经阻滞顺序与蛛网膜下阻滞相同,即始于交感神经,以下的顺序为温度感觉、疼痛感觉、触觉、肌肉运动、压力感觉,最后是本体感觉。

二、适应证和禁忌证

(一)适应证

1.外科手术

因硬膜外穿刺上至颈段、下至腰段,所以通过给药可阻滞这些脊神经所支配的相应区域,理论上讲,硬膜外阻滞可用于除头部以外的任何手术。但从安全角度考虑,硬膜外阻滞主要用于腹部及以下的手术,包括泌尿、妇产及下肢手术。颈部、上肢及胸部虽可应用,但管理复杂。此外,凡适用于蛛网膜下腔阻滞的手术,同样可采用硬膜外阻滞麻醉。

2.镇痛

产科镇痛、术后镇痛及一些慢性疼痛的镇痛常用硬膜外阻滞。

(二)禁忌证

1.低血容量

由于失血、血浆或体液丢失,导致低血容量,机体常常通过全身血管收缩来代偿以维持正常的血压,一旦给予硬膜外阻滞,其交感阻滞作用使血管扩张,迅速导致严重的低血压。

2.穿刺部位感染

穿刺部位感染可能使感染播散。

3.菌血症

菌血症可能导致硬膜外脓肿。

4.低凝状态

低凝状态容易引起硬膜外腔出血、硬膜外腔血肿。

三、穿刺技术

(一)穿刺前准备

硬膜外阻滞的局麻药用量较大,为预防中毒反应,麻醉前可给予巴比妥类或苯二氮䓬类药物;对阻滞平面高、范围大或迷走神经兴奋型患者,应同时加用阿托品,以防心率减慢,术前有剧烈疼痛者适量使用镇痛药。

硬膜外穿刺用具:连续硬膜外穿刺针及硬膜外导管各一根,15 G 粗注射针头 1 枚(供穿刺皮肤用)、内径小的玻璃接管一个以观察硬膜外负压、5 mL 和 20 mL 注射器各 1 副、50 mL 的药杯 2 只以盛局麻药、无菌单 2 块、纱布钳 1 把、纱布及棉球数个,以上物品用包扎布包好,进行高压蒸气灭菌。目前,有硬膜外穿刺包供一次性使用。此外,为了防治全脊麻,须备好气管插管装置,给氧设备及其他急救用品。

(二)穿刺体位及穿刺部位

穿刺体位有侧卧位及坐位两种,临床上主要采用侧卧位,具体要求与蛛网膜阻滞法相同。穿刺点应根据手术部位选定,一般取支配手术范围中央的相应棘突间隙。通常上肢穿刺点在 $T_{3\sim4}$ 棘突间隙,上腹部手术在 $T_{8\sim10}$ 棘突间隙,中腹部手术在 $T_{9\sim11}$ 棘突间隙,下腹部手术在 $T_{12}\sim L_2$ 棘突间隙,下肢手术在 $L_{3\sim4}$ 棘突间隙,会阴部手术在 $L_{4\sim5}$ 间隙,也可用骶管麻醉。确定棘突间隙,一般参考体表解剖标志。如颈部明显突出的棘突,为颈下棘突;两侧肩胛冈连线交于 T_3 棘突；两侧肩胛下角连线交于 T_7 棘突；两侧髂嵴最高点连线交于 L_4 棘突或 $L_{3\sim4}$ 棘突间隙。

(三)穿刺方法

硬膜外间隙穿刺术有直入法和旁入法两种。颈椎、胸椎上段及腰椎的棘突相互平行，多主张用直入法；胸椎的中下段棘突呈叠瓦状，间隙狭窄，穿刺困难时可用旁入法。老年人棘上韧带钙化、脊柱弯曲受限制者，一般宜用旁入法。直入法、旁入法的穿刺手法同蛛网膜下腔阻滞的穿刺手法，穿刺的组织层次也与脊麻时一样，如穿透黄韧带有阻力骤失感，即提示已进入硬膜外间隙。

穿刺针到达黄韧带后，根据阻力的突然消失、负压的出现以及无脑脊液流出等现象，即可判断穿刺针已进入硬膜外间隙。临床上一般穿刺到黄韧带时，阻力增大有韧感，此时可将针芯取下，用一湿润的空注射器与穿刺针衔接，当推动注射器芯时即感到有弹回的阻力感(图 4-2)，此后边进针边推动注射器芯试探阻力，一旦突破黄韧带则阻力消失，犹如落空感，同时注液毫无阻力，表示针尖已进入硬膜外间隙。临床上也常用负压法来判断硬膜外间隙，即抵达黄韧带后，拔出针芯，于针尾置一滴液体(悬滴法)或于针尾置一盛有液体的玻璃接管(玻璃法)，当针尖穿透黄韧带而进入硬膜外间隙时，悬滴(或管内液体)被吸入，此种负压现象于颈胸段穿刺时比腰段清楚。除上述两项指标外，临床上还有多种辅助试验方法，用以确定硬膜外间隙，包括抽吸试验(硬膜外间隙抽吸无脑脊液)、正压气囊试验(正压气囊进入硬膜外间隙而塌陷)及置管试验(在硬膜外间隙置管无阻力)。试验用药也可初步判断是否在硬膜外间隙。

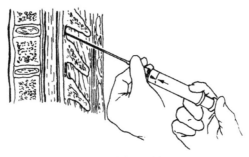

图 4-2　用注射器试探阻力

确定针尖已进入硬膜外间隙后，即可经针蒂插入硬膜外导管。插管时应先测量皮肤至硬膜外间隙的距离，然后即行置管，导管再进入硬膜外腔 3～5 cm，然后边拔针边固定导管，直至将针退出皮肤，在拔针过程中不要随意改变针尖的斜口方向，以防斜口割断导管。针拔出后，调整导管在硬膜外的长度，然后在导管尾端接上注射器，注入少许生理盐水，如无阻力，并回吸无血或脑脊液，即可固定导管。置管过程中如患者出现肢体异物感或弹跳，提示导管已偏于一侧而刺激脊神经根，为避免脊神经损害，应将穿刺针与导管一并拔出，重新穿刺置管。如需将导管退出重插时，须将导管与穿刺针一并拔出。如导管内有全血流出，经冲洗无效后，应考虑另换间隙穿刺。

四、常用药物

用于硬膜外阻滞的局麻药应该具备弥散性强、穿透性强、毒性小，且起效时间短，维持时间长等特点。目前常用的局麻药有利多卡因、丁卡因及丁哌卡因。利多卡因作用快，5～12 分钟即可发挥作用，在组织内浸透扩散能力强，所以阻滞完善，效果好，常用 1%～2% 浓度，作用持续时间为 1.5 小时，成年人 1 次最大用量为 400 mg。丁卡因常用浓度为 0.25%～0.33%，10～15 分钟起效，维持时间达 3～4 小时，1 次最大用量为 60 mg。丁哌卡因常用浓度为 0.5%～0.75%，4～

10 分钟起效,可维持 4～6 小时,但肌肉松弛效果只有 0.75％溶液才满意。

罗哌卡因是第一个纯镜像体长效酰胺类局麻药。用等量的罗哌卡因和丁哌卡因于硬膜外阻滞所产生的感觉神经阻滞是近似的,而对运动神经的阻滞前者则不仅起效慢、强度差且有效时间也短。所以在外科手术时为了增强对运动神经的阻滞作用,增加浓度但不能超过 1％,总剂量可用至 150～200 mg,10～20 分钟起效,持续时间为 4～6 小时。鉴于罗哌卡因的这种明显的感觉-运动阻滞分离特点,临床上常用罗哌卡因硬膜外阻滞作术后镇痛及无痛分娩。常用浓度为0.2％,总剂量可用 12～28 mg/h。

局麻药中常加用肾上腺素,以减慢其吸收,延长作用时间。肾上腺素的浓度,应以达到局部轻度血管收缩而无明显全身反应为原则。一般浓度为 1：200 000,即 20 mL 药液中可加 0.1％肾上腺素 0.1 mL,高血压患者应酌减。

决定硬膜外阻滞范围的最主要因素是药物的容量,而决定阻滞深度及作用持续时间的主要因素则是药物的浓度。根据穿刺部位和手术要求的不同,应对局麻药的浓度作不同的选择。以利多卡因为例,用于颈胸部手术,以 1％～1.3％为宜,浓度过高可引起膈肌麻痹;用于腹部手术,为达到腹肌松弛的要求,需用1.5％～2％浓度。此外,浓度的选择与患者全身情况有关,健壮患者所需的浓度宜偏高,虚弱或年老患者,浓度要偏低。

为了取长补短,临床上常将长效和短效局麻药配成混合液,以达到起效快而维持时间长的目的,常用的配伍是 1％利多卡因和 0.15％丁卡因混合液,内加肾上腺素 1：200 000。

穿刺置管成功后,即应注入试验剂量 3～5 mL,目的在排除误入蛛网膜下腔的可能;此外,从试验剂量所出现的阻滞范围及血压波动幅度,可了解患者对药物的耐受性以指导继续用药的剂量。观察 5～10 分钟后,如无蛛网膜下腔阻滞征象,可每隔 5 分钟注入 3～5 mL 麻药,直至阻滞范围满足手术要求为止;也可根据临床经验一次性注入预定量,用药的总和即首次总量,也称初量,一般需15～20 mL,之后每 40～60 分钟给予 5～10 mL 或追加首次用量的 1/2～1/3,直至手术结束。

五、麻醉前准备

与蛛网膜下阻滞者相同。

六、影响硬膜外阻滞平面的因素

(一)局麻药的容积和剂量
局麻药的容积和剂量是决定麻醉范围的主要因素,局麻药容量和剂量越大,硬膜外阻滞平面范围越广。

(二)局麻药注射速度
注射速度越快,阻滞范围越广,但阻滞不全的发生率增加。

(三)导管的位置和方向
导管向头侧插管时,药物易向头侧扩散,向尾侧插管,则多向尾侧扩散。如果导管偏向一侧,可能出现单侧麻醉。

(四)年龄
老年人硬膜外间隙小,椎间孔狭窄,阻滞范围容易扩大,用药量须减少 20％,婴幼儿硬膜外间隙小,药物易向头侧扩散,所需药量应减少。

(五)妊娠

妊娠期间,由于激素的影响,使神经对局麻药的作用更敏感,加之下腔静脉受压,增加了硬膜外间隙静脉丛的血流量,从而使硬膜外间隙容积减少,所以药物容易扩散,用药量需减少30%。

(六)肥胖

肥胖患者可能由于硬膜外间隙内脂肪组织增加,使硬膜外间隙的容量减少,以致等容量的局麻药扩散范围较正常人增加,其所需药量减少。

七、硬膜外麻醉期间的管理

(一)急救用具准备

硬膜外阻滞一旦发生全脊麻,常导致呼吸、循环骤停。因此,在硬膜外麻醉实施前必须准备气管插管器械,给氧装置及其他急救药品,以备紧急使用。

(二)建立输液通道

在穿刺、置管成功后,首先要建立输液通路后再给局麻药,以防发生意外时,可立即通过静脉给予抢救治疗。

(三)试验剂量

开放静脉后,注入局麻药液3~5 mL,观察5分钟后,测试麻醉平面,排除全脊麻征象后,分次追加局麻药液直至达到手术要求范围,一般首次总量8~12 mL。

(四)维持剂量

根据初次总量及药物的不同,决定术中追加剂量及间隔时间,一般用量为首次量的1/2~1/3,间隔40~90分钟。

(五)循环监测

血压下降多发生于胸段硬膜外阻滞,由于内脏交感神经阻滞,导致腹内血管扩张,回心血量减少引起血压下降,同时副交感神经相对亢进,可出现心动过缓,应先做输液补充血容量,同时静脉滴注麻黄素15~30 mg,血压一般可回升,心动过缓患者,可同时给予阿托品0.3~0.5 mg。

(六)呼吸监测

颈部及上胸部硬膜外阻滞时,由于肋间肌和膈肌不同程度麻痹,可出现呼吸抑制,因此,要使用低浓度、小剂量麻醉药,以减轻胸段运动神经阻滞,防止发生呼吸抑制。下胸段及腰段硬膜外阻滞时,如果用药量过大,也可引起阻滞平面过高,发生呼吸抑制。术中可给予低流量面罩吸氧,对于严重呼吸困难者,应使用人工辅助呼吸。

(七)恶心、呕吐

硬膜外阻滞不能有效克服内脏牵拉反应,患者常出现恶心、呕吐、烦躁不安现象,首先可给予适当的镇静药如哌替啶50 mg、氟哌利多1~2.5 mg静脉注入,如无效,可请手术医师施行迷走神经和腹腔神经丛封闭,必要时可改全麻。

(刘成彪)

第三节 骶 管 阻 滞

一、阻滞特点

骶管的容积成人约 25 mL,麻醉药液必须将骶管充满方足以使所有骶神经都受到阻滞。

二、适应证

骶管阻滞主要适应于肛门、直肠、会阴及尿道(包括膀胱镜检查)等手术,尤其用于体质衰弱的患者。

三、穿刺技术

(一)穿刺体位及穿刺部位

骶裂孔和骶角是骶管穿刺点的重要解剖标志。定位方法:先摸清尾骨尖,沿中线向头方向摸至4 cm处(成人),可触及一个有弹性的凹陷,即为骶裂孔,在孔的两旁可触到蚕豆大的骨质隆起,为骶角。两骶角连线的中点,即为穿刺点(图4-3)。髂后上棘连线在第2骶椎平面,是硬脊膜囊的终止部位,骶管穿刺针如果越过此连线,即有误穿蛛网膜下腔而发生全脊麻的危险。

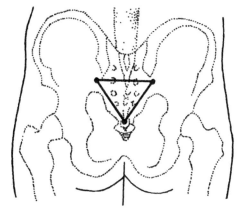

图 4-3 骶裂孔与髂后上棘的关系及硬膜囊终点的部位

(二)穿刺方法

骶管穿刺术可取侧卧位或俯卧位。侧卧位时,腰背应尽量向后弓曲,双膝屈向腹部。俯卧位时,髋部需垫厚枕以抬高骨盆,暴露骶部。于骶裂孔中心做皮内小丘,将穿刺针垂直刺进皮肤,当刺到骶尾韧带时有弹韧感觉,稍进针有阻力消失感觉。此时将针干向尾侧方向倾倒,与皮肤呈30°～45°,顺势推进2 cm,即可到达骶管腔。接上注射器,抽吸无脑脊液,注射生理盐水和空气全无阻力,也无皮肤隆起,证实针尖确在骶管腔内,即可注入试验剂量,观察无蛛网膜下腔阻滞现象后,可分次注入其药液。

骶管穿刺成功的关键,在于掌握好穿刺针的方向。如果针与皮肤角度过小,即针体过度放平,针尖可在骶管的后壁受阻;若角度过大,针尖常可触及骶管前壁。穿刺如遇骨质,不宜用暴力,应退针少许,调整针体倾斜度后再进针,以免引起剧痛和损伤骶管静脉丛。

骶管有丰富的静脉丛,除容易穿刺损伤出血外,对麻药的吸收也快,故较易引起轻重不等的毒性反应。此外,当抽吸有较多回血时,应放弃骶管阻滞,改用腰部硬膜外阻滞。约有 20％正常人的骶管呈解剖学异常,骶裂孔畸形或闭锁者占 10％,如发现有异常,不应选用骶管阻滞。鉴于传统的骶管阻滞法,针的方向不好准确把握,难免阻滞失败。近年来对国人的骶骨进行解剖学研究,发现自 S_4 至 S_2 均可裂开,故可采用较容易的穿刺方法,与腰部硬膜外阻滞法相同,在 S_2 平面以下先摸清骶裂孔,穿刺针自中线垂直进针,易进入骶裂孔。改进的穿刺方法失败率减少,并发症发生率也降低。

四、常用药物

成人常用 1.6％利多卡因加 0.2％丁卡因混合液总量 25～30 mL 或 0.5％丁哌卡因。

(刘成彪)

第四节 联合麻醉

一、硬膜外和蛛网膜下腔联合麻醉

(一)适应证

主要适用于膈平面以下的手术,以下腹部、下肢、盆腔及会阴部手术效果较好,且经常使用。

(二)操作方法

患者侧卧位,取 $L_{2\sim3}$ 间隙常规消毒,铺无菌巾,用国产 Tuohy 氏针直入法做硬膜外穿刺,证实在硬膜外间隙后,拔出针芯,取美国 BD 公司 25 号 Whitacye 铅笔头样圆锥形尖腰穿针,经硬膜外穿刺作蛛网膜下腔穿刺,穿破硬脊膜时有较明显的突破感,拔出腰穿针针芯经 10～20 秒可见脑脊液流出。用左手示指、中指分别放在 Tuohy 针及腰穿针一侧,拇指在另一侧固定穿刺针,不使其移位,右手注入麻醉药(0.75％丁哌卡因 2 mL、25％葡萄糖 0.5 mL、3％麻黄素 0.5 mL,合计 3 mL),酌情注入 2.5～3 mL,注药速度 30～45 秒,拔出腰穿针,向头或尾端置入硬膜外导管,再拔出硬膜外针,妥善处理硬膜外导管,平卧后调解好腰麻阻滞平面,一般阻滞平面达 T_6。当术中患者感牵拉不适,肌肉稍紧,鼓肠等提示脊麻作用开始消退,应给予硬膜外注药,先注入试验量 3～5 mL,以防硬膜外导管误入蛛网膜下腔,再根据阻滞平面注入首次量。

(三)优缺点

联合椎管内麻醉具有腰麻和硬膜外麻醉的双重特点,脊麻具有起效时间快、阻滞效果完善、肌肉松弛彻底等优点,而硬膜外置管可提供长时间手术麻醉及术后镇痛。其不足之处是脊麻失败率高,硬膜外间隙注药或导管置入可能误入蛛网膜下腔。

(四)注意事项

蛛网膜下腔注药后,再经硬膜外间隙导管注药,注药量通常比单纯硬膜外阻滞时要少,意味着腰麻硬膜外联合阻滞时硬膜外间隙注药后阻滞平面易于扩散。这可能与局麻药经硬膜上的穿刺孔进入蛛网膜下腔以及硬膜外间隙压力改变后加速了局麻药在蛛网膜下腔的扩散。因此,为防止脊麻硬膜外联合阻滞时阻滞平面过广,导致循环呼吸严重抑制,蛛网膜下腔注药后经硬膜外间隙导管注药的剂量应仔细确定,分次注入所需要的剂量或采用持续输注(4~6 mL/h)的方法可能更好。

二、硬膜外阻滞与全身麻醉联合应用

(一)适应证

凡是能够在单纯硬膜外阻滞下完成的手术,如腹部手术、下肢手术和盆腔手术,均为其适应证。一些不能单独在硬膜外阻滞下完成的手术,如胸腔内手术等,则可以在全身麻醉的基础上,配合术中、术后的硬膜外麻醉和硬膜外镇痛,不仅能够满足手术的需要,而且取得了良好的效果。

(二)禁忌证

绝对禁忌证同硬膜外阻滞。相对禁忌证则包括各种短小手术,不必采用复杂的硬膜外阻滞联合全麻。

(三)实施原则

(1)硬膜外阻滞和全身麻醉联合使用时应符合全麻的基本要素。

(2)硬膜外穿刺点的选择和硬膜外阻滞平面的调节,应尽量满足外科手术镇痛的基本要求。

(3)应注意硬膜外阻滞和全身麻醉之间的配合,既要充分发挥硬膜外阻滞的作用,同时又要避免硬膜外局麻药过量,造成阻滞平面广泛,引起严重的循环紊乱。

(4)硬膜外阻滞和全身麻醉的配合及药物的使用必须做到个体化,并在术中随时调整。

(四)优缺点

1.优点

(1)由于全身麻醉和硬膜外阻滞的协同作用,因而全麻药和硬膜外局麻药的用量均明显减少。

(2)具有较完善的局部镇痛和肌松作用,减轻手术对患者的刺激,减少了麻醉知晓的发生,有效地抑制了手术所致的应激反应。

(3)患者苏醒迅速和完全,苏醒时无疼痛,因而比较舒适。避免单纯全麻时经常出现的高血压和烦躁、躁动。

(4)硬膜外阻滞促使肠管收缩,有利于手术野的显露。

(5)良好的硬膜外镇痛,有利于术后早期活动,减少术后并发症。

(6)在血管外科手术时,有利于维持术中血流动力学稳定。

(7)有利于术后呼吸功能的维护。

(8)术中维持心肌氧供需平衡,对冠状动脉粥样硬化性心脏病患者有利。

2.缺点

(1)操作比较费时,有增加创伤和发生硬膜外阻滞并发症的可能。

(2)诱导期间虽然高血压的发生率减低,但如果全麻诱导前硬膜外局麻药用量掌握不当,则全麻诱导期间低血压的发生机会增加。

(3)麻醉期间液体用量增加,有造成水钠潴留的可能。

(4)如硬膜外阻滞和全身麻醉的配合不当,或术中过度追求"浅全麻",则患者有发生术中知晓的可能。

（刘成彪）

第五章

心外科麻醉

第一节　心脏瓣膜手术的麻醉

　　慢性风湿性心脏瓣膜病变术前病程长,心功能较差,加之各患者的受损瓣膜类别、性质及严重程度可有显著不同,故对血流动力学的影响也就很不一致。因此实施心脏瓣膜置换术麻醉理应了解每个瓣膜病变如狭窄、关闭不全或两者共存所造成血流动力学改变的性质与程度,瓣膜病变严重程度、心脏功能代偿、心脏扩大程度、是否存在肺高压和术前是否存在心力衰竭及其严重程度,从而指导选用麻醉药、辅助药、血管活性药以及术中、术后管理,才能维持血流动力学相对稳定。

一、二尖瓣狭窄

(一)病理生理和临床表现

　　多数为风湿性心脏病引起,少数为先天性二尖瓣狭窄。正常人二尖瓣口面积为 $4\sim6$ cm^2,轻度狭窄为 $1.5\sim2.5$ cm^2,中度狭窄为 $1.1\sim1.5$ cm^2,重度狭窄为 1.0 cm^2 以下。一般瓣口面积 <1.5 cm^2 才有症状,<1.0 cm^2 则在静息状态也出现症状。能生存的最小瓣口面积为 $0.3\sim0.4$ cm^2。大部分患者为女性,合并有二尖瓣关闭不全者更常见。

　　(1)二尖瓣狭窄导致左心室舒张期充盈受阻,造成左心室慢性容量负荷不足,左心室相对变小。二尖瓣狭窄严重时,每搏输出量(SV)与左心室舒张末容积都减少,但早期射血分数尚保持正常,后期则下降至 0.4 以下,与左心室顺应性明显下降和左心功能严重不全有关。

　　(2)二尖瓣狭窄导致左心房向左心室排血受阻,左房压增高。早期左房压中度升高,心排血量稍降低,一般病情可保持稳定。长时间二尖瓣狭窄,左房压和肺静脉压升高,肺水渗漏增加,早期可由淋巴回流增加而代偿,后期在两肺基底部组织间肺水增加,肺顺应性降低,增加呼吸做功出现呼吸困难。

　　(3)若病情进展,发生肺动脉高压,肺血管阻力增加使右心室后负荷增加而引起右心室功能不全和出现功能性三尖瓣反流。

　　(4)二尖瓣狭窄患者由于左房压增加,因此左房扩张,常伴有房颤。二尖瓣狭窄的患者由于瓣膜狭窄,瓣口面积固定,当心动过速时,舒张期充盈时间缩短较收缩期时间缩短更明显。洋地黄可减慢心室率、延长舒张期,改善左心室功能。心脏电复律常不能恢复窦性节律,且有可能造成左房内血栓脱落而发生致命的栓塞。

(二)术前评估

1.肺动脉高压

听诊、X线平片、超声心动图、呼吸功能测定和临床表现。

2.房颤与左房血栓

房颤患者易形成左房血栓,可继发脑和全身栓塞。左房血栓的患者对肝素有耐药倾向。

3.心功能

反复发作的肺水肿、呼吸困难、夜间阵发性呼吸困难、疲劳、胸痛、心悸、咯血以及因扩大的左房和增粗的肺动脉压迫喉返神经而引起的声嘶等症状都有助于了解患者心功能的状态。

4.肺功能

肺功能检查。

5.凝血功能

有左房血栓的患者易出现凝血功能的异常。右心衰竭也可引起的肝淤血,使凝血功能下降。

6.高心排血量状态

应注意有无甲状腺毒症、妊娠、贫血或发热等可引发高心排血量状态的情况。导致机体氧需增加,可引起左房和肺动脉压力的突然增高,从而导致严重的充血性心力衰竭。

(三)麻醉管理

对二尖瓣狭窄患者,麻醉管理的目标是维持心排血量,同时避免肺充血。维持一定的前负荷,但应避免急性肺充血、肺动脉高压和右心衰竭。加强呼吸管理,避免低氧和高碳酸血症,以减轻对肺血管的影响。

1.术前控制心率

在麻醉诱导前或麻醉期间应避免心动过速、保持适当的血管内容量和避免加重已存在的肺高压。患者术前存在心房颤动用洋地黄类药控制心室率,一般应连续应用至术前。抗胆碱能药应考虑使用东莨菪碱而不是阿托品,以避免心动过速,并有镇静作用,成人用量一般为 0.3 mg,对心率偏快的患者,可不用抗胆碱能药。

一旦患者入手术室出现快速房颤,心室率过快显然由于焦虑紧张引起,若肯定洋地黄用量不足可静脉追加小量洋地黄类药,同时注意血钾水平。更恰当的方法是立即静脉注射镇痛药如吗啡 0.1 mg/kg,解除患者焦虑紧张,降低基础代谢及肺动脉压,并给面罩加压吸氧。患者情况尚可、血压、脉压接近正常范围,为控制心动过速可试用小剂量普萘洛尔,维拉帕米或柳胺苄心定 5 mg 静脉注射。

2.肺动脉压监测

由于二尖瓣口存在压差,肺动脉楔压和左房压明显高于左心室舒张末期压,所以肺动脉楔压不能反映左心室充盈情况,但综合考虑肺动脉楔压、动脉压和中心静脉压,可在一定程度上了解二尖瓣狭窄的严重程度。因为肺动脉扩张,导管置入通常是较正常为深,且置入导管时应特别小心肺动脉破裂的危险。

未能放置漂浮导管时,可放置左房管,停机后直接测定左房压。同时监测中心静脉压和左房压对指导输血及病情判断,重症肺动脉高压伴右心衰竭的患者中心静脉压明显升高而左房压降低。应注意避免将右心衰竭错误地判断为低血容量,此时输血只会加重右心衰竭,应给予正性肌力药物。

3.血管活性药物

血管收缩药对二尖瓣狭窄患者体循环与肺循环的作用有所不同,应用血管紧张素可使体血管与肺血管阻力增大,肺动脉压、肺动脉楔压、左心室舒张末期容积均上升,心排血量下降;而应用去甲肾上腺素,心排血量不变。由于患者对后负荷增加的适应能力较差,故不能利用血管收缩药来增加。

血管扩张药硝普钠或硝酸甘油使体循环血管阻力下降,肺动脉压、肺动脉楔压、左心室舒张末期容积均下降,但硝普钠通过心率增快维持心排血量不变,而肺动脉楔压<1.6 kPa 时,硝酸甘油减少心排血量。

4.术中处理

体外循环后应采取增加前负荷降低后负荷的措施以改善前向血流。慢性房颤患者可在体外循环后转复为窦性心律,使用心房起搏维持窦性心律。

(四)术后注意事项

术后肺血管阻力、肺动脉压和左房压即下降,而心排血量增加。随着时间的推移,在大多数患者肺血管阻力将持续下降。肺动脉压不降通常表明有不可逆的肺动脉高压和可能有不可逆的左心室功能不全,提示患者预后不良。

瓣膜置换术后最初几天可能发生的严重并发症就是房室破裂,应在维持足够心排血量的前提下尽量降低左心室舒张末压。左心室顺应性相对很差的老年患者,术后由于舒张期左心室壁的张力增加,更有房室破裂的危险。体外循环后应用正性肌力药物以增加心肌收缩力、减小左心室容积和降低室壁张力。

瓣膜置换术后低血压治疗会有一定难度,除了纠正容量外,可采用正性肌力药如多巴胺,多巴酚丁胺或肾上腺素,只要剂量掌握恰当可增加心排血量和血压而心率不致过快,缩血管药物由于会加重肺动脉高压促使右心室衰竭,应避免使用。一旦发现右心室衰竭应立即使用扩血管药与正性肌力药。

二、二尖瓣关闭不全

(一)病理生理和临床表现

二尖瓣关闭不全是比较常见的瓣膜异常。风湿性最常见,此外可由于细菌性心内膜炎、乳头肌梗死以及二尖瓣进行性脱垂引起。症状的性质和程度主要与左心室功能和反流的程度有关。反流量取决于心室与心房之间的压差以及二尖瓣反流孔的大小。反流分数≤0.3 为轻度,0.3～0.6 为中度,>0.6 为重度。

(1)二尖瓣关闭不全时,左心室收缩早期排血入阻力低的左心房,然后才排入主动脉,虽然心肌做功增加,但心肌氧耗增加有限。与主动脉瓣关闭不全相同,左心室存在容量超负荷,循环系统代偿机制是扩张外周血管以增加前向性血流,而减少反流量。

(2)二尖瓣反流有急性和慢性两类。急性左二尖瓣反流的原因:①心内膜炎所致的腱索断裂;②心肌缺血所致的乳头肌功能不全;③急性心肌梗死乳头肌断裂等。由于左房大小及顺应性正常,因此一旦发生急性二尖瓣关闭不全形成反流,即使反流量不大也将引起左房及肺毛细血管压骤升,主要由于左房无足够时间发生扩张与增加顺应性,加之二尖瓣急性反流多发生在急性心肌梗死后,心功能不全、充血性心力衰竭和肺水肿常难幸免。应用硝酸甘油治疗,可使症状改善。慢性二尖瓣反流时,左心室扩张或代偿性心肌肥厚,使心排量有一定的代偿。慢性二尖瓣关闭不全患者一旦出现症状,提示心肌收缩性已有一定损害,由于扩大的左心房有很大顺应性缓冲,当患者存在肺充血症状常反映反流容量极大(>60%),心肌收缩性已受到显著损害。

(3)中度至严重二尖瓣反流患者通常不能耐受外周血管阻力显著增加,因为会显著增加反流分数。对此类患者处理的主要环节是降低外周血管阻力。此外,若不并存冠脉缺血,心率增快似乎会有所益,因为可降低左心室充盈和二尖瓣环口扩张。当反流分数超过60%,出现心力衰竭的症状(疲倦乏力),而左房压、肺动脉压升高,肺充血。

(4)二尖瓣反流合并狭窄者,左房功能受损加快,右心衰竭较早出现;合并房颤者,对心排血量的影响小于单纯二尖瓣狭窄者。

(二)术前评估

1.并发疾病

单纯风湿性二尖瓣关闭不全很少见,通常与二尖瓣狭窄、主动脉瓣关闭不全和/或狭窄并存。

2.左房扩大与房颤

胸片可发现中重度的左房增大。有房颤的患者须警惕左房血栓形成及体循环栓塞的危险。

3.肺动脉高压

患者出现明显的肺动脉高压表明有左心功能不全存在,并应注意患者是否有右心功能不全的表现。

4.心功能不全

疲劳、呼吸困难、端坐呼吸以及肺动脉高压均提示心功能不全。这些症状的出现,预示病变处在逐渐恶化的过程中。

5.后发疾病

细菌性心内膜炎和体循环栓塞等可导致临床症状的急剧恶化。

(三)麻醉管理

对二尖瓣反流的患者,需要维持较快的心率并适当降低后负荷,从而增加前向性血流。同时需要正性肌力药物,以改善心功能。

1.心率

麻醉期间应保持轻度的心动过速,因为较快心率可使二尖瓣反流口相对缩小,同时维持较低外周阻力,降低前向性射血阻抗从而可有效地降低反流量。

2.减少反流量

避免心动过缓和左心室前负荷过高可使心室舒张期相对变小,减少瓣环口径和反流量;维持较低的左心室后负荷可减少收缩期跨二尖瓣压差,减少反流量以增加有效的前向血流。

3.降低容量负荷

保持周围静脉适当的扩张,使回心血量有所下降,就可降低舒张期容量负荷和心室腔。扩血管药对这类患者特别有益。

(四)术后注意事项

二尖瓣不全修补术后,左心室前负荷较前减少,收缩压峰值和射血阻力增加。应设法改善术后左心室的负荷,往往正性肌力药与血管扩张药不能偏废、缺一不可。在严重患者可能需用主动脉内球囊反搏来增加前向血流和冠脉灌注。术后不能耐受房颤,尽量维持正常窦性心率。

三、主动脉瓣狭窄

主动脉瓣狭窄是一种常见的心脏瓣膜病,在西方发达国家已逐渐成为继二尖瓣脱垂之后的常见心脏瓣膜病,主动脉瓣狭窄的病因可分为先天性和后天性,其主要的病理生理基础是左心室后负荷明显增高,心肌肥厚和心排血量降低。外科治疗的方法是行主动脉瓣置换术,手术麻醉的危险性和预后主要取决于左心室肥厚的程度和左心室的功能。

(一)病因与病理生理

1.病因

风湿热是年轻人主动脉瓣狭窄的常见病因。瓣叶的炎性改变、纤维化和钙化最终限制瓣叶的活动与开放,常见狭窄与反流同时存在,并合并二尖瓣或三尖瓣病变。风湿性主动脉瓣狭窄在西方国家已很少见,在我国发病也逐渐降低。老年钙化性主动脉瓣狭窄多发生在 65 岁以上正常主动脉瓣的老年人。退行性变化过程最终如何导致主动脉狭窄的机制仍不清楚。糖尿病和高脂血症可促进该病变的发生。严重钙化时,不仅瓣叶和交界处粘连,瓣环、主动脉壁和二尖瓣前瓣也发生钙化,狭窄程度较严重。绝大多数先天性二叶主动脉瓣畸形发展成为钙化性主动脉瓣狭窄,只有少数发展成为主动脉瓣关闭不全。

目前在西方发达国家主动脉瓣狭窄的病因二叶主动脉瓣畸形占 38%,老年退行性钙化病变占 33%,风湿性或感染性纤维钙化性病变占 24%,其他仅占 4%。我国的情况也逐渐接近这一数据。

2.病理生理

虽然主动脉瓣狭窄的病因不同,但其病理改变都是主动脉瓣瓣口面积降低,导致左心室后负荷增加和跨瓣压差增加,随之出现一系列的病理生理改变,其过程可分为代偿期和失代偿期。正常成人主动脉瓣开口面积 3~4 cm²,当瓣口面积降至正常的 25%~30% 时,才会发生明显的血流动力学改变并出现症状。目前认为主动脉瓣口面积>1.5 cm² 时为轻度狭窄;瓣口面积 0.75~1.5 cm² 时为中度狭窄;瓣口面积≤0.75 cm² 时为重度狭窄。但瓣口面积大小并非与症状的严重程度相关。另一种评价主动脉狭窄程度的方法是根据心导管测量的跨瓣压差来判断,当跨瓣压差峰值≥6.7 kPa 时为重度狭窄;压差 3.3~6.7 kPa 为中度狭窄;压差<3.3 kPa 时为轻度狭窄。

主动脉瓣狭窄造成左心室流出道梗阻,左心室后负荷增加,为维持正常的心排血量,左心室收缩压相应升高,心脏代偿性反应为左心室向心性肥厚。此时即使患者有明显的主动脉瓣狭窄,也可在很长一段时间内保持无症状,运动时左心室射血分数反应正常,患者的劳动耐量不变。此外,室壁厚度增加维持了正常的室壁张力,心肌氧耗和工作负荷没有额外增加。因此代偿期的患者不会出现心绞痛,改变心肌氧供的药物治疗没有意义。

随着主动脉瓣狭窄程度的加重,最终导致心脏功能失代偿。具体表现:①左心室肥厚到一定限度,不能维持室壁张力的正常,导致收缩期室壁张力显著升高,左心室收缩功能降低,临床出现左心衰竭表现;②过度肥厚的心肌和左心室收缩压的增加导致心肌氧耗大大增加,并且室内压的升高超过了冠状动脉灌注压,干扰了正常冠状动脉血流,左心室心肌出现慢性心内膜下灌注不足或缺血,影响心肌收缩功能;③心室肥厚使舒张期顺应性减退,导致左心室舒张期充盈压升高和肺静脉压升高,导致肺水肿和左心衰竭。

许多主动脉瓣狭窄患者中存在术前左心室功能减退,成功实施主动脉瓣置换术后,左心室功能明显改善,甚至恢复正常。由此推测压力负荷使室壁张力升高导致左心室收缩功能减退是根本因素,提示主动脉瓣狭窄患者术前左心室功能减退的程度与手术预后无关,一旦机械梗阻解除后,大多数左心室功能在术后可以恢复。当然,肥厚心肌的功能不如正常心肌,长期心室内高压造成的心内膜下缺血和心肌间质纤维化也不同程度导致心肌收缩力减退,这可能是部分主动脉瓣狭窄患者术后左心室功能仍不能恢复的一个主要原因。

主动脉瓣狭窄患者常见左心室舒张功能异常,左心室舒张末压升高致左心室、肺静脉压升高,导致左心衰竭。由于舒张期顺应性的减退,使患者对前负荷增高极其敏感,轻度左心室前负荷过重就会导致肺静脉压升高。大多数主动脉瓣狭窄患者左心室舒张期心肌顺应性减退是室壁增厚所致,而心肌纤维本身的舒张功能是正常的。主动脉瓣置换术后,大多数患者左心室舒张期心肌顺应性可以恢复正常,个别患者因增厚的室壁和心肌纤维本身的病理改变共同引起左心室舒张期顺应性显著减退,术后很难完全恢复正常。

(二)麻醉前评估与准备

1.临床表现

(1)症状:经过长时间无症状期之后,由于主动脉瓣狭窄日渐加重,当瓣口面积缩小到正常的25%以下时,左心室代偿功能降低,活动后出现典型或部分的三联症:心绞痛、晕厥和充血性心力衰竭。出现这些症状后,病程加快并急剧恶化,有的患者可突然死亡。①心绞痛:约70%主动脉瓣狭窄患者有心绞痛发作的症状,而且其中30%患者为首发症状。常由劳累或情绪激动所诱发,应与冠状动脉粥样硬化性心脏病(以下简称冠心病)静息状态的心绞痛相鉴别,且冠状动脉造影正常,是心肌肥厚但冠状动脉血流未相应增加所致。但主动脉瓣狭窄患者也可同时合并冠心病。②晕厥:有15%～30%的主动脉瓣狭窄患者以晕厥为首发症状,这是主动脉瓣狭窄的严重症状,一旦出现,患者的平均预期寿命为3～4年。发生晕厥的机制有3个方面:阵发性心律失常,室速或心室颤动或严重的窦性心动过缓;运动中,左心室射入狭窄主动脉瓣的血流突然受阻,表现为暂时的电机械分离;运动中在一个固定心排血量的基础上突然或不适当的周围血管扩张。因此,对主动脉瓣狭窄患者不仅要了解有无运动中的心律失常表现,给予抗心律失常药物治疗,更重要的是禁用血管扩张剂,否则周围血管阻力降低,后负荷减少将促发运动中晕厥的发生。③充血性心力衰竭:一旦出现左心衰竭的症状,主动脉瓣狭窄患者平均预期寿命仅为1～2年,所有患者都处于猝死的巨大风险中,当主动脉瓣狭窄进展到最大跨瓣压差超过6.7 kPa或瓣口面积<0.7 cm²时,只有18%的患者能存活超过5年。

(2)体征:轻、中度主动脉狭窄患者脉搏没有特殊改变,但重度患者的收缩压和脉压均较正常人为低,故脉搏细小,与强力的心尖冲动呈不对称现象。心尖冲动表现为亢进而不弥散,否则提示合并主动脉瓣或二尖瓣关闭不全。多数患者心底部可扪及收缩期震颤,主动脉瓣区听诊可闻及粗糙、高调的收缩期杂音,狭窄越重,杂音持续时间越长,传导范围较广,颈动脉区和心尖部均较响亮。但主动脉瓣狭窄程度与杂音高低无相关性。

2.辅助检查

X线检查通过观察主动脉瓣部位的钙化情况,利于排除有无重度主动脉瓣狭窄。主动脉瓣狭窄患者的心电图很少正常,80%～90%表现为电轴左偏及左心室肥厚伴 ST 段及 T 波改变。10%～20%有左束支传导阻滞,约20%患者并发心房颤动。超声心动图是诊断主动脉瓣狭窄的重要手段,检查可见瓣膜增厚,开放幅度下降,区别二叶瓣或三叶瓣,观察瓣膜的钙化情况,主动脉根部增宽和左心室室壁增厚的程度。多普勒超声能准确地测定跨瓣压差。另外,超声心动图对鉴别瓣上、瓣膜和瓣下狭窄有重要意义。

近年来,由于超声技术的发展,用心导管检查测量压差和瓣口面积已较少应用。通常认为,一般主动脉瓣狭窄患者,不必行心导管检查。但对 50 岁以上的患者,主张无论有无心绞痛,术前均应行选择性冠状动脉造影,以了解冠状动脉有无病变。Mullany 等报道,主动脉瓣狭窄患者,尽管没有心绞痛,约14%患者有严重的冠状动脉三支病变或左冠状动脉主干病变。

3.麻醉前准备

重点了解有无心力衰竭、胸痛发作、发作频度、严重程度及治疗措施;有无意识障碍及神经系统症状,活动受限状况。反复心力衰竭常提示心肌功能受损,可能影响到多器官脏器功能,神经系统症状常提示脑供血不足、脑缺血或脑栓塞。晚期心源性恶病质患者应考虑到其对麻醉药的耐受性降低。应特别注意当前用药与麻醉药的相互关系。全面了解患者的用药情况,包括洋地黄制剂、利尿剂、强心药、抗心律失常药和抗生素等。需用至术前当天的药物应做好交接准备或改用术中使用的药物。了解其他合并疾病和重要的过去史、过敏史、手术麻醉史及家族史,特别是伴有糖尿病、高血压、哮喘和特定药物过敏者。

结合病史及辅助检查综合判断心功能。对于心胸比例>0.8,射血分数<0.4,短轴缩短率<0.3及有冠状动脉供血不足的患者,术中注意维护心肌的氧供需平衡,防止心肌抑制和心律失常。伴有肺动脉高压、肺静脉压升高、肺血管外肺水增加,小支气管和肺间质水肿的患者,肺弥散能力和顺应性降低,术前须行肺功能检查和血气分析,便于术中术后机械通气参数的选择和调节,并做好监测肺动脉压的准备。

肝肾功能不全的患者,术中用药应减少对肝肾功能的影响。肝功能不全导致凝血功能减退者,术中出血较多,应充分备血和凝血物质如血小板;肾功能不全的患者除了药物和血流动力学处理外,可考虑备用超滤。

(三)围术期的管理

主动脉瓣狭窄患者围术期管理的要点在于增加左心室的前负荷,降低心率,维持窦性节律,保持心肌收缩力不变,增加后负荷,维持肺循环阻力不变。

1.术前用药

主动脉瓣狭窄患者以小剂量术前用药为主,既镇静不致引起心动过速又避免过度降低前后负荷。常用吗啡0.05~0.1 mg/kg,东莨菪碱0.2~0.3 mg,肌内注射;或咪达唑仑1~3 mg肌内注射,可根据患者的个体情况如年龄和生理状况作相应调整。但对术前左心室功能明显降低的高危患者建议入手术室后在严密监测下使用小剂量镇静药以实现各种有创监测。

2.麻醉技术

主动脉瓣狭窄患者采用芬太尼为主的麻醉方法,剂量为5~10 μg/kg,维持用量为5~10 μg/(kg·h)。诱导前应建立直接动脉压监测,便于及时发现血压的变化。对于血流速度缓慢的重症患者应采用滴定法逐步增加麻醉药用量。诱导和维持麻醉时应备好α肾上腺素能受体兴奋剂如去氧肾上腺素或去甲肾上腺素,积极治疗诱导过程出现的收缩压和舒张压降低状况,并适当补充容量,维持必要的前负荷。如果患者出现心肌缺血的表现,首先要提高灌注压,使用硝酸甘油应非常小心,因为它对前负荷和动脉压的影响可能加重心肌缺血。

肺动脉导管对评价主动脉瓣置换前后的心排血量有所帮助,并有助于了解复合有二尖瓣病变患者的肺动脉压改变。但对于左心室顺应性降低的患者肺毛细血管嵌压可能低估左心室舒张末压。在放置肺动脉导管时如果出现频发室早,应将导管顶端退至中心静脉处,待瓣膜手术完成后再置入。

应积极治疗室上性和室性心律失常,备好电复律、电除颤设备,如体外除颤电极,以备开胸前的不时之需,同时患者入手术室前手术医师、体外循环灌注师应到位,充分准备好体外循环设备,以防心血管功能恶化需急诊建立体外循环。

体外循环期间的心肌保护对已有肥厚的左心室心肌显得尤为重要,要充分保证心脏停搏期间的有效心肌灌注。可以通过主动脉根部的顺行灌注和通过冠状静脉窦的逆行灌注相结合以达到良好的心肌灌注,如果合并主动脉瓣关闭不全,应考虑打开主动脉行直接左右冠状动脉灌注。

经食管超声心动图对进一步明确术前诊断、确定手术疗效和及时发现术中病情变化有重要作用,条件许可的话应作为这类手术的常规监测项目,尤其是冠状动脉有病变的患者。另外经食管超声心动图也有助于体外循环后的心腔排气、判断人工心脏瓣膜功能、指导容量治疗和评价心功能。

3.术中特殊情况的处理

(1)心搏骤停:瓣膜手术中心搏骤停包括麻醉诱导期、开胸至建立体外循环前和术毕至关胸前三个阶段。发生的原因除与麻醉、手术处理不当等因素有关外,常常是在患者心功能或全身情况较差的基础上,在一定诱因的作用下发生的。容易发生心搏骤停的患者包括巨大左心室、巨大心脏、严重主动脉关闭不全、严重主动脉狭窄、严重肺动脉高压、急性人造瓣膜功能障碍或血栓形成、频发室性期前收缩或左束支传导阻滞、有明显的心肌缺血等。

麻醉诱导期心搏骤停的常见诱因包括:麻醉诱导前患者入手术室后过度紧张、气管插管不顺利造成患者缺氧和心律失常,插管引起迷走神经反射,诱导期低血压,麻醉药量过大造成心肌抑制等。主动脉瓣狭窄心搏骤停的最常见诱因为低血压,导致冠状动脉供血不足,加重狭窄患者原有的心肌缺血,很容易发生心搏骤停。一旦出现心搏骤停,应立即插管建立气道,行纯氧通气,估计插管困难的应立刻行气管切开。同时进行胸外心脏按压,如果此时尚未建立静脉通道,应尽快建立,必要时行深静脉穿刺或静脉切开,给予一定量的肾上腺素(1 mg)和利多卡因(100 mg),观察按压后心电图的反应决定是否追加用药,间隔时间为3~5分钟,肾上腺素的最大剂量可达0.07~0.2 mg/kg。给予一定量的缩血管药提升血压,保证重要器官的血供,待室颤波变粗后进行心外除颤。心跳恢复后,继续维持通气,持续使用一定剂量的强心药,如多巴胺和肾上腺素,使用碳酸氢钠纠正酸中毒,同时进行血气和生化分析,纠正代谢和电解质紊乱,特别注意低钾血症和低镁血症的纠正。维持一定剂量的利多卡因和胺碘酮,但应注意剂量不宜过大,避免造成心肌抑制,适当补充容量。如果胸外复苏20~30分钟后仍无心脏复跳或复苏征象,但有胸外按压的有效征象:按压时股动脉可扪及搏动,瞳孔保持缩小状态,甲床、耳垂、鼻尖或眼结膜无发绀或缺血加重的表现,特别严重主动脉瓣狭窄患者,存在明显的冠状动脉供血不足,继续胸外复苏也很难恢复心跳,而只有通过手术治疗才能恢复心跳和循环稳定,此期如发生心搏骤停不能即刻复苏者应立即心外按压并行股动、静脉插管建立体外循环。

开胸至建立体外循环前发生心搏骤停通常是因血压偏低、手术操作不当、麻醉过深、严重容量不足和通气不良等引起的。一旦出现,应在胸内复苏的同时紧急建立体外循环,做好肝素化的准备,尽可能保持体外循环开始前的灌注压。尽快过渡到体外循环,保证重要器官的血供。一旦体外循环开始,可稳步调节内环境。

体外循环停止至关胸前的心搏骤停通常由于手术操作不当、心动过缓、心室膨胀未及时处理、容量不足、出血、鱼精蛋白过敏等导致低血压、严重代谢性酸中毒、低钾血症或高钾血症等代谢紊乱。此外,急性人造瓣膜功能障碍、急性冠状动脉阻塞也可致心搏骤停。处理包括紧急复苏的同时准备重新体外循环辅助,查找心搏骤停的原因。药物使用方面可在原有的基础上适当调整,切忌大剂量使用肾上腺素和利多卡因。

(2)心脏大血管损伤:瓣膜手术中的心脏大血管损伤包括升主动脉损伤、心房与腔静脉损伤、左心室后壁破裂等。除了引起大出血,主动脉瓣手术所致的升主动脉损伤可产生急性夹层动脉瘤,直接威胁患者的生命。出现这些损伤时麻醉医师的主要工作在于抗休克,维持血流动力学的稳定;维护心功能,保证重要脏器的血供;纠正酸碱、电解质紊乱。如果损伤出现在体外循环前和体外循环后,应做好紧急体外循环和重新体外循环的准备。为了避免出现这类损伤,麻醉医师可协助术者适当控制术中的血压,特别是术前伴有高血压和某些特殊操作阶段,如主动脉插管和拔管等。

(3)急性冠状动脉堵塞:急性冠状动脉堵塞是指术前无冠状动脉病变或阻塞的血管无病变,由于手术因素引起术毕冠状动脉急性阻塞,冠状动脉供血不足,甚至心肌梗死。阻塞的原因可以是气栓、组织颗粒栓塞、手术操作损伤等。如不及时处理,心功能将明显受损,无法脱离体外循环。冠状动脉气栓是急性冠状动脉阻塞最常见的原因,一般发生在右冠状动脉及其分支。常见因素包括心肌停跳液中混有气体、重复顺行灌注时主动脉根部排气不佳、主动脉开放后残余心腔或主动脉根部气体进入冠状动脉。主动脉开放后,一旦心跳恢复,应密切观察左、右心室心肌收缩状态及色泽、冠状动脉充盈程度、冠状动脉内有无气泡游动现象,分析主动脉开放后持续心室颤动的原因。密切监测心电图,及时诊断心肌缺血,通过 5 导联心电图分析判断左右冠状动脉哪侧可能发生栓塞。麻醉处理包括纠正酸碱和电解质紊乱、保持冠状动脉灌注压,推注少量的强心药,如肾上腺素 50 μg,并维持使用以保证心肌的收缩力,配合术者的排气措施,起到挤压气体出冠状动脉的作用。辅用扩血管药,如硝酸甘油每分钟 $0.5 \sim 1.0$ μg/kg,预防和治疗冠状动脉痉挛。如需手术解决冠状动脉阻塞,应做好继续体外循环的准备。

(4)不能脱离体外循环:这是指心脏直视手术结束,主动脉开放后,经过一段时间的辅助循环,降低体外循环流量或试停体外循环后无法维持循环稳定,必须继续或重新开始体外循环。不能脱离体外循环有两种含义,一是由于心肌功能严重受损,停止体外循环后无法维持足够的心排血量,必须依靠其他辅助循环的方法才能脱离体外循环。二是非心肌功能因素,如严重酸中毒、人造瓣膜功能障碍、冠状动脉栓塞等因素使患者暂时不能脱离体外循环,一旦纠正这些状况,患者能顺利脱离体外循环。①原因。心肌损伤:是导致不能脱离体外循环最为常见的原因,可以因术前心肌损害、术中心肌保护不良或两者共同作用的结果。临床多见的是术前心肌严重受损、手术操作失误导致主动脉阻断时间过长及心肌保护不良。与麻醉有关的主要因素包括体外循环前低血压、低氧血症和严重心律失常。麻醉药的心肌抑制作用也是不可忽视的因素,应合理选择所用的麻醉药,心功能差的患者应尽可能避免使用吸入麻醉药。但麻醉药对心肌的抑制作用并非主要影响因素,合理应用可对心肌产生有益作用。主动脉开放后灌注压过高或迅速使用大剂量正性肌力药物或钙剂,可加重再灌注损伤。此外,主动脉开放后持续心室颤动也是加重心肌损害的常见因素。非心肌因素:包括急性人工瓣膜功能障碍、急性冠状动脉阻塞、严重心律失常、严重酸中毒、伴发病变未同时纠正或未完全纠正、高钾血症、严重容量不足和严重肺动脉高压等。②处理:对术中不能脱离体外循环的患者,必须迅速、合理、全面地做出处理,以免体外转流时间过长或心肌损害愈加严重。处理原则:继续或重新辅助循环,迅速查明原因,及时纠正非心肌因素,判断心功能,合理应用机械辅助循环。紧急处理:迅速继续或重新转流,维持灌注压≥8.0 kPa。通过血气、生化分析,监测左房压、肺动脉压和心排血量查明原因,及时、合理、彻底纠正非心肌因素。心动过缓者,启用右心室心外膜起搏或房室顺序起搏,调整频率至 $90 \sim 110$ 次/分,快速性心律失常使用利多卡因、硫酸镁、胺碘酮等治疗。纠正水电和酸碱紊乱,补充血容量,备好食管超声心动图和主动脉内囊反搏。持续监测动脉压、左房压、肺动脉压、心排血量、在逐步降低流量的情况下观察上述指标,明确左心或右心功能不全,结合直视观察左、右室心肌收缩状态,对心肌功能有一初步评估。调整前、后负荷,后负荷的降低不仅能提高心排血量,也有助于组织的灌注。但体循环阻力过低不利于灌注压的维持,同时动静脉短路也将加重组织的低灌注状态,应作出合理的监测与调整。增强心肌收缩力,合理选择强心药,一般选择强心药的顺序为多巴胺、多巴酚丁胺、肾上腺素、磷酸二酯酶抑制剂。

经上述处理后,特别是三重强心药使用之后,经过辅助循环 50～60 分钟,绝大多数患者可脱离体外循环,但仍有部分患者心肌严重受损,必须借助机械辅助装置才能脱离体外循环。试停体外循环后,收缩压维持在 10.7～12.0 kPa,左房压≥2.7 kPa,或有明显的心肌缺血,尤其是当辅助循环超过 60 分钟时,必须立即置入主动脉内囊反搏,可使 80% 的患者顺利脱离体外循环。对肺动脉高压、右心功能不全的患者,则可用肺动脉内囊反搏治疗。左心室或右心室无射血波或射血波不明显,心肺转流流量维持在 3.0L/min 以上,主动脉内囊反搏治疗无效,说明心肌已严重受损,必须行心室转流。首选体外膜式氧合,其次选用人造心室或左心室血泵。

4.术后处理

主动脉瓣狭窄患者术前血压一般偏低,而主动脉壁因狭窄后扩张或局部钙化等术后容易发生主动脉根部出血。防治的重点除外科医师提高术中缝合技术外,术后应注意维持动脉压稳定,一般动脉收缩压维持在 13.3～16.0 kPa。适当的控制性降压措施和术后镇静、镇痛相结合是防治出血的有效手段,对于心功能较好的高动力患者这点尤为重要。

严重主动脉狭窄患者左心室肥厚明显,心肌顺应性差,术后早期应维持较高的充盈压以获得合适的前负荷和每搏输出量,左房压维持在 2.0 kPa 以上为宜。另外,心肌顺应性降低导致的心室舒张功能不全可以使用钙通道阻滞剂来改善,钙通道阻滞剂同时也能减慢心率、增加心室的舒张时间、增加左心室舒张末容积,最终增加心排血量。钙通道阻滞剂的降压作用也有利于减轻左心室后负荷。

主动脉瓣重度狭窄和左心室心肌肥厚所致的心肌供血不足在术后可能继续存在,应注意改善心肌的氧供需平衡,积极防治心律失常。循环稳定的患者可小剂量使用 β 受体阻滞剂,以减慢心率和降低心肌氧耗,同时也有利于防治术后快速心律失常。

四、主动脉瓣关闭不全

主动脉瓣关闭不全约占心脏瓣膜病的 25%。其病因包括先天性和后天性两种,但以后者居多,绝大多数为主动脉瓣病变所致,主动脉根部病变影响主动脉窦管交界和瓣环时也可导致关闭不全。主动脉瓣关闭不全的主要病理生理基础是左心室前负荷增加,左心室肥厚和扩大。手术治疗方法主要为主动脉瓣置换术,部分患者可做成形术。手术麻醉的危险性主要取决于术前左心室的功能。

(一)病因和病理生理

1.病因

风湿性心脏瓣膜病仍是我国和其他发展中国家主动脉瓣关闭不全最常见的病因。约占单纯主动脉瓣关闭不全的 50%。原发性主动脉瓣心内膜炎也是主动脉瓣关闭不全的常见病因,在西方发达国家位居第二位。主动脉环扩张症是目前西方发达国家单纯主动脉瓣关闭不全最常见的病因,其中具体常见病因有马方综合征、特发性主动脉扩张或升主动脉瘤、升主动脉夹层、高血压性主动脉扩张、退行性主动脉扩张、梅毒等。发生率占人群 1%～2% 的先天性二叶主动脉瓣畸形部分病例可以发生主动脉瓣关闭不全、主动脉瓣狭窄或两者并存。主动脉瓣关闭不全的瓣叶一般无明显钙化,这是与先天性二叶主动脉瓣导致主动脉瓣狭窄的根本区别。先天性心脏病并发主动脉瓣关闭不全最常见的有高位室间隔缺损或膜部大室缺引起主动脉瓣脱垂而致瓣膜关闭不全。创伤所致的主动脉瓣关闭不全多见于严重的胸部挤压伤或撞击伤,医源性损伤主动脉瓣极为少见。其他引起主动脉瓣关闭不全的病因还有主动脉瓣黏液退行性病变、急性主动脉夹层分离、强直性脊柱炎、类风湿关节炎、巨细胞型主动脉炎、Ehlers-Danlos 综合征和 Reiter 综合征等。

2.病理生理

(1)慢性主动脉瓣关闭不全:慢性主动脉瓣关闭不全起病缓慢,逐渐出现轻、中、重度关闭不全,随着病程的进展,其病理生理改变可分为左心室代偿期、左心室失代偿期和全心衰竭期 3 个阶段。

主动脉瓣关闭不全时,舒张期血液由主动脉反流到左心室,导致左心室容量负荷增加,舒张末室壁张力增加,逐渐引起左心室代偿性肥厚、扩大。由于每搏输出量的增加,代偿期患者可能有主动脉收缩压升高,尤其是老年血管硬化患者,而反流使动脉舒张压降低、脉压增宽。慢性主动脉瓣关闭不全所产生的心肌肥厚既有前负荷增加的因素,又有后负荷增加的因素,而慢性二尖瓣关闭不全产生的心肌肥厚仅为单纯的前负荷增加所致。因此,慢性主动脉瓣关闭不全所引起的心肌肥厚明显重于慢性二尖瓣关闭不全。

长期慢性主动脉瓣关闭不全所致的左心室肥厚和扩大逐渐导致心肌间质纤维化,心肌相对性缺血等损害,引起左心室功能减退,以致左心室功能失代偿。表现为左心室舒张末期压力升高,收缩末期容量指数增加,左心室射血分数和短轴缩短率降低,前向心排血量减少。患者出现劳力性乏力和疲倦,以及因左心房和肺静脉压升高所致的劳力性气急和呼吸困难。随着病情的进展,出现明显的左心衰竭表现,如夜间阵发性呼吸困难、端坐呼吸等。重度主动脉瓣关闭不全,主动脉舒张压显著降低,冠状动脉灌注压下降;而左心室舒张末压升高致室壁张力增加、心肌氧耗增加;心肌广泛肥厚使心肌周围毛细血管相对供血不足,患者可出现心绞痛,以劳力后更加明显。

左心室功能失代偿后,左心房和肺静脉压升高,最终导致肺动脉压升高,右心室功能也由代偿期走向失代偿期,出现右心衰竭的表现,这是慢性主动脉瓣关闭不全的晚期表现,患者多无手术指征,或手术死亡率极高。

主动脉瓣关闭不全引起的反流量大小,对病程进展和左心室负荷均有重要影响。反流量的多少主要取决于 3 个因素。①反流面积:面积越大,反流量越大。当面积达 0.3～0.7 cm² 时,为重度反流。②心脏舒张时间:舒张期越长,反流量越大。心率增快,舒张期缩短,反流量减少。这类患者一般禁用减慢心率的药物。③体循环血管阻力:阻力高,反流量增加;反之,反流量减少。因此,临床常使用血管扩张剂降低体循环阻力,有利于延缓病程和治疗左心室功能不全。

(2)急性主动脉瓣关闭不全:急性主动脉瓣关闭不全的病程可以无症状,可以表现为严重的血流动力学失代偿和左心衰竭症状,这主要取决于短时间内主动脉瓣反流的程度。

急性主动脉瓣关闭不全时,左心室舒张期压力迅速升高,接近或甚至超过主动脉舒张压,导致左房压和肺静脉压迅速升高,可导致急性肺水肿。尽管左心室舒张期压力增加可相应降低主动脉反流量,但左心室每搏输出量减少,动脉压降低,出现低血压,甚至休克。急性主动脉瓣关闭不全时出现代偿性心动过速以期减少舒张期主动脉反流量和提高心排血量;并使二尖瓣在舒张期提前关闭,可部分缓解左心房和肺静脉受舒张期骤然增高的左心室舒张末压的影响,从而保护肺循环。但这两种代偿机制的作用是有限的,如没有及时采取药物和手术治疗,患者将在短时间内死于急性左心衰竭和肺水肿。轻度或轻-中度急性主动脉瓣关闭不全经药物治疗可逐渐演变为慢性主动脉瓣关闭不全。

急性主动脉瓣关闭不全发生在已有左心室后负荷增高的患者,如原发性高血压并发急性主动脉夹层,因这类患者左心室腔较小,心肌肥厚,左心室顺应性差,左心室功能已经处于压力-容量曲线的陡峭部分,前负荷储备能力已下降;还有主动脉瓣反流所致的左心室舒张期压力升高更加明显,病程进展更加迅速,很快出现急性左心衰竭和肺水肿。

(二)麻醉前评估与准备

1.临床表现

(1)症状:慢性主动脉瓣关闭不全左心室功能代偿期可无任何症状,但严重者常诉心悸、胸部冲撞感和心尖部搏动感,这与左心室每搏输出量增加有关。

慢性主动脉瓣关闭不全左心室功能失代偿时逐渐出现体力活动后乏力或疲倦,劳累性呼吸困难等,严重左心室功能减退时可有明显的活动后乏力、呼吸困难,甚至端坐呼吸和夜间阵发性呼吸困难等左心衰竭表现,并随着病情的进展逐渐出现右心衰竭的表现。严重主动脉瓣关闭不全,尤其是当有左心功能损害时,可有心绞痛发生,与主动脉舒张压低、冠状动脉灌注不足和室壁张力增加、心肌氧耗增加有关。

急性主动脉瓣关闭不全的主要症状是急性左心衰竭和肺水肿。临床表现的轻重主要与急性主动脉瓣关闭不全的反流量有关。

(2)体征:严重主动脉瓣关闭不全心尖冲动向左下移位,范围扩大,可触及明显的抬举性冲动,心浊音界向左下扩大。胸骨左缘第3、4肋骨听诊有舒张早中期泼水样杂音,部分患者如胸主动脉夹层、升主动脉瘤等合并主动脉瓣关闭不全,舒张期杂音在胸骨右缘第2肋间最清楚。严重主动脉瓣关闭不全患者心尖部可闻及舒张中晚期滚筒样杂音,即 Austin-Flint 杂音,其机制为心脏舒张早期主动脉瓣大量反流、左心室舒张压快速升高,二尖瓣口变窄,左心房血流快速流经二尖瓣时产生的杂音。当主动脉瓣叶有穿孔时,可闻及音乐样杂音或鸽鸣样杂音。

主动脉瓣明显关闭不全的患者可存在典型的周围血管体征:收缩压升高、舒张压降低和脉压增宽;颈动脉搏动明显,水冲脉,口唇或指甲毛细血管搏动征,股动脉枪击音等。病程晚期可有颈静脉怒张、肝大、双下肢水肿等右心衰竭表现。

急性主动脉瓣关闭不全除舒张期泼水音外,其他体征有心率增快,脉压缩小,第一心音降低,出现第三心音。肺水肿时可闻及湿啰音。但多无周围血管体征。

2.辅助检查

急性主动脉瓣关闭不全心电图常呈窦性心动过速,ST-T 非特异性改变,有时出现心肌缺血表现。慢性主动脉瓣关闭不全的心电图主要表现为左心室肥厚伴劳损。病程后期的室内传导阻滞、束支传导阻滞、室性心律失常提示左心室功能损害。急性主动脉瓣关闭不全 X 线检查表现为心影基本正常或稍大,通常有肺淤血或肺水肿表现。慢性主动脉瓣关闭不全依据病因、病程、反流大小和左心室功能的情况 X 线检查表现各异,特征性的表现为靴形心,主动脉根部扩大,心胸比增大,心后间隙消失。严重的主动脉根部瘤样扩张提示伴有主动脉根部病变,如马方综合征、主动脉夹层瘤等。

多普勒超声心动图、彩色多普勒显像图是诊断主动脉瓣关闭不全最为敏感和准确的非创伤性技术。可以明确主动脉瓣关闭不全的有无和严重程度,鉴别其病因,包括主动脉病变或主动脉根部病变、瓣膜病变的性质、有无赘生物等。可以明确左心室腔的大小和收缩功能等参数,也有助于发现其他合并的心脏畸形。急性主动脉瓣关闭不全的超声心动图显示二尖瓣运动幅度减小,二尖瓣提前关闭和延迟开启。急、慢性主动脉瓣关闭不全均可见舒张期二尖瓣前叶高频扑动,这是主动脉瓣关闭不全的特征性表现。

其他辅助检查如当疑有主动脉根部病变、冠状动脉病变,或合并其他心脏畸形时的心导管检查和造影;放射性核素心室造影测量主动脉瓣反流量,左右心室功能等;对疑有主动脉根部病变的患者行磁共振检查等。

3.麻醉前准备

心功能Ⅱ级或Ⅲ级的慢性主动脉瓣关闭不全患者如术前无心绞痛,可按一般的心内直视手术患者准备。如有心绞痛者,麻醉前重点了解心绞痛发作频度、严重程度及治疗措施,有无意识障碍及神经系统症状,活动受限状况。应特别注意维持血钾浓度在 4.0 mmol/L 以上,血镁浓度在 1.8 mmol/L 以上。低钾和低镁容易促使患者发生严重的室性心律失常,一旦发生心搏骤停,对有严重主动脉瓣关闭不全患者的心脏复苏极为困难。慢性主动脉瓣关闭不全晚期心源性恶病质患者应考虑到其对麻醉药的耐受性降低。应特别注意当前用药与麻醉药的相互关系。全面了解患者的用药情况,包括洋地黄制剂、利尿剂、强心药、抗心律失常药和抗生素等。需用至术前当天的药物应做好交接准备或改用术中使用的药物。了解其他合并疾病和重要的过去史、过敏史、手术麻醉史及家族史,特别是伴有糖尿病、高血压、哮喘和特定药物过敏者。急性主动脉瓣关闭不全患者术前准备的重点是维持循环稳定,采用强心、利尿和扩血管治疗;严重肺水肿者,应考虑及时气管插管辅助呼吸。麻醉医师应详细了解紧急处理的各项措施,做好交接班工作,主管麻醉医师应亲自到患者抢救的病室接患者,做好途中一切保障措施,包括已插管患者的气道管理和氧供,各种抢救药物的持续应用情况和患者的镇静镇痛处理,最好有途中监护设备随时了解患者的血流动力学状况。

(三)围术期管理

主动脉瓣关闭不全患者围术期麻醉处理主要在于增加左心室前负荷,维持前向血流,增加心率,降低舒张期反流。

1.术前用药

主动脉瓣关闭不全患者少量术前用药既能维持心肌收缩力和心率,又不至于因为焦虑而增加外周血管阻力。常用吗啡 0.05 mg/kg,东莨菪碱 0.2 mg,肌内注射;或咪哒唑仑 3~5 mg 肌内注射,可根据患者的个体情况如年龄和循环状况作相应调整。但对术前左心室功能明显降低或急性主动脉瓣关闭不全的高危患者建议入手术室后在严密监测下使用小剂量镇静药以实现各种有创监测。

2.麻醉技术

麻醉用药的选择应针对保持患者前负荷、维持或降低外周血管阻力、改善正常的心肌收缩力和保持心率约在 90 次/分。舒张压的提高和左心室舒张末压的降低有助于改善心内膜下的血流,维持心率以便提高心排血量又不至于引起缺血,维持窦性节律不如狭窄患者那么重要,患者常伴有房颤。维持患者的心肌收缩力,可用纯 β 受体兴奋剂如异丙肾上腺素,既可扩张外周血管又能增加心肌的收缩力和心率。降低体血管阻力有利于提高前向血流,增加心排血量。维持肺循环阻力。除非患者左心室功能严重低下,一般麻醉诱导可采用异氟烷、泮库溴铵与补充容量相结合,左心室功能严重下降的晚期患者,可用少量芬太尼和泮库溴铵诱导。由于主动脉瓣关闭不全患者的脉压有时高达 10.7～13.3 kPa,关注平均动脉压和舒张压的变化可能比关注收缩压更重要。

3.术后处理

主动脉瓣关闭不全术后处理的要点在于增强左心室心肌收缩力、防治室性心律失常、控制高血压。慢性主动脉瓣关闭不全患者手术时多数已有左心室显著扩大肥厚和左心室功能降低,术后容易出现左心室功能低下和室性心律失常,体外循环以后应给予适量的强心药维持心功能,如有必要,应及时应用主动脉内气囊反搏辅助。但绝对要避免大剂量使用正性肌力药物,加重因心室扩大肥厚已存在的心肌氧耗明显增加,导致心内膜下心肌散在性变性、坏死。而对左心室功能尚好的患者,手术纠正主动脉瓣反流后,术后容易出现高血压,应加强压力控制,包括合理的镇静、镇痛措施,防止术后出血。

室性心律失常的防治重点在于保持血钾、血镁在正常范围,可以持续静脉滴注利多卡因24 小时,以后改用口服药治疗,对于顽固性室性心律失常可应用主动脉内气囊反搏治疗,其效果显著。

主动脉瓣严重关闭不全患者术前动脉舒张压偏低,影响肾血流量,肾小球滤过率降低,如合并有左心室功能明显降低,术前往往已有轻-中度肾功能不全。如术中灌注压偏低,出血或输血多,术后出现低心排综合征,容易发生急性肾衰竭。围术期处理的重点是维持心排血量、扩张肾动脉、尽早处理肾功能不全。术中应维持较高的灌注压,尽量减少出血与输血。术后一旦出现血肌酐≥300 mmol/L,应及时行腹膜透析或连续肾脏替代治疗。如体外循环后心排血量低,应及时用主动脉内气囊反搏治疗,也能有效提高肾血流量。

(王安刚)

第二节 冠状动脉旁路移植术的麻醉

随着我国人民生活习惯和饮食结构的改变,冠心病的发生率逐年增高,已经成为威胁我国人民健康的主要疾病。冠状动脉旁路移植术是目前治疗冠心病的主要外科方法。由于冠心病患者以中老年人居多,常常合并有高血压、高脂血症、糖尿病及脑血管意外,其心功能较差,心脏储备功能较低,不易耐受缺血缺氧和血流动力学剧烈波动,因此其麻醉方法具有一定的特点,并具有一定的难度,尤其是我国非体外循环冠状动脉旁路移植术的迅猛发展,该手术是在跳动的心脏上进行桥血管吻合术,对麻醉医师进行麻醉管理提出了更高的要求。如处理不当,特别是重度左主干病变和多支血管病变的患者,容易导致大面积心肌梗死,甚至心搏骤停。此种心搏骤停的复苏往往较困难,并预后不良。因此,对冠状动脉旁路移植术的麻醉,要引起足够的重视。

一、冠状动脉狭窄的病理生理

冠状动脉粥样硬化主要病变为脂质在冠状动脉内膜局部沉着、纤维化、钙化,加上平滑肌细胞增殖,延及冠状动脉中层,使血管壁增厚,形成粥样斑块,引起局部性或弥漫性狭窄,可导致心肌供血不足和心绞痛的发生。冠状动脉供应心肌的血流约占心排血量的 5%,血液中 20% 的氧被摄取。由于心肌耗氧高,所以心肌氧储备少,氧张力低。心肌灌注主要靠主动脉舒张压和时相,冠状动脉在舒张期血流灌注占 70%～80%,当灌注压低于 8.0 kPa 时,心肌内血管已达到最大舒张程度,如灌注压进一步降低,会加重心肌缺血。神经和体液因素、血管活性物质如缓激肽、血栓素、组胺等,均可直接或间接地影响冠状动脉血流。冠状动脉硬化常侵及多支血管,有学者报道经冠状动脉造影证实,3 支病变占 40%,2 支病变占 30%,其中有严重狭窄病变的占 95%。通常病变发生在主要冠状动脉近端,多见于分叉部位。因此,病变可发生在左主干、前降支、对角支和右冠状动脉及回旋支。走行于心肌内的冠状动脉不易发生病变。

　　冠状动脉粥样硬化斑块,可为偏心性或向心性,会引起管腔部分狭窄或全部阻塞。如斑块表面溃疡形成,内膜损坏,血小板聚集,并释放强有力的血管收缩物质血栓素 A2,使血管收缩,血栓形成。在其他血管活性物质的作用和神经体液因素的影响下,可发生硬化斑块下方撕裂,突然出血,形成血肿使狭窄加重。以上原因均可引起患者不稳定型心绞痛,甚至急性心肌梗死。心肌坏死可发生在心内膜下,而影响心室壁,这多见于 1、2 支血管病变。3 支血管病变一般不引起广泛的心内膜下心肌梗死。如缺血区心肌耗氧骤增或冠状动脉痉挛加重可引起透壁性心肌梗死。心内膜下或透壁心肌梗死中常有不同数量的存活心肌。心肌梗死的过程是复杂的,动物试验表明有些心肌细胞在冠状动脉完全阻塞后 20 分钟内死亡,60 分钟后才发生广泛心肌坏死。由于在急性心肌梗死过程中,发生了心肌再灌注供血,从而限制了病变的发展和减少了心肌梗死面积,使死亡率下降。但再灌注损伤可致心肌出血、水肿和心律失常。当血流在冠状动脉压力驱动下通过狭窄血管时,能量消耗较多。狭窄远端的血流量和压力会因阻力增大而减小,而且冠状动脉直径减小,意味着横截面积减小更多,可引起局部缺血、缺氧。急性心肌梗死可致心室间隔穿孔、游离壁心肌破裂、心脏压塞或乳头肌断裂引起急性二尖瓣关闭不全,患者可死于心源性休克或心力衰竭。早期心肌梗死的死亡率与心肌梗死面积大小和由此引起的心功能不全的程度有关。综上所述,冠状动脉硬化斑块是使冠状动脉产生狭窄和供血不足的主要原因和基础病变。由于狭窄所产生的位置、数量和程度不同,相应的侧支循环是否建立,后果也有较大差异。慢性心肌缺血主要表现为冠状动脉供血不足,可引起各种类型的心绞痛或乳头肌功能不全导致二尖瓣关闭不全,也可表现为左心或全心功能不全。如狭窄位置重要,病变范围广,程度重,侧支循环建立少则症状重,预后差,反之亦然。严重的 3 支血管或左主干病变可致猝死,原因多与突然发生室颤和急性血栓形成或冠状动脉痉挛及各种原因所致的心肌缺血、缺氧加重有关。

　　心肌梗死在显微镜下可见心肌灶性坏死,而后累及大片心肌,发病后 6 小时出现中性粒细胞浸润。发生一周后在梗死心肌组织中有肉芽长入,开始修复,半年后修复完毕,形成瘢痕。该处心肌常为纤维组织与存活心肌组织交织存在,手术中可见局部外观呈花斑状,病变处心肌收缩无力或不收缩,使心功能下降。如梗死范围和纤维化范围较大,心室壁局部变薄、膨出,在心动周期中反向运动,则为心室壁瘤形成。在收缩期,室壁瘤不能参与收缩,使心排血量减少和射血分数下降。在舒张期,心脏不能像正常心肌一样舒张而使左心室舒末压升高,使左心腔扩大,发生充血性心力衰竭。据左房压 lace 定律,心室腔扩大可使心室壁张力和心肌在收缩期耗氧增加而在舒张期供氧减少,而使病情加重。心肌梗死后正常光滑的心内膜表面变成炎性从而促进血小板黏附和聚集,心脏收缩力减弱和局部几何形态的变化,导致血流停滞和附壁血栓形成。大多数血栓不会脱落,少数可脱落和造成栓塞。血栓可机化或钙化。室壁瘤周围由于瘢痕形成并含有存活心肌,使正常传导因瘢痕受阻产生折返,可引起致命性心律失常。心肌梗死急性期可发生左心室破裂,但少见。少数患者可发展为假性室壁瘤,心外膜与壁层心包常形成粘连。室壁瘤大多数发生在左心室前壁或心尖部,可累及室间隔,造成室间隔穿孔。如发生在二尖瓣乳头肌附着部位,可引起乳头肌断裂和二尖瓣关闭不全。

二、冠心患者的麻醉特点

冠心病患者的麻醉应努力维持血流动力学稳定,维持心肌氧供需平衡,维持水电解质稳定,保护心、脑、肺、肾等重要脏器功能。冠心病患者有 1/3 为老年人,容易合并高血压、糖尿病、脑栓塞史,有些患者有肺气肿,并且由于冠心病患者一般具有全身动脉粥样硬化的特点,常常合并主动脉粥样硬化及钙化,颈动脉粥样硬化及肾动脉狭窄,术后容易发生脑栓塞及肾功能不全。术前应调整好各种治疗药物的剂量,使术前心功能及全身情况处于最佳状态,为手术麻醉做好充分的准备。

(一)术前准备

麻醉医师要仔细阅读病历和询问患者病情,以便对冠心病患者的病情有一个全面的估计和分析,以及做好充分的准备,才能对麻醉中可能出现的险情进行预防和处理。

1.术前估计

冠心病患者术前访视与其他患者相似,通过了解病史、生理生化检查、物理检查特别是超声心动图、冠状动脉造影和左心室造影对冠心病、心功能不全和伴发疾病的严重程度进行综合评价。目前国际上有几种方法以定量的方式来刻画患者术前风险因素。其中包括美国麻醉医师协会分级(ASA)、心脏风险指数(CRI)、纽约心脏协会分级(NYHA)和加拿大心血管协会的心绞痛分级(CCSC),冠心病患者的评价多采用后两者分级方法。

有很多研究试图明确与冠心病手术的并发症发生率和死亡率相关的风险因素,但结果很不一致。目前公认的风险因素包括年龄、再次手术、急诊手术、阻断时间、女性患者、低左心室射血分数、肾衰竭、糖尿病、高血压、慢性阻塞性肺疾病。目前已研究出多种定量估计心脏手术风险的方法,这有助于不同单位不同患者群体的结果进行比较,也能更准确地预先判定高危患者的状况和预后,令麻醉医师进行适当的术前准备。

在稳定型心绞痛的患者,如静息时心电图 ST 段即有下降,或伴有高血压,或陈旧性心肌梗死属于上述Ⅲ、Ⅳ级者,其术后死亡率较高。更重要的是变异型心绞痛,不稳定型心绞痛及无心绞痛的患者具有突发心肌梗死或猝死的危险,如果不稳定型心绞痛是新近才有或新近从稳定型心绞痛转变来的,在 3 个月内其危险性最大。

(1)心脏功能:访视患者时,应对患者的心功能作估计。如有的患者入院时坐轮椅或平车送入病房,肢体有水肿或须服洋地黄制剂者,则表明心脏功能不全。患者如曾有心肌梗死史,常有慢性心力衰竭。有心脏扩大的冠心病患者,其中多数左心室射血分数<50%。上述患者的病情严重,使手术麻醉危险性增加。麻醉中须使用正性肌力药物支持心脏功能。

(2)心电图:据报道,在冠心病患者中 25%~50%的心电图是正常的。有 Q 波出现表明有陈旧性心肌梗死,注意有无心律失常、传导异常或心肌缺血(ST 段有无抬高或降低)。

(3)心导管检查:左心导管检查可了解左心工作情况,左心室造影可了解左心室射血分数。正常的左心室每次收缩射出的容量应大于其舒张末容量的 55%。当发生过一次心肌梗死而无心力衰竭的患者射血分数一般在 40%~50%。当射血分数在 25%~40%时,多数患者在活动后有心慌、气促的症状,而静息时则无(约为心功能Ⅲ级)。当射血分数<25%时,即使在静息时也会出现心慌、气短症状(心功能Ⅳ级)。

评价左心功能的另一项指标是左心室舒张末期压力,在正常情况下左心室舒张末期压应≤1.6 kPa,但它受一些人为因素的影响,如卧床休息、限制液体入量及治疗等。左心室舒张末期压升高的程度并不一定与左心室功能不全的程度相符合,但当左心室舒张末期压>2.4 kPa时,常表明左心室功能情况很差。

(4)冠状动脉造影:了解冠状动脉造影的结果很重要,它可以显示冠状动脉的具体解剖关系,而且还可以确定病变的具体部位及其严重程度,以及病变远端的血管情况。病变引起血管腔狭窄的程度以血管截面积作为指标较为精确,血管直径减小50%相当于截面积减小75%,而直径减小75%则截面积减小相当于94%。血管截面积与血流量的关系更为密切。

约55%人群的窦房结血运是由右冠状动脉供给,其余45%的人群由左回旋支供给。窦房结动脉也供给大部分心房及房间隔的血运。该动脉的堵塞可引起窦房结梗死并引起房性心律失常。90%的人群的房室结血运是由右冠状动脉供给,另10%由左回旋支供给。因此,后壁心肌梗死常并发三度房室传导阻滞。有后壁心肌梗死史的患者,在手术时常须用起搏器,但供给房室结的侧支循环比较丰富,三度房室传导阻滞常能逐渐消失。

左心室乳头肌对左心室功能有很重要的影响。前乳头肌主要由左冠状动脉供血,而后乳头肌则由左右冠状动脉共同供应。它们的侧支循环都很丰富,所以单支主要冠状动脉的堵塞不会引起乳头肌梗死;若此两支动脉同时发生严重堵塞,则可引起乳头肌功能失调,造成二尖瓣关闭不全。

冠状动脉被堵塞的范围越广,对供氧耗氧不平衡的耐受力就越差。左冠状动脉供给左心室的大部分血运,故左冠状动脉主干的严重堵塞将使左心室大部分心肌处于危险状态。这类患者对心肌缺血的耐受性极差,在麻醉时必须小心地处理好供氧与耗氧间的平衡。临床上最危险的是多支病变,如右冠状动脉近完全堵塞加上左冠状动脉主干严重狭窄。另一种危险的情况即所谓等同左冠状动脉主干病变,即左冠状动脉的两个主要分支(前降支及回旋支)的近心端严重堵塞。这类患者麻醉风险性极大。

冠状动脉造影术至今仍有一定的危险性。据统计,冠状动脉造影术的死亡率为0.11%~0.14%,心肌梗死率约为0.06%,左冠状动脉主干病变的心肌梗死与死亡率均在3%。

(5)周围血管病变:冠心病患者常伴有周围血管病变,如颈动脉狭窄(由粥样斑块硬化所致),术前用超声多普勒血流检测仪可得出诊断及了解狭窄的程度。对颈动脉狭窄的患者应先施行颈动脉内膜剥脱术,然后再考虑冠状动脉旁路移植术。因这样患者在心肺转流术转流时易使斑块脱落入颅内血管,造成中枢神经系统损害。近年来,施行非体外循环冠脉搭桥术已使此种危险显著降低。如患者有腹主动脉或髂动脉病变,围术期须使用主动脉内球囊反搏时则不宜经上述血管放置。

(6)糖尿病:在冠心病的患者中多数伴有糖尿病。据国外一组统计结果表明,在进行冠状动脉旁路移植术患者中约22%患有糖尿病,其中40%须用胰岛素控制。此类患者的冠状动脉病变呈弥散性,由于患者的自律神经张力发生改变,手术的应激反应、低温及儿茶酚胺药物的应用均使胰岛素药效下降,血糖难以控制,术后切口感染率上升。

(7)高血压:冠心病患者中一部分患有高血压,手术前住院经治疗可将血压控制在正常范围。但临近手术时因对手术的恐惧可使血压显著升高。这类患者常伴有左心室肥厚及充血性心力衰竭。术前长期使用利尿药,可存在隐性低钾血症。

(8)脑血管疾病:冠心病患者常常合并脑血管栓塞史或腔隙性脑梗史。这种患者应尽量避免进行主动脉壁操作,如主动脉阻断插主动脉灌注管或非体外循环下上主动脉侧壁钳部分阻断主动脉后进行桥血管与主动脉近端吻合术。可以使用主动脉近端吻合器或实施全动脉桥的非体外循环下冠状动脉旁路移植术。

2.术前治疗药物

冠心病术前的治疗(主要指术前在病房的治疗)十分重要,是降低此类患者术前死亡率的重要措施之一。由于冠状动脉狭窄使心肌的血流供应严重受限,临床上必须使用药物来减少心肌耗氧,从而改善心肌的供氧。临床上治疗冠心病的药物很多,硝酸甘油是治疗冠心病历史悠久的老药,但仍是经久不衰的主要用药。近年来涌现出很多治疗冠心病的新药,如β肾上腺受体阻滞药、钙通道阻滞剂及血管紧张素转换酶抑制剂等。

(1)硝酸甘油类药物:舌下含硝酸甘油是治疗心绞痛最常用的方法。其主要作用是使静脉扩张,心室充盈压力下降,以及心室容量和心室壁张力下降(减少前负荷)。同时,它也通过冠状动脉扩张,增加侧支血运而改善心内膜与心外膜血流的比例。

硝酸甘油的作用短暂,还有戊四硝酯制剂如硝酸异山梨醇、戊四硝酯等,这些药物可改善血流动力学达2小时。此外,还有从皮肤吸收的硝酸甘油软膏或贴膜可持续作用达3小时。

近年来,临床上广泛应用单硝酸异山梨酯来治疗心绞痛和充血性心力衰竭。该药的特点为通过扩张外周血管,增加静脉血容量,减少回心血量,降低心脏前后负荷,从而减少心肌氧耗量,同时还通过促进心肌血流重新分布而改善缺血区血流供应。

(2)β肾上腺素受体阻滞药:β肾上腺素能受体阻滞剂对围术期患者以及心肌梗死患者均具有心肌保护作用。急性心肌梗死、无症状心肌缺血以及心力衰竭患者服用β受体阻滞剂均能受益。其保护机制与其降低心率,减少心肌收缩力有关。β受体阻滞剂能抑制心肌酯解游离脂肪酸,转而利用葡萄糖从而减少心肌氧耗。心率降低使心室舒张期时间延长,增加了舒张期冠脉灌注时间,使内膜下血流增加,从而增加心肌氧供同时降低心肌氧耗。β受体阻滞剂降低正常心肌组织做功,从而增加正常心肌组织的冠脉血管张力,逆转冠脉窃血现象。对于全身交感神经兴奋引起的心率增加、心肌收缩力增加、心表冠脉血管收缩导致的冠脉血流下降,以及冠脉狭窄处由于血小板聚集和解聚产生的周期性血流现象,甚至冠状动脉的不稳定斑块,这些不良反应β受体阻滞剂均可以减轻之。

许多β受体阻滞剂是弱碱性物质,具有较大的分布容积,依其油水分布系数不同,可以在心、肝、肺及脑部位沉积。水溶性β受体阻滞剂如阿替洛尔与索他洛尔主要以原形从肾脏排泄,因此半衰期较长。艾司洛尔是超短效水溶性β受体阻滞剂,具有较高的心脏选择性,其在血液中由红细胞酯酶水解成无活性代谢产物。水溶性β受体阻滞剂很难透过血-脑屏障。阿替洛尔既是水溶性物质,又具有心脏选择性。比索洛尔的心脏选择性最高,其对β_1受体的亲和力是β_2受体的亲和力的147倍,而醋丁洛尔、阿替洛尔与美托洛尔分别为1倍、1~3倍及2倍。

心肌梗死及心力衰竭患者使用β受体阻滞剂可以降低病死率。已证明选择性β_1受体阻滞剂美托洛尔与比索洛尔,以及非选择性β受体阻滞剂噻吗洛尔、普萘洛尔以及卡维地洛能改善患者预后。所有被证实具有降低死亡率以及猝死的β受体阻滞剂均具有一个共性:具有一定程度的脂溶性。索他洛尔为非选择性β受体阻滞剂,虽然具有Ⅲ类抗心律失常作用,但是对心肌梗死后的死亡率无影响。有趣的是,索他洛尔可以降低再梗死的发生率,但对心源性猝死无影响。美托洛尔、比索洛尔、噻吗洛尔、普萘洛尔及卡维地洛对降低再梗死及心源性猝死均有效果。脂溶性的β受体阻滞剂可以穿过血-脑屏障,间接影响全身迷走神经张力,此对预防心室纤颤以及心源性猝死具有重要意义。普萘洛尔、美托洛尔、卡维地洛、拉贝洛尔,以及塞利洛尔均具有不同程度的抗氧化特性,可能对防止内皮细胞损伤具有重要作用。阿替洛尔与比索洛尔没有抗氧化特性,而卡维地洛的抗氧化特性最强。

冠心病患者术前预防性使用β受体阻滞剂可以降低病死率。超短效β受体阻滞剂艾司洛尔可以明显降低术后心肌缺血的发生率。冠心病患者应该在手术之前1～2周就开始服用β受体阻滞剂,并在围术期持续使用,目标为在手术之前使心率控制在低于70次/分,在术后使心率控制在低于80次/分,可以降低围术期心血管事件的发生率。术前使用β受体阻滞剂应在手术当天继续服用,有利于围术期血流动力学稳定,且并不增加术中低血压的发生率。

(3)钙通道阻滞剂:钙通道阻滞剂是近年来治疗心绞痛及预防心肌梗死的另一类药物,这类药物能抑制窦房结起搏点及房室交接处细胞的动作电位,可使心率减慢,房室传导速度减慢,不应期延长,还可使血管平滑肌松弛而血管扩张,并使心肌收缩力受到抑制。因此,治疗心绞痛的机制在于一方面减少耗氧,另一方面由于冠状动脉扩张而增加供氧。目前,治疗心绞痛常用的有维拉帕米、硝苯地平及地尔硫䓬。这3种药在心血管各项功能上所产生的作用有质与量的差别。3种药都有扩张冠状动脉及周围血管的作用,而以硝苯地平最强;在抑制房室传导方面维拉帕米最强而硝苯地平几乎没有作用。在治疗室上性心动过速方面维拉帕米效果显著而硝苯地平无效,在治疗血管痉挛性心绞痛方面三者均有效,而在治疗高血压方面则硝苯地平最为显著。尼卡地平是近年来临床上常用的治疗高血压和冠心病的药物,它是钙通道阻滞剂。对冠状动脉有较强的扩张作用,在增加冠状动脉血流量的同时,还降低末梢血管阻力,从而减轻后负荷降低心肌耗氧量。钙通道阻滞剂应在手术当天继续服用。

(4)洋地黄制剂:对心脏功能差的患者,手术前可用地高辛治疗,为防止心肺转流术转流后血清中洋地黄制剂的浓度升高,出现中毒症状,术前36小时应停用洋地黄制剂。对术前用洋地黄制剂治疗的患者,麻醉期间应密切注意钾、钙、镁等离子的平衡、组织供氧、酸碱平衡、尿量等因素,因这些因素可促使洋地黄引起中毒。

(5)利尿剂:在冠心病患者中有两种情况常用利尿剂,即伴有高血压及充血性心力衰竭时。原发性高血压及充血性心力衰竭的患者常有血浆容量减少的情况,而利尿药可加重血浆容量减少,因此,在麻醉诱导前应先补充血容量,并要注意电解质的紊乱。

(6)防止血栓形成药及溶解血栓药:冠状动脉狭窄使狭窄血管血流速度减慢,粥样斑块的粗糙表面或局部炎症易激发血小板聚集而导致血栓形成。冠心病患者常常使用抗血小板药物及抗凝药物预防血栓形成,其对冠心患者的长期预后有益。常用的抗血小板药物及抗凝药物有阿司匹林、肝素、低分子肝素、血小板ADP受体阻滞剂噻氯匹定、氯吡格雷以及血小板糖蛋白Ⅱb/Ⅲa受体阻滞剂替罗非班等。这些抗血小板药物及抗凝药物均应在术前停用,以免增加术中及术后出血。阿司匹林与血小板的环氧酶活性部位结合发生不可逆转的乙酰化,从而使酶失活,结果阻碍血栓素A2的生成。由于其作用是不可逆的,所以其作用时间相当于血小板的生存时间,4～7天。体外循环本身常引起血小板功能失常,如加上阿司匹林的抑制作用则会造成术后凝血机制异常,故应在术前5～7天停止用药。

在不稳定型心绞痛患者可经皮下注射肝素防止心肌缺血的发生,一般应在术前1～2小时停药,并用激活全血凝固时间进行监测,避免在心肺转流术后失血过多。此外,应当注意长期应用肝素治疗的患者,常引起抗凝血酶Ⅲ减少,反而使肝素抗凝作用减弱,必要时应输入新鲜冰冻血浆以补充AT-Ⅲ。

长期使用华发令抗凝的冠心病患者应在术前数天停用,代之以低分子量肝素或普通肝素抗凝。低分子量肝素应在术前 18～24 小时停用。血小板 ADP 受体阻滞剂应在冠脉搭桥术之前 5～7 天停用,而血小板糖蛋白Ⅱb/Ⅲa 受体阻滞剂对短效者在术前 4～6 小时停用即可,长效者如阿昔单抗应在术前 12～24 小时停用。

溶栓疗法常用来治疗急性心肌梗死使阻塞的冠脉血管再通,常用的药物有链激酶及组织型纤溶酶原激活剂。此 3 种药物的作用机制均是激活血浆中纤溶酶原转化为纤溶酶,后者可消溶纤维蛋白,从而使被栓塞的血管重新疏通。这类药物作用时间不长,通常为 4～90 分钟,但这些药物同时也消解纤维蛋白原,使血浆纤维蛋白原明显下降,而纤维蛋白原术后须数天方可恢复,故经溶栓治疗的患者必须在手术时补充纤维蛋白原,避免凝血机制发生障碍。

3.麻醉前准备

(1)思想准备:思想准备包括麻醉医师和患者,麻醉医师术前要对患者的病情进行详细的了解,对病情做出轻、中、重判断。同时,向外科医师了解该患者冠状动脉旁路移植术的支数和具体血管,麻醉中可能发生的问题及解决措施要心中有数。要给患者做好思想工作,术前 1 天检查患者时应将麻醉方法、手术过程等给患者介绍,要取得患者的信任,消除患者对手术的恐惧感和对麻醉及术后疼痛的顾虑。此措施是避免患者体内内生性儿茶酚胺大量分泌,减少心肌耗氧量,维持心肌供氧与耗氧平衡的关键。

(2)器械及用具准备:麻醉机、监测仪、中心静脉导管、Swan-Ganz 导管、测压装置等都应在麻醉前准备好,对颈短粗肥胖的患者,要准备好口咽通气道,以便于麻醉诱导手控加压呼吸通气困难时用。对小下颌、头后仰受限的患者应做好困难插管的准备。此类患者气管插管不顺利,易发生缺氧,常可导致心肌缺血而发生心搏骤停。对此应引起足够的重视。

(3)药物准备:麻醉诱导药抽取好放入无菌盘中待用,各种急救药如多巴胺、阿托品、利多卡因等抽吸好放入急救药盘中待用。去氧肾上腺素、硝酸甘油应稀释好,以便随时可取用。

4.麻醉前用药

冠状动脉旁路移植术患者在手术前一般处于过度焦虑、紧张状态,越临近手术日越紧张。此时,患者心率增快、血压上升,有些患者出现心绞痛症状,特别是左冠状动脉主干严重狭窄或多支冠脉病变的患者,心肌供氧和耗氧间的平衡被打破,易导致心肌大面积缺血,发生心搏骤停。曾遇到几例左冠状动脉主干狭窄>95%和多支冠脉严重狭窄的患者,术前在病房死于大面积心肌梗死,都发生在手术前一天下午或手术当天的早晨。因此,对此类患者麻醉前用药特别重要,具体方法如下。

(1)镇静药:术前 1 天晚口服地西泮 10 mg,使整个夜晚处于睡眠状态,术日晨 7 时肌内注射吗啡 0.2～0.3 mg/kg,使患者进入手术室时安静欲睡,避免内生性儿茶酚胺的分泌。对心功能及呼吸功能较好者术前药可加用异丙嗪 25 mg 增强镇静效果。由于哌替啶具有较强的心肌抑制作用,且可以增加老年人术后谵妄的发生率,其一般不用于冠心病患者的术前用药。

(2)抗胆碱药:抗胆碱药用后患者可出现口干症状,但对减少呼吸道分泌物和预防喉痉挛很有必要,阿托品增加心率显著,对此类患者应用东莨菪碱或长托宁。

(3)抗心肌缺血药:患者术日晨离开病房入手术室前,胸部心前区贴硝酸甘油贴片,对心绞痛频繁发作的患者,应带硝酸甘油口含片备用。对左冠状动脉主干严重狭窄或冠脉多支严重病变的患者,术前一天在病房就应持续点滴硝酸甘油或尼卡地平类药以减轻左心室充盈并使冠状血管扩张以改善血运,避免发生心肌大面积缺血。

(二)麻醉管理

拟施行冠状动脉旁路移植术的病例多数为重症冠心病患者,其理由是用药物治疗无效,经冠状动脉造影证实冠状动脉有显著狭窄,不适合经皮冠状动脉成形术或经皮冠状动脉成形术失败的患者。此类手术患者的特点是多数为年龄大,并常常合并有高血压、糖尿病、脑梗死等,所以麻醉处理有一定难度,并有其特点。

1.麻醉诱导

麻醉诱导是冠状动脉旁路移植术麻醉的关键,处理不好患者可能发生心搏骤停。必须注意诱导的平顺。患者进入手术室后应注意保暖,监测心电图,注意 ST 段有无变化,先开放一条外周静脉和桡动脉置管,诱导前面罩吸氧至少 5 分钟,将动脉氧分压提高增加氧储备后施行麻醉诱导。对主诉心绞痛的患者(心电图 ST 段可上升或下降)不应急于诱导,首先要处理心肌缺血,如果患者紧张(此时血压很高)可静脉注射地西泮 5～10 mg 镇静,面罩吸氧,同时静脉滴注或口含硝酸甘油。待心肌缺血改善后再施行麻醉诱导。短效 β 受体阻滞剂艾司洛尔对心肌缺血和高血压有较好的治疗效果。有学者对血压高或有心绞痛症状的患者,诱导前 5 分钟缓慢静脉推注艾司洛尔 0.5～1.0 mg/kg,收到了较好的效果。麻醉诱导供选择的药物很多,如硫喷妥钠、依托咪酯、地西泮、咪哒唑仑等。对冠状动脉旁路移植术麻醉,选择麻醉药物时须详细了解各种药物对心血管系统的影响,尽量扬长避短来维持心肌供氧及耗氧的平衡。

(1)地西泮:与其他苯二氮䓬类药一样,地西泮是高蛋白结合率药物,但肝素能明显提高其游离型药物的血浆水平,这在心脏手术麻醉具有重要性。诱导时常每次以 5 mg 间断静脉注射,间断时间以观察血压下降程度而定,总量可达 0.2～0.5 mg/kg。地西泮在剂量 0.1～0.2 mg/kg时,可降低心率、心肌收缩力、心肌氧耗量及周围血管阻力。在冠心病患者,地西泮可使冠状动脉扩张,降低左心室舒张末期压和心肌氧耗,所以常用做冠心病的诱导用药,具有血流动力学稳定性。冠心病患者应用地西泮(0.1～0.5 mg/kg)平均动脉压分别降低 7%～18%,但心率、心脏指数、体循环阻力、左心室做功指数均无明显变化。有学者等给缺血性心脏病患者应用0.1 mg/kg地西泮,左心室舒张末期压明显降低,但冠脉血流和心脏指数保持良好,有类似硝酸甘油的作用。

(2)咪哒唑仑:咪哒唑仑是水溶性的,清除半衰期为 1.7～2.6 小时,不足地西泮的十分之一。冠心病患者静脉注射 0.2 mg/kg 后引起轻度的血流动力学变化,平均动脉压约下降 20%,心率增加约 15%,心脏指数、体循环阻力及肺血管阻力则变化不大,而左心室做功指数及血清铁则下降,说明对心肌收缩力有抑制作用。0.05 mg/kg 对血流动力学没有影响。对容量血管扩张作用比地西泮强,故在心肺转流术时使氧合器内贮血量减少,但心肺转流术时地西泮降低体循环阻力的作用比咪哒唑仑强。Marty 等报道在 8 例患者中静脉注射咪哒唑仑 0.2 mg/kg,观察到冠状血流量减少 24%,心肌氧耗量减少 26%而冠脉阻力无改变。冠状窦血中未发现乳酸增加,心电图也无缺血表现。咪哒唑仑和地西泮的最大差别就是,在用药后 4～5 分钟,咪哒唑仑降血压作用更明显,可能是其负性肌力作用更强一些,而通过增加心率和心脏充盈压代偿。与地西泮一样,咪哒唑仑与芬太尼合用会引起明显低血压。咪哒唑仑用量每次为 0.1～0.25 mg/kg。

(3)硫喷妥钠:硫喷妥钠曾广泛应用于包括心脏手术在内的各种手术的麻醉诱导,只是随着新的麻醉镇静药不断上市,硫喷妥钠在心脏手术的麻醉中才逐渐淡出。硫喷妥钠具有心肌抑制作用,可降低心肌收缩力、每搏输出量及血压,但比氟烷或恩氟烷的抑制作用弱。具有增加心率的作用,心脏指数不变或降低。在冠心病患者,硫喷妥钠(1～4 mg/kg)使心率增加 11%～36%,

因此增加心肌氧耗而产生不利作用。但是如果是小剂量应用或缓慢输注,对血流动力学的影响会明显减少。在 4 mg/kg 时可使心率明显增快,氧耗量增加约 55%,在正常人冠脉流量也相应增加,但在冠脉狭窄患者则不能。

(4)丙泊酚:丙泊酚具有较强的外周血管扩张作用和一定的心肌抑制作用,故诱导时低血压常见。对冠状动脉旁路移植术患者使用丙泊酚 2 mg/kg 诱导,可使收缩压降低 26%,舒张压降低 17%,体循环阻力降低 22%,左心室做功指数降低 23%,而心排血量及其他血流动力学指标没有显著性改变,说明对冠心病患者,丙泊酚是通过降低外周血管阻力来降低体循环血压,而对心输注量及心室充盈压没有显著的影响。对冠状动脉旁路移植术患者联合使用小剂量丙泊酚与咪达唑仑诱导,可以降低各自的诱导剂量,避免诱导时低血压发生。

(5)依托咪酯:依托咪酯对血流动力学的影响很小,Kettler 等报道依托咪酯 0.12 mg/(kg·min)点滴对心肌氧耗量不产生影响,对冠脉血流量增加 19%。Patschke 等报道,在正常人依托咪酯 0.3 mg/kg 使心肌氧耗量减少 14%。但 0.3、0.45 和 0.6 mg/kg 会导致血压下降。依托咪酯 0.3 mg/kg 全麻诱导用于急性心肌梗死患者,不改变平均动脉压、心率和心率收缩压乘积,表明其良好的血流动力学稳定作用。

(6)γ-OH:静脉注射后很快引起睡眠,这种睡眠同自然睡眠的脑电图波形十分相似。因此有镇静及催眠作用。静脉注射后心率常减慢,收缩压轻度上升,心排血量无变化或略有增加,还增加心肌对缺氧的耐受力。当给剂量 80~100 mg/kg 时,周围循环状况良好,表现为周围血管扩张,外周阻力下降,是心功能差患者麻醉诱导的理想药物之一。

对重症患者,可用 γ-OH 2.5 g＋地西泮 0.2 mg/kg 静脉注射,入睡后推注维库溴铵 0.2 mg/kg 和芬太尼 10~20 μg/kg。冠心患者麻醉诱导的用药量应偏大,使患者处于较合适的麻醉状态,使其对气管插管的反应减小到最低程度,避免一切应激反应。插管前气管内喷射利多卡因 1 mg/kg 可以明显减轻气管插管的应激反应,并可以预防插管时室性心律失常的发生。诱导时如出现低血压与麻醉药物过度抑制交感紧张,致心肌抑制及外周血管扩张有关,可以使用去氧肾上腺素 0.1~0.2 mg 注射,或适当采用头低脚高位,加快输液速度,增加静脉回心血量即可使血压恢复正常。麻醉诱导时,如患者出现挣扎、呛咳、心动过速、严重高血压或较长时间的低血压都对患者十分不利,可造成心肌氧供氧耗平衡失调,严重者心肌大面积缺血,从而导致心搏骤停。

2.麻醉维持

(1)氟烷、恩氟烷及异氟烷:Moffitt 等在冠脉狭窄较严重而左心功能好的搭桥患者进行了氟烷、恩氟烷及异氟烷对心肌代谢及血流动力学影响的观察。12 例患者在静脉注射硫喷妥钠或肌内注射吗啡之后吸入氟烷,平均动脉压分别下降 17% 及 30%,心肌氧耗量也同等下降,冠状窦血氧含量上升。气管插管使血压恢复至原先水平。1/12 患者冠状窦血中有乳酸,表明有缺血现象。10 例患者术前经 β 受体阻滞剂治疗者吸入恩氟烷使血压下降 30%,维持在浅麻醉状态,氧供、氧耗能维持正平衡,冠状窦血中均无乳酸。另 10 例患者在同样条件下吸入异氟烷,其冠状血管阻力及乳酸摄取率均下降,3/10 例产生乳酸,表明存在缺血。但目前已经证实,吸入麻醉药如氟烷、异氟烷或七氟烷具有缺血预处理样的心肌保护作用,其机制与激活线粒体 ATP 敏感钾通道有关。冠状动脉旁路移植术患者术中吸入异氟烷或七氟烷,可以降低围术期 CK-MB 的水平。

关于异氟烷引起的窃血现象,众多的实验及临床研究结果认为,冠状小动脉扩张是引起窃血而使阻塞远端侧支循环供血不足的原因,但其与血压下降又有密切关系,如血压维持良好则无缺血征象出现。在作为静脉镇痛麻醉辅助药时一般吸入浓度较低,对血流动力学影响不大。

（2）静脉麻醉药。

吗啡：有较好的镇静作用，但无催眠作用，单独应用患者很少能入睡。吗啡能引起组胺释放而使血压下降，但与注射吗啡的剂量、速度及患者的敏感性有关。吗啡通过对脑干的作用使迷走神经张力增高而引起心动过缓，可用阿托品对抗之。吗啡并无阻滞肾上腺素受体及交感神经系统的功能，但由于引起组胺释放，吗啡并无阻滞肾上腺素受体及交感神经系统的功能，所以从静脉内缓慢注射吗啡 5 mg/min，并注意补液扩容可避免血压下降。整个手术的吗啡用量为 0.8～1.0 mg/kg。

芬太尼：脂溶性强，能快速通过血-脑屏障，所以起效快。由于大量储存于脂肪组织，当血浆浓度降低时，芬太尼又缓慢释放入血，因此表现出较长的清除半衰期。在应用较小剂量时（10 μg/kg 以下），由于其从血液向组织快速再分布，血浆浓度下降很快，所以作用时间较短。当应用剂量大时，由于在芬太尼浓度降至阈浓度之前已经完成了分布相，因此由短效变为长效，其作用时间依赖于更为缓慢的清除相之浓度降低。肺脏对芬太尼有明显的首过摄取，摄取量高达注射量的 70%～80%，但肺脏的蓄积作用是暂时的，很快以双峰形式进行释放，快释放半衰期为 0.2 分钟，慢释放半衰期为 5.8 分钟。在服用普萘洛尔的患者，芬太尼的首过肺摄取减少，表明肺组织对药物的摄取存在竞争。

镇痛作用较吗啡强 60～80 倍，大剂量芬太尼麻醉（50～100 μg/kg）对心血管系统的抑制作用较小。与吗啡相比芬太尼无组胺释放作用，对静脉容量血管的扩张作用也较轻。芬太尼减慢心律作用是比较明显的，并可使肌肉强直而影响通气功能。

舒芬太尼：其镇痛作用在人体较芬太尼强 5～10 倍，Delange 等比较用 122 μg/kg 芬太尼与 12 μg/kg 舒芬太尼麻醉时发现血流动力学稳定性后者较前者好，而清醒及拔管时间则无差别。两种药物的剂量镇痛效果均有封顶现象，当血浆芬太尼达到 30 ng/mL，舒芬太尼浓度达到 3 ng/mL 时可使恩氟烷的 MAC 减少 60%，以后浓度无论再增加多少，最多使 MAC 减少 70%，因此单独使用此二药大剂量麻醉是不能消除应激反应的。芬太尼的 $t_{1/2}\beta$ 为 219 分钟，而舒芬太尼为 149 分钟，故舒芬太尼清醒时间比芬太尼稍早而术后呼吸抑制稍轻。

瑞芬太尼：是一种新型 μ 受体激动剂。它的结构特征是具有一个脂性链，可以通过血液和组织中的非特异性酯酶进行快速肝外水解。因此其体内清除不依赖于使用剂量、患者年龄性别、用药过程甚至肝肾功能的差异性，也不受乙酰胆碱酯酶缺乏和抗胆碱酯酶药物的影响。其主要水解产物的药理学作用仅为瑞芬太尼的 0.1%～0.3%，从肾脏排除。在体外研究中，瑞芬太尼对心肌不产生负性肌力作用。在体研究也证实，瑞芬太尼具有较好的循环稳定性。有人报道，在小量镇静药基础上，每分钟 1～3 μg/kg 瑞芬太尼用于心脏手术患者即可达到意识消失，镇痛满意和血流动力学稳定的效果。在心脏手术时，心肺转流术和低温对药物的代谢会产生明显影响。

在预先给予咪达唑仑 1～2 mg 和依托咪酯 0.3～0.5 mg/kg 麻醉后，瑞芬太尼可引起血压和心率中等程度降低，部分患者收缩压和心率降低超过 20%。阿托品和格隆溴铵对其心率减慢有效。在常规快速诱导，瑞芬太尼 1 μg/kg＋0.5 μg/(kg·min)，气管插管反应不大，平均动脉压和心率分别升高 8% 和 15%；而阿芬太尼组分别升高 17% 和 28%。有学者采用丙泊酚 2～2.5 mg/kg、阿库溴铵 0.2 mg/kg 和瑞芬太尼 1 μg/kg 行全麻诱导插管，给药后至插管后 5 分钟，血压心率均未超过给药前的基础水平。由此可见，瑞芬太尼能够有效抑制气管插管的心血管反应。Sebel 等的临床研究表明，2～30 μg/kg 瑞芬太尼静脉注射产生的血流动力学抑制非剂量依赖性，也不会引起血浆组织胺浓度的明显变化。而早期的研究结果认为瑞芬太尼引起的收缩压和心率降低呈剂量依赖性。

丙泊酚:丙泊酚目前已经广泛用于心脏手术的麻醉,特别是近年来对快通道心脏麻醉的推崇,已突显丙泊酚在心脏麻醉中的重要地位。丙泊酚1977年开始临床应用,其与心血管系统的相关研究已经非常广泛。

丙泊酚能够以剂量相关方式抑制心肌收缩力,扩张外周血管尤其是静脉,降低前负荷和外周血管阻力,使心排血量减少以及抑制压力感受器对低血压的反应。所以丙泊酚具有明显的降血压作用,静脉注射 2 mg/kg 继以 0.1 mg/(kg·min)输注,收缩压下降 15%～40%。同时明显降低体循环阻力、心脏指数、每搏输出量和左心室做功指数。Stephan 等对冠心病患者的研究发现,丙泊酚使心肌氧耗降低 31%,同时使心肌血流减少 26%,有引起局部心肌氧供需不平衡的可能性。在心脏手术患者,心肺转流术开始前丙泊酚持续输注,与脑电图抑制相同深度的其他麻醉方法相比,血中肾上腺素和去甲肾上腺素水平明显低。与咪哒唑仑相比,心肺转流术中丙泊酚输注产生的血浆肾上腺素、去甲肾上腺素和皮质醇水平较低。在心肺转流术中,丙泊酚明显减少脑血流和脑代谢率,但对脑动静脉氧含量差和颈静脉氧饱和度无不良影响。丙泊酚由于其分布容积大和代谢快,所以麻醉苏醒也快。现在也常用于心脏手术后的镇静,与咪达唑仑镇静的患者相比,停镇静后拔管明显早,术后高血压和心动过速发生少,但低血压发生较多。

氯胺酮:具有拟交感作用,结果心率、动脉平均压及心脏指数均升高,心脏做功增加,氧耗量也增加。有报道与苯二氮䓬类药合用于心脏麻醉,产生稳定的血流动力学作用。剂量过大(2 mg/kg),即使复合咪达唑仑(0.2～0.4 mg/kg),气管插管后血压和心率增加也很明显。冠心病患者如果麻醉前血压偏低,我们通常使用咪达唑仑复合小剂量氯胺酮 0.3～0.5 mg/kg,心率、血压升高不明显。氯胺酮与地西泮合用能达到稳定的血流动力学效应。

(3)肌肉松弛药:绝大多数肌肉松弛药均可在冠状动脉旁路移植术手术中应用,选用肌肉松弛剂时应考虑与其他药物相互作用的效果。大剂量吗啡类药物麻醉时常引起心动过缓,此时宜选用泮库溴铵来缓解心率过缓,用量为 0.08～0.15 mg/kg。维库溴铵对心率的影响不大,时间较泮库溴铵为短,其用量为 0.08～0.4 mg/kg。多沙氯铵与哌库溴铵为长效肌肉松弛剂,血流动力学相当稳定,前者用量 50～80 μg/kg,后者为 50～150 μg/kg。

(4)麻醉方法:目前用于冠状动脉旁路移植术麻醉的方法有吸入麻醉、静脉复合麻醉和静吸复合麻醉。吸入麻醉可控性好,但在手术强刺激时往往一时难以满足需求,静吸复合麻醉是临床上广泛使用的方法,可取两者的优点,扬长避短。

切皮、锯胸骨及穿钢丝关闭胸骨是手术中刺激最强烈的操作步骤,所以应在切皮前及时加深麻醉,做法是在切皮前 2 分钟静脉推注芬太尼 10～20 μg/kg 或静脉注射丙泊酚 0.5～1 mg/kg。避免在此操作时由于疼痛导致的心率加快、血压升高。如果麻醉加深后不能控制血压和心率,则须用 β 受体阻滞剂(如艾司洛尔)来控制。一般情况下,冠心患者心率维持在 60～70 bpm,收缩压维持在 12.0～13.3 kPa 不会引起供氧不足。

3.麻醉中的监测

要在麻醉中维持好心肌氧供与氧耗的平衡,保证患者安全,就必须使用各种监测。如动脉血压、中心静脉压、温度、血气、电解质等。

(1)心电图监测:心电图是冠状动脉旁路移植术麻醉中不可缺少的无创性监测,可监测心率、心律,以及心肌缺血的变化,整个麻醉过程要持续监测,麻醉医师要经常注意心电图的变化,特别是 ST 段的改变。如 3 个导联电极的位置为右上肢、左上肢及左下肢,术中可监测 6 个导联,即

Ⅰ、Ⅱ、Ⅲ、aVR、aVL 及 aVF。冠心患者监测术中心肌缺血最为重要,而在此 6 个导联监测到 ST 段变化成功率却很低,它们分别为 Ⅰ(0%)、Ⅱ(33%)、Ⅲ(13%)、aVR(2%)、aVL(0%)、aVF(10%)。通常 V5 监测到 ST 段变化的成功率较高,约 75%。由于目前手术野均采用塑料薄膜贴敷防止污染,故可变通将左上肢的电极板移置于 V5 的位置。此时 Ⅰ 导联所表达的即为 V5 的信息,此种联结称为 CS5。Ⅱ+CS5 可 100%监测到左心缺血时 ST 段的变化,但对右心缺血仍不能探知。如须监测左、右心缺血,则需要 5 个导联线,将胸前电极放置在右侧第 5 肋间与锁骨中线交界处,此导联称为 V4R。Ⅱ+CS5+V4R 即可 100%监测到左、右心缺血时的 ST 段改变。关于心肌缺血的诊断标准,近来美国心脏病学会建议在"J"点后 60~80 ms 处 ST 水平段或降支段下降 0.1 mV 为准(1 mm=0.1 mV)。

由于麻醉过程中麻醉医师需要处理的事项甚多,因而 ST 段的变化常未被及时发现而遗漏。近年来发展的"ST 段自动分析监测系统"利用计算机认定 QRS 波,确定其等电位线并对 ST 段进行自动分析比较,实时得出结果并发出警报,同时将资料连续记录贮存以备回顾查看其趋势。例如 Marquette 电子公司系统采用监测 Ⅰ、Ⅱ 及 V5 导联,将电位线定于 QRS 波前 16 ms,比较分析 QRS 波后 40 ms 处的 ST 段变化,分析点可随意调节。计算机将 3 个导联中 ST 段的位移,无论是抬高或降低均加在一起绘制出 ST 段位移变化图,上移越多表明缺血越重。该系统能及时监测到细微的 ST 段变化,麻醉医师可以随时进行处理,能使术中缺血发生率由 17%降至 6%。

(2)经食管超声心动图监测:经食管超声心动图,在欧美等国家已成为冠状动脉旁路移植术麻醉中常规的监测方法之一。在监测心肌缺血上经食管超声心动图优于心电图。心肌缺血后的最早表现为心肌舒张功能受损及节段性室壁收缩运动异常,在动物试验完全阻断冠脉血运后 10~15 秒,节段心肌即表现运动减弱,5~20 分钟后组织学发生改变,30 分钟后节段心肌表现为无运动,60 分钟后发生不可逆性心肌梗死,节段心肌表现为反向运动。临床在经皮冠状动脉成形术的患者也观察到当球囊扩张使血流减少 50%时,节段心肌便表现为运动减弱,当血流减少 90%~95%时即表现为反向运动,而心电图 ST 段的变化在冠脉血流减少 20%~80%时比节段性室壁收缩运动异常晚出现 10 分钟,在血流减少>80%晚出现 2 分钟。当血流为 0 时晚出现 30 秒。由于乳头肌水平心肌的供血与 3 根主要冠状动脉均有关,故将超声探头放置食管内中乳头肌水平进行短轴扇面监测,可连续观察室壁运动情况。观察指标有两个,即当心肌收缩期观察心内膜面向内位移的距离,同时观察心肌厚度的变化。观察到的心肌运动异常的范围往往比真正梗死区域要大,因梗死区邻近的心肌与梗死区的心肌交织在一起而受牵连,运动也会被动减弱,在这个部位心肌厚度的变化更为准确。

(3)心肌耗氧量的监测:术中耗氧情况,可通过一些间接指标来粗略估计。①心率收缩压乘积:心率收缩压乘积=心率×动脉收缩压。在运动负荷试验时,大部分冠心病患者在心率收缩压乘积>12 000 时发生心绞痛。在相同的心率收缩压乘积时,心率的负荷较压力负荷更易引起心肌缺血。故麻醉时,可用心率收缩压乘积作为心肌耗氧的指标,最好维持在 12 000 以下。②三联指数:三联指数=心率×动脉收缩压×肺毛细血管楔压。由于左心室舒张末期压也是心肌耗氧量的一个重要因素,所以术中如有肺动脉楔压或左房压监测时,可将此参数乘以心率收缩压乘积中,三联指数应维持在 150 000 以下。有时肺动脉楔压的变化比心率或动脉收缩压出现早,故三联指数能比心率收缩压乘积更早地显示出变化。关于心电图监测及血流动力学监测结果的关系,有研究者根据 21 例冠状动脉旁路移植术患者的观察结果,发现有 ST 段改变组与无 ST 段改变组间的差别主要在于心率(有改变组为 92 ± 5,无改变组为 77 ± 4)及心率收缩压乘积(有改变组为 13 466$\pm$938,无改变组为 11 048$\pm$285)。另一学者也发现心肌耗氧量与心率间的关系为 $r=0.79$,与心率收缩压乘积间的相关为 $r=0.83$,与张力时间指数的相关系数为 $r=0.80$。因此,可以认为心率及心率收缩压乘积是监测心肌既简便而又可靠的指标。

(4)肺动脉导管在监测中的应用:肺动脉导管是 Swan 和 Ganz 两位医师发明并应用于临床的,用经皮穿刺的方法将尖端带球囊的长管送入右心房,球囊随血流漂浮到肺动脉内,又称为 Swan-Ganz 漂浮导管。经颈内静脉或锁骨下静脉穿刺放置 Swan-Ganz 漂浮导管结合动脉压的监测,可以获得血流动力学变化的全部信息,能及时地、全面地了解患者的循环情况,使麻醉医师能够及时、准确地处理。放置 Swan-Ganz 漂浮导管有一定的难度,创伤较大,操作不当可引起严重的并发症,应由经验丰富的麻醉医师来完成。为了节省医疗费用,不必常规使用。但下列情况下应该使用:①射血分数<50%;②近期发生心肌梗死或不稳定型心绞痛;③左心室壁有明显的运动异常;④休息状态下左心室舒张末期压>2.4 kPa;⑤心肌梗死后发生室间隔穿孔、左心室壁瘤形成、乳头肌断裂导致二尖瓣反流、充血性心力衰竭;⑥急诊手术;⑦复杂的多项手术;⑧冠状动脉旁路移植术术后再次手术;⑨年龄>70 岁。

腔肺动脉导管一般只能监测到患者的右房压、肺动脉压、肺毛细血管楔压及间断的了解心排血量。肺毛细血管楔压可间接反映左心状况,所以可代表左房压。近年来,由美国推出的 6 腔和 7 腔肺动脉导管除具有上述功能外,还能连续地测定混合静脉血氧饱和度,连续显示心排血量、心脏指数及左心室射血分数等,对监测左、右心衰竭帮助很大。6 腔肺动脉导管除功能多,提供的信息准确外,不用注射冰水,减少了麻醉医师的许多麻烦。有学者在麻醉中发现部分重症患者的血压在正常范围,但心排血量、心脏指数低,并且有持续下降的趋势时,如不及时用正性肌力药辅助,时间一长血压难以维持稳定。所以,对部分重症患者尽管血压正常,当出现肺动脉楔压、肺动脉压、右房压升高,心排血量、心脏指数、射血分数下降时,应使用正性肌力药物支持循环功能。

肺动脉导管在冠脉搭桥术中对麻醉医师稳定血流动力学具有重要的指导作用。肺动脉导管监测可同时了解患者的血容量、肺循环和体循环末梢阻力、心脏指数及心脏做功等各种情况。当发现轻微的异常时,经及时处理,使其维持在最佳状态,达到治疗的目的。如术中出现高血压,并伴有肺动脉楔压升高,可能会引起左心衰竭及心肌缺血。此时,应加深麻醉,静脉滴注硝酸甘油或尼卡地平。如心脏指数较低而体循环阻力较高,应增加硝酸甘油等扩血管药物的剂量扩张外周血管,降低心室的后负荷,视血压情况使用多巴胺等正性肌力药物增加心肌收缩力。如中心静脉压和肺动脉楔压低,说明有效循环血量减少,应补充液体容量。如心率过慢,则应给予阿托品,如心动过速应及时用艾司洛尔或新斯的明纠正。

4.呼吸管理

麻醉诱导前用面罩吸纯氧,提高动脉血氧分压,增加机体氧储备。气管内插管后用麻醉呼吸机维持呼吸,麻醉过程中既要防止通气不足,造成二氧化碳蓄积,又要避免通气过度。通气过度造成动脉血二氧化碳分压过低,可促发冠状动脉痉挛,减少冠状动脉的血流量,血液偏碱可使氧解离曲线左移,不利于心肌组织摄取氧气。通气不足造成 pH 过低,影响心肌收缩力。因此搭桥术中应维持动脉血二氧化碳分压在 4.7~5.3 kPa。

5.血管活性药物的应用

对冠心病患者在麻醉过程中,常常使用血管活性药物支持心功能,如血管扩张药、钙通道阻滞剂、β 受体阻滞剂等。

（1）血管扩张药：对冠心病患者临床上常用的血管扩张药为硝酸甘油，它以扩张小静脉为主，通过减少回心血量，降低室壁张力，同时扩张外周血管，减小心肌氧耗，并增加狭窄冠脉远端的血流灌注，增加心肌氧供，从而达到改善心肌供血的目的。麻醉诱导后可以静脉持续点滴或持续静脉注射，首先以 $0.5\ \mu g/(kg \cdot min)$ 的剂量输入，然后酌情调整剂量。硝普钠对动脉血管有很好的扩张作用，很多学者认为，它对冠心病患者可引起"窃血"现象，反而不利于治疗。出现"窃血"的原因简述如下。

当冠状动脉的一条分支发生狭窄，其远端的阻力血管已最大扩张（运用储备和自动调节）以保证正常的血流量。此时，若给以强扩张血管药物，将使其他正常心肌内的阻力血管扩张，增加血流；而狭窄远端心肌的血流不能再增加（阻力血管原已最大扩张了），反而会减小（其灌注压因正常区域心肌扩张而有更多的下降）。此时，从表现上看，狭窄远端心肌的血流仿佛被正常区域所"窃去"，这种分流严重时，可出现狭窄远端心肌的缺血损害，且容易发生在心内膜下心肌。这一情况在理论上和动物试验中已得到证实（如双嘧达莫、硝普钠等），有缺血症状加重的表现。这一现象为合理使用扩血管药物治疗提供了参考。但严重高血压时，心肌的氧耗量显著增加，在用硝酸甘油控制无效的情况下，可短时间同时慎重并用硝普钠，其目的是降压，当血压得到控制后即可逐渐停用。

（2）钙通道阻滞剂：地尔硫䓬及维拉帕米均无明显增加冠状血流或减小冠状血管阻力的作用，然而却有抑制心肌收缩及传导系统的作用。尼卡地平是种新型短效二氢吡啶类钙通道阻滞剂，它有特异性的扩张冠状血管及抗冠状动脉痉挛作用，对心肌的抑制作用轻微，也具有降低体循环血压和外周血管阻力的作用。其 $t_{1/2}\pi$ 为 14 分钟，$t_{1/2}\beta$ 为 4.75 小时，常用剂量为 $0.5\sim 1\ mg$ 静脉滴入，6 分钟时达到最大效果，作用时间可维持 45 分钟，也可以 $3\sim 12\ \mu g/(kg \cdot min)$ 持续点滴给药。

（3）β受体阻滞剂：普萘洛尔是临床应用最广泛的一种β受体阻滞剂，它对 β_1 及 β_2 受体均有阻滞作用，使心率、心肌收缩力及血压均下降，从而降低氧耗量，缓解心肌缺血。它主要用于治疗房颤、房扑或阵发性室上性心动过速，每次静脉注射 $0.1\sim 0.5\ mg$，它的半衰期 $3\sim 6$ 小时。

柳胺苄心定对β和α受体都有阻滞作用，对β受体是非选择性的，且比对α受体的作用要强 $4\sim 8$ 倍。但其降压作用比普萘洛尔明显得多，故常用来同时降低心率和血压，常用剂量为 $0.5\sim 1\ mg/kg$ 静脉滴入，它的半衰期为 $3.5\sim 4.5$ 小时。

艾司洛尔是一种新的超短效 β_1 受体阻滞剂，它的半衰期仅为 9 分钟，因此特别适用于手术期。它对缓解心肌缺血很有效并且能改善心肌舒张功能。它在左心室功能严重受损、肺毛细血管楔压为 $2.0\sim 2.7\ kPa$ 的患者中应用也很安全。它可以降低心率、血压、心脏指数及心率收缩压乘积，但对肺动脉楔压无明显改变。给药方法常先以静脉 $0.5\sim 1.0\ mg/kg$ 单次给药，然后以每分钟 $6\sim 12mg$ 持续点滴。

6.温度的管理

对冠状动脉旁路移植术患者麻醉中温度管理很重要，术中温度低（中心温度 $<36\ ℃$）可造成术后一系列问题，如高血压、酸血症、心肌缺血、凝血功能障碍等。我们在临床实践中，发现很多患者由于术中心肺转流术复温温度不够（鼻咽温常低于 $36\ ℃$），患者在手术室中在麻醉状态下尽管血压、心率维持令人满意、水、电解质正常、酸碱平衡稳定。当送入重症监护治疗室后，在患者开始苏醒时发生寒战，血压上升、心率增快、心电图 ST 段上抬，皮肤颜色暗淡、四肢厥冷，血气 pH 显著偏低、碱剩余呈负值，有时达 -8.0、-10.0。此时的温度肛温仅为 $34\sim 35\ ℃$。经紧急复

温把中心温度恢复到 36.5 ℃以上后,患者情况得到改善,以上症状消失,血压急剧下降,表现为低血容量性低血压。

温度过低还可以引起冠状动脉和乳内动脉痉挛,导致心肌缺血。所以,在冠状动脉旁路移植术患者的麻醉中,应常规监测鼻咽温、肛温,心肺转流术复温应将鼻咽温恢复到 37 ℃、肛温 36.5 ℃才可停机。手术中,所输入的液体和血液要预先加温。有条件时可用加温毯辅助保温和升温,以保持患者温度始终>36.5 ℃。

(三)手术后处理

冠状动脉旁路移植术患者术后处理的难易程度与术中麻醉或体外循环是否平稳有着密切的关系。另外,也是最重要的因素,即手术效果的好坏(移植血管的通畅与否),对患者术后恢复的顺利与否关系十分密切。无论非体外循环冠脉搭桥术或心肺转流术下完成的冠状动脉旁路移植术,其处理如下。

1.心功能维护

心脏功能的维护是冠状动脉旁路移植术术后处理的重点,判定心脏功能好坏的指标有血压、中心静脉压、心排血量、心脏指数、尿量等。手术后要继续监测这些指标,通过补充血容量和/或正性肌力药物的应用来维持循环稳定。

(1)血容量的调节:多数病例术后短期内血容量不足,须及时补充。否则,循环难以维持稳定。血容量不足的判定标准,主要根据血压、中心静脉压、左房压等。如患者血压低、中心静脉压和左房压低、心率快时,表明血容量严重不足,须积极补充。若患者血红蛋白已经达到 100 g/L,胸腔引流液无显著增多,可补充血浆代用品。对有活动性出血的患者,则要补充全血或浓缩红细胞加血浆代用品。

(2)正性肌力药物的应用:对术前心功能差的患者和术后心脏功能下降的患者,应使用正性肌力药物,增加心肌收缩力,提高心功能。即使术前认为心脏功能好的患者,经补充循环血容量后,出现血压低、中心静脉压、肺动脉压、肺动脉楔压和左房压高,或心排血量、心脏指数低于正常值时,必须使用正性肌力药物,直到循环稳定时为止。

儿茶酚胺类正性肌力药物通过作用于心肌细胞上的 β 受体,增加心肌细胞内的环磷酸腺苷,环磷酸腺苷作为第二信使促使细胞内的钙离子增加,心肌收缩力增加。另外,磷酸二酯酶抑制剂减少环磷酸腺苷 降解,增加细胞内环磷酸腺苷。洋地黄抑制钠-钾-ATP 酶活性,促进细胞膜钠钙交换,增加细胞内钙离子。由于洋地黄起效慢,作用弱,而且安全治疗范围小,在术后心力衰竭治疗应用受到限制。

异丙肾上腺素:异丙肾上腺素是最强的 β 受体兴奋剂,作用在心脏的 $β_1$ 受体和 $β_2$ 受体。它在增加心肌收缩力(正性肌力作用)的同时,也加快心率(正性时效作用),甚至心律失常。因此,限制了它的临床应用。冠心患者术后,异丙肾上腺素引起的心动过速和外周血管扩张,增加心肌的氧耗并且降低心肌灌注压,加重心肌缺血。对冠心患者很不利。

多巴胺:多巴胺是去甲肾上腺素的前体。它通过释放心肌去甲肾上腺素和减少它的再摄取而发挥治疗作用。在慢性充血性心力衰竭的患者,心肌去甲肾上腺素储备减少,多巴胺在这类患者的作用可能减弱。与多巴酚丁胺相比,多巴胺的兴奋 α 受体作用可以升高肺动脉压,肺循环阻力和增加左心室充盈压。小剂量多巴胺[<4 μg/(kg·min)]通过作用于肾脏的多巴胺受体,增加肾血流灌注。剂量超过 10 μg/(kg·min),临床表现心动过速,血管收缩。多巴胺适用于需要正性肌力作用的同时还需要血管收缩作用的患者。

多巴酚丁胺：与多巴胺相比，多巴酚丁胺以兴奋β受体为主，增加心肌收缩力的同时扩张外周血管，降低舒张压。多巴酚丁胺的作用与异丙肾上腺素相似，但其增加心率的作用不明显。有研究证明，它在增加心肌氧耗的同时也增加冠状动脉血流。当心率增加时，心肌氧耗的增加超过冠状动脉血流的增加。

肾上腺素：肾上腺素是一种强肾上腺素能兴奋剂，小剂量（＜3 μg/min）以β受体兴奋为主。增加剂量可兴奋α受体，血管收缩和心动过速。对于术后急性心力衰竭，肾上腺素和去甲肾上腺素增强心肌收缩力，维持适当灌注压，常常作为首选药。目前的研究证明，相同正性肌力作用剂量的肾上腺素引起心动过速少于多巴胺和多巴酚丁胺。小剂量对冠心患者可扩张心肌小动脉和静脉，增加心肌血流。

去甲肾上腺素：对α和β受体都具有强的兴奋作用，它的优点在于保持冠状动脉灌注压的同时并不增快心率。因此，对于缺血和再灌注的心脏更有益。它在小剂量时就表现出α作用。通常只有在灌注压低的情况下，才选择去甲肾上腺素。尽管它具有较强的β受体兴奋作用，但是增加心排血量的作用并不明显。由于容量血管收缩，应用去甲肾上腺素时常伴有心室充盈压升高。

临床上使用正性肌力药时，合用硝酸甘油、硝普钠或酚妥拉明等血管扩张剂，可部分对抗去甲肾上腺素的血管收缩作用。小剂量多巴胺可抑制肾血管收缩引起的肾血流减少。保持心排血量在正常范围，可减少脏器缺血的发生。

磷酸二酯酶抑制剂：具有正性肌力作用和血管扩张作用。其作用不依赖于胆碱能受体。磷酸二酯酶抑制剂选择性抑制磷酸二酯酶的活性，增加细胞内环磷酸腺苷，增加心肌收缩力，使血管平滑肌舒张。增加心排血量，降低肺毛细血管嵌入压，降低体循环阻力和肺循环阻力。血管平滑肌细胞内环磷酸腺苷和环磷酸鸟苷的增加都将引起血管扩张。硝酸甘油和硝普钠在体内通过释放一氧化氮，增加细胞内的环磷酸鸟苷。β受体兴奋或抑制磷酸二酯酶活性，增加细胞内的环磷酸腺苷。环磷酸腺苷促进血管平滑肌肌质网对钙离子的摄取，减少胞质钙离子，使得血管平滑肌舒张。磷酸二酯酶抑制剂通过其正性肌力作用和降低后负荷增加心排血量，从而降低体循环阻力、心室壁张力。这是磷酸二酯酶抑制剂与其他儿茶酚胺类正性肌力药物的区别。这两种药物常可以合用。儿茶酚胺类药物对心肌的作用取决于心肌细胞对β₁受体有反应能力。在术前慢性充血性心力衰竭的患者，由于肾上腺素受体的"递减调解"使得心肌细胞受体数目减少。临床并不少见术后治疗这类心力衰竭患者时，即使增加儿茶酚胺类药物剂量，正性肌力作用并不随剂量增加而增加。磷酸二酯酶抑制剂不通过β受体起作用，所以与儿茶酚胺合用，可以显著增加心肌细胞内的环磷酸腺苷水平，增强心肌收缩力，减少各自单一用药的不良反应。临床研究也证实了多巴胺及去甲肾上腺素与氨力农合用的优点。目前，临床常用的磷酸二酯酶抑制剂主要有氨力农和米力农。

氨力农的血浆治疗浓度为 1.7 μg/mL。为达到这个治疗浓度常常需要先给一个负荷剂量 1.5～2.0 mg/kg。为避免过度的血管扩张作用所致的血压降低，负荷剂量要在 5～10 分钟输入，或以 40 μg/(kg·min) 在 1 小时内持续输注。然后，以 5～20 μg/(kg·min) 持续静脉输入

Goenen 等研究了 15 例术后低心排的患者，持续输注氨力农 12 小时。10 例患者心脏指数增加 31%，左、右心室充盈压分别降低 26% 和 28%，其余 5 例对儿茶酚胺及主动脉内球囊反搏反应差的顽固性心力衰竭的患者，最大剂量达 20 μg/(kg·min)。氨力农明显增加心排血量，最高达 60%，肺毛细血管楔压降低高达 29%，心率和血压无明显改变。

米力农的正性肌力作用比氨力农强 10～30 倍。目前，临床建议的负荷剂量是 50 μg/kg 在

10 分钟内静脉输注。然后,以 $0.375\sim0.75\ \mu g/(kg\cdot min)$ 的剂量持续静脉输注。

Feneck 等对 99 例心脏术后合并低心排患者的研究,发现静脉输注米力农 12 小时,明显增加心排血量,降低肺毛细血管楔压。

心脏功能差的患者经使用正性肌力药物治疗后,心脏功能即可得到改善,心肌收缩力增强,循环稳定性提高。若经积极治疗后循环状况仍得不到改善,血压难以维持,应考虑严重的心力衰竭。心力衰竭多在左心和右心,可根据中心静脉压、左房压和临床表现来鉴别。术前放置 Swan-Ganz 漂浮导管,对此类患者的诊断和指导治疗十分重要。出现严重心力衰竭时,除用正性肌力药物治疗外,应用主动脉内球囊反搏治疗十分有益。

2.肺功能维护

术后继续用呼吸机通气治疗,潮气量要适量,避免二氧化碳蓄积的同时,又要防止通气过度。对痰多的患者要经常吸引。术后 1 小时应照床旁 X 线片,主要观察:①气管插管位置和深度,有异常时,要及时调整;②有无肺不张,气管插管过深和/或黏痰堵塞支气管均可导致肺不张,有的肺不张与手术导致的肺表面活性物质减少有关,处理除调整插管深度和吸痰外,可用麻醉机手控加压膨肺;③肺纹理状况,如果肺纹理粗,要考虑到肺水含量过重的可能,应控制晶体液入量,限制钠摄入,并用利尿药。

患者神志清醒,血流动力学稳定,肌力恢复,咳嗽吞咽反射活跃,体温正常,酸碱平衡、胸部 X 光片正常,胸腔引流液不多,无再次开胸止血的可能时,应尽量早停止呼吸机,拔除气管插管。

对体温过低的患者,不应急于拔管,应镇静待体温恢复正常后,才可考虑拔管,以免患者清醒时低温带来的不良反应。患者清醒后,由于气管插管的刺激,常使患者应激反应增强,表现为心率加快,血压增高,特别是术前合并高血压的患者,血压可急剧上升。此种反应对冠状动脉旁路移植术术后的患者极为不利。处理不好,可导致心肌缺血。为预防应激反应,可在拔除气管插管前,静脉注射 β 受体阻滞剂,艾司洛尔是首选的药物。当患者血压和心率得到控制后,迅速吸引清除气管内和口咽腔分泌物,然后拔除气管插管,并立即用面罩吸氧。

3.心肌缺血的预防和治疗

冠状动脉旁路移植术术后,心肌缺血的预防和治疗是处理的重点之一,除控制心率,降低心肌氧耗,维持循环稳定外,其他措施也不可忽视,包括应用抗心肌缺血药物,使用抗凝药物防止血栓形成,保持移植血管的通畅等都十分重要。

(1)抗血栓形成药物:冠状动脉旁路移植术术后 6 小时,如引流液不多($<50\ mL/h$),循环稳定,可静脉一次性注射普通肝素 $0.25\sim0.5\ mg/kg$,每 6 小时 1 次。拔除气管插管后,若无呕吐等现象,可口服肠溶阿司匹林或巴米尔 $0.1\sim0.3\ g$,每天 1 次。对高凝状态的患者和血管条件差的患者,要延长静脉抗凝的时间。

(2)抗心肌缺血药物:冠状动脉旁路移植术术后,应继续用硝酸酯类、钙通道阻滞剂等药物治疗,有些患者术后须使用数天,气管插管拔除后,能口服的患者可改用口服。但是,对重症患者,由静脉给药效果更可靠。术后早期,应每天做心前多导联心电图,监测心肌有无缺血发生。必要时,监测血液心肌酶变化,对术后心肌缺血的诊断有很大帮助。

冠状动脉痉挛可导致心肌严重缺血,处理不及时可造成心搏骤停,患者死亡。冠状动脉痉挛多发生在未移植的冠状动脉和用动脉作材料的移植血管。术后造成冠状动脉痉挛的原因很多,也很复杂。主要有疼痛、低温导致的寒战反应、鱼精蛋白反应、变态反应、严重心律失常、严重低氧血症等。有报道,冠状动脉旁路移植术术后用尼卡地平对冠状动脉痉挛的预防和治疗效果显著,且优于硝酸甘油。

4.其他处理

(1)血清钾的处理:冠状动脉旁路移植术术后早期血钾应维持在 4.0～5.0 mmol/L。虽然冠状动脉旁路移植术患者术后早期尿量较多,但血钾的排泄并不多。在心电图没有室性异位心律的情况下,不必要高浓度补钾,一般以 0.6%～0.9% 的浓度即可。如果术后尿量多,心电图有室性异位期前收缩和血钾<3.5 mmol/L 的患者,高浓度(1.5%)补钾十分必要。在补钾过程中,要严格控制补液速度,及时复查,防止高钾血症的发生。

(2)高血压的处理:据报道,冠状动脉旁路移植术术后高血压的发生率在 15%～45%,特别是术前有高血压病史的患者。术后血压升高的原因是麻醉作用消失,气管插管刺激,疼痛刺激,患者交感神经张力增高,内生性儿茶酚胺释放增加,介质释放,低温导致的外周血管收缩等。术后高血压若不及时处理,将增大心肌耗氧,导致心肌缺血,增加出血量,严重者导致脑血管意外。

对高血压的处理,除针对原因外,主要用血管扩张药治疗。硝酸甘油以扩张小静脉为主,对高血压的控制效果往往较弱,硝普钠对小动脉有较强的扩张作用,但有人认为对冠心病患者可导致冠脉"窃血",必要时可慎用。尼卡地平等钙通道阻滞剂对周围动脉和冠状血管都有扩张作用,值得提倡使用。

(3)糖尿病患者的处理:由于手术刺激和麻醉影响,患者血糖可显著上升,术前血糖正常的患者,经体内调节术后血糖可恢复到正常水平。糖尿病患者由于胰岛素分泌功能下降,自身调节能力减弱,血糖升高后很难自行恢复到正常水平,血糖严重增高的患者(血糖>19.4 mmol/L)常常导致高血糖性昏迷,对此应引起高度的重视。

对术前合并糖尿病的患者,要加强对血糖的监测,要控制糖的入量。血糖轻度或中等增高患者,可用胰岛素皮下注射治疗;对血糖严重增高的患者,可首次静脉注射胰岛素 5 个单位,然后静脉持续输注。在用胰岛素治疗期间,注意扩容,适当补充钾离子。如出现代谢性酸血症时,应用碳酸氢钠纠正。

(4)手术后疼痛治疗:冠状动脉旁路移植手术创伤较大,术后疼痛可引起一系列并发症,如高血压、出血、肺不张等。据报道手术后的剧烈疼痛可使冠心病患者冠脉痉挛,引起心肌缺血,导致患者心搏骤停而死亡。因此,要引起足够的重视,冠状动脉旁路移植术术后应常规给予镇痛,以策安全。

三、体外循环下冠状动脉旁路移植术的麻醉

随着人类社会文明的进步,近年来先天性心脏病和风湿性瓣膜病发病率呈降低态势,而缺血性心脏病却不断增加。

关于心脏麻醉,特别是在一些非专科中心,多年来一直存在这样的问题,就是麻醉医师对心脏病的生理、病理、手术技术、围术期病情处理重视不够,而关注的重点仅是使用哪种药物,以及监测的技术操作而非监测内容的意义。正是由于对心脏病本身及其手术方法不了解,增加了对心脏麻醉的神秘感和难度预期。要做好心脏麻醉,重点要掌握相关理论知识。其实,不论是体外循环还是非体外循环冠脉搭桥手术,抑或室壁瘤切除并冠脉搭桥手术,其麻醉的原则都是一样的,麻醉方法也有很多共同之处。

（一）麻醉重点

1.保持心肌氧供需平衡

保持心肌氧供需平衡是麻醉的关键。在麻醉过程中保持并改善心肌的氧供需平衡，维持循环功能稳定，从而减少心肌缺血的发生，是麻醉的基本原则。一些患者心肌的供氧与耗氧平衡处于边缘状态，麻醉时应尽可能避免破坏其平衡状态。如术前已有心力衰竭现象出现，则需经治疗心力衰竭好转后才考虑手术。

决定心肌氧耗的因素包括心脏壁张力、心肌收缩力和心率。心室壁张力可以用左房压 lace 定律估算，其与心室大小和心室压力成比例。心室越小，室壁张力越小，氧耗越少。心率增快，一方面增加心肌氧耗，另一方面还缩短了心脏舒张期在整个心动周期中所占的比例，而左心室心肌灌注的大部分发生在舒张期。心肌氧供依赖于冠脉血流量和血液的携氧能力，而冠脉血流量决定于冠脉灌注压和冠脉阻力。冠脉灌注压可以由主动脉舒张压与左心室舒张末期压之差表示。血红蛋白浓度和血氧饱和度或氧分压决定血液的携氧能力。

麻醉和血管活性药会改变心肌氧耗。低血压在减少氧需的同时也有减少氧供的可能。通过降低前负荷或后负荷可使左心室缩小。心率可以用麻醉药、β受体阻滞剂或钙通道阻滞剂进行控制。钙通道阻滞剂和硝酸甘油能够降低冠脉阻力。因此有学者认为，预防和治疗心肌缺血就是让心脏"慢、小和灌注好"，同时使心排血量足够满足生理需求。麻醉药对冠脉循环的作用是有争议的话题，麻醉性镇痛药、苯二氮䓬类药和其他辅助药可引起冠脉扩张，可能是抑制交感神经张力的缘故。吸入麻醉药对冠脉具有直接扩张作用，作用由强到弱依次为异氟烷、七氟烷、恩氟烷和氟烷，吸入麻醉药的全身血管扩张作用可通过降低心室壁张力而减少氧耗。但吸入麻醉药也具有很强的心肌抑制作用，在降低心肌收缩力同时减少心肌氧耗，对于心功能严重受损的患者，也可引起心室扩张并增加心肌氧耗，使心功能恶化。所以，理想的麻醉效果就是合理地辩证地运用麻醉和血管活性药所得到的结果。

围术期心肌缺血的发生半数以上不伴有血流动力学的变化，即与血压和心率的明显变化无关，提示缺血往往由心肌氧供减少所致（如冠状动脉痉挛或栓塞等），而非氧耗增加。

2.心肌缺血表现及其处理

冠脉搭桥手术患者除急诊患者以外，手术前通常都已接受了药物治疗或内科介入治疗，特别是住院以后的对症处理，往往使患者心肌缺血症状有所改善和趋于稳定。即使如此，由于病变比较严重，患者术前精神紧张和焦虑，以及对麻醉和手术的应激反应，在围麻醉和手术期出现心肌缺血加重。所不同的是，在麻醉状态下，患者对心绞痛等不适没有主诉，只能靠麻醉医师通过对心电图、经食管超声心动图和血流动力学的变化进行判断。在冠脉搭桥的麻醉和手术过程中，心电图发生变化非常常见，其中，再血管化后发生心电图改变的大约有60%。最常见的是 ST-T 的变化，这种变化经常是不需特殊处理，也不会造成不良后果。麻醉医师鉴别术中心电图变化的意义非常重要，第一要明确是否发生了心肌缺血（如远端血管栓塞、吻合口狭窄等）。第二要明确心电图改变是局部性的还是全心性的，前者可能与桥血管吻合有关，后者可能意味着心肌保护不好。当然，局部的冠脉血运不好也会造成其所辖区域的心肌保护有问题。第三要注意心电图的变化是否伴有心功能的恶化和心律失常。

如果是吻合口不畅，就需要术者处理。对麻醉医师来讲，主要的处理措施包括三个方面，第一是控制患者的心率和维持足够的冠脉灌注压，可以使用β受体阻滞剂。另外，硝酸甘油经常要使用，但要注意通过补液和血管活性药保持血压。第二是抗血栓治疗，主要是肝素和抗血小板药物。第三就是选择使用主动脉内球囊反搏,对于严重冠脉狭窄,特别是重度左主干狭窄的患者,术前放置主动脉内球囊反搏对增加麻醉和手术的安全性有非常有利。术中药物治疗不能阻止心肌缺血加重导致心功能恶化的患者,果断使用主动脉内球囊反搏往往能取得意想不到的效果。有些心功能极差,如心肌梗死后室壁瘤或室间隔穿孔等,考虑到体外循环脱机困难或脱机后心功能维持可能有麻烦的患者,在脱机前先放置主动脉内球囊反搏,对患者顺利脱机和心功能良好转归非常有帮助。

(二)麻醉处理

1.麻醉时的监测

室壁瘤手术的麻醉监测包含了麻醉的基本监测,如心电图、血氧饱和度、呼气末二氧化碳、体温等,此外还包括心脏外科麻醉采用的监测技术,如有创动脉压监测、中心静脉压监测、肺动脉导管监测、经食管超声心动图等。在此对监测的一些问题进行讨论。

(1)循环监测:室壁瘤患者的麻醉、监测和诊断心肌缺血的变化情况非常重要,持续监测和记录心电图的变化比单纯示波器显示的诊断价值大,有研究表明单纯观察示波器的心电图变化,心肌缺血的漏诊达50%以上,而动态ST段分析有助于心肌缺血的早期诊断。由于心肌缺血发生在心脏的局部,所以根据术前冠脉造影有针对性地选择监测导联,会增加缺血诊断的敏感性。

由于在麻醉诱导和手术过程中,患者血压可能发生骤然变化,直观掌握血压的实时变化和趋势,麻醉医师才能及时主动地作出正确判断和调控。因此,有创动脉压监测是心脏手术麻醉的标准监测之一,多数情况下是在麻醉开始前局麻下完成穿刺,当然,如果患者心功能好,循环系统很稳定,在无创测压麻醉诱导的同时进行穿刺也无不当。桡动脉是最常选用的穿刺部位,因其方便安全。其他部位包括股动脉、足背动脉和臂动脉。正常情况下,足背动脉压力峰值比桡动脉高0.7~2.7 kPa。

中心静脉压监测也是心脏手术的标准监测,通常要保证两腔以上,这是因为除了测中心静脉压以外,经中心静脉给予血管活性药和补充容量是心脏手术麻醉所必需的。对于室壁瘤手术,有医院常规放置两套双腔中心静脉导管,用于测压、输注血管活性药(硝酸甘油、多巴胺等)、输注麻醉药(丙泊酚)、术中补钾补钙、输注肝素或鱼精蛋白、采集静脉血标本(测全血凝固时间)等。中心静脉压对于反映心肌缺血缺乏特异性和敏感性,但可以评价严重心功能不全和容量状况。穿刺路径最多采用右侧颈内静脉,其次为锁骨下静脉(锁骨下入路或锁骨上入路)、股静脉、左侧颈内静脉等。

针对肺动脉导管应用问题也一直有很多争议。最主要的原因在于,作为一项比较昂贵而且应用比较广泛的有创监测方法,没有充分的证据证明其有助于改善患者的医治结果,很多研究报道对该技术既有支持又有反对。

根据过往的经验,大多数室壁瘤患者需放置肺动脉导管。由于肺动脉导管能够提供更多的血流动力学信息,所以对于严重左心功能不全可能导致肺动脉压力明显升高的室壁瘤患者,通常还是选择放置肺动脉导管。室壁瘤患者如无明确禁忌,常规放置肺动脉导管并无不妥,反而会体验到它所带来的好处。

经食管超声(经食管超声心动图)被认为是监测心肌缺血的敏感方法,心肌缺血的早期表现之一是心室舒张功能障碍。冠脉阻断后,左心室舒张功能障碍是最早出现的异常改变,且常先于收缩功能异常。急性心肌缺血时,心室早期和晚期充盈功能均可异常。另一个最早出现的表现是心肌收缩功能改变,心肌缺血会引起节段性室壁运动异常,室壁运动异常是心肌缺血和心肌梗死的特异性敏感指标。在急性心肌缺血时,室壁运动异常出现比心电图表现早,或者根本没有心电图表现。术中出现室壁运动异常的患者,发生心肌梗死的可能性增高。室壁运动异常的经食管超声心动图特征为收缩期室壁运动幅度减弱、运动消失或反向运动;收缩期室壁增厚异常,即增厚程度减低、消失和变薄。

对于室壁瘤手术,经食管超声心动图不仅能提供心脏结构和功能的高清晰度影像,而且能够实时显示心内血流的方向、流速和性质。手术中放置经食管超声心动图探头比放置肺动脉导管更为安全快捷,能够获得更全面的心脏方面的信息,能及时观察和评价室壁瘤切除手术的效果。

(2)呼吸监测:由于室壁瘤患者中以老年患者为主,所以呼吸系统伴发疾病比较多见,也是老年患者围术期死亡的重要原因之一,因此要细心监护。脉搏氧监测目前在国内也已成为常规监测手段,它可以快速确定低氧发生。但与脉搏氧监测同样重要且更有价值的是呼出气二氧化碳监测,该监测在发达国家已作为术中基本监测方法之一,国内大中型医院多有采用。呼气末二氧化碳分压相当于肺泡和动脉二氧化碳分压,由于存在少量生理无效腔,呼气末二氧化碳分压正常情况下比动脉血二氧化碳分压低 $0.2\sim0.3$ kPa,但在有慢性肺疾病时,这个梯度会明显增大。呼出气二氧化碳监测已成为确定气管插管位置的金标准。分析呼出气二氧化碳波形变化具有很多临床意义,波形突然消失可能是患者呼吸停止、呼吸机停止工作、回路连接脱落、或气道梗阻;波形逐渐消失可能是急性肺栓塞或心搏骤停;基线抬高可能是钠石灰耗竭、回路活瓣失灵、校正错误等;波形曲线平台变化可能是呼出气流受阻(斜形平台)或机械通气时膈肌活动(锯齿形平台)。

另外,血气监测对于室壁瘤手术患者与其他心脏手术一样是必需的,对于了解术中特别是心肺转流术中和心肺转流术后患者的酸碱平衡和水电解质平衡,以及血氧和二氧化碳分压、血球压积等情况,并及时进行纠正有重要价值。

(3)体温监测:术中特别要注意心肺转流术前后的体温变化,心肺转流术后由于复温不均衡,容易发生低体温,低体温导致术后寒战使机体氧耗增加 $400\%\sim500\%$,并可引起心肌缺血和心律失常,使麻醉药物清除和术后苏醒延迟。尿蛋白丢失作为分解代谢的标志,在低体温老年人明显增加。术中体温监测可以将温度探头放置在食管、鼻咽腔、鼓膜、膀胱、或直肠等部位。除体外循环患者以外,以上部位温差很小。

(4)肌松监测:老年人的外周神经、骨骼肌及神经肌肉接头发生退化,肝肾功能降低使药物代谢和清除减慢。这些因素使老年人非去极化肌肉松弛药作用延长。另外,由于血液循环减慢,药物的起效时间和最大作用时间均延长。因此,有必要对老年患者监测神经肌肉阻滞情况,以便更好地掌握神经肌肉阻滞程度,指导肌肉松弛药使用,提示让患者苏醒和拔除气管导管的时机。

2.麻醉药物的选择

对冠脉架桥并室壁瘤切除的患者,没有哪一种麻醉药适合或不适合,原则上是在了解各种麻醉药物对心血管系统的作用的基础上,根据患者情况,通过合理配伍,达到维持心肌供氧及耗氧间的平衡,保持心功能的稳定。

3.麻醉方法

近年来,冠心病患者接受冠状动脉旁路移植术手术已经成为一个比较普通的心脏手术,麻醉方法和技术非常成熟。很多麻醉医师都使用了使患者术后早期拔管或"快通道"麻醉技术。但对于室壁瘤切除手术患者,通常要完成冠状动脉旁路移植术和左心室成型两个手术,而且术前患者心功能更差,所以麻醉通常以中大剂量芬太尼麻醉为主,监测内容更加全面,术后呼吸支持时间也更长。

（1）术前用药：神经地西泮类药（镇静催眠药）、麻醉性镇痛药、抗胆碱药、抗组胺药和抗酸药。手术前用药的目的主要有两个，一是降低患者的精神敏感度，包括紧张、焦虑和恐惧；另一个是提供镇痛作用，降低患者对麻醉前操作（如血管穿刺）的痛觉敏感性。具体用药选择主要根据患者病理和生理状况、手术类别、麻醉方法等。对于冠心病患者，理想的术前用药可以通过上述两方面的作用，降低心肌氧耗，防止心绞痛发作。

心脏手术常用的术前药通常是苯二氮䓬类药、阿片类药和东莨菪碱。东莨菪碱在老年患者常引发精神不良反应，但前两类药物与之联合应用可以消除其精神错乱或谵妄的不良反应。苯二氮䓬类药抗焦虑作用强，还具有健忘作用，地西泮口服剂量为 0.1~0.15 mg/kg。吗啡常用剂量为 0.1 mg/kg 肌内或皮下注射。东莨菪碱通常是 0.2~0.4 mg 肌内注射。特别要注意，老年患者和全身情况差的患者，术前用药剂量要酌情减少，很多单位都有过这方面的教训。另外，在接受术前药物的患者行血管穿刺置管（输液或动脉测压）时，一定要同时给予吸氧，并监测心电图和脉搏氧饱和度。

（2）麻醉诱导：左心室功能比较差的室壁瘤患者对麻醉药物和气管插管引起的呼吸循环反应耐受力降低，要求麻醉诱导尽量保持循环功能稳定，既要减轻麻醉药物对循环的抑制作用，又要降低气管插管心血管反应，这似乎相互矛盾，但如果药物和剂量选择合理是能够做到的。麻醉诱导基本上是采用静脉麻醉诱导，麻醉诱导前常规去氮吸氧，并在局麻下完成桡动脉穿刺测压。危重患者特别是左主干重度狭窄者，在进入手术室之前即给予硝酸甘油溶液持续静脉滴注，其他患者在麻醉后尽快完成颈内静脉穿刺置管并泵注硝酸甘油溶液 0.6~1.5 μg/(kg·min)，持续至手术后。

由于麻醉过程中血流动力学可能出现突然变化，要提前备好血管活性药物。除了静脉泵注的，通常备有快速推注的药物包括去氧肾上腺素（25~50 μg/mL）、多巴胺（1 mg/mL）、阿托品（0.1 mg/mL）、利多卡因（20 mg/mL）。为减少手术操作时出现心律失常，可应用利多卡因 1~1.5 mg/kg。另外，术中注意补钾，使血钾在 4.0 mmol/L 以上为宜。术毕常规放置临时起搏器备用。

快速诱导气管插管法：对于择期手术，麻醉前判断无插管困难的老年人，可以选择快速诱导插管。目前可以选择的静脉麻醉药物较多，但对于室壁瘤患者，有学者在此推荐使用咪达唑仑联合氯胺酮或咪达唑仑联合依托咪酯，另外再使用芬太尼和肌肉松弛药。剂量要根据心功能、年龄和体重等相关因素进行个体化调整。

健忘镇痛慢诱导法：是在给予适量镇静镇痛药基础上，保持患者清醒，并进行充分的表面麻醉后行气管插管。此法患者自主呼吸几乎不受影响，气管插管反应很小或没有。作为清醒气管插管方法，通常使用于困难插管和急诊饱胃患者。具体做法：静脉注射咪达唑仑 0.5~1.5 mg 和芬太尼 0.05~0.1 mg 后，口腔喷雾 1% 丁卡因，行环甲膜穿刺注入 2% 丁卡因 2 mL，待 3 分钟左右行气管插管。插管后迅速加深麻醉使患者入睡。

麻醉诱导期间，特别是诱导前和气管插管后，一些有高血压的患者容易出现高血压、心动过速、心律失常和 ST-T 改变，这对于冠心病患者尤其不利。对于诱导前血压过高通常不需要降压处理，尽快麻醉后，患者血压即可降至正常如不然可以应用乌拉地尔、佩尔地平或硝酸甘油等。硝酸甘油贴膜用于有冠心病、高血压的患者也有一定治疗和预防作用。由于心血管调节和代偿能力低，以及术前使用 β 受体阻滞剂等原因，麻醉诱导中也常出现低血压和心动过缓，纠正低血压可以选择多巴胺 1~2 mg 静脉单次或重复注射，心动过缓一般用阿托品 0.25~0.5 mg 静脉注射。掌握好术前安放主动脉内球囊反搏的指征,对于某些危重患者麻醉过程中的安全有重要作用。

(3)麻醉维持:麻醉维持既要保证足够的麻醉深度,减少应激反应,防止术中知晓,保持血流动力学稳定和维护重要器官功能不受损害,又要使患者麻醉后尽快恢复,减少麻醉并发症发生。麻醉诱导后到心肺转流术建立,这段时间麻醉医师要控制好循环功能稳定。心肺转流术过程中的麻醉维持,在中大剂量芬太尼基础上,持续静脉泵入丙泊酚 $3\sim4$ mg/(kg·min),和/或吸入 $0.5\%\sim1.0\%$ 异氟烷。

体外循环停机时,麻醉医师应和外科医师一起评估心脏功能和正性肌力药应用之必要。停机时心功能很好,补充液体达到理想的前负荷足以获得满意的血流动力学状态,开始可以通过体外循环泵来输注液体。给予鱼精蛋白后,泵内尚存的血液经过血液回收装置处理后输给患者。

停机后肉眼观察心脏情况,并通过 Swan-Ganz 导管检查心排血量和肺动脉压。经食管超声心动图用于评价心室功能和发现可能存在的问题。例如,新发生的局部室壁运动异常可能提示移植血管桥有问题需要补救。如果发现心脏内有气体,其可以进入右冠状动脉引起心室功能异常和心室膨胀,这种情况偶有发生。

在经食管超声心动图监测下补充液体有助于确定满意的充盈压力,实际上经过一段时间的缺血停跳后,心脏的顺应性降低,要保持足够的血管内容量往往伴有较高的心室充盈压,表现为肺动脉楔压和肺动脉压的升高,但随着心功能的改善充盈压会逐渐降低。

如果有必要用正性肌力药支持,开始时通常使用儿茶酚胺,如肾上腺素($1\sim2$ μg/min)或多巴胺[$5\sim10$ μg/(kg·min)]。如果心脏表现仍不满意,使用氨力农或米力农对心脏负荷不大的患者非常有效。停机前提前使用可以改善术后心功能和氧传输,减少儿茶酚胺的需求。

如果心脏表现仍不理想,重新建立心肺转流术,在降低心脏负荷的情况下重新转流,往往起到改善心室功能的作用。如果还不行,就有必要插入主动脉内球囊反搏。当以上措施均失败时,必须考虑使用循环辅助装置。

(三)心肌缺血的预防和处理

对于室壁瘤手术患者,麻醉医师最为关注的除了麻醉本身,就是如何预防和治疗心肌缺血。国外有报道,心肺转流术开始前心肌缺血的发生率在 $10\%\sim50\%$,大多数清醒的冠心病患者的心肌缺血发作呈现无症状型,且与血压心率变化无关,对此没有明确解释。但有些心肌缺血与血流动力学变化有关,心动过速伴低血压或左心室充盈压增加,都会降低冠状动脉灌注压,从而打破心肌氧供需平衡。对于因缺血导致的血流动力学改变要积极处理,低血压要根据原因,通过补充容量,应用缩血管药物及正性肌力药物予以纠正;手术应激导致的高血压要通过加深麻醉和使用扩血管药物进行处理。

1.硝酸甘油

硝酸甘油在平滑肌细胞和血管内皮细胞中被生物降解产生一氧化氮,通过一氧化氮而起作用。以往认为硝酸甘油抗心绞痛作用是通过冠状血管扩张,现在认为是其降低心肌耗氧量,恢复心肌氧供需平衡。

术中预防性应用硝酸甘油被认为是冠心病治疗的有力手段。硝酸甘油可以通过降低心脏前后负荷来减少心肌氧耗,从而预防缺血发生,还可能通过对冠状动脉的直接作用改善心肌灌注。术前硝酸甘油可用来治疗不稳定心绞痛、缺血性二尖瓣反流、减少心肌梗死面积和相关并发症。对于非体外循环下冠状动脉搭桥术患者,小剂量硝酸甘油还能通过扩张静脉血管降低左心室前负荷,使左心室减小并降低室壁张力。大剂量还能降低外周动脉和冠状动脉阻力。硝酸甘油剂量在$(1.7\pm0.3)\sim(2.9\pm0.7)\mu g/(kg\cdot min)$时,起效时间为$(4.1\pm0.8)\sim(7.8\pm2.8)$分钟。

硝酸甘油对于急性心肌缺血心室功能异常导致的左心室舒张末期容积、左心室舒张末期压力和肺动脉压升高非常有效。对于冠状动脉旁路移植术和室壁瘤手术患者,硝酸甘油使用优于硝普钠和钙通道阻滞剂。硝酸甘油对于冠状动脉痉挛有效,而且与钙通道阻滞剂合用作用更强。

心肺转流术对硝酸甘油的药代学和药效学影响都很大。主要方面有心肺转流术管道的摄取、局部血流的变化、血液稀释和低温,氧合器和滤器即可摄取50%以上。

2.钙通道阻滞剂

钙通道阻滞剂是一组结构不同的能够选择性阻滞细胞膜上慢通道钙离子进入细胞内的药物。麻醉中应用钙通道阻滞剂用于预防和治疗术中心肌缺血、冠脉痉挛、高血压和心律失常。这类药物能抑制窦房结搏搏点及房室交界处细胞的动作电位,可使心率减慢,房室传导速度减慢,不应期延长;可使血管平滑肌松弛而血管扩张,并使心肌收缩力受到抑制。因此其治疗心绞痛的机制在于一方面减少耗氧,另一方面由于冠状动脉扩张而增加供氧。但其作用存在很大差异,如硝苯地平主要作用于平滑肌,对房室结没作用;维拉帕米主要作用于心脏传导系统,抑制房室传导,在治疗室上性心动过速方面效果显著;对血管平滑肌和心肌没什么作用。地尔硫䓬和维拉帕米对于降低冠脉阻力作用不明显。

佩尔地平是一个短效药物,对冠脉和全身血管都有扩张作用,但对冠脉的作用更强,能够降低血压和外周血管阻力。对心脏的抑制作用较小,用药后射血分数和心排血量增加,而对心脏传导没有影响。对缺血性心脏病的舒张功能也有改善。静脉注射剂量$5\sim20\mu g/kg$,清除半衰期$3\sim5$小时,主要在肝脏代谢,经胆汁和肠道排除。其快速起效和短效使其非常适于围术期高血压和心肌缺血,常用于冠状动脉旁路移植术手术的血压控制。

3.艾司洛尔

艾司洛尔是一个新的超短效β_1受体阻滞剂,因其被红细胞酯酶快速水解,半衰期仅为9分钟,因此特别适用于围术期。它不被血浆胆碱酯酶水解,对缓解心肌缺血很有效并且能改善心肌舒张功能。在左心室功能严重受损,肺动脉楔压高达$2\sim3.3$ kPa的患者也可以使用。它可以降低心率、血压、心脏指数及心率收缩压乘积,但对肺动脉楔压无明显改变。给药方法常以$0.3\sim1.0$ mg/kg单次给药。

艾司洛尔在冠状动脉旁路移植术手术中广泛用于控制高血压、心动过速和心肌缺血。当然,低血压也是其不良反应。

四、非体外循环下冠状动脉旁路移植术的麻醉

近年来非体外循环冠脉搭桥术已越来越广泛地在临床推广应用。该技术的应用可避免心肺转流术带来的许多并发症,如凝血机制紊乱、全身炎症反应、肺损伤、肾功能损害和中枢神经系统并发症等,还由于该方法对机体损伤小,术后恢复快,住院时间短,因此而节省医疗费用。目前非体外循环冠脉搭桥术占同期所有冠脉搭桥手术的比例在我国许多心脏中心已经达到90%以上,并且适应证有逐步放宽趋势,如术前心功能严重低下,合并肾功能不全,呼吸功能障碍,脑血管意外的患者外科医师均倾向于选择非体外循环冠脉搭桥术。因此该技术的应用对麻醉医师提出了更高的要求。麻醉医师面临的挑战是如何维持术中心肌氧供需平衡,维持血流动力学稳定,保护心脑肺肾等重要脏器功能,预防、早期诊断和治疗在跳动的心脏上手术操作所带来的心律失常、

低血压和心肌缺血等。

(一)麻醉前的准备

术前 1 天承担任务的麻醉医师要去病房阅读病历,询问病史,了解病情。除患者一般情况外,还应了解冠脉造影结果,了解冠脉血管病变支数与病变部位,外科手术的部位和移植血管支数,综合分析后拟定麻醉计划。手术当天在患者进入手术室前,麻醉中使用的各种仪器、导管、除颤器、麻醉药、肌肉松弛药、急救药、加温设备等都应准备好。麻醉前用药同前述。

(二)麻醉诱导和维持

1.麻醉诱导

患者送入手术室后,首先监测心电图和末梢血氧饱和度,注意心电图有无异常改变,如患者出现室性期前收缩和/或 ST 上升或下降,这是危险的信号,表明患者心肌有缺血改变,应积极处理。可静脉注射利多卡因 1～1.5 mg/kg,面罩吸氧、口含服硝酸甘油片或静脉滴注硝酸甘油,情况得到改善后才可行麻醉诱导。在局部麻醉下穿刺桡动脉监测血压,外周静脉针可选用 18G,如用粗的穿刺针应在穿刺前行局部麻醉,避免疼痛导致心肌缺血的发生。麻醉诱导应在有创血压监视下进行,对血压高、心率快的患者,应先静脉注射艾司洛尔 0.5～1.0 mg/kg。麻醉诱导时,无论采用何种药物,原则是患者不发生呛咳、挣扎、高血压、低血压和心动过速等,以维持心肌氧供需平衡。最常采用的诱导药是咪达唑仑或地西泮、依托咪酯等。咪达唑仑镇静效能强,入睡快,对血管无刺激性,但对心肌有较强抑制和血管扩张作用,静脉注射后可出现低血压,当气管导管插入后,又可出现高血压。为避免此不良反应,用小剂量咪达唑仑联合 γ-OH 等为好。肌肉松弛药可选用维库溴铵或哌库溴铵,镇痛药可用芬太尼或舒芬太尼。近年来超短效的瑞芬太尼为施行快通道麻醉提供了便利条件。由于冠心患者长期服用地尔硫䓬、美托洛尔等药物,术前及麻醉诱导后患者心率缓慢,常常在 50～60 bpm,如果患者无主动脉瓣反流,血压稳定在正常范围内,可以不处理,足可以满足各脏器的灌注,对减少心肌耗氧量有益。

2.麻醉维持

麻醉维持的方法可采用吸入麻醉,静吸复合麻醉和静脉复合麻醉,目前最常用的方法是静吸复合麻醉。在吸入异氟烷的基础上复合芬太尼、舒芬太尼或瑞芬太尼。如患者须术后早拔管,芬太尼与舒芬太尼的用量要控制(总用量芬太尼 < 20 μg/kg,舒芬太尼 < 3 μg/kg),用瑞芬太尼无术后呼吸抑制的顾虑。切皮、锯胸骨等步骤是手术强刺激阶段,在此操作之前要提前加深麻醉,以免疼痛反应导致心肌缺血。丙泊酚的应用对维持麻醉稳定很有帮助,可在血压高、心率快表明麻醉深度不够时静脉注射 0.5～1 mg/kg。

非体外循环搭桥患者麻醉诱导后一般心排血量较低,而外周血管阻力较高,处于低排高阻状态。手术开始后在麻醉深度合适的情况下,即应加快硝酸甘油的输注速度,扩张外周血管,降低心脏的后负荷,降低心肌氧耗。一般在搭桥前硝酸甘油维持于 0.5～1 μg/(kg·min),可以看到桡动脉波形上升支变陡峭,心肌收缩有力,心脏充盈满意。表明心脏已处于良好的功能状态,为血管吻合做好了准备。

麻醉过程中既要防止通气不足,造成二氧化碳蓄积,又要避免通气过度。通气过度造成动脉血二氧化碳分压过低,减少冠状动脉的血流量,血液偏碱可促发冠状动脉或内乳动脉桥痉挛,导致心肌缺血,并可使氧解离曲线左移,不利于心肌组织从红细胞摄取氧气。通气不足造成 pH 过低,影响心肌收缩力。因此搭桥术中应维持动脉血二氧化碳分压在 4.7～5.3 kPa。

(三)麻醉中监测和治疗

1.心肌缺血的监测和治疗

目前监测心肌缺血最适用的方法是经食管超声心动图和心电图,经食管超声心动图在早期诊断心肌缺血上有特异性,其准确率优于心电图。麻醉医师在整个麻醉过程中都要紧密观察心电图的变化。一般情况下,只要患者血压、心率维持稳定,麻醉中很少发生心肌缺血。发生心肌缺血的阶段是搬动心脏施行冠脉血管移植时或血管移植后。此时的心肌缺血多为急性缺血表现。

(1)急性缺血的原因:①麻醉不平稳,血流动力学波动大;②手术者搬动心脏或手术固定器压迫心脏过紧;③移植后的血管内有气泡栓塞或吻合口不通畅。

(2)急性缺血的心电图表现。①ST 段改变:是心脏缺血时最常见的表现之一。面向心内膜下心肌缺血的导联表现为 ST 段降低。降低的程度在心前区导联较肢体导联明显。在 V5 导联 ST 段可降低 0.4 mV 以上,Ⅱ 导联 ST 段降低一般为 0.1 mV 左右,或伴有 U 波倒置。ST 段降低的导联常见于 V4~V6、Ⅰ、Ⅱ 或 aVL 导联。急性透壁性或心外膜下心肌缺血时,面向损伤面的导联表现为 ST 段抬高,常见于 V2~V6 导联,也见于 Ⅱ、Ⅲ、aVF 导联,ST 段抬高凸面向上,有时伴有 T 波倒置,ST 段抬高多由冠状动脉痉挛所引起。急性心肌缺血所致的 ST 段改变,多为一过性,持续数分钟至十几分钟。②T 波改变:急性心内膜下或心外膜下心肌缺血,心前区导联面向心内膜下心肌缺血时,T 波对称高尖,在心前区导联可高达 1.0 mV~1.5 mV,可伴有 ST 段改变或 U 波倒置,或 Q-T 间期缩短。常见于 V4~V6、Ⅰ、Ⅱ、aVL 导联,T 波对称倒置。

(3)心肌缺血的预防和治疗:麻醉中维持血流动力学稳定,保持血压、心率的正常,对心肌缺血的预防很重要。麻醉诱导后,即开始静脉点滴或持续静脉注射硝酸酯类或钙通道阻滞剂,以降低左心室壁张力并使冠脉扩张改善心肌血流,预防心肌缺血。左前降支是冠脉病变最常见的血管,也是左心室供血的主要血管,在多支血管移植时,应首先用胸廓内动脉与该血管相吻合,建立血运可降低心肌缺血的发生率。吻合回旋支和后降支时是造成心肌缺血最显著的阶段,术者对心脏的搬抬和固定器对左右心室的压迫,常使心脏移位,扭曲,心肌收缩功能受到抑制,有些患者出现二尖瓣反流或者原有二尖瓣反流加重。由于头高足低位时心房位于低位,心室位于高位,不利于回心血量流入心室,如果心室流出道受压,心室后负荷增加,则心排血量急剧下降,表现为血压降低,心跳缓慢无力,心脏搬动后动脉血压常常不易恢复。此时应增加多巴胺的用量,增加心肌收缩力,升压药可以使用去氧肾上腺素 0.1~0.2 mg 分次注射,使收缩压>12.0 kPa,平均压>8.0 kPa。心率<45 次/分时可以使用阿托品,每次 0.2 mg,使心率提高到 60 次/分。心率>90 次/分时可以使用新斯的明 0.4~0.8 mg,其通过增加迷走紧张而降低心率,作用温和,不影响心肌收缩力,也可以使用小剂量的艾司洛尔,每次 10 mg,可以多次注射,但应注意其对心肌收缩力的抑制。对于心功能差、合并二尖瓣轻中度反流患者,如多巴胺效果不好,可以使用直接作用的肾上腺素或米力农。有的患者冠脉血流阻断后,心肌发生缺血,表现为血压急剧下降,心电图 ST 段急剧上抬,甚至表现为单向曲线。表明相应心肌处于急性缺血状态,其侧支循环不健全,时间过久可以导致急性心肌梗死。此时应建议术者使用冠脉分流栓,加快输液速度,增加正性肌力药用量,努力维持循环稳定。如经处理后情况得到改善,对该方法熟练的术者可继续施行血管吻合术。若术者对该技术不熟练或情况进一步恶化时,应停止操作,让心脏立即恢复原位。最好建立心肺转流术下施行冠状动脉旁路移植术。

当血管移植完成,病变的冠脉血流建立后,心肌供血立即得到改善,特别是严重冠脉狭窄血管所支配的区域,心肌颜色变得红润,收缩活动增强。如果移植血管开放后,上升的 ST 段得不到改善,或继续抬高,证明移植后的血管血流不畅。有几种可能:①移植血管痉挛,可用罂粟碱稀释液喷洒血管表面;②移植血管内气体栓塞,可使用细针头扎入血管内排气;③吻合口不通畅,处理的唯一办法是拆除移植血管缝线,重新吻合;④移植血管内血栓形成,其原因多为所采取的血管质量欠佳或内膜严重损伤,处理的措施是另取血管重新移植。心肌缺血是可逆的,若心肌缺血不及时纠正,任其继续发展将会导致心肌梗死。

2.血流动力学的监测和治疗

麻醉诱导后,穿刺颈内静脉或锁骨下静脉,放置中心静脉导管测中心静脉压,其正常值为8～12 cmH$_2$O,低于此值时说明血容量不足,可补充晶体和胶体。高于此值,则证明右心功能欠佳或容量负荷过度,在搬动心脏施行血管移植时,中心静脉压往往上升。

对中心静脉压高的患者,可静脉注射呋塞米加速液体的排出,减轻心脏负担,或使用正性肌力药物,以加强心肌收缩力,必要时静脉注射氯化钙,每次 0.5～1.0 g。

一般在麻醉诱导前局麻下穿刺桡动脉持续监测血压的变化。有高血压史的患者,虽然术前用抗高血压药将血压控制在正常范围,但由于对手术的恐惧,麻醉前血压可急剧升高,有的患者收缩压超过 26.7 kPa。术前的高血压易导致心肌缺血,要及时处理,如静脉注射地西泮镇静。无特殊情况,可施行麻醉诱导。冠心病患者在气管插管、切皮、锯胸骨等强刺激时可以发生应激性高血压,增加心肌氧耗,增加心肌缺血机会,因此应在刺激发生之前预先加深麻醉,尽量维持血流动力学稳定。

移植血管搬动心脏时,血压可发生剧烈波动,吻合右冠脉血管后降支时,心尖部向上抬 40°,心房位于低位,心室位于高位,使回心室的血量显著减少,心肌顺应性下降,可造成严重低血压及心肌缺血。此时中心静脉压和肺动脉楔压均升高,但并不能代表右心室与左心室真正的前负荷。如固定器安装好后观察半分钟,血压维持在收缩压 12.0 kPa,无再下降趋势时,可施行血管吻合术。如果经用正性肌力药物调整后,仍不能维持血压正常,应松开固定器将心脏恢复原位。如此反复搬动心脏几次,可以起到缺血预处理的心脏保护作用,心脏将会对搬动到异常体位产生适应,而减少对血流动力学的影响。吻合冠脉远端血管时,须提升血压,吻合近端血管时,须控制性降压,以防止主动脉侧壁钳夹后导致严重高血压,增加心肌氧耗。

国外在非体外循环冠脉搭桥术术中一般常规放置 Swan-Ganz 导管,我们主张对心功能差、病情重的患者麻醉诱导后穿刺右颈内静脉放置 6 腔 Swan-Ganz 漂浮导管,连续监测心排血量、心脏指数、混合静脉血氧饱和度、射血分数、肺动脉压及肺动脉楔压等的变化,以便为治疗提供参考。据一些学者观察,当施行左前降支、回旋支血管吻合时,心脏指数可下降 17%,经用正性肌力药物支持后得不到改善,反而进一步下降,表明将发生心肌严重缺血,如不采取相应措施,会导致心室颤动。麻醉中对心排血量、心脏指数低于正常的患者,可持续输注正性肌力药辅助。常用多巴胺 2～5 μg/(kg·min)持续静脉注入,或肾上腺素 0.05～0.1 μg/(kg·min)。异丙肾上腺素具有 β$_1$、β$_2$兴奋效应,可增加心肌收缩力,但它增加心率显著,对冠心病患者显然不利。有学者证实冠心病患者用异丙肾上腺素治疗可引起心内膜下缺血,最终导致心肌梗死。心率过于缓慢时,可用阿托品提升。出现需临时治疗的低血压时,如果心率过快、血压低,可一次性静脉注入去氧肾上腺素 0.5 mg,心率慢的低血压,可静脉注射多巴胺,每次 1～2 mg。

3.心律失常的原因和治疗

在非体外循环冠脉搭桥术麻醉中,心律失常会经常发生,较常见的有心房纤颤、心室期前收缩和心室纤颤。

(1)心律失常的原因。①原有的心律失常:如患者术前应用大量利尿剂,造成隐性低钾血症和低镁血症,或心肌梗死区域累及心脏传导系统,或血液中儿茶酚胺等因素,均可导致患者心律失常。患者入手术室后,在麻醉诱导前心电图可呈现心房纤颤或心室期前收缩。②手术操作导致的心律失常:多见于切开心包后,术者操作对心脏造成的机械性刺激,尤其是吻合移植血管时,手术者和心脏稳定器对心脏的刺激常可导致室性期前收缩,室上性心动过速,严重者心搏骤停。③低体温导致的心律失常:手术间室温过低,输入低温的库血、液体,患者体腔暴露过久,大量热能散发等原因,造成患者体温显著下降。当核心温度<35 ℃时,常可出现心律失常。

(2)心律失常的治疗:在非体外循环冠脉搭桥术无论心房纤颤或心室期前收缩均可使左心室每搏输出量显著减少,从而影响血流动力学的稳定。应积极预防和治疗。其措施包括:①麻醉诱导后即开始静脉点滴氯化钾和硫酸镁,以保持血钾、血镁在正常范围。②当出现室性期前收缩时,可静脉注射利多卡因 1 mg/kg,一般在用药后数分钟,室性期前收缩即可消失或减少。必要时 10 分钟后可重复用药。③在切开心包和搬抬心脏前,可预防性静脉注射利多卡因 0.5~1 mg/kg。搬抬心脏时,动作要轻柔。当将心脏放回原位,经用抗心律失常药后再操作。④当发生室上性、室性心动过速或室颤时,应立即施行电转复,同时静脉注射利多卡因。初次发生的房颤,如左右心房没有血栓形成,可以电击除颤,体内每次 5~10 J 即可。慢性房颤可以使用胺碘酮控制心室率,负荷剂量 150 mg 在 10 分钟左右缓慢静脉注射,然后 1~2 mg/min 持续输注。

4.其他监测及处理

(1)尿量:麻醉后放置导尿管,应保持尿量>2 mL/(kg·h)。尿量少时,要积极补液并酌情使用呋塞米等利尿药。

(2)电解质:麻醉诱导后,应及时抽取动脉血查电解质,保持血清钾、镁等离子在正常偏高的水平。冠心病患者在麻醉诱导后由于应激反应的影响,血清钾镁等离子水平一般低于正常值,术中补充钾镁等离子对稳定心肌细胞膜电位,降低心肌的应激性,预防心律失常很重要。因非体外循环冠脉搭桥术不用心肺转流术,所以电解质异常的纠正和预防应尽早进行。手术开始时,即可静脉滴注 6‰氯化钾溶液,同时应用硫酸镁或门冬氨酸钾镁等,保持血清钾在 4~5 mmol/L。

(3)血糖:对糖尿病患者要监测血糖,特别是 1 型糖尿病。冠心病患者术中或术后血糖过高将影响患者的预后,高血糖增加血液的黏滞度,导致微循环血流缓慢和高凝状态,并影响血管内皮细胞功能,导致桥血管吻合口血栓形成和术后急性心肌梗死。术后高血糖还容易导致手术切口感染。由于麻醉和手术应激反应的影响,搭桥术中患者血糖可以显著升高。麻醉中应静脉点滴胰岛素或皮下注射胰岛素,使血糖<11.1 mmol/L。

(4)全血凝固时间:胸廓内动脉游离出即将断下前,由静脉注射肝素 1 mg/kg,10 分钟后抽血查全血凝固时间,术中全血凝固时间应>300 秒。所有血管移植完成后,即可用鱼精蛋白对抗肝素,使全血凝固时间回到生理值水平。10 分钟后,再次复查全血凝固时间。一般认为,全血凝固时间在 130 秒以内可视为正常。

(5)体温:麻醉后放置鼻咽温探头监测温度,有条件时应用加温毯加温,保持体温>36.5 ℃。温度对此种手术十分重要,温度过低将使外周血管阻力增加,外周组织灌注不良,心脏后负荷增加,且冠状动脉及移植的乳内动脉桥容易痉挛,导致心肌缺血。低温还影响机体的凝血功能。术中维持正常体温对预防低温导致的酸血症、心律失常、心肌缺血及凝血功能障碍有重要意义。麻醉中要注意保暖,输入的血液、液体要预先加温。

（6）血红蛋白：麻醉诱导后,查血气的同时应查血红蛋白和红细胞比积。如果患者在手术前, 血红蛋白<110 g/L,麻醉中应输浓缩红细胞,以提高血红蛋白水平,增加血液携氧的能力。对术前血红蛋白>120 g/L,术中失血不多的患者,可以不输血而输入血浆代用品,如万汶、佳乐施等。非体外循环冠脉搭桥术患者由于不用心肺转流术,多数患者失血不多,可以不输异体血。对出血多的患者,可用血液回收机将失血回收处理后回输给患者,这对预防血源性传染病十分有益。

五、合并症冠心病外科的麻醉

关于合并症冠脉外科的内容,应该包括四个类别:第一类是因冠心病心肌梗死引发的其他并发症,如室壁瘤、室间隔穿孔和严重二尖瓣乳头肌功能紊乱或断裂引发的二尖瓣反流等;第二类是主要疾病与冠心病无关,但术前检查时发现有冠心病,如在瓣膜手术患者术前常规行冠状动脉造影检查,经常会发现有冠状动脉明显狭窄的患者,此类患者在行瓣膜手术的同时也要实行冠脉搭桥手术;第三类属于先天性冠状动脉畸形,最常见的是冠状动脉窦瘤破裂。第四类比较少见,是在行冠状动脉介入治疗时损伤冠状动脉,造成冠状动脉夹层或破裂,以及心包积血和心脏受压,需要外科处理。

第一类属于心肌梗死的严重并发症,患者病情往往很危重,手术难度大,死亡率高。是冠心病外科的难点,对麻醉的要求也很高,目前在国内,还只有一些比较大的专科医院和心脏中心能够开展手术。在此,结合病理生理表现对麻醉中的重要问题进行阐述。其他几类合并症的麻醉方法与普通冠脉搭桥基本相同,不再赘述。

（一）室壁瘤

室壁瘤多发生于范围较大的透壁性心肌梗死基础上,引起左心室舒张末容积增大和左心室腔扩大。当伴有反向运动时,每个心动周期中都有血液进入瘤腔,类似存在反流。室壁瘤患者不是整个心室都能做功,但却能使有功能部分室壁扩张更明显而导致左心室重塑。两个最常见的临床表现为心肌缺血综合征和充血性心力衰竭。心绞痛的主要原因为多支血管病变和室壁张力增加。室壁瘤形成后,由于存活心肌与瘢痕组织之间形成再折返,可产生恶性心律失常或猝死。15%～30%患者的症状与严重室性心律失常有关。也有部分患者有附壁血栓,但仅少数病例出现血栓栓塞并发症。

室壁瘤手术的目的是使扩大的心室腔容积减少,使室壁张力和氧耗下降,并对冠脉病变进行冠脉搭桥手术。切除无收缩功能的室壁瘤可降低心室腔容积和舒张终末压,提高剩余心肌的收缩效应,从而改善心功能。

麻醉方面总的原则与普通冠脉搭桥手术是相同的,但重点要关注以下几个问题。

（1）调节心脏泵功能:增加前负荷或心率、降低后负荷或使用正性肌力药物可增加心肌收缩力。通常用射血分数来评估心肌收缩力,但根据心排血量和充盈压力才能充分评价心脏功能状况。术中经食管超声和 Swan-Ganz 导管能够在术中实时动态观测。

（2）体外循环停机后由于心肌缺血和再灌注损伤,早期心功能会受到影响。术前心功能差或术中心肌顿抑严重的患者多需要正性肌力药物支持,常用药物为多巴胺和肾上腺素,通常多巴胺用量在 5 μg/(kg・min)以上强心作用才明显,低于此量为肾剂量。同时将心脏前后负荷调整到最佳状态非常重要,有利于心功能的维持和改善。

（3）手术前麻醉医师要详细了解病情,特别是术前心功能状况,对于有射血分数明显降低(如射血分数＜30％)和肺动脉压明显升高的患者,麻醉诱导过程要特别关注,可以考虑预防性应用主动脉内球囊反搏。要强调使用主动脉内球囊反搏的时机,主动脉内球囊反搏的作用是任何药物都无法比拟的,它既能增加冠状动脉灌注,又能减轻心脏后负荷,增加心排血量。不能等到出现明显低心排时用大量升压药无效,万不得已时才使用主动脉内球囊反搏。在我们所经历的危重患者中,主动脉内球囊反搏救命的病例有过很多。

(4)控制心律失常在室壁瘤患者的麻醉中也很重要。如果术中心肌保护良好,再血管化完全,室性心律失常不常见。手术中有多种诱发心律失常的因素,如交感神经过度兴奋、儿茶酚胺水平升高、麻醉和手术刺激、酸碱平衡紊乱、低氧血症等。对于偶发室早可密切观察,无须处理。频发期前收缩或心功能差、心脏显著扩大者出现室性期前收缩要积极处理,因易发生室性心动过速和室颤。首先静脉推注利多卡因 1 mg/kg,然后按 1～4 mg/min 维持静脉滴注。利多卡因欠佳时,改用胺碘酮。将血清钾维持在 4.5～5.0 mmol/L,静脉滴注硫酸镁(2 g/100mL)。同时纠正酸碱失衡和缺氧等。

(二)室间隔穿孔

室间隔穿孔是指急性心肌梗死后室间隔部位发生穿孔,导致心室水平出现左向右分流。室间隔穿孔一般于急性心肌梗死后 2～4 天发生,也可于心肌梗死后两周内出现。室间隔穿孔多发生于室间隔前部及靠近心尖处,少数病例发生于室间隔后部。此并发症的发生率低于 1％。室间隔穿孔后迅速引起心排血量下降、肺充血、心力衰竭和心源性休克,心肌梗死范围越广和左向右分流量越大,心力衰竭和心源性休克越重。患者通常表现为胸痛加重、心慌气短、不能平卧,伴有颈静脉怒张和肝大等右心衰竭征象。患者可在数小时之内,由于大量左向右反流,导致低心排综合征,可能在短期内由于进行性血流动力学恶化而死亡。

这类患者病情严重,一般在手术和麻醉前就开始了血流动力学监测,并持续应用了正性肌力药和血管扩张药,也有的在术前就使用了主动脉内球囊反搏。由于这种患者对血压下降难以耐受,而过高的外周阻力会加大左向右分流,所以麻醉中维持血流动力学的稳定就成为麻醉的关键性问题。

麻醉的策略有 3 个方面,①维持心排血量和动脉压,以保证重要器官的灌注;②降低体循环阻力,从而减少左向右分流;③维持和改善冠状动脉灌注。另外,如果是急诊手术,患者的血流动力学很不稳定,麻醉后要尽快建立中度低温体外循环并加强心肌保护。在使用正性肌力药的基础上,尽早使用主动脉内球囊反搏,使用得当,可帮助度过术后早期低心排综合征危险期。保持循环稳定,也是对多器官功能不全的重要预防和治疗措施。室性心律失常的治疗也很重要,术毕预置心脏起搏器。

(三)缺血性二尖瓣关闭不全

急性心肌梗死导致乳头肌断裂或延长,或者由于室壁瘤形成和心室扩张导致乳头肌移位和扭曲,都会引起二尖瓣关闭不全。重症患者,由于二尖瓣反流,有效心排血量减少,心脏做功增加。二尖瓣关闭不全时左房容量增加,压力上升,但不如二尖瓣狭窄显著。急性二尖瓣关闭不全左房压明显升高,此时肺动脉高压随之出现,最终结果将导致右心衰竭。

缺血性心脏病乳头肌断裂导致的急性二尖瓣关闭不全,往往会带来严重血流动力学障碍,甚至出现心源性休克。麻醉的原则和策略与前面讲的室壁瘤和室间隔穿孔一致。

室壁瘤、室间隔穿孔和严重乳头肌功能紊乱或断裂引发的二尖瓣反流是冠心病心肌梗死后的严重并发症。由于患者多为老年人,其常有伴发疾病和用药情况需麻醉医师在麻醉前予以了解和考虑,有所不同的是患者均有心肌梗死病史,患者较冠心病非心肌梗死患者心功能整体要差,左心室射血分数值严重降低、心功能很差、心力衰竭等情况较多见,其麻醉和体外循环时间以及术后恢复也比单纯冠状动脉旁路移植术手术长。所以麻醉要考虑 3 个方面的内容,即冠心病、严重心功能不全和伴发疾病。

对于室壁瘤患者的术前心功能纠正尤为重要。尽管短期内不可能使已扩大的心脏明显回缩,但大部分患者的心功能状态和射血分数都会有一定程度的改善。另外,此类患者常合并有其他脏器方面的问题,如糖尿病、高血压、心律失常、水电解质紊乱,尤其是低钾、低镁血症,以及慢性阻塞性肺疾病等均需很好地给予控制和治疗。在进行充分的术前准备的前提下,即使心脏功能很差的大心脏患者也能顺利实施手术。

手术中特别是体外循环停机后的心功能异常及处理是此类患者麻醉的难点,这与手术的效果以及患者预后密切相关。停机后的心功能异常表现就是低心排,处理的方法概括起来有以下几个方面。

(1)评估心功能异常的原因,检查是因心脏因素还是非心脏因素(酸碱平衡、电解质)所致。此时经食管超声心动图对于评价左心室功能有重要意义。

(2)处理冠脉缺血和痉挛,心肌缺血对静脉硝酸甘油有效,而冠脉痉挛诊断比较困难,其对静脉硝酸甘油和钙通道阻滞剂有效。

(3)补充容量,肺动脉楔压或左房压达到 2.4～2.7 kPa,使前负荷达到最佳状态。

(4)应尽量保持房室同步,维持正常心率在 90～100 次/分。必要时使用起搏器。

(5)治疗心律失常。

(6)使用正性肌力药物,增加心肌收缩力。包括肾上腺素、多巴胺、米力农等。

(7)如果肢体末梢凉,外周血管阻力高($>1\,500$ dyn/cm^5),在严密监控血压下单独或与正性肌力药物联合使用扩血管药物。

(8)输血维持血细胞比容在 30% 以上。

(9)治疗右心衰竭和肺动脉高压:包括保持最佳前负荷(中心静脉压$=2.4～2.7$ kPa);使用血管活性药物维持适当的体循环灌注压;降低右心室后负荷,增加右室收缩力(吸入一氧化氮、静脉给前列腺素);维持左心功能(小剂量肾上腺素、多巴酚丁胺、米力农);纠正低温、低氧、高碳酸血症和酸中毒。

(贾晓菁)

第三节　再次心脏手术的麻醉

目前心脏病患者心脏手术后再次实施心脏手术的情况越来越多。再次心脏手术一般可以分为先天性心脏病姑息或分期手术后行根治术或原来手术效果不满意再次手术,瓣膜病术后再次瓣膜替换手术,或冠状动脉旁路移植术后再次手术等。再次行心脏手术的患者心功能一般较差,手术及体外循环时间长,术后并发症及死亡率要比初次手术高,其麻醉管理与初次手术相比既具有一定的相同点,但依据病情发展及病理生理特点,又具有不同的特点。

一、再次心脏手术患者的病理生理

再次心脏手术患者的心功能一般较差，先天性心脏病患儿由于畸形未矫正，心室发育不良或充血性心力衰竭，长期缺血缺氧，术后心功能可能不能满足矫正后的病理生理状态，成人心脏手术后心功能一般发生进行性减低。了解患者的病理生理状态，对于选择正确的麻醉方法、用药物进行麻醉处理具有指导意义。

法洛四联症术后再手术率为 2%～25%，在婴儿及新生儿再次手术率高，而在小儿和成人则低。原因多为残留右室流出道梗阻，残余室间隔缺损，肺动脉瓣关闭不全而伴有右心衰竭和/或三尖瓣关闭不全，心外管道阻塞和晚期室性心律失常。法洛四联症的姑息手术后早期效果非常明显，发绀和红细胞增多症减轻，活动耐力明显增加。但分流术后患儿易发感染性心内膜炎。

复杂先天性心脏病如重度法洛四联症、完全性大动脉转位及三尖瓣闭锁患儿姑息手术的目的与促进肺血管及左心室发育有关。如果患儿术前肺血流过少，肺动脉发育不全，则采用主动脉到肺动脉的分流手术后可以增加肺血流，促进肺血管床的发育。如为肺血流过多，采用肺动脉环缩术减少肺血流，降低肺动脉压力，延缓肺血管病变发展，减轻左心室充血性心力衰竭。如为左心室发育不良，姑息手术的目的是制造左心室流出道梗阻，增加左心室的后负荷，促进左心室发育。姑息手术后的患儿肺血管床发育改善，左心室心肌厚度增加，为再次行畸形矫治手术做好了准备。但由于原发先天畸形未得到根治，其病理生理同原发性先天畸形。

再次瓣膜置换术患者一般表现为单一瓣膜病变，联合性瓣膜病变较少，其发生机制一般与原发病变有关，但具有不同的特点。

二尖瓣狭窄闭式扩张术后一般经 10～30 年需要进行瓣膜置换术。其病理生理依然是二尖瓣瓣膜与腱索的增厚融合，粘连钙化，挛缩固定，造成二尖瓣狭窄和/或关闭不全。由于左右心房扩大，肺部淤血，肺动脉压力增加，右心室压力与容量负荷均增加。长期肺动脉压力增加容易造成三尖瓣反流。如二尖瓣病变以狭窄为主，则左心室容量负荷减少，左心室心肌出现失用性萎缩，导致心肌收缩功能下降，术后容易出现左心衰竭。如以二尖瓣关闭不全为主，左心室容量负荷过重，将导致左心室扩大，晚期导致心肌收缩力下降，射血分数减低。长期的左右心房容量压力负荷过重，导致心房扩张纤维化，产生纤颤，加重血流动力学紊乱。

人工机械瓣瓣膜置换术后出现卡瓣及瓣体破坏多引起急性血流动力学障碍，甚至发生心源性休克或心搏骤停。如果瓣体受卡关闭，血流呈阻塞状态，如不即刻纠正，患者可在数分钟内死亡。如瓣叶固定在某一方位不能完全开放，血流部分受阻，类似瓣膜狭窄，则表现为低血压或心源性休克。如瓣体破坏，瓣膜完全丧失关闭功能，导致大量反流，心脏急剧扩大，产生急性心力衰竭，如不急症手术，患者将很快死亡。生物瓣损坏常为晚期退行性改变，多为生物瓣钙化与撕裂，其心功能改变一般呈渐进性加重，临床表现为不同程度的瓣膜关闭不全。

瓣周漏多与缝线撕脱有关，小的瓣周漏对血流动力学无明显影响，也不会造成溶血性贫血。大的瓣周漏血流动力学改变与重度瓣膜关闭不全相似，患者可有明显的溶血性贫血。

瓣膜置换术后患者晚期可以出现其他瓣膜病变，风湿性二尖瓣成型或置换术后常在术后10 年左右时出现明显的主动脉瓣病变，与风湿性病变的进展、主动脉瓣病变加重有关，临床多表现为主动脉瓣狭窄或关闭不全，均导致左心室收缩功能严重障碍。部分患者由于长期二尖瓣病变，出现三尖瓣重度关闭不全，与初次手术后肺动脉高压不能恢复正常，右心室后负荷过重，导致右心室肥厚扩张，右房扩大有关。患者表现为进行性右心功能减退，出现肝大、腹水与下肢水肿。

人工瓣膜置换术后由于全身抵抗力低下,患者容易合并感染性心内膜炎。瓣周感染可以在瓣膜置换术后出现瓣周漏,瓣膜或瓣环上的赘生物可以阻塞瓣口,造成瓣膜狭窄,赘生物脱落后可以造成全身性栓塞症状。患者可有全身感染症状。生物瓣置换术后很少发生瓣周漏,但瓣叶发生穿孔或破坏多见。

冠状动脉旁路移植术虽然解决了狭窄病变远端血供问题,但并没有从根本上解决冠状动脉粥样硬化问题,随着时间的推移,原有的冠状动脉病变会继续向前发展,造成吻合口远端再狭窄。同时原来无病变的冠状动脉也会发生病变产生狭窄。移植桥血管无论是动脉或大隐静脉,也会产生病变,导致移植血管狭窄甚至闭塞,心绞痛症状复发,甚至发生心肌梗死。这些患者需要再次实施冠状动脉旁路移植术。国外再次冠状动脉旁路移植术占整个冠状动脉旁路移植术的7%,并有逐年上升趋势。我国由于冠状动脉旁路移植术起步较晚,目前再次冠状动脉旁路移植术的发生率估计在1%左右。

再次冠状动脉旁路移植术患者由于心脏在心包腔内粘连固定,心脏活动受限,每搏输出量相对固定,患者活动量增加时主要依靠增加心率和心室充盈度来增加心排血量,但同时此二者均增加心肌氧耗量,因此,心功能储备减少,患者活动耐量严重低下,容易发生心绞痛和心肌梗死。

据报道再次冠状动脉旁路移植术的手术死亡率为7%左右,是首次冠状动脉旁路移植术的2倍。增加手术死亡率的危险因素有严重的左心功能受损、女性、急诊手术、左主干病变及肾功能不全等。高龄、女性增加手术死亡率的原因可能为冠状动脉细小,吻合质量较差所致。手术死亡的主要原因是围术期心肌梗死,与再血管化不全,旧血管桥内斑块脱落栓塞冠状动脉,新建的动脉桥血流量低及血管桥损伤有关。多脏器功能衰竭也是再次冠状动脉旁路移植术死亡的重要原因,特别是呼吸衰竭和肾衰竭。再次手术时因年龄普遍较高,慢性阻塞性肺气肿患者多,术后往往需要较长时间的呼吸机辅助呼吸,若合并心功能不全,呼吸功能不全将进一步加重并相互影响。术后肾功能不全与心功能不全及术前肾实质损害有关。体外循环时低血压,肾灌注不足,体外循环导致血细胞破坏,毒性产物增加,肾排毒性任务加重等加重肾功能不全。对合并慢性阻塞性肺气肿及肾功能不全的患者,最好选择非体外循环下再次冠状动脉旁路移植术,既可以减少心肌的缺血性损害,又避免了体外循环对肺和肾脏的损害,从而防止多器官功能衰竭的发生。其不足之处是手术难度增大,分离心脏和冠状动脉较困难,对麻醉医师的要求更高。

成人在再次心脏手术时一般全身营养状态较差,瓣膜病患者一般消瘦,乏力,活动受限,具有右心衰竭、左心衰竭或全心衰竭的表现。右心衰竭表现如肝大、腹水、下肢水肿。左心衰竭表现如脉搏弱、脉压差小,尿少,呼吸困难,不能平卧,端坐呼吸。如患者术前服用抗凝药物,将加重围术期出血。

再次心脏手术患者由于心脏、大血管与胸骨后广泛粘连,劈胸时极有可能损伤右心房、右心室、无名静脉、尚通畅的大隐静脉桥或内乳动脉桥,造成大出血。再次主动脉瓣置换时,如果因切口感染,形成假性动脉瘤,也可能发生主动脉破裂出血。一旦发生心脏及大血管破裂出血,可迅速导致血压下降,失血性休克,甚至心搏骤停。冠心病患者一旦血压下降,冠脉血流量在原有病变的基础上迅速下降,即使不发生心搏骤停,也可引起大面积心肌梗死而导致患者死亡。此时可能胸骨尚未完全锯开,修补也很困难,盲目继续开胸可能导致致命的大出血,术野不清,不易控制。切忌慌乱,应迅速停止开胸,全身肝素化,股动静脉插管建立体外循环下再次开胸,充分输血补液,维持呼吸循环及心率稳定。

二、再次心脏手术的麻醉管理

(一)麻醉前准备

麻醉前访视时应着重了解患者的一般情况,精神状态,术前准备情况,了解患者的活动状况,对患者进行综合评价,着重评价其心功能与呼吸功能。了解既往用药情况。一般阿司匹林需术前停用一周,以免增加手术出血,抗高血压药物(利血平、单胺氧化酶抑制剂除外)一般需继续使用至手术当日早晨,可避免围术期血流动力学波动。术前有糖尿病的患者术前三天应换成短效胰岛素治疗。所有患者术前均应使用葡萄糖-钾-胰岛素治疗,增加心肌能量底物,对维持心功能有好处。

再次心脏手术患者术前一般处于极度焦虑紧张状态,但由于其心功能较差,麻醉前用药的剂量应恰当,既要充分镇静镇痛,减少呼吸道分泌物,又要避免抑制心功能与呼吸功能,一般手术前一天晚上睡前给予安定 10 mg 口服,保证手术当晚充分休息睡眠,术前半小时给予吗啡 5～10 mg 和东莨菪碱 0.3 mg 肌内注射。儿童一般在手术前半小时给予哌替啶 0.1 mg/kg 和阿托品 0.015 mg/kg 肌内注射。婴幼儿一般不必给予术前药,可在麻醉诱导时静脉给予 0.01 mg/kg 的阿托品。

(二)麻醉诱导

先天性心脏病患儿一般在姑息手术后心功能或肺循环有所改善。由于姑息手术后患儿的心脏畸形并没有矫正,则再次手术时仍然需要根据其病理生理特点选择适当的麻醉方法。先天性心脏病患儿应在心电监护、脉搏氧饱和度及无创血压监护下先施行麻醉诱导,然后行气管插管后再进行动静脉穿刺置管测压。其诱导药物可以使用氯胺酮、地西泮、咪达唑仑,再加用芬太尼,也可使用吸入麻醉药如氟烷或七氟烷诱导。发绀患儿诱导时应避免血压与外周血管阻力下降及气道阻力过高,导致缺氧发作。注意右向左分流患儿吸入麻醉药物起效缓慢,而静脉麻醉药物起效加速。麻醉药物要小量分次静脉注射,每次注射后观察时间要足够,避免用药过量,导致心肌抑制过度。

再次瓣膜置换术患者的心功能一般均较原来差,心脏增大,心肌受损更严重。由于有效循环血量不足,全身脏器处于缺血缺氧状态,导致酸中毒、电解质紊乱、全身水肿、营养不良。麻醉前患者的血流动力学依赖于较高的循环儿茶酚胺水平和外周血管阻力。由于慢性房颤,心房失去有效收缩,心室舒张期充盈将减少 40%,并且有效心室收缩次数减少,心排血量减少,心脏依靠较高的中心静脉压和充足的回心血量来维持心室有效的前负荷,以增加心排血量。麻醉诱导时应维持一定的外周血管阻力,避免外周血管过度扩张,防止心功能过度抑制。如外周阻力及回心血量骤减,可以导致血压迅速下降,严重时甚至心搏骤停。诱导时应采取慢诱导的麻醉方式,将诱导药物稀释后缓慢输注,有利于维持诱导时血流动力学稳定。如果诱导时血压过度下降,可以使用去氧肾上腺素,每次 0.1～0.2 mg,静脉注射。如果患者以瓣膜关闭不全为主,可以使用麻黄碱,每次 3～5 mg 或多巴胺,每次 0.5～1 mg 提升血压。诱导药物可以选用咪达唑仑 0.05～0.1 mg/kg,依托咪酯 0.3 mg/kg,芬太尼 5～10 μg/kg,维库溴铵 0.2 mg/kg,必要时静脉注射小剂量的丙泊酚。辅以小剂量的氯胺酮也有利于诱导时血流动力学稳定。

再次冠状动脉旁路移植术患者术前均处于高度焦虑紧张状态,入室后即应给予吸氧,在局麻下动静脉穿刺置管后即应给予充分镇静,防止心绞痛急性发作及急性心肌梗死。诱导药物以采用芬太尼或舒芬太尼麻醉为主,由于冠心病患者一般长期服用降压药物,对麻醉药物相对不敏感,因此,诱导药物剂量应相对大一些。诱导用芬太尼剂量一般为 10～30 μg/kg,舒芬太尼剂量

一般为 $2\sim5~\mu g/kg$，在使用咪达唑仑使患者神志消失及使用维库溴铵肌肉松弛后，经静脉缓慢给予较大剂量的芬太尼或舒芬太尼进行慢诱导，待麻醉深度满意后再行气管插管，避免气管插管前发生低血压以及气管插管后发生反射性高血压，导致心肌氧供需失衡，产生心肌缺血，对于严重冠脉狭窄及重度左主干病变患者可以诱发室颤和心搏骤停。这种患者一旦发生心搏骤停，极易发生大面积心肌梗死，抢救复苏将极其困难。心功能严重低下以及重度左主干病变患者在诱导前应使用主动脉内球囊反搏辅助下再进行麻醉诱导。

（三）麻醉维持

再次心脏手术患者术前心功能一般较差，麻醉维持应根据其病理生理特点，制定麻醉方法，维持血流动力学稳定，保证全身重要脏器灌注，维持水电解质与酸碱代谢平衡。

先天性心脏病患儿麻醉维持一般以大剂量芬太尼或舒芬太尼麻醉为主，间断辅以吸入麻醉药维持。法洛四联症患儿在姑息手术后早期效果非常明显，发绀和红细胞增多症减轻，活动耐力明显增加，术后动脉血氧饱和度可上升到 $80\%\sim90\%$，心功能得到改善，肺血管得到发育。麻醉维持要注意维持好体肺循环阻力平衡，避免右向左分流量增加，导致脉搏血氧饱和度下降，甚至缺氧发作。四联症患儿使用纯氧低潮气量高频率通气以降低气道阻力，输注碳酸氢钠减轻酸中毒，适量输液减轻血液黏滞度以及维持有效循环血量也有利于减轻缺氧发作。缺氧发作时可以使用去氧肾上腺素 $2~\mu g/kg$ 静脉注射。小儿心排血量增加依赖心率，因此，小儿心率应维持于 $90\sim120$ 次/分，如心率太慢可以使用阿托品，必要时使用异丙肾上腺素或起搏器支持。四联症患儿在体外循环停机后可以发生右心衰竭、左心衰竭或全心衰竭。右心衰竭与肺血管发育不良，右室流出道疏通后肺血过多有关，左心衰竭与术前左心室发育不良，术中心肌保护不良有关，均须使用正性肌力药支持，一般采用多巴胺 $3\sim10~\mu g/(kg\cdot min)$ 维持，必要时加用肾上腺素或米力农。对术中心肌受损较严重者，应使用硝酸甘油 $0.5\sim4~\mu g/(kg\cdot min)$ 扩张冠状动脉，并减轻外周循环负荷。停机前复温要均匀满意，停机后给予变温毯或热空气加温毯维持体温，可以有效扩张外周血管，使外周组织灌注均匀，并减轻代谢性酸中毒的发生。

二期大动脉调转术患儿在第一期手术时一般实行体肺分流术和肺动脉环缩术，目的是锻炼左心室，促进左心室发育，使左心室与右心室收缩压比值 $\geqslant0.75$。完全性大动脉转位患儿由于两大循环呈并列关系，血氧饱和度的维持依赖于心房、心室以及肺动脉与主动脉水平产生的体肺循环血混合程度。因此转机前麻醉维持应保证足够的体肺循环血混合及维持适当的肺血流。维持外周血管阻力和心肌收缩力，降低肺血管阻力，有利于体肺循环血混合从而维持血氧饱和度。使用纯氧过度通气有利于降低肺循环阻力。由于大动脉转位患儿原来接受肺循环低压后负荷的左心室转变成了接受高压体循环负荷，因此，停机后应调整心血管活性药物的用量，使动脉收缩压维持在 $6.7\sim8.0~kPa$，舒张压 $4.0\sim5.3~kPa$，平均动脉压 $4.0~kPa$，平均肺动脉压 $2.0\sim2.7~kPa$，左房压 $0.7\sim1.1~kPa$，右房压 $0.7\sim1.3~kPa$。必要时静脉注射钙剂和持续输注多巴胺或多巴酚丁胺。心排血量正常时中度低血压可以满足周围组织灌注。术后严防体循环收缩压 $>10.7~kPa$，否则左心室很难适应新建立的体循环高压和高阻力负荷，导致左心室膨胀，左心室压升高和二尖瓣关闭不全。高血压也可促使吻合口和缝合部位出血。有高血压时，应采用硝酸甘油和 α 受体阻滞剂酚妥拉明。在停机前后出现心律失常，很可能与冠状动脉灌注不足有关，应寻找原因，及时纠正。左心房压力进行性升高时，可能为冠状动脉移植后扭曲或机械性堵塞，应及时处理。大动脉调转术后主要治疗策略为建立低压和高血流循环，使左心室逐渐产生肥厚，注意水电解质平衡和外周血管阻力。完全性大动脉转位室间隔完整患儿在大动脉调转术后，是将左心室从低压低阻力负荷立即变为高压高阻力的体循环血泵,并提供适当的心排血量。根据患儿的年龄和左心室压力,新生儿的左心室逐渐适应和承担体循环工作需要数天到数周,而在合并室间隔缺损的较大婴儿左心室压力在术前即已增高,则术后左心室已能承担体循环负荷。术后持续泵入小到中等剂量的多巴胺或多巴酚丁胺 5～10 $\mu g/(kg \cdot min)$,硝酸甘油 1～3 $\mu g/(kg \cdot min)$或酚妥拉明 1～3 $\mu g/(kg \cdot min)$。新生儿及小婴儿在大动脉调转术后容易发生毛细血管渗漏综合征,导致全身水肿及腹水,蛋白质大量丢失。此时可静脉补充适量的新鲜血浆或清蛋白,一般在术后24～36 小时毛细血管渗漏现象可以消失。

单心室或功能性单心室Ⅰ期手术后进行全腔静脉与肺动脉连接手术时,由于肺循环系统没有血泵支持,上腔静脉血和下腔静脉血直接流入肺动脉,肺循环由搏动性血流变为平流,左心排血量受到肺血流的限制,功能左心室成为提供体肺循环血流的唯一动力。但由于体外循环中缺血再灌注损伤的影响,体外循环后左心室功能受损,因此停机后应使用正性肌力药维持左心功能,扩管药降低体肺循环阻力,增加机体循环灌注量,改善全身代谢状况。适当输血和胶体液提高上腔与下腔静脉压力,使中心静脉压维持在 2.0～2.4 kPa,增加肺循环血流量。血细胞比容保持在 0.30～0.35 时血液黏滞度较低,高频率低潮气量通气致呼吸性碱中毒有利于肺血管阻力降低,以维持全身有效循环血量。输注大量血浆和清蛋白提高胶体渗透压,有利于防止肺水肿及胸腹腔毛细血管渗漏发生。

发绀患儿由于有反应性红细胞增多症,红细胞多且脆,转机术中容易被破坏,产生血红蛋白尿。故停机后应适当补充液体,使血液中游离血红蛋白稀释,给予适量的碳酸氢钠碱化尿液,必要时给予利尿剂或超滤,以加速血中游离血红蛋白排出,防止肾功能受损。

再次换瓣术中转机前应努力维持循环功能稳定,酌情使用正性肌力药物维持心功能。劈胸骨时应警惕心脏大血管意外破裂大失血,要做好紧急输血抢救及股-股转流的准备。以二尖瓣狭窄或主动脉狭窄为主的患者,转机前应避免心动过速,导致心室舒张期充盈过少,使心排血量减少而心肌氧耗增加,但也应避免心跳太慢,使心脏过胀而心肌缺血。以二尖瓣反流或主动脉瓣反流为主的患者转机前应避免心率太慢,导致患者舒张期反流增加而使有效心排血量减少,心脏过胀增加心肌氧耗。由于患者术前长期使用利尿药,而导致机体电解质紊乱,诱导后常常出现严重的低钾血症,心肌应激性强,容易出现室性心律失常。故在诱导后应输注葡萄糖-氯化钾-胰岛素溶液,并酌情增加氯化钾浓度,纠正心肌能量代谢及离子代谢紊乱。体外循环中应注意心肌保护,主动脉开放前要充分排气,主动脉开放后要防止复跳前心脏过胀,心脏要充分引流,复跳后血压要维持平稳,应用正性肌力药和血管扩张药支持心脏功能。正性肌力药一般选用多巴胺或多巴酚丁胺,必要时选用肾上腺素或米力农。血管扩张药可以选用硝普钠,降低心脏后负荷,增加外周血流灌注,改善全身代谢状况。对于心室肌肥厚、合并冠状动脉病变以及停机后心肌明显缺血的患者,应选用硝酸甘油来防治心肌缺血。术前肺高压患者停机后可以发生右心功能不全,表现为肺动脉压力及中心静脉压增高,体循环压力及左房压低。此时,正性肌力药可以选择多巴酚丁胺或米力农,前者主要作用于心脏 β_1 受体,增加心肌收缩力,但并不增加肺循环阻力,后者具有正性肌力及扩张血管作用,可以扩张肺血管,降低肺血管阻力。硝酸甘油主要作用于小静脉系统,小剂量使用在扩张肺血管的同时对体循环血压无明显的影响。前列腺素 E1 具有较强的肺血管选择性扩张作用,但需要较大剂量才能降低肺血管阻力。一氧化氮吸入直接作用于肺循环,不影响体循环血压,对肺动脉高压具有较好的治疗作用,缺点是需要一定特殊设备。左心功能不全时表现为体循环血压低,而中心静脉压及肺毛细血管楔压高。此时,应强心、利尿和扩张血管,必要时使用主动脉内球囊反搏或体外膜肺支持治疗。

再次冠状动脉旁路移植术患者一般采用体外循环下手术,对于心功能尚可而肺功能及肾功能不全的患者,可以采用非体外循环心脏跳动下行冠状动脉旁路移植术。麻醉中要维持血流动力学稳定,维持心肌氧供需平衡,维持水电解质及酸碱代谢平衡,保护心、脑、肺、肾等重要脏器功能。劈胸骨前应及时加深麻醉,避免劈胸时血压过高,增加心肌氧耗,并做好心脏破裂大失血抢救的准备,警惕胸骨后粘连的内乳动脉桥或大隐静脉桥被劈断的危险。转机前患者的血流动力学一般处于低排高阻状态,因此,麻醉维持应在漂浮导管连续心排血量监测的指导下调整心血管活性药物的用量,一般正性肌力药首选多巴胺,扩血管药首选硝酸甘油,主要通过调节硝酸甘油的输注速度辅以小剂量的多巴胺,即可以使心排血量显著增加,外周阻力显著下降,同时防止心率过快,在血管吻合之前患者心功能一般可以达到较好的水平,为搭桥做好了准备。冠心病患者由于极度紧张焦虑,诱导后血清钾离子浓度一般较低,应及时补充葡萄糖-氯化钾-胰岛素溶液,并适当补充镁离子,纠正血清钾镁代谢紊乱,对稳定心肌细胞膜电位,防治心律失常,增加心肌能量代谢底物具有一定作用。血糖过高时应使用泵注胰岛素,使血糖严格控制在正常水平,有利于减少围术期心脑血管并发症,并能提高患者预后。体外循环中应维持平均动脉压在较高的水平,保证全身重要脏器灌注。转机过程中使用硝酸甘油扩张外周血管和冠状动脉,降低外周阻力,增加心肌血供。停机后根据情况选用正性肌力药支持循环,必要时选用肾上腺素或米力农。停机后心功能低下甚至不能停机的患者应及时使用主动脉内球囊反搏,可以增加舒张期冠脉血供,降低心脏后负荷,从而增加心肌氧供,减少心肌氧耗,有利于稳定循环功能,帮助患者顺利度过围术期。

三、再次心脏手术的监测

再次心脏手术患者心功能一般较差,手术难度较大,加强围术期监测,对于及时调控血流动力学,诊断和处理心律失常及心肌缺血,纠正外科手术缺陷,帮助提高外科手术效果,提高患者的围术期安全,具有重要作用。

常规 5 导联心电图监测可以及时发现术中的心律失常和心肌缺血。婴幼儿再次心脏手术容易发生心肌缺血,此与手术时间长,心肌保护不佳,开放升主动脉时排气不满意,冠状动脉气体栓塞,以及手术后冠状动脉扭曲堵塞有关。均需要及时相应处理,否则发生急性心肌梗死,导致术后严重低心排,预后不良。成人转机前发生心律失常一般与电解质紊乱,尤其与低钾血症有关,或麻醉平面过浅。应及时补充钾镁离子,加深麻醉。主动脉瓣狭窄或关闭不全患者转机前容易发生 ST 段显著下移,与心室肥厚、心脏收缩期负荷增加而舒张压过低致使心脏舒张期灌注过低有关。再次冠状动脉旁路移植术患者在转机前分离粘连时容易发生心肌缺血,一般与手术操作及冠脉血供严重减少不能满足心脏耗氧需求有关。手术损伤心脏传导系统时可以发生传导阻滞甚至三度房室传导阻滞,操作时均需细心处理。

脉搏氧饱和度监测对重度复杂先天性心脏病患儿评价肺循环与体循环分流比率,判断全身氧合状态具有重要意义。法洛四联症患儿麻醉后血氧饱和度降低,说明右向左分流增加,一般与体循环阻力降低或右室流出道痉挛有关。左心室发育不良综合征患儿血氧饱和度降低,说明体/肺循环平衡被打破,需要精细调节体/肺循环阻力使血氧饱和度恢复。双向 Glenn 手术后如血氧饱和度＞80％,说明手术效果满意,如果血氧饱和度＜80％,说明肺血流过少,应加做体-肺分流术,使血氧饱和度提高至 80％以上。成人术中发生血氧饱和度降低一般与灌注肺、急性肺水肿、肺不张或呼吸道管道脱落有关。

动静脉穿刺测压有利于术中及时了解血流动力学状况,通过调整前后负荷以及心肌收缩力来维持血流动力学稳定。诱导前局麻下建立有创动脉血压监测,有利于诱导期血流动力学平稳。左锁骨下动脉与肺动脉分流术后的患儿应选用右桡动脉或股动脉置管,冠状动脉旁路移植术患者准备利用桡动脉作为移植血管桥时应和术者协商再决定进行左手或右手桡动脉穿刺测压。预行 Glen、Fontan 及全腔静脉肺动脉连接手术的患者应从上下腔静脉分别置管测压。

漂浮导管在再次心脏手术中需要积极放置。使用肺动脉漂浮导管监测虽不能改变患者预后,但可以提供围术期血流动力学信息和氧代谢动力学状况,为合理使用心血管活性药物,及时处理左、右心室心功能不全,增加心肌氧供,减少心肌氧耗,增加全身组织灌注具有不可替代的作用。

经食管超声心动图在心脏手术中具有特殊的意义。在手术之前经食管超声心动图可以对心脏病变重新作出总体评价,甚至发现新的病变而更改手术方式。对于主动脉粥样硬化及钙化患者可以帮助术者选择主动脉插管部位,避免插管时粥样斑块脱落导致脑血管意外。停机后经食管超声心动图可以及时评价手术效果,对于明显的残余分流、瓣周漏、卡瓣等现象均应再次转机处理。在非体外循环冠状动脉旁路移植术中,经食管超声心动图可以发现节段性室壁运动异常以及新发的节段性室壁运动异常,其对心肌缺血的敏感性比心电图高。并可以发现体位改变心脏固定后心室受压、扭曲,瓣环移位后的瓣膜关闭不全。经食管超声心动图还可以计算心排血量、左右心室收缩末及舒张末容积、射血分数,结合体肺循环血压可以计算体肺循环阻力,甚至在血流动力学监测方面可以替代漂浮导管。

四、再次心脏手术期间血液保护

由于术后纤维组织及瘢痕形成,再次心脏手术患者的心脏大血管一般与周围组织广泛粘连固定,上次手术后心包腔可能已敞开,术后右心室、右心房可能与胸骨后面紧密粘连,主动脉以及内乳动脉桥或大隐静脉桥也可能与胸骨粘连,导致劈胸骨后容易劈破右心室、右心房以及大血管,导致致命性大出血。因此,成人再次心脏手术在劈胸前均要做好股-股转流的准备,发生大出血后迅速全身肝素化,紧急转机,再逐渐开胸控制出血,为防止大出血,需要用摆动式胸骨电锯。先天性心脏病患儿再次心脏手术时粘连一般不如成人严重,如果仔细操作,劈胸时一般不会损伤心脏大血管造成大出血。

由于心脏大血管与周围组织粘连紧密、分离困难且时间长、创面大、渗血多,加上术前患者广泛使用抗凝药物,加重了出血。转机后由于炎性反应,血小板破坏,凝血因子消耗及纤溶活性增强,转机后患者容易出现出凝血功能障碍,导致术后止血困难,术野广泛渗血,且转机时间越长,术后渗血越重。因此,再次心脏手术应加强血液保护,尽量减少术中出血,减轻术中炎性反应及出凝血功能障碍。

术中使用自体血液回收装置可以通过术野血液回收,纱布块洗涤,体外循环管道残血回收洗涤而最大限度的利用患者自身红细胞。临床证明经过充分洗涤后的红细胞可以安全回输,并不增加术后心脑血管病并发症的发生率,同时由于减少了围术期输血量,减少了输注异体血并发症。在大量输注洗涤红细胞后,应输注一定量的血浆或凝血因子,避免凝血因子大量稀释导致术后渗血量增加。

如果术前患者血红蛋白>120 g/L,可以采用术前自体储血。术前自体储血可以在术前一个月进行,每次储血 200～400 mL,患者应同时补充铁剂并肌内注射促红细胞生成素,加快机体红细胞生成。麻醉诱导后在转机前也可以根据情况从中心静脉或肘静脉放血 200～800 mL。体外循环开始时也可以从体外循环管道或储血器放血。这些自体血均为全血,含有丰富的自体红细胞、血小板、血浆及凝血因子,避免了体外循环对红细胞、血小板以及凝血因子的破坏,在停机后输入体内,可以减少或避免输注异体血液。

抑肽酶是一种丝氨酸蛋白酶抑制剂,可以抑制纤溶活性,抑制血小板黏附聚集,抑制体外循环的炎性反应,保护凝血因子,免受体外循环的影响,从而保存血小板及凝血因子功能,减轻停机后出凝血功能障碍。心脏术中抑肽酶的使用方案应是转机前静脉滴注 2×10^6 KIU,体外循环管道中预充 2×10^6 KIU,停机后再静脉滴注 0.5×10^6 KIU/h。临床证明可以减少体外循环中红细胞、血小板以及凝血因子破坏,减少术后渗血及异体血需要量。抑肽酶还可以减少围术期脑血管意外的发生率。但应注意以前使用过抑肽酶的患者,对抑肽酶的变态反应发生率增加,因此,在输注过程中应密切监测患者的呼吸循环反应,严防严重变态反应发生。

氨甲环酸为一种抗纤溶药物,可以与纤溶酶或纤溶酶原的赖氨酸结合位点竞争性结合,抑制纤溶酶对纤维蛋白的降解作用,并阻止纤溶酶原转化为纤溶酶。目前在各种心脏手术中使用氨甲环酸可以取得和抑肽酶效果相同的血液保护作用,并且肾功能不全的发生率比抑肽酶少。用法为氨甲环酸 2 g 单次静脉注射、分次滴注,均可以减少心脏手术围术期出血,减少血液制品的应用量。氨甲苯酸 40 mg/kg 也能有效减少体外循环瓣膜置换术患者的出血量。

心脏手术围术期用血量相对较多。采取综合有效方法,大力实施节约用血和血液保护措施,避免围术期大失血,对减少再次心脏手术用血,避免血液传播性疾病及并发症,减轻患者家庭及社会负担,具有积极的意义。

(王安刚)

第四节　梗阻性肥厚型心肌病的麻醉

一、梗阻性肥厚型心肌病的病理生理

梗阻性肥厚型心肌病的重要病理生理改变特点为心室壁肌和室间隔增厚使左心室流出道狭窄,致使左心室排血受阻。左心室流出道梗阻发生在收缩期,因心室收缩时,肥厚的室间隔突入左心室腔,二尖瓣前叶移位近室间隔,致使左心室流出道梗阻。此类患者的流出道梗阻不同于瓣膜狭窄引起的固定性梗阻,梗阻的程度变异不定,随每次心搏而变化。由于心肌病理性增厚,心室舒张顺应性降低,左心室舒张末压上升,妨碍左心室充盈。正常人左心室舒张压在等容舒张期降至最低点,随之心室快速充盈,而此类患者舒张压力下降延长到舒张中期,使心室充盈时间缩短。

左心室压力与主动脉压力阶差高达 8.0 kPa 以上;主动脉压力呈双峰形曲线;室性期外收缩明显影响主动脉压力;左心室舒张末压升高,妨碍左心室充盈

临床工作中,凡增强心肌收缩力,减少心室容量,降低血压的因素均可加重流出道梗阻,而抑制心肌收缩力,增加前负荷和后负荷的因素则可减轻梗阻。因此,如何避免恶化流出道梗阻的因

素,则为麻醉、术中、术后处理的关键。

二、梗阻性肥厚型心肌病的麻醉处理

(一)术前用药

该类患者服用的β受体阻滞剂和钙通道阻滞剂术前不宜停用,术晨并应投以重量安定药或镇静药,以消除术前患者的紧张和恐惧情绪,努力使患者入手术室时进入浅睡眠状态。

(二)麻醉原则

(1)以适度的麻醉抑制心肌的收缩力,避免应激反应。此类患者的左心室收缩功能多数较正常人为强,收缩期心室强烈收缩常使心室腔闭合,射血分数达80%以上者很常见,对麻醉药、β受体阻滞剂、钙通道阻滞剂的耐受能力较强,虽术前已服用较大量的β受体阻滞剂和/或钙通道阻滞剂,心脏仍能耐受较深的麻醉。临床曾有一例梗阻性肥厚型心肌病患者,麻醉诱导用安定 0.27 mg/kg、芬太尼 30 μg/kg,并静脉注射普萘洛尔 2 mg 后,心率方控制在术前水平,这在其他心脏病患者中极难见到。如因患者术前服用大剂量的β受体阻滞剂和/或钙通道阻滞剂而处于浅麻醉状态,心肌收缩力增强,则势必加重流出道梗阻,发生循环意外。此类患者术中在体外循环前发生室颤等循环意外者,多是因为麻醉深度偏浅,未能有效地抑制机体对手术刺激的应激反应,血流动力学波动大所致。大剂量芬太尼麻醉具有循环稳定,有"无应激性反应麻醉"之称,恩氟烷有抑制心肌收缩力,维持或增加心室充盈压的作用,故大剂量芬太尼复合恩氟烷麻醉,不失为此类患者麻醉的一种良好方法。

(2)保持前后负荷,避免使用血管扩张药。此类患者前负荷下降可使左心室腔容积缩小而加重流出道梗阻,后负荷降低不仅可反射性增强心肌收缩力,而且增加左心室-主动脉之间的压力阶差,也加重流出道梗阻,因此必须维持较高的前后负荷。由于左心室顺应性下降,左右心充盈压差别很大。中心静脉压的绝对值对左心室舒张末期压的判断意义不大,但中心静脉压的动态变化对血容量的估计仍有一定意义。虽然肺动脉楔压也不能反应此类患者的左心室舒张末期压,但优于中心静脉压。维持肺动脉楔压 1.6~2.0 kPa 对此类患者已嫌过低。试图以血管扩张药来降低肺动脉楔压以求达到"正常值",则可能会促发低血压,加重流出道梗阻。较为稳妥的措施为:在较为准确地估计患者液体出入量的基础上,综合患者的血压、心率、中心静脉压、肺动脉楔压等的动态变化,以维持稳定的血流动力学为原则来调节液体的入量,不要机械的以中心静脉压和/或肺动脉楔压的绝对值来估计前负荷。对重症心血管手术患者,术中常给予血管扩张药以降低左心后负荷,改善心功能,但不适于此类患者,理由前已叙述。如术中血压较高,可以加深麻醉的方法进行处理。如血压仍高,可静脉注射β受体阻滞剂美托洛尔(0.15~0.3 mg/kg)或艾司洛尔(1~2 mg/kg);也可静脉注射钙通道阻滞剂维拉帕米(0.05~0.1 mg/kg)或地尔硫䓬(0.1~0.2 mg/kg)。β受体阻滞剂和钙通道阻滞剂均可降低心肌收缩力,减少心肌氧耗,改善心肌顺应性。

(3)维持"满意"的心率和血压,避免使用增强心肌收缩力的药物。此类患者术中"满意"的心率,应维持在术前或略低于术前安静时的水平。麻醉诱导和/或维持期除应有较深的麻醉深度外,应避免使用可增快心率的药物。肌肉松弛药应选用维库溴铵或哌库溴铵,避免使用泮库溴铵。此类患者心率增快可降低舒张压力时间指数与张力时间指数的比率而减少肥厚心肌的氧供,进一步加剧原已存在的氧供求之间的矛盾(此类患者术前心电图多有异常 Q 波)。另心率增快使舒张期缩短,心室充盈减少,恶化流出道梗阻,必须努力避免。一旦发生,须即刻治疗。首选药物为美托洛尔,如血压也高,可静脉注射地尔硫草。对慢于 60 次/分的窦性心律,只要动脉血压稳定,无须处理。如出现异位心律,需积极治疗以恢复窦性心律,因此类患者的心房收缩对左心室充盈至关重要。由于此类患者对麻醉的耐受性较强,一般不会因循环抑制发生低血压。如术中、术后出现血压下降,应首先补足容量,无效,可用 α 兴奋药增加外周阻力,给小量去氧肾上腺素(每次 0.1～0.2 mg)或甲氧明(每次 3～5 mg)即可奏效。此两药可消除或减少左心室与主动脉之间的压力阶差而明显缓解流出道梗阻。避免使用增强心肌收缩力的药物,以免加重流出道梗阻,导致循环意外。

(邹启帅)

第五节　慢性缩窄性心包炎的麻醉

一、概述

慢性缩窄性心包炎是由于心包的慢性炎症性病变所致心包纤维板增厚并逐渐挛缩、钙化、压迫心脏及大血管根部,使脏的舒张和收缩受限,导致血液回流障碍,心功能逐渐减退,心搏出量减少而引起心脏及全身的病理生理改变,造成全身血液循环障碍的疾病。由于其自然预后不良,最终因为循环衰竭而死亡。治疗该病唯一有效的措施是确诊后尽早手术。

(一)心包解剖

心包包裹心脏及出入心脏的大血管根部,分为外层的纤维心包和内层的浆膜心包。纤维心包为一底大口小的锥形囊,囊口在心脏的右上方与出入心脏的血管外膜相移行,囊底对向膈中心腱并与之连接。纤维心包坚韧而缺乏伸展性,当心包腔积液时,腔内压力升高,可压迫心脏。浆膜心包可分为脏、壁二层,壁层与纤维心包紧密贴附,脏层紧贴在心肌的外面,即心外膜。脏、壁层在出入心脏大血管根部稍上方相互移行。慢性炎症时,脏、壁层可粘连愈合,限制心脏舒缩。心包腔为浆膜、心包脏、壁层围成的狭窄而密闭的腔隙。腔内有少量的浆液。心包腔内有横窦、斜窦和前下窦。心包横窦是位于升主动脉、肺动脉与上腔静脉、左心之间的部分,其大小可容一指,为心血管手术阻断血流的部位。心包斜窦是位于两侧肺上静脉、肺下静脉、下腔静脉、左心房后壁与心包后壁之间的部分。心包腔积液常积聚于此而不易引流。心包前下窦位于心尖的前下方,为浆膜心包壁层前部与下部移行处所围成的腔隙,深 1～2 cm,位置较低,心包积液常先积聚于此。

心包前壁隔着胸膜和肺与胸膜及第 2～6 肋软骨为邻,但在第 4～6 肋软骨高度因胸膜前界形成心包三角,使心包直接与左第 4～6 肋软骨前部、第 4～5 肋间隙及胸骨下左半部相邻,为心包裸区,可经此部位进行心包穿刺。心包前壁有结缔组织连于胸骨,称胸骨心包韧带,起固定心包作用。心包后面有主支气管、食管、胸导管、胸主动脉、奇静脉和半奇静脉等,两侧邻接纵隔胸膜,并有膈神经和心包膈血管自上而下行于心包与纵隔胸膜之间。心包下面邻下腔静脉和膈肌,与中心腱紧密愈合,周围部尚易分离。上方有升主动脉、肺动脉干和上腔静脉。

(二)病因

缩窄性心包炎的病因尚不完全清楚,目前已知的原因有结核性、化脓性、非特异性、肿瘤化疗、肿瘤引起以及外伤等所致的缩窄性心包炎。过去,慢性缩窄性心包炎多数由结核性心包炎所导致;目前由于结核病得以控制,慢性缩窄性心包炎病例明显减少,大多数患者病因不明,即使将切除的心包作病理检查和细菌学检查,也难明确致病原因。此外,化脓性心包炎、心包积血等也可导致慢性缩窄性心包炎,但病例数较少。

(三)病理生理特点

缩窄性心包炎属于一种慢性疾病,心包脏层和壁层由于炎性病变导致炎性渗出和增厚,两层粘连闭塞心包腔,如果局部渗液吸收不完全,便造成包裹性积液。心包增厚程度不一,一般在0.3~1.0 cm,厚者可达到2.0 cm。心包普遍增厚,局部甚至钙化,质地坚硬,在心表形成一层厚薄不均的硬壳,把心脏紧紧地裹在里面,限制心脏的舒缩活动。在腔静脉入口和房室沟处易形成狭窄环,造成严重梗阻。心脏由于活动受限,心肌萎缩变性,甚至纤维化。造成生理紊乱的主要因素是心脏和腔静脉入口受增厚甚至钙化的心包压迫所致。由于心室受压迫,心脏舒张受限制,影响心室充盈,导致心排血量下降,心率代偿性增快。右心室舒张充盈受限,静脉回流困难,更因为腔静脉入口受压迫,尤其下腔静脉通过膈肌处受狭窄环的影响,静脉压升高,引起体静脉扩张,颈静脉怒张明显。肝脏由于淤血肿大,腹腔和胸腔积液,下肢水肿。左心室舒张充盈受限,则引起肺循环压力增高和肺淤血,影响呼吸功能,如果出现胸腔积液和腹水则更加重呼吸困难。

缩窄性心包炎患者心脏指数及心搏指数均降低,但射血分数可以正常。循环时间普遍延长,动静脉血氧差增大,为了代偿循环功能的障碍,血浆容量、血细胞比容、总循环容量增加。与此同时由于静脉压增高又产生胸腔积液和腹水,结果使缩窄性心包炎患者心脏指数及心搏指数均降低。肺血容量有可能增多,造成肺内血液淤滞,通气和换气功能往往均受影响。肝脏因为淤血而肿大,肝细胞因缺氧而萎缩,甚至发生局限性坏死和出血,肝功能受损,不能使胆红素完全被转化,故患者常有黄疸。胃肠道因淤血而导致消化不良,患者往往体质较差,全身状况不良。同时由于产生大量的胸腔积液和腹水,血浆蛋白尤其是清蛋白显著降低。

二、诊断与治疗

(一)症状与体征

约50%的患者发病缓慢,不知不觉地出现症状,无明确的急性心包炎病史。急性化脓性心包炎发病后1年或数年才出现典型症状,结核性心包炎6个月后可产生缩窄而出现症状。主要表现为重度右心功能不全的症状:呼吸困难、腹部膨隆和下肢水肿,呈慢性进行性加重,患者逐渐感到易疲乏,腹部渐渐膨大,活动后心悸气短;下肢水肿多出现在踝部。一般症状有颈部或胸部紧缩感,心前区不适,咳嗽、食欲缺乏、轻度黄疸、消瘦、营养不良等。但如有大量胸腔积液或因腹水使膈肌抬高,则静息时也感气促。病情较重及肺部明显淤血者可出现口唇、末梢发绀并出现端坐呼吸。

随着心排血量下降,静脉压升高,患者多呈慢性病容、消瘦、轻度黄疸或发绀。浅静脉充盈,以颈静脉怒张最为明显,面部及四肢可出现水肿,腹部膨大,腹水征阳性,肝脏肿大而坚硬,有时可达脐下,一般无压痛。一侧或双侧胸腔可有积液,肋间隙增宽。往往以右侧为多。如胸膜肥厚粘连则可见肋间隙变窄。心尖波动减弱或消失,心浊音界正常或移位,心率快、心音弱而遥远,可闻及第三心音,肺动脉第二音可能增强,多数患者无心脏杂音。血压低水平,脉压窄,一般为2.6 kPa左右。脉搏细弱无力,增快或不规则,深吸气时脉搏更弱,称为奇脉。静脉压均有显著增高达1.96 kPa以上,有时可高达3.92 kPa。

(二)实验室检查

血常规一般改变不明显,但可有程度不等的贫血。红细胞沉降率正常或稍增快。肝功能轻度降低,血清蛋白减少。有些患者可能出现结核抗体试验阳性。

患者的心电图改变各异,各导联均可出现 QRS 波低电压,T 波平坦或倒置。部分患者有房性心律失常,心房纤颤及房性期前收缩。同时也可出现 P 波异常,表现为 P 波增宽,P 波有切迹,或二者兼有。

(三)影像学检查

X 线心影大小接近正常或心影增大、心脏边缘显示不规则、各弧段消失、左右心缘显示平直呈三角形,有时呈烧瓶状改变。左右侧心缘变直,主动脉弓缩小。心脏搏动减弱。主动脉波动减弱,上腔静脉扩张表现为右上纵隔增宽。左房增大,食道吞钡见左房压迹明显。在斜位或侧位片上显示心包钙化较为清晰。胸片上可出现肺淤血,表现为中上肺野纹理明显增多、增粗、模糊,肺门显示增大、增浓,呈"鹿角"状改变。间质性肺水肿可见 Kerley B 线,在某些病例可见到 Kerley A 线,当体循环量多时可出现肺泡性肺水肿,表现为两肺内中带见大片密度增高的模糊影呈"蝶翼"状改变。在胸部平片上常可见到一侧或双侧胸膜增厚、粘连,钙化或胸腔积液,有时不除外见到肺部有结核病灶。

CT 和磁共振检查可以清楚地显示心包增厚及钙化的程度和部位,其确诊率较高,而且有助于鉴别诊断。

超声心动图可以显示心包增厚、粘连或积液,心房扩大、心室舒张末径缩小;在心尖四腔面上呈现出"四腔大小趋似"征。在肋下四腔面时见下腔静脉扩张,内径约为左右心室内径和的 1/3,显示出"小心室大静脉"征象和心功能减退。有些患者在 M 型图上见左心室后壁内膜在舒张中晚期运动呈平直外形。也可显示二尖瓣早期快速关闭及肺动脉瓣提前开放。

心导管检查右心房和右心室舒张压均高于正常值,右心室压力曲线显示心室收缩压接近正常,舒张早期迅速下倾,再迅速升高,并维持在高水平状态。肺毛细血管和肺动脉压力均升高。

(四)诊断与治疗

根据病史和临床体征,以及超声心动图检查、X 线检查,对大多数患者均可做出正确的诊断。在确诊缩窄性心包炎时应该与肝硬化、结核性腹膜炎、充血性心力衰竭和心肌病相鉴别。少数病例可能需要施行心导管检查或 CT 及磁共振等检查以便进一步明确诊断。

心包切除术是治疗缩窄性心包炎的主要方法。死亡原因绝大部分为术后急性心力衰竭。

慢性缩窄性心包炎诊断明确后,应尽早施行心包剥脱手术,以免病程迁延过久,导致患者全身状况逐渐恶化,心肌萎缩加重,肝功能及肾功能逐渐减退,从而增加手术的危险性,影响手术效果,或者失去手术救治机会。

手术通常采用胸骨正中切口,或经胸左前外切口,术中剥离心包的大体顺序为心尖-左心室流出道-右室流出道-右室、右房-上、下腔静脉入口-心包膈面。心包的切除范围依据病情而定,一般左侧至膈神经后方 2 cm,右侧至膈神经并显露出上、下腔静脉,上方达大血管基底部心包返折处,下方包括心包膈面。

一般术中先从左或右室流出道心包钙化最少的部位切开,找到心肌与纤维板之间的平面进行剥离,放射状剪开剥离的心包,暂不切除,以便心肌撕裂后可作修补用。先切开左心前区增厚的心包纤维组织,切开脏心包显露心肌后,即可见到心肌向外膨出,搏动有力。然后,沿分界面细心地继续剥离左心室前壁和心尖部的心包,再游离右心室,最后,予以切除。有些病例的上、下腔静脉入口处形成瘢痕组织环,也应予以剥离切除。剥离心包时,应避免损伤心肌和冠脉血管。如钙斑嵌入心肌,难于剥离时,可留下局部钙斑。若心包钙化严重、难以彻底剥离,则行局部多刀切开,达到松解心包的目的,切忌强行剥离,以免造成心肌撕裂大出血。

三、麻醉处理

(一)术前准备

缩窄性心包炎为慢性病,全身情况差,术前应针对具体情况进行全面的积极纠正。慢性缩窄性心包炎严重影响心脏的收缩和舒张功能,可产生心肌损害、心肌萎缩导致心肌收缩无力。临床表现为射血分数常常是正常的,而心排指数常降低,循环时间普遍延长,动静脉血氧差增大。为了代偿循环功能的障碍,血浆容量、血细胞比容、总循环容量增加。且多数伴有胸膜炎、胸腔积液,影响肺功能,也可累及肝脏而出现肝大、腹水等。充分的术前准备对提高手术耐受性、降低手术死亡率极为重要。

缩窄性心包炎患者多数全身虚弱,麻醉前用药以不引起呼吸、循环抑制为前提。术前常规禁食 6～8 小时。小儿禁食时间可酌情缩短至 4 小时。术前 30 分钟给予麻醉前用药如肌内注射咪达唑仑 0.08 mg/kg(或口服地西泮 0.2 mg/kg),东莨菪碱 0.006 mg/kg。以缓解患者的紧张情绪。对腹内压高的腹水患者,应预防诱导时出现误吸,可以预防性给予氢离子拮抗剂,如甲氧氯普胺等药物。

由于静脉压增高和胸腔积液腹水的影响加上心内压力升高,导致患者肺活量降低,肺血容量增多,肺内血液淤滞,通气和换气功能往往均受影响,必要时可低流量吸氧以改善患者的组织代谢状况。患者往往因胃肠道淤血消化不良导致体质较差,全身状况不良。大量的胸腔积液和腹水造成蛋白丢失,血浆蛋白尤其是清蛋白显著降低。术前应尽可能地改善患者全身状况,提供高蛋白饮食以补充血浆蛋白并补充适量的 B 族维生素和维生素 C 等。对于肝功能明显下降的患者,还应补充维生素 K 以提高患者的凝血功能,防止手术过程中因凝血功能低下而导致异常出血。由于术前治疗中通常采用低盐饮食和祥利尿药,常常引起血 K^+、Na^+、Cl^- 降低等电解质紊乱现象,术前适当的补钾或应用含钾极化液以避免低钾血症的发生并纠正患者的各项生化指标使接近正常生理水平。必要时可经静脉途径补充蛋白、全血或血浆,以增加血浆胶体渗透压。

积极抗结核治疗,除明确为非结核性缩窄性心包炎之外,至少应系统抗结核治疗 2 周。胸腔积液较多者,术前可适当进行胸穿抽液以改善呼吸功能,但绝不能因为药物治疗和反复胸腹腔穿刺能缓解症状,而导致延误及失去手术时机。

术前一般不用洋地黄制剂,如患者的心功能较差,心率＞100 次/分者仅在手术当天的清晨给予小剂量洋地黄类药物如静脉注射毛花苷 C 0.2～0.4 mg,可适当控制心率,对心功能也有一定的改善功效。

对肝大、腹水及全身水肿者应常规应用利尿剂及补钾,并及时纠正水电解质紊乱,如利尿药仍不能减少胸腔积液、腹水,则可于术前一到两天抽取胸腔积液、腹水,胸腔积液应尽量抽尽而腹水则部分排出即可,目的是减少对呼吸功能的影响,同时避免心包切除后回心血量突然增加而引起急性心力衰竭。对全身情况较差,且合并有重要脏器功能严重损害或伴有感染等合并症患者,如病情允许,应先行内科治疗,待病情稳定、全身情况好转后再行手术。

手术一般在仰卧位下进行,正中、左前外或双侧开胸。在心包剥脱术时,胸骨正中切口可以提供充分的术野及手术路径。有时也采用左前外侧经胸切口。所采取的入路将根据是否进行心包减容和需否应用体外循环而决定。如患者合并肺部病变,呼吸功能较差时,应采用对呼吸功能影响较小的正中切口。必须采用开胸切口时,由于缩窄性心包炎患者肺内淤血,循环缓慢,胸腔积液、腹水等原因,肺的顺应性差,通气及换气功能均受影响,应格外注意对呼吸功能的维护,维持气体交换。密切注意控制呼吸的效果。

(二)术中监测

心包剥脱术是心脏手术中的高危手术之一,除了常规的心电图、脉搏血氧饱和度仪、袖带血压计等以外,实施有创的血流动力学监测是非常必要的,左桡动脉置管监测平均动脉压,并间断取血查血气,中心静脉置管监测中心静脉压及右房压,除可保证及时、快速的输液和给药通路外,对比手术前后中心静脉压还可以检测心包松解手术效果。由于术中随时存在突然出血的危险,必须保证有两条大口径(16G 或 14G 套管针)、通畅的静脉通路,以备紧急快速输血。如果是尿毒症性心包炎的患者,有时需要采用足背动脉或股动脉置管测压,这样可以保留上肢的血管准备将来血液透析时建立动静脉瘘管。手术前,患者的一侧腹股沟区应做消毒准备,万一需要紧急建立体外循环时,可以经此进行股动静脉插管。发生术后低心排血综合征时建议放置肺动脉导管进行监测。术前在患者背部放置贴敷式除颤电极连接心脏除颤器,这样一旦在心包剥脱完成前发生心室纤颤无法应用体内除颤装置时可以随时提供除颤治疗。

缩窄性心包炎当心腔容量接近心包腔容量时,可能出现舒张中晚期右心室充盈受限。心室腔内压力表现为特征性"平方根波形"或低谷和高台波形。由于缩窄的心包已经成为心室壁的一部分,当心室收缩时,心包像弹簧一样变形。当舒张开始时,弹簧被释放、心室得到快速充盈,心室压力降低并产生低谷平台波形的低谷。当心脏充盈量接近受限制的心包所能容纳的水平时,心室充盈曲线的高台波形出现,这意味着右房、左房、心室充盈压力的明显抬高。在限制性心包炎的压力高台期,因为缩窄性心包炎的心包的限制,使肺动脉舒张压、肺动脉楔压和右房压的数值相等并且抬高。

(三)麻醉处理原则和麻醉管理

无论采用何种麻醉,麻醉管理的目的应包括避免心动过缓、心肌抑制和避免心脏前后负荷的降低。慢性缩窄性心包炎患者的心排血量在麻醉诱导期进一步减少,可致血压下降,甚至心搏骤停。因此,应使麻醉对循环功能的抑制降低到最低程度。

1.麻醉诱导与维持

麻醉诱导对缩窄性心包炎患者是极其重要的环节,无论采用何种诱导方法,首先是尽可能减轻麻醉对循环功能的抑制。由于血压偏低和代偿性心动过速的患者,进一步循环代偿功能已很差,处理不当可能导致猝死。

一般采用气管内插管静吸复合麻醉,使患者能在比较舒适、无知觉、无痛的条件下接受手术治疗。缩窄性心包炎患者循环时间延长,药物起效慢,应酌情减慢麻醉诱导注药速度。不能误认为患者耐受性好,而造成药物相对过量,以致引起血压下降甚至循环衰竭。

低血压状态下严重缩窄性心包炎患者也不能耐受短时间大量输液,因此麻醉诱导应力求平稳,尽量避免使用有外周血管扩张作用的药物。可选用地西泮、咪达唑仑作为催眠药物,但须注意咪达唑仑用量大时也有心血管抑制作用。也可选用依托咪酯 0.3 mg/kg,使患者安静入睡。水溶性依托咪酯静脉注射疼痛在浅麻醉下可能引发心动过速,应尽可能选择乳剂。氯胺酮有交感神经兴奋作用,用药后心率增快、血压升高,可以预防诱导时出现的血压下降,虽然可能增加心肌耗氧量,但对于缩窄性心包炎患者心率增快是增加心排量的唯一的有效代偿因素。肌肉松弛药中,首选维库溴铵和罗库溴铵,因其对心血管系统的影响很小。泮库溴铵有轻度的心率增快作用,与芬太尼类药物合用,可以抵消其负性频率作用,使循环参数更平稳。哌库溴铵有轻度的负性频率作用,而且作用时间相对较长,尽量避免使用。也可选用短效肌肉松弛剂如阿曲库铵。心脏功能极差的危重患者可以应用小剂量氯胺酮配合泮库溴铵辅助表面麻醉进行气管插管,甚至可以考虑在清醒状态表面麻醉下行气管插管,但是麻醉深度不够也会引发一系列其他问题。在麻醉诱导期出现血压下降、阵发性室性心动过速,应立即应用多巴胺、利多卡因等药物对症处理。发生心搏骤停,应立即气管插管人工辅助呼吸,迅速开胸挤压心脏,并尽快松解左心室面心包。

缩窄性心包炎患者麻醉维持也较困难,单纯使用吸入麻醉药很难达到所需的麻醉深度而无明显心肌抑制。可以选择吸入少量异氟烷、地氟烷或七氟烷,同时配合使用对心肌"无抑制"的镇痛药如芬太尼、舒芬太尼、瑞芬太尼等。芬太尼对心血管系统的影响很轻,不抑制心肌收缩力,但有心率减慢的不良反应,可使用阿托品拮抗。心功能较好的患者术中麻醉维持可以联合应用静脉和吸入麻醉药,术中保证有足够的麻醉深度但应避免麻醉过深。严密监测动脉压、心电图和中心静脉压,维持心率在可接受水平。严格控制输血输液的速度和输入的量,以防缩窄解除后心室过度充盈膨胀,引发急性右心衰竭或全心衰竭。

丙泊酚对心血管系统有明显的剂量依赖性抑制作用,可使动脉压显著下降,动脉压的下降与心排血量下降和全身血管阻力的减少有密切关系,这种变化是由于外周血管扩张与直接心脏抑制的双重作用所致。丙泊酚维持麻醉时心率可以保持不变,但由于抑制压力感受器反射,从而减弱对低血压引起的心动过速反应,可能会干扰缩窄性心包炎患者的心脏代偿机制。对病情较重的心包炎患者,丙泊酚可能不适合麻醉的诱导,但通常在临床工作中也使用丙泊酚作为维持用药,只是采用其良好的镇静催眠效应。一般剂量为 $1\sim2\ mg/(kg\cdot h)$,可以达到很好的麻醉辅助用药目的。

对于术前有大量胸腔积液、腹水的患者,麻醉诱导后、手术开始前可适量放出一些胸腔积液、腹水,这样第一可避免过早放胸腔积液、腹水而外周静脉压未改善,胸腔积液、腹水迅速再生,导致大量体液及蛋白的丢失;第二避免心包剥脱后,大量胸腔积液、腹水进入体循环,加重心脏前负荷而引发一系列问题。

2.呼吸管理

麻醉诱导插管后进行机械通气时,以潮气量 $8\ mL/kg$ 为宜,避免潮气量过大气道压力过高,否则会引起胸膜腔内压升高,进一步减少回心血量使心排血量进一步下降。如果麻醉期间出现通气不足及二氧化碳蓄积,可以通过提高吸入氧浓度和增加通气频率来改善。

机械通气期间,如果麻醉者发现气道压力突然增加或脉搏氧饱和度下降以及气道出现粉红色分泌物应立即想到急性肺水肿的发生。应立即抬高床头、提高供氧浓度,适当增加通气压力,提供呼气末正压通气,并采取其他治疗急性肺水肿的相关措施。

3.术中管理

术中根据中心静脉压,控制输液速度,遵循在心包完全剥离前等量输液或等量输血而在剥离后限量输液的原则,防止心包剥除后回心血量增加,扩大的心脏收缩无力诱发肺水肿和心力衰竭。

在胸骨锯开后,放置胸骨牵开器时应密切注意血压变化并及时与外科医师沟通。胸骨牵开后,心包会因牵拉而绷紧,有可能进一步限制心室充盈而导致血压下降;增厚、粘连及钙化的心包与周围的组织粘连很紧密,牵拉胸骨的同时会使心脏移位影响心脏血液回流,同样可以导致血压下降。术者首先应将直接呈现在术野的心包行局部切除,以松解部分被束缚的心肌,然后再逐渐扩大暴露范围并予以切除。随着手术进程逐渐扩大胸骨牵开器,以不影响血压为宜。麻醉医师应及时观察到血压的变化并及时通知术者。

术中患者采用头高脚低位,以防止下腔静脉梗阻解除后下腔静脉回血骤增,已有萎缩变质的心肌不能适应突然增加的血流量而发生急性心力衰竭。在大部分心包剥脱、心肌压迫解除后,腔静脉梗阻解除前应及时给予毛花苷 C 0.2～0.4 mg、呋塞米 20 mg 强心利尿,减少循环血量及心脏的负担。必要时可先期持续静脉输注小剂量多巴胺[1～3 $\mu g/(kg \cdot min)$]来加强心脏的收缩功能。缩窄性心包炎患者一般失血量不大,而且循环血容量已相对过多,应适当控制输血输液,速度不宜过快。心包完全剥离前一般不输血或仅等量输血,剥离后则应限量输血。如因剥离心包时心房、腔静脉破裂和/或心肌、冠状动脉损伤而致大量出血,则应根据实际情况进行成分输血。在剥离心包的过程中,由于手术刺激和/或缺氧及二氧化碳蓄积,导致心律失常,严重者可发生室颤。手术时局部刺激引起的个别室性期前收缩,如不是多发性、持续性者,可不必处理。如发生持续性室性心律失常,则应暂停手术操作,静脉内给予利多卡因 0.5 mg～1.0 mg/kg,检查血气和电解质是否异常并做出相应处理。如发生心动过缓,往往会伴有血压下降,可给予小量多巴胺提高心率和血压。

当心包被剥离后,心肌活动度增强,由于心肌已有失用性萎缩,加上骤增的回心血量,很容易发生持续性低心排。持续性低心排是心包剥离术后的主要死亡原因,应予以高度重视,除及时给予毛花苷 C 0.2～0.4 mg 强心并给予利尿剂减少循环血量及心脏的负担外,还可根据情况给予正性肌力药物如多巴胺等。必要时甚至可用主动脉内球囊反搏(主动脉内球囊反搏)帮助患者渡过危险期。

如遇术中发生大出血而又止不住血、术中发生室颤需进行心内按压或除颤都较为困难者,以及心功能低下发生低血压不能维持循环的情况等,皆应考虑立即建立体外循环、在体外循环下继续进行手术。

四、术中及术后并发症的防治

(一)快速出血

在剥离心包时造成不同程度的心肌撕裂导致出血。处理时首先是外科止血,在外科医师进行止血的同时麻醉医师应根据出血部位、出血点的大小立即对外科失血量作出估计,决定补充液体的种类和输入量。麻醉医师术前应做好相应准备,包括通畅的静脉通路、血液制品和血浆代用品以及应急使用的血管活性药物。

(二)术中心律失常

多为频发室性期前收缩,可用利多卡因滴洒心肌表面,暂停操作,多能控制。经以上方法处理还出现频发室性期前收缩,麻醉医师应警惕患者是否发生了血清离子紊乱或酸碱失衡,应马上进行血气检查,并做好补钾及纠正酸中毒的准备。

(三)术中急性低心排血量综合征的处理

对病程长,症状重,心包切开后心肌呈暗紫色、室壁薄而收缩无力者不应强求广泛切除缩窄心包。心包缩窄解除后,腔静脉回心血量增加导致心室快速充盈、膨胀,心脏扩大;心肌受损后收缩无力;淤滞在组织内的体液回流入血液循环,加重心脏的负担等因素综合作用导致术中出现急性低心排血量综合征。

防治重点：①要严格控制液体输入量及速度,避免过量输血输液。②早期应用强心、利尿剂:术中心包缩窄解除后即可应用毛花苷 C、呋塞米等,在强心的同时,排除过多体液减轻心脏负担。③建议外科医师一定遵循正确的心包剥脱顺序进行手术,否则若先将心脏入口腔静脉的梗阻部位松解,而右心室的限制尚未解除,骤然增加的回心血量势必造成右房压力激增,而造成心肌损害。随着右室梗阻的解除又造成右心室心肌损伤。④一旦出现低心排血量综合征,除强心、利尿外,还应加用多巴胺等血管活性药物。如心肌损害严重对儿茶酚胺类药物反应差,可根据需要放置主动脉内球囊反搏辅助。

(四)外科术野渗血的处理

由于缩窄粘连的心包被钝性或锐性分离后,心肌表面会留下许多创面,稚嫩的心肌组织毛细血管被破坏导致大量渗血。外科医师可以采用电凝的方法进行止血,但有时也不能取得令人满意的效果。

麻醉医师可以通过监测凝血状态补充一定量的凝血因子增强患者的凝血功能。也可以在心肌表面喷洒凝血酶来帮助止血。凝血酶为白色或微黄色非晶体冻干粉剂,极易溶于生理盐水,是一种直接作用于出血部位的速效局部止血药,不需全身代谢,直接作用于血液中纤维蛋白原,使之变为纤维蛋白,促使血液凝固。处理心包剥脱术中的创面出血和渗血时将凝血酶 4 000 U 溶于 2～4 mL 生理盐水中,直接喷洒在渗血创面上,然后用纱布压迫 5 分钟,合并小血管破裂出血者,将其洒于吸收性明胶海绵上填压出血处压迫止血。

(五)膈神经损伤

手术中如损伤膈神经,可造成膈肌的不协调呼吸运动,影响气体交换,不利于呼吸道分泌物的排出。因此,在患者清醒后拔除气管导管前要判断是否有不协调的胸腹式呼吸,避免出现拔管后呼吸抑制。如果可疑膈肌损伤,应待患者完全清醒且肌张力完全恢复后再试行拔除气管导管。

(六)术后注意事项

术后正确、有效的监护治疗,可以减少和避免一部分术后并发症的发生。在术后早期的监护治疗中,要重点防止低心排、电解质紊乱、心律失常、急性肾功能不全、出血等,一旦出现并发症要及时处理。

(1)术后低心排血量综合征的防治是缩窄性心包炎治疗成败的关键之一,由于慢性缩窄的心包长期束缚心脏,导致心肌萎缩,易出现低心排,术后早期应继续进行强心利尿治疗,避免心包剥脱后,外周组织内长期淤积的液体大量涌入循环,加重心脏前负荷;适当限制液体尤其是晶体入量、应避免短时间内的快速大量输液,防止因容量负荷过度而导致的低心排。术后应继续进行中心静脉压监测,早期中心静脉压仍不能恢复到正常水平,腹水仍然存在,在维持有效循环指征的前提下,尽可能使中心静脉压处于较低水平。由于术后大量使用利尿药进行利尿,要高度警惕低钾、低镁血症的发生,一定要做到及时补充电解质,防止心律失常发生。

(2)适当应用血管扩张剂,可以减轻心脏的前、后负荷,尤其在术后早期更为重要。

(3)对于心功能比较低下的患者,小剂量多巴胺对于心功能的改善会有极大的帮助。不要在病情不稳定的情况下过早停用此类正性肌力药物。

(4)由于手术打击和开胸的影响,术后对呼吸的支持和管理很重要,应持续进行机械通气,适当的呼吸机辅助呼吸治疗,对于中、重症患者及有肺部并发症患者至关重要。患者完全清醒,循环稳定,自主呼吸恢复,潮气量基本正常,血气指标正常后方可停用呼吸机并拔除气管插管。

(王安刚)

第六节 慢性肺动脉栓塞手术的麻醉

慢性肺动脉血栓栓塞症在临床上并不少见,具有潜在致命性。在美国发病率仅次于冠心病和高血压,居心血管疾病的第 3 位,病死率为 20%～35%,占全部疾病死亡原因的第 3 位。外科治疗主要是针对慢性血栓栓塞性肺动脉高压行肺动脉血栓内膜剥脱术。肺动脉血栓内膜剥脱术是治疗慢性血栓栓塞性肺动脉高压的重要手段,近年来随着术前诊断、手术技术、围术期监护及治疗水平的不断提高,手术并发症及死亡率明显降低。但由于其围术期带来的诸如右心衰竭、深低温停循环、脑保护、肺水肿、肺出血等问题,是心脏麻醉中具有全面挑战性的麻醉处理之一。

一、慢性肺动脉栓塞的病理生理

慢性栓塞性肺动脉高压是由急性肺栓塞发展而来,肺栓塞最常见的栓子是来自静脉系统中的血栓,当栓塞后产生严重血供障碍时,可发生肺组织梗死。肺血管被阻塞,随之而来的神经反射、神经体液的作用,可引起明显的呼吸生理及血流动力学的改变,其典型的病理生理变化为进行性肺动脉高压,最终造成右心功能不全和呼吸功能不全,根治首选肺动脉血栓内膜剥脱术或肺移植。

(一)临床表现

1.症状和体征

(1)呼吸困难:是肺栓塞最常见症状,出现在 80% 以上,活动后明显,静息时可缓解,轻重不一,可以反复,由于诊断时常常已发生严重肺动脉高压,因此尤其要重视轻度呼吸困难者。

(2)胸痛:突然发生,与呼吸有关,咳嗽时加重,约占 70%。呈胸膜性疼痛者约占 60%,可能与肺梗死有关。常伴有恐惧和烦躁,可能与缺氧有关。

(3)咳嗽、咯血:咯血为肺梗死表现,发生在梗死后 24 小时内,开始为鲜红色,数天后变为暗红。慢性栓塞性肺动脉高压的出血,主要来自黏膜下支气管动脉代偿性扩张破裂出血。半数以下患者可有咳嗽,多为干咳,可伴有喘息。

(4)其他:大块肺栓塞引起脑供血不足,出现晕厥,也可能是慢性栓塞性肺动脉高压唯一或最早的症状。突然发生和加重的充血性心力衰竭,常是晚期的表现。

(5)体征:呼吸频率增快(>20 次/分)、窦性心动过速(>100 次/分)、固定的肺动脉第二音亢进及分裂。部分患者可以出现室上性心律失常、局部湿性啰音及哮鸣音。仅 35% 患者有深静脉炎表现。因肺内分流或卵圆孔开放,可以出现发绀。其他慢性肺动脉高压和右心功能不全的表现。

2.辅助检查

(1)MRI 和 X 线检查:MRI 类似导管造影,敏感性和特异性均相当高。普通 X 线摄片显示肺动脉段突出,主肺动脉扩张,因肺动脉高压引起右心室扩大。CT 血管造影如增强螺旋 CT 和超高速 CT 都有诊断价值。

(2)心电图检查检查:右心扩大引起的心电变化,电轴右偏,Ⅱ、Ⅲ、aVF 肺型 P 波,右心劳损,右束支传导阻滞,心律失常等。

(3)超声心动图检查:直接或间接显示肺栓塞征象。前者显示肺动脉主干及其左右分支栓塞。后者显示肺动脉高压的继发性改变,如肺动脉增宽,右室扩大,室间隔左移,三尖瓣反流等。

(4)放射性核素检查:肺灌注显像属无创和有价值的肺栓塞诊断手段,典型征象为呈肺段分布的灌注缺损,不呈肺段性分布者受限。

(5)肺动脉造影检查:最有价值的辅助检查,表现为肺动脉内充盈缺损、肺动脉的阻塞、肺野无血流灌注、肺动脉分支充盈和排空延迟等。严重肺动脉高压患者,肺动脉造影具有危险性。肺动脉造影发现以下 5 种征象:①肺动脉内有凹凸性影像;②在肺叶或肺段水平发现肺动脉网的密度降低;③内膜不规则;④继发于再通、同心狭窄和反应性动脉收缩而发生的主肺动脉突然狭窄;⑤肺叶血管阻塞。

(6)实验室检查:肺血管床的阻塞>20%出现动脉血氧分压下降,但超过 20%的患者可以正常。

(二)病理生理

1.呼吸系统的改变

(1)肺泡无效腔增加:被栓塞的区域出现无血流灌注,使通气/灌注比值失常,不能进行有效的气体交换,故肺泡无效腔增大。

(2)通气受限:栓子释放的 5-羟色胺、组胺、缓激肽等,均可引起支气管痉挛,表现为中心气道的直径减小,增加气道阻力,使通气降低,引起呼吸困难。

(3)肺泡表面活性物质丧失:表面活性物质主要是维持肺泡的稳定性。当肺毛细血管血流中断 2~3 小时,表面活性物质即减少;12~15 小时,损伤已非常严重;血流完全中断 24~48 小时,肺泡可变形及塌陷,呼吸面积减少,肺顺应性下降,肺体积缩小,出现肺不张。表面活性物质的减少,又促进肺泡上皮通透性增加,间质和肺泡内液体渗出或出血,出现充血性肺不张,局部或弥漫性肺水肿,肺通气和弥散功能进一步损伤。

(4)低氧血症:由于上述原因,低氧血症常见。当肺动脉压明显增高时,原正常低通气带的血流充盈增加,通气/灌注比值明显失常,严重时可出现分流。心功能衰竭时,由于混合静脉血氧分压的低下均可加重缺氧。

(5)低碳酸血症:为了补偿通气/灌注失常产生的无效通气,出现过度通气,使动脉血二氧化碳分压下降。

2.血流动力学改变

取决于栓塞血管的数量和程度,以及患者的心肺功能状态。肺血管栓塞后,即引起肺血管床的减少,机械阻塞、神经体液因素和缺氧因素,均使肺毛细血管阻力增加,肺动脉压增高,甚至急性右心衰竭。70%患者平均肺动脉压高于 2.67 kPa,一般为 3.33~4.0 kPa。血流动力学改变程度主要由如下条件决定。

(1)血管阻塞程度:肺毛细血管床的储备能力非常大,只有 50%以上的血管床被阻塞时,才出现肺动脉高压。实际上肺血管阻塞 20%~30%时,就出现肺动脉高压,这是由于神经体液因素的参与。

(2)神经、体液因素:除引起肺动脉收缩外,也引起冠状动脉、体循环血管收缩,甚至可能危及生命,导致呼吸心搏骤停。

(3)栓塞前心肺疾病状态:可影响体格检查的结果,如肺动脉压可高于 5.33 kPa。

3.神经体液介质的变化

新鲜血栓上面覆盖有多量的血小板及凝血酶,其内层有纤维蛋白网,网内具有纤维蛋白溶酶原。当栓子在肺血管网内移动时,引起血小板脱颗粒,释放各种血管活性物质,如腺嘌呤、肾上腺素、核苷酸、组胺、5-羟色胺、儿茶酚胺、血栓塞 A2、缓激肽、前列腺素及纤维蛋白降解产物等。它们可以刺激肺的各种神经,包括肺泡壁上的 J 受体和气道的刺激受体,从而引起呼吸困难、心率加快、咳嗽、支气管和血管痉挛、血管通透性增加。同时也损伤肺的非呼吸代谢功能。

二、慢性肺动脉栓塞的外科治疗

慢性肺动脉栓塞病变位于外科可及部位,满足手术适应证,可以实施肺动脉血栓内膜剥脱术,通过肺动脉栓塞内膜剥脱,解除肺血管阻塞,增加肺血流量,降低肺动脉压力,改善右心功能,可挽救部分患者的生命。

(一)外科适应证

(1)肺动脉造影或 CT 等检查,显示病变位于手术可及部位。如起始于肺叶动脉起始处或近端,血栓位于支气管肺段也可手术,但有肺血管阻塞解除不全的可能。经 CT 血管造影(CTa)、肺扫描和肺动脉造影证实肺动脉主干和大分支(手术可及范围)血栓栓塞>50%,支气管动脉造影显示远端血管床内无血栓存在,伴随血流动力学损害。

(2)明显的慢性血栓栓塞性肺动脉高压,肺动脉平均压安静时>2.7 kPa,活动后>4.0 kPa,肺血管阻力>300 dyn·s/cm^5。

(3)心功能受损,大部分患者心功能 NYHA 分级在Ⅲ或Ⅳ级;有严重低氧血症的呼吸功能不全的患者。

(4)可耐受体外循环。

(二)禁忌证

(1)肺动脉栓子播散到远端肺动脉。

(2)严重心力衰竭(NYHA Ⅳ级),肺动脉平均压>6.7 kPa,肺血管阻力>100 kPa/(s·L)。

(3)严重肝肾衰竭及其他危及生命的疾病,如恶性肿瘤等。

(4)过度肥胖。

(三)外科技术

1.体外循环结合深低温低流量与停循环技术

肺动脉栓塞范围广泛者,需要在深低温低流量或深低温停循环下施行手术,可以避免支气管动脉分流过来的大量血液对术野的影响,易导致脑损伤。尽量限制停循环时间,间断使用低流量技术,以利于(脑)保护。深低温可以显著提高大脑对缺氧的耐受性,一般将中心温度(膀胱或直肠温度)降低到 15~20 ℃,并继续降温使脑温(鼻咽温)维持稳定。

2.清除血栓和机化内膜

在肺动脉中层膜面上将血栓和内膜完整切除,不宜过深以避免损伤肺动脉壁。尽量完全切除远端的栓塞,直至支气管动脉有大量鲜红色血液流出。

3.处理伴随的心脏病变

探查三尖瓣,必要时行三尖瓣成形术,因肺动脉高压导致的功能性轻度三尖瓣关闭不全一般不用处理;探查房间隔,同期修补房间隔缺损或卵圆孔未闭。

4.可能存在的外科问题

(1)副损伤:膈神经损伤。在心包内肺门处游离显露左右肺动脉前壁直至肺叶血管分叉处,尽量避免进入胸膜腔。

(2)肺出血:确认剥离层面,包括血栓本身和增厚的内膜,防止损伤肺动脉壁。

(3)肺动脉狭窄:横切纵缝,必要时心包补片扩大肺动脉。

三、慢性肺动脉栓塞的麻醉处理

慢性肺动脉栓塞的麻醉处理主要在于维持右心功能、改善肺的气体交换和氧合功能、降低肺动脉压力及肺血管阻力、避免增加肺动脉压及损害右心功能的因素。同时注意脑及肺等重要器官的保护。

(一)麻醉前准备和用药

(1)术前准备涉及呼吸内科、心脏外科和麻醉科的多学科合作。麻醉医师应详细了解术前的检查资料,尤其是心导管资料,如心排血量、肺血管阻力、右室舒张末期压等参数,这对麻醉药物的选择和术中管理非常重要。当存在右室舒张末期压抬高、严重的三尖瓣反流、肺血管阻力超过 $1\ 000\ dyn \cdot s/cm^5$ 时,是失代偿的危险征象,此类患者必要时在麻醉前期就应该考虑使用正性肌力药物(如多巴胺、肾上腺素)和血管加压药(去氧肾上腺素)支持。

(2)麻醉前用药应谨慎,镇静(轻度)以不抑制呼吸为原则。尽管慢性血栓栓塞性肺动脉高压患者肺血管阻力相对固定,但仍易受到许多因素的影响,如缺氧、二氧化碳蓄积、酸中毒、疼痛和焦虑均可引起升高。注意即使小剂量镇静药也可以引起呼吸抑制,可能导致灾难性的肺血管阻力升高。因此,使用镇静药物在进入手术室前应考虑吸氧,以便顺利转入手术室内。

(二)麻醉监测

(1)常规心电图、桡动脉压、中心静脉压和温度监测等。另外,可以考虑股动脉置管监测血压,因为如果深低温体外循环时间延长,外周和中心动脉压常常出现反转现象,体外循环后桡动脉压不能正确估计血压。此类患者呼气末二氧化碳分压监测与动脉血二氧化碳分压相关不良,因此应坚持及时的动脉血气监测。注意头低位对心功能的危险。

(2)需要放置 Swan-Ganz 导管,以监测肺动脉压、连续心排血量和混合静脉血氧饱和度等,以便更全面观察患者的血流动力学指标,尤其是肺动脉压力的变化。肺动脉导管的放置通常在麻醉诱导以后,由于右室和右房扩大,三尖瓣反流和肺动脉的病变,放置肺动脉导管可能很困难,必要时可以先放在上腔静脉(大约 20 cm)或在经食管超声心动图指导下放置。

(3)使用经食管超声心动图以评价右心功能和指导术中的治疗。术前经胸超声心动图怀疑右房或右室有血栓者,应在放置肺动脉导管以前就放置经食管超声心动图,以指导肺动脉导管的放置。

(4)脑监测量化脑电图监测在常温可提示意识状态,在深低温时可以指导确定停循环的时机。脑氧饱和度监测,是监测脑局部的动脉和静脉(70%~90%)混合的氧饱和度,反应脑代谢和脑血供间的关系,对脑保护有益。颈静脉球氧饱和度监测,可以发现快速复温对脑的不良影响,以减少术后神经并发症,但由于技术操作的困难及其并发症,不作常规应用。

(三)麻醉诱导和维持

1.麻醉诱导

术日外周静脉放置较粗的静脉导管,诱导前建立动脉直接内测压。麻醉诱导要平稳,尽量避免高动力学反应,同时要警惕药物对循环的影响。可以用依托咪酯、咪达唑仑、芬太尼和罗库溴铵复合诱导,丙泊酚不用或小心使用。在某些高危患者,必要时静脉持续输注正性肌力药物以防止诱导时的心血管恶化。在麻醉诱导和体外循环前期尽量不要试图使用降低肺动脉压力的药物,如硝酸甘油或硝普钠,因为对慢性血栓栓塞性肺动脉高压患者的肺血管阻力作用有限,但由于降低右室灌注压而非常危险,可以引起低血压使心血管状态快速恶化,而直接的肺血管扩张剂如一氧化氮和前列腺素 E1,对其他类型肺动脉高压可能有益,但对此类患者此时的作用无益。

2.麻醉维持

由于右室肥厚和扩大,右心压力的增加,冠状动脉对右室的血供减少,维持足够的外周血管阻力、正性肌力状态和正常的窦性节律,对保持体循环稳定和右室灌注很重要。以大剂量芬太尼(30~50 μg/kg)为主,辅以低浓度吸入麻醉药或持续输注丙泊酚,要保证有足够的麻醉深度,以避免肺动脉压力的升高,同时要维持血流动力学的稳定。肌肉松弛药的选择主要依据药物对气道和血流动力学的反应,哌库溴铵、罗库溴铵和维库溴铵均可选择。

(四)体外循环技术

体外循环预充以胶体液(血浆和血浆代用品)为主。手术需要在深低温停循环或深低温低流量下完成,建立体外循环后就开始降温,降温的梯度(血液和膀胱或直肠温度间)应<10 ℃。在降温的过程中,静脉氧饱和度逐渐升高,一般鼻咽温在 25 ℃时,静脉氧饱和度达 80%,在 20 ℃时,静脉氧饱和度达90%。中心温度在 20 ℃时,就可以阻断主动脉。血液中度稀释(血细胞比容 0.18~0.25),停循环时间<20 分钟,如果需要继续增加停循环时间,中心温度在 18 ℃,维持静脉血氧饱和度>90%,再次灌注 10~15 分钟。必要时采用腔静脉逆灌,以保证重要脏器的血供。值得注意的是由于术前肝素的使用,少量患者产生肝素诱导的抗血小板抗体,引起肝素诱导性血小板减少症,此类患者在使用肝素前,可以通过使用抗血小板药物,使“血小板麻醉”而达到保护血小板的目的。

(五)术中管理

1.维护右心功能

由于患者术前常合并右心功能不全,术中尤其是停体外循环后一般需使用正性肌力药物以支持循环。由于在增加心排血量的同时不增加肺动脉压,多巴酚丁胺列为首选,常用多巴酚丁胺 3~20 μg/(kg·min)静脉输注。其他药物有多巴胺 2~8 μg/(kg·min)、米力农 0.3~0.75 μg/(kg·min)等,必要时加用肾上腺素 0.05~0.15 μg/(kg·min)。由于右室压较高,影响到右室的血供,因此,还要注意维持足够的体循环压力、正性肌力状态和窦性节律,以保证足够的右室冠脉的灌注。必要时使用去氧肾上腺素或去甲肾上腺素,通过升高灌注压,从而维持血流动力学稳定,改善肺动脉高压患者的右室顺应性。

2.降低肺动脉压

在手术后常需联合使用肺血管扩张药,以降低肺动脉压。常用前列腺素 E1 0.3~2 μg/(kg·min)或硝酸甘油 0.5~2 μg/(kg·min)持续输注,可较好降低肺动脉压而对血压影响较小。吸入一氧化氮 20~40 ppm 可有效降低肺动脉压,而不影响血压。降低肺血管阻力的非药物方法非常重要,包括积极纠正缺氧和酸中毒,适当过度通气,维持动脉血二氧化碳分压在 3.7~4.7 kPa。

3.脑保护

(1)深低温停循环下的脑损伤与停循环(脑缺血)时间的长短密切相关,故尽量缩短停循环或低流量时间,停循环时间以不超过 25 分钟为宜。如果有可能尽量间断地使用深低温低流量灌注,以减少停循环的绝对时间。必要时可用颈动脉插管选择性脑灌注或通过上腔静脉逆行灌注,作为扩展全身停循环安全时限的措施。

(2)尽量缩短主动脉阻断时间,术中维持循环平稳,采取头低位,保证脑血流量。麻醉诱导后头部即加用冰帽,可以保持到术后。保证良好的上腔静脉引流。

(3)复温:快速复温增加术后神经系统并发症,与复温时脑供氧/耗氧失衡,导致脑氧合不足有关。控制复温速度,避免脑高温,尽量将血液温和直肠温或膀胱温差控制在 10 ℃以下,鼻咽温和直肠温差控制在 6 ℃以下。恢复灌注后使上腔静脉血氧饱和度达到 70%以上后(需要 5~10 分钟)再复温。复温期间的 pH 管理趋向于小儿用 pH 稳态而成人用 α 稳态,但保持动脉血二氧化碳分压在上限水平。

(4)药物:体外循环前静脉输注甲泼尼龙 15 mg/kg,体外循环预充甲泼尼龙 15 mg/kg,稳定细胞膜,对抗炎性反应;深低温停循环前给予甘露醇 12.5 g,促进渗透性利尿,减轻细胞水肿;丙泊酚 2~3 mg/kg 可以引起脑电图呈短暂爆发抑制状态,继续输注 0.1~0.3 mg/(kg·min)维持;证据表明,体外循环期间给予苯妥英钠 15 mg/kg,可以提供脑保护和有效地预防术后抽搐;给予足够剂量的长效肌肉松弛药,确保全身肌肉松弛减少组织对氧的消耗。

4.肺保护

(1)预防再灌注肺水肿:术中限制液体入量,尤其是晶体液,适当利尿,补充清蛋白,增加胶体渗透压,体外循环预充液中增加胶体含量,复温时超滤并应用利尿剂,及时输入血浆或人体清蛋白。停机后麻醉医师应检查气管内有无血性渗出或出血,尤其是泡沫性痰,提示出现再灌注肺水肿。

(2)机械通气时使用呼气末正压通气。严重肺出血的患者有时机械通气难以适应机体气体交换和氧合的需要,可暂时改用手控通气。手控通气时采取大潮气量,高气道压(40~50 cmH_2O),在吸气末停顿以增加吸气时间,使气体较好氧合和交换。机械通气时使动脉血氧饱和度>95%,动脉血二氧化碳分压<4.7 kPa。早期需吸入高浓度氧(80%~100%),同时给予呼气末正压通气 5~10 cmH_2O。

(3)纤维支气管镜吸引是严重肺出血时必不可少的治疗措施。给予甲泼尼龙可以减少细胞因子的产生,减轻炎症反应及氧自由基的作用;加强呼吸道护理,吸除气管及支气管内的分泌物,保证气道通畅。

5.胃黏膜保护

由于手术创伤以及药物(甲泼尼龙)等刺激,容易发生胃肠道出血,可以在体外循环前使用洛塞克、西咪替丁等药物予以保护。

6.肝素的中和

使用鱼精蛋白中和时应预防其不良反应,使用前加深麻醉,可以用 100 mL 生理盐水稀释后静脉输注(超过 10 分钟),若发生血压降低、肺动脉压力升高等征象,立即停止给药,降低肺动脉压(丙泊酚等),静脉给予钙剂等必要处理。

7.避免严重心律失常

肺动脉高压及右心衰竭极易导致严重心律失常,尤其是恶性室性心律失常。术中及时纠正电解质紊乱,置人心外膜临时起搏,有助于及时控制心律失常。

(六)术后处理

1.再灌注肺水肿

再灌注肺水肿最常见和最严重的并发症,多发生于术后 72 小时以内,伴发严重低氧血症、气道内血性渗出,发生率超过 10%。与外科处理技巧有很大关系,同时与术前肺动脉栓塞程度、持续时间及肺动脉压呈正相关。严格控制出入量,维持循环稳定,加强利尿,维持血细胞比容>30%,使用清蛋白等胶体提高血浆渗透压,加用呼气末正压通气以减少肺泡渗出。当气道内血性分泌物增多时,加强吸引,必要时使用纤维支气管镜,或使用双腔气管插管以保证健侧供氧。

2.肺动脉高压

严重肺动脉高压是术后死亡的主要原因。术后残余肺动脉高压超过 5%,少数仍然可能长期存在。继续使用术中的降低肺动脉压措施,使用前列腺素 E1 持续泵入[0.05～0.2 $\mu g/(kg \cdot min)$],血管紧张素转换酶抑制剂胃管注入,一氧化氮吸入等。

3.低氧血症

近半数患者术后出现低氧血症,因此在保持呼吸道通畅的同时,采用呼吸机容控方式,根据血气指标调节潮气量,在维持血氧分压的前提下,尽量降低吸入氧浓度,以减少氧自由基的产生。通常给予较大潮气量过度通气,维持动脉血二氧化碳分压在 4.0 kPa 左右。必要时采用呼气末正压通气及反比通气,纠正低氧及高碳酸血症。掌握好拔除气管插管的指征,大部分患者在术后第 1 天可以顺利脱机拔管,小部分(<10%)患者需要延长呼吸机通气时间。

4.右心功能不全

术前心功能不全的患者,尤其是病史长、肺动脉高压严重或有其他心脏合并症的患者易并发右心衰竭。根据 Swan-Ganz 导管测量数据,指导临床治疗,调整正性肌力药物和血管扩张药物。必要时使用心脏机械辅助装置。

5.神经系统并发症

由于深低温停循环的影响,术后应注意预防神经系统并发症。首先维持血流动力学稳定和纠正低氧血症。当出现谵妄、躁动时,给予丙泊酚等药物充分镇静。控制体温,可用冰帽局部降温,控制血糖。适当使用甲泼尼龙等激素类药物和甘露醇,缓解脑水肿,降低颅内压。

6.预防再栓塞

由于术中不可避免的肺动脉损伤,术后易局部继发血栓形成。当纵隔、心包、胸腔引流没有明显出血征象时,尽早(术后 4～6 小时)使用肝素 100 U/(kg·12h)抗凝。12 小时后胃管内注入或气管拔管后口服华法林抗凝。

7.抗感染

术后尽早拔管(气管插管、漂浮导管和导尿管等)、早活动,鼓励咳嗽排痰、锻炼呼吸。监测体温,检查血常规,使用敏感抗生素预防肺部感染。

(王安刚)

第六章　胸外科麻醉

第一节　气管手术的麻醉

气管、支气管与隆突部位的疾病经常需要手术治疗。这些部位手术的麻醉有一定特殊性,麻醉医师必须了解该部位疾病的病理生理与手术特点,以制定麻醉计划。本节不包括气管切开手术的麻醉。

气管手术麻醉中应用的通气方式可总结为以下5种:①经口气管插管至病变气管近端维持通气。该法适于短小气管手术。由于气管导管的存在,吻合气管时手术难度增加。插入气管导管时对病变的创伤可能导致呼吸道急性梗阻。②间断喷射通气。经口插入细气管导管或手术中放置通气导管至远端气管或支气管行喷射通气。该法利于手术操作,但远端通气导管易被肺内分泌物阻塞,喷射通气还可能造成气压伤。③高频正压通气。该法与间断喷射通气类似。④体外循环。由于需要全身抗凝,可能导致肺内出血,现基本不用。⑤手术中外科医师协作在远端气管或支气管插入带套囊的气管导管维持通气。该法目前应用最普遍。

一、气管疾病

先天性疾病、肿物、创伤与感染是气管疾病的常见病因。先天性疾病包括气管发育不全、狭窄、闭锁与软骨软化。肿物包括原发肿物与转移肿物。原发肿物以鳞状细胞癌、囊腺癌与腺癌多见。转移肿物多来自肺癌、食管癌、乳腺癌以及头颈部肿瘤。创伤包括意外创伤与医源性创伤。气管穿通伤与颈胸部顿挫伤可损伤气管,气管插管与气管切开也可造成气管损伤。气管手术中居首位的病因是气管插管后的气管狭窄,气管肿物次之。

二、近端气管手术的麻醉

近端气管切除重建手术一般采用颈部切口与胸部正中切口。由于手术操作使气管周围支持组织松弛,在气管插管未通过气管病变的情况下可能引起气道完全梗阻。麻醉诱导插管后静脉吸入复合维持麻醉。暴露病变气管后向下分离,切开气管前10分钟停用氧化亚氮。于气管前贯穿气管全层缝一支持线,缝支持线时气管导管套囊应放气以防损伤。在气管切口下2 cm处穿结扎线,切开气管后外科医师将手术台上准备好的钢丝强化气管导管插入远端气管。连接麻醉机维持麻醉与通气。病变气管切除后,以缝合线牵拉两气管断端,麻醉医师通过患者头颈部俯屈可帮助两气管断端接近。如果切除气管长,两气管断端不能接近,应行喉松解使气管断端接近。气管断端采用间断缝合,所有缝合线就位后彻底吸引气管内的血液与分泌物,快速拔出远端气管的气管导管,同时将原经口气管插管管口越过吻合口,麻醉与通气改此途径维持。缝合线打结后应检查是否漏气。气管导管交换中应防止气管导管进入一侧支气管。

手术结束待患者完全清醒后拔除气管导管。由于手术室条件好,气管导管最好在手术室拔除。吻合口水肿较常见,因而拔管前应准备纤维气管镜与其他再插管的物品。拔管后气道通畅,病情稳定后应送入 ICU 继续严密观察。ICU 应做好再插管的准备。为减轻吻合口张力,患者应保持头俯屈体位。

三、远端气管与隆突手术的麻醉

靠近隆突部位的气管切除与隆突成形术一般采用右侧开胸入路,必要时行左侧单肺通气。麻醉的一般原则与近端气管手术相同。手术中通气可以采用全程单肺通气与部分单肺通气。全程单肺通气采用单腔气管导管或双腔管行支气管插管。部分单肺通气则需要手术中交换气管导管,即开始行双肺通气,暴露病变气管后手术台上行支气管插管后单肺通气。病变切除吻合口缝合线就位后拔除支气管插管,同时将主气管内的气管导管向下送入支气管,吻合完毕再将气管导管退回主气管内。手术结束后拮抗肌肉松弛药,待自主呼吸良好,患者清醒后在手术室拔管。拔管时同样应准备纤维支气管镜等再插管的设备。

四、术后恢复

气管手术后患者应在 ICU 接受密切监护。进入 ICU 后最好行胸部 X 线检查以排除气胸。患者应保持头俯屈的体位减轻吻合口张力。面罩吸入湿化的高浓度氧气。隆突手术影响分泌物排出,必要时可使用纤维支气管镜辅助排痰。术后吻合口水肿可引起呼吸道梗阻,严重时需要再插管。由于体位的影响,ICU 插管最好使用纤维支气管镜。术后保留气管导管的患者应注意气管导管的套囊不应放置于吻合口水平。需要长时间呼吸支持的患者可考虑气管切开。

靠近喉部位的气管手术后易出现喉水肿,表现为呼吸困难、喘鸣与声嘶。治疗可采用改变体位(坐位)、限制液体、雾化吸入肾上腺素等措施,喉水肿严重时需要再插管。

术后疼痛治疗的方案应根据手术方式、患者痛阈与术前肺功能确定。近端气管手术的术后镇痛可采用镇痛药静脉注射、肌内注射以及患者自控给药的方式。远端气管与隆突手术的术后镇痛可选择硬膜外镇痛、胸膜内镇痛、肋间神经阻滞镇痛与患者自控镇痛等方式。

患者在 ICU 过夜,病情稳定后可返回病房。

(黄永珍)

第二节　支气管镜与纵隔镜手术的麻醉

一、支气管镜手术的麻醉

支气管镜在肺疾病的诊断治疗中有重要意义。从硬支气管镜到纤维支气管镜,支气管镜的应用范围不断扩大。支气管镜目前主要用于气管支气管异物取出、肺内引流、大咯血的治疗、气道与肺肿物的诊断与治疗。

（一）适应证

从适应证看，硬支气管镜与纤维支气管镜并无区别，但临床上支气管镜的选择受很多因素控制。如设备条件、医师的经验、使用安全性与患者舒适度等。纤维支气管镜具有检查范围广、创伤小等优点，但在一些治疗性操作中使用受限。因此，纤维支气管镜主要用于诊断性检查，而硬支气管镜主要用于治疗性操作。

（二）术前考虑

术前药的使用应考虑患者一般情况、手术类型、使用的支气管镜类型以及麻醉方式。使用术前药的主要目的在于缓解焦虑、提高痛阈、减少分泌与抑制反射。常用的术前药为阿片类药、镇静安定药与抗胆碱药。

（三）麻醉方式选择

麻醉方式的选择应根据选用的支气管镜类型、拟行手术、患者一般情况与患者要求综合考虑。可选择的麻醉方式包括局部麻醉与全身麻醉。

1.局部麻醉

局部麻醉主要用于一般情况较好可配合的患者，手术操作较简单，手术时间一般较短。通过局部麻醉药雾化吸入与喷雾，对整个呼吸道施行表面麻醉。环甲膜穿刺注射局部麻醉药是声门下呼吸道表面麻醉的有效方式。舌咽神经阻滞与喉上神经阻滞对缓解声门上刺激有效，是较好的辅助措施。辅助神经阻滞时应防止误吸。使用局部麻醉还应注意局部麻醉药过敏，防止局部麻醉药过量中毒。

2.全身麻醉

全身麻醉是支气管镜手术主要的麻醉方式。硬支气管镜手术对镇静、镇痛与肌松要求高，一般均选择全身麻醉。麻醉药的选择应考虑患者一般情况与手术类型。目前主张使用短效药物，保证术后迅速恢复。

3.麻醉诱导

麻醉诱导可采用吸入诱导，也可采用静脉诱导。麻醉维持的方式多根据支气管镜通气方式确定。硬支气管镜可使用的通气方式包括自主呼吸、正压通气与无呼吸氧合。自主呼吸主要用于异物取出。无呼吸氧合维持时间短，现很少使用。正压通气是硬支气管镜主要的通气方式，包括间断正压通气、喷射通气、高频喷射通气等形式。纤维支气管镜在无气管插管的情况下均采用自主呼吸。有气管插管的情况下可依靠一些辅助设备控制呼吸。在可以控制呼吸的情况下一般采用静脉吸入复合麻醉维持，静脉注射中短效肌肉松弛药创造安静的手术野。手术中保留自主呼吸时可采用静脉维持或静脉吸入复合维持。

（四）常见并发症

支气管镜手术的并发症涉及手术并发症与麻醉并发症。硬支气管镜可造成途径组织的创伤，包括牙齿、口咽黏膜、喉以及支气管。组织活检后可引起出血。麻醉相关的并发症包括通气不足与麻醉过浅带来的并发症。通气不足表现为低氧血症与高碳酸血症，可通过辅助呼吸纠正。麻醉过浅时手术刺激可诱发心律失常与血压波动，应加深麻醉消除。

二、纵隔镜手术的麻醉

纵隔镜最早用于肺癌分级中纵隔淋巴结活检，以确定手术切除的可能性。后来逐渐用于纵隔上部淋巴结活检、纵隔肿物活检与后纵隔肿瘤的手术。虽然 CT 与 MRI 能发现纵隔内异常的肿物与淋巴结,但诊断的敏感性与特异性均不及纵隔镜。纵隔镜常与支气管镜检查结合用于治疗方案的确定。气管明显移位、上腔静脉综合征、大血管动脉瘤、前纵隔肿物的患者不宜行纵隔镜手术。

(一)适应证

胸骨上切迹切口入路的纵隔镜手术又称颈部纵隔镜手术,主要用于上纵隔病变的诊断治疗。胸骨左缘第 2 肋间切口与胸骨旁纵切口入路的纵隔镜手术又称前纵隔镜手术,主要用于前纵隔、肺门、上腔静脉区域病变的诊断治疗。

(二)麻醉方式选择

纵隔镜手术可采用的麻醉方法包括局部麻醉与全身麻醉。麻醉方法的选择考虑手术医师的习惯、患者意愿以及患者病情。由于纵隔镜手术潜在大出血的可能,选用全身麻醉更可靠。

纵隔镜手术的麻醉并无特殊,但应强调纵隔肿物对动脉、静脉与气管可能造成的压迫。对气管的压迫可能造成气管移位,麻醉诱导前应充分估计控制气道与气管插管的难度,必要时可采用清醒插管。纵隔肿物对大血管的压迫可能导致麻醉诱导与正压通气时循环功能的恶化,可考虑采用自主呼吸或改变患者体位的方法防止低血压。

(三)注意事项

术前药并无特殊要求。入手术室后开放一条静脉通道,手术中遇有明显出血时可再开放一条静脉通道。常规监测血压、心电图与血氧饱和度。麻醉诱导与维持的方法很多,以静脉快速诱导、静脉吸入复合维持的麻醉方法较常用。由于手术操作接近大血管、气管等重要解剖部位,麻醉中应创造安静的手术野,使用肌肉松弛药是一种理想的选择。由于手术时间短,应选用中短效的肌肉松弛药如阿曲库铵与维库溴铵。手术可能带来上纵隔与气管等部位的刺激,因此要有足够的麻醉深度防止呛咳。

(四)常见并发症

纵隔镜手术的并发症并不多见,包括出血、气胸、神经损伤、食管损伤与气体栓塞。活检中对大血管的创伤可导致危及生命的严重出血。静脉出血可采用直接压迫与填塞压迫的方法止血。动脉出血则需紧急手术止血。胸膜创伤可导致气胸,出现气胸应行胸腔引流。操作中可能损伤喉返神经与膈神经,出现后应对症处理。

(宫春燕)

第三节　食管手术的麻醉

食管起自颈部环状软骨水平,终止于第 11 或 12 胸椎,直径约 2 cm,长 25 cm。在颈部位于气管后,进胸后微向左侧移位,在主动脉弓水平又回到正中,在弓下再次向左移位并通过膈肌。行程中有三个狭窄,分别位于颈部环状软骨水平、邻近左侧支气管水平与穿过膈肌水平。食管外科将食管人为地分为三段。即环状软骨水平至进胸腔积液平($C_6 \sim T_1$)为颈段食管,胸廓内部分($T_{1 \sim 10}$)为胸段食管,膈肌水平以下为腹段食管。

食管手术的麻醉应考虑患者的病理生理、并存的疾病与手术性质。大部分食管手术操作复杂。术前反流误吸造成呼吸功能受损伤、食管疾病本身影响进食造成营养不良。食管疾病常伴吞咽困难与胃食管反流,因而气道保护是食管手术麻醉应考虑的重点。

一、麻醉前评估

(一)食管反流

食管功能障碍易引起反流,长期的反流易导致慢性误吸。对有误吸可能的患者应进行肺功能评价并进行合理治疗。反流的主要症状有胃灼热、胸骨后疼痛或不适。对反流的患者麻醉时应进行气道保护。行快速诱导时应采用环状软骨压迫的手法,或采用清醒插管。麻醉诱导时采用半坐位也有一定帮助。

(二)肺功能

食管疾病引起反流误吸的患者多存在肺功能障碍。恶性食管疾病的患者常有长期吸烟史。对这些患者应行胸部 X 线检查、肺功能检查与血气分析了解肺功能状况。术前应行胸部理疗、抗生素治疗、支气管扩张药治疗,必要时可使用激素改善肺功能。

(三)营养状况

食管疾病因吞咽困难导致摄入减少,加上恶性疾病的消耗,患者有不同程度的营养不良。营养不良对术后恢复不利,因此术前应改善患者的营养状况。

二、术前用药

食管手术术前药的使用原则与一般全身麻醉术前药的使用原则相同。由于反流误吸的可能增加,这类患者术前镇静药的用量应酌情减量。由于手术刺激造成分泌的增加,抗胆碱药(阿托品 0.4 mg 或胃肠宁 0.2 mg 肌内注射)的使用非常必要。为防止误吸还应使用抗酸药(西咪替丁或雷尼替丁)与胃动力药。

三、监测

手术需要的监测水平主要根据患者病情、手术范围、手术方式以及手术中发生意外的可能性大小确定。麻醉医师的经验也是决定监测水平的影响因素。常规监测心电图、血压与血氧饱和度。应建立可靠的静脉通道。对需要长时间单肺通气的患者与术中术后需要严密观察心血管功能的患者应行有创血压监测。液体出入量大以及手术对纵隔影响明显的应考虑中心静脉置管。

四、内镜食管手术的麻醉

大部分食管手术术前需要接受胃镜检查明确病变的位置与范围。在食管狭窄病例,胃镜检查还能起到扩张性治疗的作用。

电子胃镜诊断性检查的麻醉并不复杂,大多数病例仅在表面麻醉下接受胃镜检查。由于患者存在一定程度的吞咽困难,胃镜检查中镇静药的使用应谨慎。使用镇静药一定要保留患者的气道保护性反射。

对不能配合表面麻醉的患者与行普通胃镜检查的患者多实施全身麻醉。选择较细的气管导管固定于一侧口角一般不妨碍胃镜检查。根据气管插管的难易程度可选择清醒插管与静脉快速诱导插管。麻醉维持可采用吸入麻醉、静脉麻醉或静脉吸入复合麻醉,为保证患者制动,可采用中短效肌肉松弛药。手术结束后拮抗肌肉松弛药,待患者完全清醒后拔管。

胃镜检查术后疼痛很轻,术后镇痛的意义不大。对反流明显的患者应采用半坐位。

在病情严重不能耐受手术的患者,为解决吞咽问题可采用食管支架技术。食管支架的放置不需开胸,一般在胃镜辅助下放置。食管异物的取出同样多在胃镜辅助下实施,不需开胸。

五、开胸食管手术的麻醉

食管手术采用的手术入路较多,腹段食管手术仅通过腹部正中切口即可,麻醉原则与腹部手术麻醉相同。大部分食管手术为胸段食管手术,需要开胸,部分手术甚至需要颈胸腹部联合切口(如 IvorLewis 手术)。由于左侧主动脉的干扰,食管手术多采用右侧开胸。为创造理想的手术野,减轻对肺的损伤,麻醉一般采用单肺通气。

对一些肺功能差不能耐受开胸的患者可采用颈部与腹部联合切口的术式。经颈部与膈肌食管裂孔游离食管并切除。但此术式游离食管时对后纵隔的刺激可导致明显的循环功能抑制,游离食管还可能造成气管撕裂,因此临床上应用较少。

食管切除后一般以胃代替。在胃不能与食管吻合的情况下需要与空肠或结肠吻合,使手术难度增加,手术切口自然需要开胸与开腹联合。空肠一般用于游离移植,需要显微外科参与。代结肠的位置可以在皮下,胸骨后或胸内肺门前后。

开胸食管手术的麻醉一般采用全身麻醉。应根据手术范围与患者病情选择使用麻醉药。范围大的手术还可考虑胸部硬膜外麻醉辅助全身麻醉及用于术后镇痛。

麻醉诱导应充分考虑误吸的可能,做好预防措施。为方便手术操作,开胸手术应尽量使用隔离通气技术。

手术中麻醉医师应了解外科医师的操作可能带来的影响,并与外科医师保持密切交流。手术操作可能导致双腔管或支气管堵塞囊位置改变影响通气,对纵隔的牵拉与压迫可导致循环功能的剧烈变化。手术中遇到上述情况,麻醉医师应及时提醒外科医师,双方协作尽快解决问题。

手术近结束时应留置胃管,胃管通过食管吻合口时应轻柔,位置确定后应妥善固定,避免移动造成吻合口创伤。留置胃管的目的在于胃肠减压,保护吻合口。

六、麻醉恢复

由于存在误吸的可能,拔管应在患者吞咽、咳嗽反射恢复,完全清醒时进行。因此,拔管前应拮抗肌肉松弛药,有良好的术后镇痛。

拔管时机的选择需考虑患者病情与手术范围。术前一般情况好,接受内镜检查、憩室切除等短小手术的患者多在术后早期拔管。气管食管瘘手术后气道需要一段时间的支持,因此拔管较晚。为促进呼吸功能恢复,拔管前应有良好镇痛。

对于不能短时间内拔管的患者应考虑将双腔管换为单腔管。换管一般在手术室进行,换管要求一定的麻醉深度。采用交换管芯的方法较简便,一些交换管芯还能进行喷射通气。有条件时亦可在气管镜帮助下换管。

七、术后并发症

(一)术前疾病引起的并发症

术前因反流误吸造成肺部感染、继发性哮喘使肺功能降低的患者术后拔管困难。营养不良的患者肌力恢复慢易造成术后脱机困难。

(二)麻醉相关的并发症

麻醉相关的并发症主要为麻醉诱导与拔管后的误吸。应掌握严格的拔管指征。拔管时患者应清醒,能排除分泌物,有良好的镇痛作用。拔管时采用半坐位利于引流,可减少误吸的发生。术后疼痛影响分泌物排除造成局部肺不张、肺炎时可能需要再次插管进行呼吸支持。

(三)手术相关的并发症

手术相关的并发症与手术方式有关。术后吻合口瘢痕形成可导致食管狭窄,可采用扩张治疗。胃镜检查可能导致食管穿孔,食管穿孔引起纵隔炎可能危及患者生命,应禁食禁水并静脉注射抗生素治疗,必要时行食管部分切除。食管切除手术的术后并发症还包括吻合口漏。

(魏金通)

第四节　肺切除手术的麻醉

一、术前准备

肺切除手术常用于肺部肿瘤的诊断和治疗,较少用于坏死性肺部感染和支气管扩张症所引起的并发症。

(一)肿瘤

肺部肿瘤可以是良性、恶性,或者为交界性。一般情况下只有通过手术取得病理结果才能明确肿瘤性质。90％的肺部良性肿瘤为错构瘤,通常是外周性肺部病变,表现为正常肺组织结构紊乱。支气管腺瘤通常为中心型肺部病变,常为良性,但有时亦可局部侵袭甚至发生远处转移。这些肿瘤包括:类癌、腺样囊性癌及黏液表皮样癌。肿瘤可阻塞支气管管腔,并导致阻塞远端区域反复性肺炎。肺类癌起源于 APUD 细胞,并可分泌多种激素,包括促肾上腺皮质激素(ACTH)、精氨酸加压素(AVP)等。类癌综合征临床表现不典型,有时更类似于肝转移征象。

肺的恶性肿瘤可分为小(燕麦)细胞肺癌(占 20％,5 年生存率为 5％～10％)和非小细胞肺癌(占 80％,5 年生存率为 15％～20％)。后者包括鳞状细胞癌(表皮样瘤)、腺癌和大细胞(未分化)癌。上述肿瘤均最常见于吸烟者,但腺癌也可发生于非吸烟者。表皮样瘤和小细胞肺癌常表现为支气管病变的中央型肿瘤;腺癌和大细胞肺癌则更多表现为常侵犯胸膜的周围型肿瘤。

1.临床表现

肺部肿瘤的临床症状有咳嗽、咯血、呼吸困难、喘鸣、体重减轻、发热及痰液增多。发热和痰液增多表明患者已出现阻塞性肺炎。胸膜炎性胸痛或胸腔渗出表明肿瘤已侵犯胸膜;肿瘤侵犯纵隔结构,压迫喉返神经可出现声音嘶哑;侵犯交感神经链可出现霍纳综合征;压迫膈神经可使膈肌上升;如压迫食管则出现吞咽困难,或出现上腔静脉综合征。心包积液或心脏增大应考虑肿瘤侵犯心脏。肺尖部(上沟)肿瘤体积增大后可因侵犯同侧臂丛的 C_7～T_2 神经根分支,而导致肩痛和/或臂痛。肺部肿瘤远处转移常侵及脑、骨骼、肝脏和肾上腺。

肺癌尤其是小细胞肺癌,可产生与肿瘤恶性扩散无关的罕见症状(癌旁综合征),其发生机制包括:异位激素释放及正常组织和肿瘤之间的交叉免疫反应。如果异位激素分泌促肾上腺皮质激素(ACTH)、精氨酸加压素(AVP)及甲状旁腺素,则分别会出现皮质醇增多症、低钠血症及低钙血症。Lambert-Eaton(肌无力)综合征的特征是近端性肌病,肌肉在反复收缩后肌力增强(不同于重症肌无力)。其他的癌旁综合征还有肥大性骨关节病、脑组织变性、周围性神经病变、移动性血栓性静脉炎及非细菌性心包炎。

2.治疗

手术是可治性肺部肿瘤的治疗选择之一。如果非小细胞肺癌未侵及淋巴结、纵隔或远处转移,则可选择手术切除;相反,小细胞肺癌很少选择手术治疗,因为确诊时几乎无可避免地出现转移,小细胞肺癌多选用化疗或化疗与放疗结合治疗。

3.肿瘤的可切除性或可手术性

肿瘤的可切除性取决于肿瘤的解剖学分期,而肿瘤的可手术性则取决于手术范围和患者的生理状况。确定肿瘤的解剖学分期有赖于胸片、CT、支气管镜和纵隔镜等检查结果。同侧支气管旁和肺门淋巴结转移的患者可接受切除手术治疗,但同侧纵隔内或者隆突下淋巴结转移者的切除手术则受到争议。对于斜角肌、锁骨上、对侧纵隔或对侧肺门淋巴结转移者,一般均不予手术切除。如无纵隔转移,则有些医疗中心亦对肿瘤采取包括胸壁在内的扩大性切除;同样,无纵隔转移的肺尖部(上沟)肿瘤经过放疗后亦可手术切除。手术范围的确定原则是既要达到最大限度地治疗肿瘤,亦要保证手术后足够的残肺功能。在第 5 或 6 肋间隙经后路开胸实施肺叶切除术是大多数肺部肿瘤选择的手术方式;对于小的周围型肺部病变或肺功能储备差的患者可选择肺段切除和肺楔形切除手术。如肿瘤侵犯左、右主气管或肺门则需实施患侧全肺切除手术。对于近端型肺部病变及患者肺功能较差者可选择袖状肺切除手术来取代全肺切除手术,即切除受累的肺叶支气管及部分左或右主支气管,并在切除后将远端支气管与近端支气管进行吻合。肿瘤累及气管时可选考虑实施袖状肺切除手术。肺叶切除术的死亡率为 2%～3%,而全肺切除手术的死亡率为5%～7%。右全肺切除手术的死亡率较左全肺切除手术高,可能是因为右侧手术切除了更多的肺组织。胸部手术后发生死亡大多数是心脏原因引起。

4.全肺切除手术的手术原则

全肺切除手术可行性虽然是一个临床问题,但术前肺功能检查结果可为手术方式的选择提供初步的参考意义,根据术前患者肺功能受损程度可预测患者手术风险大小。表 6-1 列出了实施全肺切除手术患者术前肺功能检查中各指标的意义。如果患者虽未达到上述标准但又需施行全肺切除手术,则应进行分区肺功能检查。评价全肺切除手术可行性的最常用指标是术后第 1 秒用力呼气量预计值(FEV$_1$),如果 FEV$_1$ 预计值＞800 mL 即可手术。在第 1 秒用力呼气量中各肺叶所占的比例与其血流量百分数有很好的相关性,而后者可用放射性核素(^{133}Xe、^{99}Tc)扫描技术进行测量。

一般来说,病肺(虽无通气但有血流灌注)切除后不仅不会影响患者的肺功能,反而还可改善血氧饱和度。如术后第 1 秒用力呼气量(FEV$_1$)预计值＜800 mL 但还需行全肺切除手术,术前应评价残肺的血管能否耐受相对增加的肺血流,但目前尚无此类评价。如果患者术前肺动脉压超过 5.3 kPa(40 mmHg)或氧分压低于 6.0 kPa(45 mmHg),则不易行全肺切除手术;此类患者可行患侧肺动脉阻塞介入治疗。

全肺切除手术后的并发症常涉及呼吸和循环系统,术前有必要对这两个系统的功能进行评价。如患者能登上 2～3 层楼而无明显气喘则提示其可耐受手术,不需其他进一步检查。患者活动时的氧耗量可作为预测术后患病率和死亡率的有用指标,如氧耗量大于 20 mL/kg 的患者术后发生并发症的可能性较小;如氧耗量低于 10 mL/kg 的患者手术后患病率和死亡率则极高。

表 6-1　全肺切除手术患者术前肺功能检查中各指标的意义

检查	患者高危因素
动脉血气	$PCO_2>6.0$ kPa(45 mmHg)(呼吸空气);$PO_2<6.7$ kPa(50 mmHg)
FEV_1	<2 L
术后预计 FEV_1	<0.8 L 或$<40\%$(预计值)
FEV_1/FVC	$<50\%$(预计值)
最大呼吸容量	$<50\%$(预计值)
最大氧耗量	<10 mL/(kg·min)

注:FEV_1:第 1 秒内用力呼气量;FVC:用力呼吸容量。

(二)感染

肺部感染常表现为肺部单个结节或空洞样病变(坏死性肺炎)。为了排除恶性病变或明确感染类型,临床上常需实施开胸探查术。而对于抗生素治疗无效、反复性脓胸及大咯血等空洞性病变可行肺叶切除术。产生此类表现的肺部感染既可能是细菌(厌氧菌、支原体、分枝杆菌、结核),也可能是真菌(组织胞质菌、球孢子菌、隐球菌、芽生菌、毛霉菌及曲霉菌)。

(三)支气管扩张症

支气管扩张症是一种支气管长期扩张状态,是支气管长期反复感染和阻塞后的终末表现。常见病因:病毒、细菌和真菌等感染,误吸胃酸及黏膜纤毛清除功能受损(黏膜上皮纤维化及纤毛功能异常)。扩张后支气管的平滑肌和弹性组织被富含血管的纤维组织代替,故支气管扩张症患者容易咯血。对于保守治疗无效的反复大量咯血且病变定位明确后可手术切除病变。如果患者的病变范围较大则可表现为明显的慢性阻塞性通气障碍特征。

二、麻醉管理

(一)术前评估

接受肺组织切除术的患者大部分均有肺部疾病。吸烟对慢性阻塞性通气障碍和冠心病患者均是重要的危险因素,接受开胸手术的许多患者常合并存在这两种疾病。术前实施心脏超声检查不仅可评估患者的心脏功能,同时可确定是否有肺心病的证据(右心扩大或肥厚);如果在心脏超声检查时应用多巴酚丁胺可有助于发现隐匿性冠心病。

对于肺部肿瘤患者应仔细评估肿瘤局部扩张引起的局部并发症和癌旁综合征。术前应仔细审阅胸片、CT 及磁共振等检查结果。气管或支气管的偏移会影响气管插管和支气管的位置。气道受挤压的患者麻醉诱导后可能会引起通气障碍。肺实变、肺不张及胸腔大量渗液均可导致低氧血症,同时应注意肺大疱和肺脓肿对麻醉的影响。

接受胸科手术治疗的患者术后肺部和心脏并发症发生率均增加。对于高危患者而言,如果术前准备充分在一定程度上可减少术后并发症。外科手术操作或肺血管床面积减少致右心房扩张均可导致围术期心律失常,尤其是室上性心动过速。这种心律失常的发生率随年龄和肺叶切除面积的增加而增加。

对于中、重度呼吸功能受损的患者术前应慎用或禁用镇静药。虽然抗胆碱类药物(阿托品0.5 mg或格隆溴铵 0.1~0.2 mg肌内注射或静脉注射)可使分泌物浓缩及增加无效腔,但可有效地减少呼吸道分泌物,从而可提高喉镜和纤维支气管镜检查时的视野质量。

(二)术中管理

1.准备工作

对于心胸手术来说,术前的准备工作越充分,就越能避免发生严重的后果。其中最常见的包括肺功能储备差、解剖上的异常、气道问题和单肺通气时患者很容易出现低氧血症,事先通盘考虑必不可少。另外,对于基本呼吸通路的管理,还需要事先准备一些东西,比如说各种型号的单腔和双腔管、支气管镜、CPAP、大小型号的麻醉插管的转换接头、支气管扩开器等。

如果手术前准备从硬膜外给患者使用阿片类药物,那么应该在患者清醒时候进行硬膜外穿刺,这比将患者诱导之后再进行操作要安全。

2.静脉通路

对于胸科手术,至少需要一条畅通的静脉通路,最好是在手术侧的深静脉通路,包括血液加温器,如果大量失血还需要加压输液装置以保证快速补液。

3.监测

一侧全肺切除的患者、切除巨大肿瘤特别是肿瘤已经侵犯胸壁的患者和心肺功能不全的患者需要直接动脉测压,全肺切除或巨大肿瘤切除的患者可以从深静脉通路放置 CVP 监测,CVP可以反映血管容量、静脉充盈状态和右心功能,可以作为补液的一个指标。肺动脉高压或左心功能不全的患者可以放置肺动脉导管,可以通过影像学保证肺动脉导管没有放置到要切除的肺叶里面。要注意的是不要将 PAC 的导管放置到单肺通气时被隔离的肺叶里面,这样会导致显示出的心排血量和混合静脉血氧气张力不正确。在肺叶切除患者中要注意 PAC 的套囊会明显增加右心的后负荷,降低左心的前负荷。

4.麻醉诱导

对于大多数患者,面罩吸氧后使用快速静脉诱导,具体使用什么药物由患者术前的状态决定。在麻醉深度足够之后使用直视喉镜,避免支气管痉挛,缓和心血管系统的压力反射,这可以通过诱导药物、阿片类药物或两者同时使用来实现。有气道反应性的患者可以用挥发性吸入药物来加深麻醉。

气管内插管可以在肌肉松弛剂的帮助下进行,如果估计插管困难,可以准备支气管镜。尽管传统的单腔管能适用于大多数的胸科手术,单肺通气技术还是使得它们变得更容易。但如果外科医师的主要目的是活检而不是切除,采用单腔管更合理,可以在气管镜活检之后再放置双腔管代替单腔管。人工正压通气可以帮助防止肺膨胀不全,反常呼吸和纵隔摆动,同时还能帮助控制手术野以利于手术完成。

5.体位

在诱导、插管、确定气管导管的位置正确之后,摆位前还要保证静脉通路的通畅和监护仪的正常工作。大多数的肺部手术患者采用后外切口开胸,术中患者侧位,正确的体位很重要,它能避免不必要的损伤和利于手术暴露。患者下面的手臂弯曲,上面的手臂升到头上,将肩胛骨从手术范围拉开。在手臂和腿之间放置体位垫,在触床的腋窝下放置圆棍,保护臂丛,同时还要小心避免眼睛受压,避免损伤受压的耳朵。

6.麻醉维持

现在使用的所有麻醉方法都可以保证胸科手术的麻醉维持,但是大多数的麻醉医师还是使用一种吸入麻醉药(氟烷、七氟烷、异氟烷或地氟烷)和一种阿片类药物的复合麻醉。

(1)吸入麻醉药的优点在于:①短期的剂量依赖式的支气管扩张作用。②抑制气道反应。

③可以吸入高纯度的氧气。④能快速加深麻醉。⑤减轻肺血管收缩带来的低氧血症。吸入麻醉药在浓度变化小于1 MAC的范围对HPV影响很小。

(2)阿片类药物的优点在于：①对血流动力学影响很小。②抑制气道反应。③持续的术后镇痛效应。如果术前已经使用了硬膜外的阿片类药物，那么静脉使用要注意用量以免引起术后呼吸抑制。一般不推荐使用氧化亚氮，因为这会使吸入氧气的浓度下降。

与吸入性麻醉药一样，氧化亚氮会减轻肺血管收缩带来的低氧血症，而在一些患者中还会加剧肺动脉高压。去极化肌肉松弛药的使用在麻醉维持过程中能保持神经肌接头的阻断作用，这有效地帮助外科医师将肋骨牵开。在牵开肋骨的时候要保持最深的麻醉深度。牵拉迷走神经引起的心动过缓可以通过静脉使用阿托品来解除。开胸时静脉回心血量会因为开胸侧的胸腔负压减少而下降，这可以通过静脉补液速度得到纠正。

对于一侧全肺切除的患者要严格控制输液量。输液的控制包括基本量的补充和失血的损耗两个方面，对于后者通常输注胶体液或是直接输血。侧位的时候输液有一个"低位肺"现象，就是指在侧位的时候液体更容易在重力的作用下向位于下面的肺集中。这个现象在手术中尤其是在单肺通气的时候会增加下位肺的液体流量并加重低氧血症。另外，不通气肺由于外科操作的影响再通气的时候容易发生水肿。

在肺叶切除中，支气管（或残存的肺组织）通常会被一个闭合器分离。残端通常要在30 cmH_2O的压力下检验是否漏气。在肋骨复位关胸的时候，如果使用的是单腔管，手动控制通气可以帮助避免使用肋骨闭合器的时候损伤肺边缘。在关胸前，要手动通气并直视观察确认所有的肺已经充分膨开。随后可以继续使用呼吸机通气直至手术结束。

(三)术后管理

1.一般管理

大多数患者术后都拔管以免肺部感染。有些患者自主呼吸未能恢复不能拔除气管导管，需要带管观察以待更佳的拔管时间。如果使用的是双腔管，术毕的时候可以换成单腔管进行观察。如果喉镜使用困难可用导丝。

患者术后一般在PACU、ICU观察病情。术后低氧血症和呼吸性酸中毒很常见。这通常是由外科手术对肺造成的压迫或由于疼痛不敢呼吸引起的。重力作用下的肺部灌注和封闭侧肺的再通气水肿也很多。

术后约有3%的患者出现出血，而死亡率占其中的20%。出血的症状包括胸腔引流的增加（>200 mL/h）、低血压、心动过速和血小板容积下降。术后发生室上性心律失常很多，需要及时处理。急性右心衰竭可以通过降低的心排血量和升高的CVP、血容量减少和肺动脉楔压的变化表现出来。

常规的术后管理包括右侧半坡位的体位、吸氧（40%～50%）、心电监护、血流动力学监测、术后的影像学检查和积极的疼痛治疗。

2.术后镇痛

肺部手术的患者术后使用阿片类药物镇痛和与之相关的呼吸抑制的平衡是一个矛盾。对于进行胸科手术的患者而言，阿片类药物比其他的方法具有更好的镇痛效果。注射用的阿片类药物静脉给药只需要较小的剂量，而肌内注射则剂量要大得多。另外，使用患者自控镇痛（PCA）也是个不错的办法。

长效的镇痛药，例如0.5%的罗哌卡因（4～5 mL），在手术切口的上下两个肋间进行封闭也能收到很好的镇痛效果。这可以在手术中直视下进行,也可以在术后操作。这个方法还能改善术后的血气结果和肺功能检查,缩短住院时间。如果略加以变化,还可以在术中采用冰冻镇痛探头,在术中对肋间神经松解进行冰冻,达到长时间镇痛的效果。不足的是这种方法要在24~48小时之后才会起效。神经的再生在1个月左右。

硬膜外腔注射阿片类药物同时使用局麻药也有很好的镇痛效果。吗啡5~7 mg与10~15 mL盐水注射可以维持6~24小时的良好镇痛。腰段硬膜外阻滞的安全性更好,因为不容易损伤脊髓根,也不容易穿破蛛网膜,但这只是理论,只要小心操作,胸段硬膜外阻滞同样是安全的。当注射亲脂性的阿片类药物如芬太尼时,从胸段硬膜外腔注射比腰段具有更好的效果。有些临床医师提议多使用芬太尼,因为这种药物引起的迟发性呼吸抑制较少。但不管是从哪个部位注射药物进行镇痛,都要密切监测以防并发症。

有些学者提出了胸膜腔内镇痛的方法,但遗憾的是,临床看来这并不可行,可能是由于胸管的放置和胸腔内出血。

3.术后并发症

胸科手术的术后并发症相对多见,但大多数都是轻微的,并可以逆转。常见血块和黏稠的分泌物堵塞呼吸道,会引起肺膨胀不全,所以需要及时吸痰,动作轻柔。严重的肺膨胀不全表现为一侧肺或肺叶切除后的支气管移动和纵隔摆动,这时候需要治疗性的支气管镜,特别是如果肺膨胀不全合并大量的黏稠分泌物。一侧肺或肺叶切除之后还常常导致小的裂口存在,这多是由于关胸不密合引起的,多在几天内自动封闭。支气管胸膜瘘会导致气胸和部分肺塌陷,如果在术后24~72小时发生,通常是由于气管闭合器闭合不牢所致。迟发的则多是由于闭合线附近气管组织血运不良发生坏死或是感染所致。

有些并发症少见但需予以足够的重视,因为它们是致命的,术后出血是重中之重。肺叶扭转可以在患侧肺叶部分切除,余肺过度膨胀时自然发生,它导致肺静脉被扭转,血液无法回流,很快就会出现咯血和肺梗死。诊断方法是靠胸片发现均匀的密度增高以及支气管镜下发现两个肺叶的开口过于靠近。在手术侧的胸腔还可能发生急性的心脏嵌顿,这可能是由于手术后两侧胸腔的压力差造成的严重后果。心脏向右胸突出形成嵌顿会引起腔静脉的扭转从而导致严重的低血压和CVP的上升,心脏向左胸突出形成嵌顿则会在房室结的位置造成压迫,导致低血压、缺血和梗死。心脏X线片的表现是手术侧的心影上抬。

纵隔手术的切除范围大,会损伤膈神经、迷走神经和左侧喉返神经。术后膈神经损伤会表现为同侧的膈肌抬高影响通气,全胸壁切除同样会累及部分膈肌造成类似的结果并合并连枷胸。肺叶切除一般不会导致下身瘫痪。低位的肋间神经损伤会导致脊髓缺血。如果胸腔手术累及硬膜外腔,还会产生硬膜外腔血肿。

(四)肺切除的特殊问题

1.肺大出血

大量咯血指的是24小时从支气管出500~600 mL以上的血量,所有咯血病例中只有1%~2%是大咯血。通常在结核病、支气管扩张症、肿瘤或是经气管活检之后发生。大咯血是手术急症,大多数病例属于半择期的手术而非完全的急诊手术,即便如此,死亡率还是高达20%以上(如果用内科药物治疗,死亡率高于50%)。必要时可对相关的支气管动脉进行栓塞。最常见的死亡原因是气道内的血块引起的窒息。如果纤维支气管镜不能准确定位,那么患者有必要进入手术室行刚性气管镜检查。可以人工堵塞支气管暂时减缓出血或使用激光对出血部位进行烧灼止血。

患者需要保持侧卧位,维持患侧肺处于独立的位置达到压迫止血的目的,要开放多条大容量静脉通路。麻醉术前药一般不需给予清醒患者,因为他们通常都处于缺氧状态,保持持续吸入纯氧。如果患者已经插管,可以给予镇静药帮助患者预防咳嗽。另外,套囊或其他的气管栓子要放置到肺被切除后。如果患者还没有实行气管插管,那就行清醒下气管插管。患者通常会吞咽大块的血块,所以要把他们当作饱胃的患者来处理,插管时要取半右上位并持续在环状软骨上加力。双腔管有助于分隔患侧肺和正常肺,还能帮助将两侧肺独立切除互不干扰。如果放置双腔管困难,也可以放置大管径的单腔管。Univent 管是内带可伸缩的气管套囊的单腔管,也可应用。如果气管腔有大块的血栓,可以考虑使用链激酶将其溶解。如果有活动性的出血,可以使用冰盐水使其流速减慢。

2.肺大疱

肺大疱可以是先天的,也可以继发于肺气肿。大型的肺大疱可以因为压迫周围肺组织从而影响通气。最大的麻醉风险来源于这些肺大疱的破裂形成张力性气胸,这可以发生在任意一侧肺。诱导期间保持患者的自主通气直到双腔管套囊已将两侧肺隔离。许多患者无效腔增大,所以通气是要注意防止二氧化碳蓄积。氧化亚氮要避免使用,因为那会导致肺大疱破裂,表现为忽然出现的低血压、支气管痉挛和气道压峰值的升高,需要立即放置胸腔引流管。

3.肺脓肿

肺脓肿源于肺部感染、阻塞性的肺部肿瘤和全身性感染的散播。麻醉要点是尽快隔离两侧肺以免感染累及对侧。静脉快速诱导、插入双腔管保持患侧肺的独立、立即将两侧套囊充气,保证在翻身摆体位的时候脓肿不会播散。在术中对患侧肺多次吸引也可以尽量减少对侧肺的感染机会。

4.支气管胸膜瘘

支气管胸膜瘘继发于肺切除手术、肺部气压伤、肺脓肿穿破和肺大疱破裂。绝大多数患者采用保守治疗,只有胸腔引流和全身的抗生素治疗失败的患者需要手术治疗。麻醉的重点是考虑患者的通气障碍、必要时使用正压通气、可能存在的张力性气胸和肺脓肿对对侧肺的污染。肺脓肿由于多在瘘口附近,所以术后很快就会被吸收。

有些临床学者建议如果存在大的瘘就在清醒时插入双腔管,或是经静脉快速诱导插管。双腔管可以隔离两肺、可以对健侧肺单肺通气,对于麻醉处理很有帮助。术后可以在条件允许时拔管。

（李　婷）

第五节　肺隔离技术与麻醉

肺隔离技术在胸外科麻醉中具有里程碑的意义,该技术的出现使胸外科手术取得长足进步。

一、肺隔离的指征

肺隔离技术的应用范围广泛,从为胸内手术操作创造理想的手术野到严重肺内出血的急症抢救,都需要应用肺隔离技术。通常把肺隔离的应用指征笼统地分为相对指征与绝对指征。肺隔离的相对指征指为方便手术操作而采用肺隔离的情况,包括全肺切除、肺叶切除、肺楔形切除、支气管手术、食管手术等。肺隔离的绝对指征系需要保证通气,防止健肺感染等情况,包括湿肺、大咯血、支气管胸膜瘘、单侧支气管肺灌洗等。但这种分法并不理想,实际应用中很多相对指征会演变为绝对指征。如手术中意外发生导致必须使用肺隔离技术时相对指征就成为绝对指征。

最初应用肺隔离技术的主要目的是保护健肺,但目前肺隔离技术应用的主要目的在于方便手术操作,因此,不仅肺手术需要肺隔离,胸内其他器官的手术也需要肺隔离。

二、肺隔离的禁忌证

肺隔离并无绝对禁忌,但临床实践中有些情况不宜使用肺隔离技术。如存在主动脉瘤时插入双腔管可造成动脉瘤的直接压迫,前纵隔肿物存在时插入双腔管可造成肺动脉的压迫。理论上,插入双腔管时误吸的可能增加,因此,饱胃患者应谨慎使用双腔插管。

三、肺隔离的方法

临床上使用的肺隔离方法很多,包括双腔管、Univent 管、支气管堵塞、单腔支气管插管等。各种技术有各自的优缺点,应根据患者病情与手术需要分别选用。

(一)双腔管

1949 年 Carlens 发明的双腔管使肺隔离技术获得飞跃。20 世纪 50 年代末,Robertshaw 对 Carlens 双腔管进行改进,发明了右侧支气管插管。20 世纪 80 年代,聚氯乙烯导管代替了橡胶导管。制造技术的改进逐渐扩大了双腔管的用途,但双腔管至今仍存在一些缺陷,如定位困难需支气管镜辅助定位,右侧支气管插管易移位。

由于双腔管横截面呈卵圆形,不宜以直径反映其规格。目前以双腔管周长与相同周长单腔管的尺寸表示双腔管的规格。临床上女性身高 160 cm 以下者选择 35 F 双腔管,身高 160 cm 以上者选择 37 F 双腔管。男性身高 170 cm 以下者选择 39 F 双腔管,身高 170 cm 以上者选择 41 F双腔管。除身高外,选择双腔管还应考虑患者体形。

1.插管方法

双腔管的插管方法与气管内插管方法基本相同。检查套囊后先将导管充分润滑,喉镜暴露声门后支气管斜口向上插入声门,支气管套囊经过声门后左侧双腔管逆时针旋转 90°,右侧双腔管顺时针旋转 90°,推进导管至预计深度插管即初步成功。一般身高 170 cm 的成人患者导管尖端距门齿 29 cm,身高每增减 10 cm 插管深度相应增减 1 cm。聚氯乙烯导管与橡胶导管的设计不同,推进导管时不宜以遇到阻力为插管初步成功,聚氯乙烯导管推进中遇到阻力时可能造成肺叶、肺段支气管插管或支气管损伤。插管初步成功后应明确导管位置。

2.位置确定

常用快速确定双腔管位置的方法包括听诊与支气管镜检查。听诊分三阶段进行。第一步确定气管导管的位置(图 6-1 A)。即双肺通气时将主气管内套囊适当充气,听诊双肺均有呼吸音。若双肺呼吸音不一致,气道阻力大,表明双腔管插入过深,应后退 2～3 cm。第二步确定支气管导管的位置(图 6-1 B)。夹闭气管腔接口并使气管腔通大气,将支气管套囊充气,听诊确认单肺通气。开放气管腔接口行双肺通气,听诊双肺呼吸音清晰。第三步确定隔离效果(图 6-1 C)。分别钳夹气管腔与支气管腔接口,听诊单肺呼吸音确定隔离效果。听诊法可快速诊断双腔管位置不良,但不能发现肺叶支气管堵塞的情况。支气管镜是确定双腔管位置最可靠的方法。患者体位改变后应重复上述步骤重新核对双腔管位置。

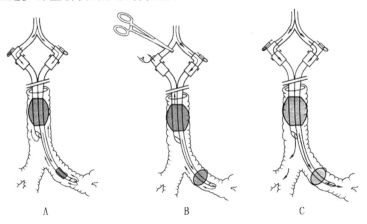

图 6-1　双腔管位置的确定

右侧双腔管插管易成功,左侧双腔管插管中易出现进入右支气管的情况。遇到这种情况后先将套囊放气,导管后退至距门齿 20 cm 处,将患者头右转 90°同时将双腔管逆时针旋转 90°再向下推进导管,导管易进入左侧支气管。左侧双腔管进入右侧支气管后的另一种处理方法是夹闭主气管通气,控制呼吸并后退导管,见到双侧胸廓起伏后将患者头向右侧旋转,导管同时逆时针旋转推进易使左侧双腔管进入左支气管。在上述方法不能奏效的情况下应使用支气管镜引导插管。

(1)左侧双腔管:左侧双腔管常见的有 Rusch、Mallinckrodt、Sheridan 三种,主要区别在套囊。Rusch 与 Mallinckrodt 管的套囊内压低于 Sheridan 管的套囊内压。这些导管行肺隔离时的套囊内压较低,在 15～20 cmH$_2$O。套囊内容量 2～3 mL 即可完成隔离,套囊内容量超过 3 mL 才能完成隔离时应调整双腔管位置。左侧双腔管可能进入左肺上叶或下叶的叶支气管,通过支气管镜检查可排除这种可能。

(2)右侧双腔管:右侧双腔管常见的也有 Rusch、Mallinckrodt、Sheridan 三种,主要区别在于套囊设计。三种导管的共同特点是支气管套囊后导管侧壁有一侧孔,用于右上肺通气。右侧双腔管行肺隔离时套囊内压较高,40～49 cmH$_2$O,但低于 Univent 管的套囊内压。右侧双腔管插入过深易导致右上肺不张。

3.独特优势

与其他肺隔离技术相比,双腔管具有以下优势:①利于对双肺进行吸引、通气,易行支气管镜检查。②肺隔离有效。双腔管的缺陷在于解剖变异时固定的导管设计不能发挥良好的隔离作用。

(二)Univent 管

Univent 管出现于 1982 年,是一个单腔导管,导管前开一侧孔,其间通过一直径 2 mm 的支气管堵塞器,支气管堵塞器可在导管腔内前后移动。Univent 管的插管方法与普通单腔气管导管相同,暴露声门后,导管送入声门,导管尖端过声门后再将支气管堵塞器继续送入支气管,左侧支气管堵塞时将导管逆时针旋转 90°,右侧支气管堵塞时将导管顺时针旋转 90°,导管插入深度与普通气管导管相同。确认双肺呼吸音后插入支气管镜,在支气管镜辅助下将支气管堵塞器送入相应的支气管内,套囊充气后听诊确定肺隔离效果。支气管堵塞器套囊不充气时即施行双肺通气。为防止堵塞器移位,在改变患者体位前可将堵塞器插入支气管较深的部位。支气管堵塞器导管较硬,有时送入支气管较困难,以进入左支气管时为甚,可将堵塞器退回气管导管腔内,在支气管镜帮助下将气管导管送入支气管,将堵塞器送入支气管后再将气管导管退回主气管即可。

Univent 管的优点在于术后保留导管方便,双肺单肺通气转换方便,能用于小儿。但该管的支气管堵塞器套囊属高容量高压套囊。堵塞器导管硬,因此有穿破支气管的可能。在不需要肺隔离的情况下意外对堵塞器套囊充气可造成急性气道梗阻。Univent 管的应用范围广泛,但与双腔管相比仍有隔离效果不稳定之嫌。

(三)支气管堵塞

支气管堵塞法系将支气管堵塞囊通过单腔气管导管送入支气管实现肺隔离的一种技术。由于手术操作的影响,尤其在右侧支气管堵塞时易发生堵塞囊移位。堵塞囊移位不仅造成隔离失败,严重时可堵塞主气管与通气肺支气管造成窒息。支气管堵塞时非通气肺的萎陷需要气体缓慢吸收或手术医师挤压完成。支气管堵塞适于手术方案改变需要紧急肺隔离而双腔管插入困难的情况。支气管堵塞法隔离肺的主要缺陷在于不能对非通气肺进行正压通气、吸引等操作。

(四)支气管内插管

支气管内插管是最早应用的肺隔离技术,该方法将单腔气管导管通过一定手法送入支气管达到肺隔离的目的。右侧支气管内插管较容易,左侧支气管插管在患者头右转 90°的情况下较易成功。支气管镜辅助下插管成功率高。右侧支气管插管易堵塞右上肺叶支气管。与支气管堵塞相似,这种肺隔离技术对非通气肺的控制有限。费用低是该技术的突出优点。

四、隔离通气(单肺通气)临床应用中的问题

单肺通气使手术肺萎陷,不仅利于明确病变范围,创造安静的手术野,还利于减轻非切除部分肺的创伤。但单肺通气易因氧合不良造成低氧血症。

(一)单肺通气时导致低氧血症的原因

单肺通气时氧合不良的主要原因包括隔离技术机械性因素、通气肺本身的病变以及双肺的通气血流比失调。

隔离技术机械性因素包括双腔管或支气管插管位置不良影响通气,通气道被血液、分泌物或组织碎屑堵塞影响通气,通过调整插管位置与清理通气道可很快纠正这种通气不良。慢性肺疾病在单肺通气时气道内气体分布不均衡增加,小气道过早闭合易导致通气不良。单肺通气引起低氧血症的最主要原因是双肺的通气血流比失衡。影响因素包括体位、全身麻醉、开胸以及低氧性肺血管收缩。

1.体位、全身麻醉与开胸的影响

清醒状态下侧卧位时,膈肌较低部位向胸腔弯曲明显,能更有效收缩。同时,胸膜腔压力梯度的改变也使下肺通气比上肺通气好。肺血受重力影响向下肺分布较多。由于上肺通气与血流均下降,下肺通气与血流均增加,因此,双肺的通气血流比变化不大。

麻醉后侧卧位时,肺血分布的模式依然是下肺占优势。但肺通气的模式与清醒时相反,上肺

通气比下肺通气好。所以,麻醉后侧卧位时上肺通气好但血流不足,下肺通气不良但血流灌注良好,肺通气血流比的改变必然影响肺通气。

开胸后肺萎陷,肺泡通气明显减少,但开胸侧肺血流并未相应减少,造成开胸侧肺通气不足而血流灌注良好的情况,通气血流比的降低造成肺内分流。麻醉后非开胸侧肺受腹腔内容物、纵隔、重力的影响通气不良,而血流灌注相对较多,同样造成通气血流比的降低出现肺内分流。肺内分流使动脉血氧分压下降出现低氧血症。

2.缺氧性肺血管收缩

缺氧性肺血管收缩是肺泡氧分压下降后肺血管阻力增加的一种保护性反应。表现为缺氧区域血流减少与肺动脉阻力的升高,使血流向通气良好的区域分布。缺氧性肺血管收缩使通气血流比失调缓解,肺内分流减少,因而低氧血症得到改善。单肺通气时缺氧性肺血管收缩在减少萎陷肺血流中起重要作用。

缺氧性肺血管收缩受生理因素、疾病状态与药物的影响。影响肺血管的因素同样影响肺血管收缩。充血性心力衰竭、二尖瓣疾病、急慢性肺损伤等均可影响缺氧性肺血管收缩。钙通道阻滞剂、硝酸盐类、硝普钠、β_2-受体激动支气管扩张剂、一氧化氮与吸入麻醉药均可抑制缺氧性肺血管收缩。缺氧性肺血管收缩抑制后低氧血症表现明显。

(二)单肺通气的管理

针对单肺通气时发生低氧血症的原因,单肺通气时采用以下措施可减少低氧血症的发生。

(1)单肺通气应维持足够的潮气量和较快的呼吸频率。为保证通气肺的完全膨胀,减少通气血流比值失调,单肺通气时潮气量应接近双肺通气时的潮气量,呼吸频率与双肺通气时的频率相同。

(2)提高吸入氧气浓度,甚至吸入纯氧可提高通气侧肺动脉血氧分压使肺血管扩张,通气侧肺血流增加不仅降低通气血流比值失调,还有利于更多地接受非通气侧肺因缺氧性肺血管收缩而转移过来的血流。

(3)对萎陷肺采用间断膨胀、高频通气或低压 PEEP 的方法可增加功能残气量,增加动脉氧合。

(4)充分的肌松使下侧肺与胸壁顺应性增大,防止通气侧肺的肺内压、气道压过高而减少血流。

(5)保持通气侧肺导管管腔和气道通畅,有分泌物、血液与组织碎屑时应及时清除。

(6)避免使用影响缺氧性肺血管收缩的血管活性药物。

对上述方法不能奏效的低氧血症采用纯氧短暂双肺通气可迅速纠正低氧血症。

五、肺隔离的并发症

肺隔离的主要并发症是气道创伤。防止气道创伤的主要措施为插管前详细的气道评估、选择适宜规格的导管、减小肺隔离时套囊内注气容量、仅在需要隔离时才对套囊充气、避免使用氧化亚氮以及插管时轻柔操作。

(李　婷)

第六节　肺动脉内膜剥脱手术的麻醉

肺动脉内膜剥脱手术是治疗慢性栓塞性肺动脉高压的最有效手段。慢性栓塞性肺动脉高压是由于肺动脉内反复栓塞和血栓形成而造成的肺动脉高压［平均肺动脉压≥3.3 kPa（25 mmHg）］。可由急性肺动脉栓塞演变而成，也可因下肢静脉血栓等反复栓塞肺动脉所致。

一、病理生理

（1）慢性肺栓塞导致右心室压力负荷增加，右心室显著扩张、肥厚，右心室收缩功能减低。

（2）右心室扩大造成三尖瓣瓣环扩大，三尖瓣反流，有效右心室输出量减少。

（3）扩张的右心室使室间隔左移，致使左心室舒张功能受损，左心排血量减低。

二、手术方法及潜在问题

（1）肺动脉血栓内膜剥脱术在深低温间断停循环下进行。在血栓起始部位的肺动脉内膜和中层之间剥离到亚肺段水平。

（2）手术可引起再灌注肺损伤、神经系统并发症和反应性肺动脉高压。

三、麻醉处理

麻醉处理的基本原则是维护右心功能、改善肺的气体交换和氧合功能、降低肺动脉压力及肺血管阻力、避免增加肺动脉压及损害右心功能的因素。同时注意脑及肺保护。

（1）麻醉诱导及维持：以依托咪酯、咪哒唑仑、芬太尼和哌库溴胺复合诱导，应特别注意药物对循环的影响。以大剂量芬太尼，辅以低浓度吸入麻醉药维持麻醉。

（2）监测：常规 ECG、桡动脉压及中心静脉压。大部分情况下需要放置 Swan-Ganz 导管，监测肺动脉压、连续心排血量（CCO）和混合静脉血氧饱和度（SvO_2）等，以便更全面地观察患者的血流动力学指标及氧代谢情况。TEE 在术中可用以评价右心功能。

（3）体外循环预充：以胶体液（血浆和血浆代用品）为主。手术需要在深低温停循环或深低温低流量下完成。

（4）由于患者术前就有右心功能不全，术中尤其是停体外循环后一般需使用正性肌力药。多巴酚丁胺在增加心排血量的同时能增加混合静脉血氧含量，降低肺血管阻力，改善酸中毒而不增加肺动脉压，故为首选。常用多巴酚丁胺 3~10 $\mu g/(kg \cdot min)$静脉输注。

（5）联合使用肺血管扩张药，降低肺动脉压，改善右心后负荷。PGE_1 0.3~2 $\mu g/(kg \cdot min)$或硝酸甘油 0.5~2 $\mu g/(kg \cdot min)$持续泵入，可较好降低肺动脉压而对血压影响较小。吸入一氧化氮 20~40 ppm 可有效降低肺动脉压，而不影响血压。

（6）积极纠正缺氧和酸中毒，术中适当过度通气，维持 $PaCO_2$<4.7 kPa（35 mmHg）。

（7）脑保护：肺动脉栓塞范围广泛者，需要在深低温低流量或深低温停循环下施行手术，易导致脑损伤。建议尽量缩短停循环或低流量时间，停循环的时间不宜过长，以 20~25 分钟为宜。恢复流量灌注期间使静脉血氧饱和度达 75% 以上。转流中给予甲泼尼龙、硫喷妥钠、利多卡因或丙泊酚等药物,可能有一定的脑保护作用。

(8)肺保护措施:①限制液体入量,体外循环预充液中增加胶体含量,复温时超滤和利尿,停机后输入血浆或人清蛋白。②机械呼吸时用 PEEP。严重肺出血的患者,有时机械呼吸难以适应机体气体交换和氧合的需要,须改用手控通气。手控通气时采取大潮气量,高气道压($40\sim50~cmH_2O$),在吸气末停顿,以增加吸气时间使气体较好氧合和交换。术后机械呼吸应使 SaO_2 >95%,$PaCO_2$<4.7 kPa(35 mmHg)。早期需吸入高浓度氧(80%~100%),同时给予 PEEP $5\sim10~cmH_2O$。③必要时纤维支气管镜吸引。

(李　婷)

第七节　先天性膈疝手术的麻醉

一、病理及临床特点

(1)先天性膈疝的发病率约为 1/4 000。

(2)膈疝分型:①后外侧型膈疝约占80%,经 Bochdalek 孔疝出,又称胸腹裂孔疝,多为左侧,疝入物多为胃、小肠、结肠、脾和肝左叶等腹腔脏器。②食管裂孔型占15%~20%,一般较小,不损害肺功能。③Morgagni裂孔型约占2%。

(3)新生儿期膈疝临床表现为呼吸急促和发绀,哭吵或喂奶时加剧。哭吵时患侧胸腔的负压加大,使更多的腹腔脏器疝入胸腔,造成呼吸极度窘迫。

(4)消化系统症状比较少见,疝入胸腔内的肠管嵌闭或伴发肠旋转不良时出现呕吐。

(5)体格检查:患侧胸部呼吸运动明显减低,呼吸音消失,纵隔移位,心尖冲动移向对侧。当较多的腹腔内脏进入胸腔内,呈现典型的舟状腹。

(6)胸部 X 线摄片:需与先天性肺叶气肿相鉴别。

(7)伴随畸形:①肠旋转不良(40%)。②先天性心脏病(15%)。③泌尿系统异常。④神经发育异常。⑤Cantrell 五联症(包括脐膨出、前侧膈疝、胸骨裂、异位心、室间隔缺损等心内缺损)。

(8)手术治疗为经腹径路行内脏复位和修补膈缺损。

二、术前准备

(1)护理患儿时将其置于半卧位和半侧卧位。可以插入鼻胃管持续低压吸引,以防止胸腔内的内脏器官充气加重对肺的压迫。

(2)对呼吸困难的患儿应给予气管内插管及机械通气治疗。使用肌肉松弛药便于控制呼吸,减少挣扎,降低氧耗,同时使气道压力下降,减轻肺损伤。

(3)避免气道压力过高,防止发生张力性气胸。

(4)高频通气可能促进气体交换,减少气道压力的波动。

(5)通过过度通气、持续输注芬太尼、吸入一氧化氮,降低肺血管阻力。

(6)术前建立可靠的静脉通路,首选上肢外周静脉。

(7)注意保暖,密切监测患儿的中心体温变化。

三、麻醉管理

(1)采用静吸复合麻醉方法。麻醉诱导和维持可给予芬太尼。吸入低浓度的异氟烷或七氟烷。氧化亚氮使肠管扩张,损害肺功能,故不宜使用。

(2)采用氧气/空气混合通气,纯氧通气有引起早产儿晶状体后纤维增生的危险。

(3)术中监测气道压力,吸气峰压一般不超过 2.94 kPa(30 cmH$_2$O)。

(4)动脉穿刺置管连续监测血压并及时进行血气分析。颈内静脉置管监测中心静脉压并指导补液治疗。

(5)膈疝修补后不要即刻张肺,以免造成肺损伤。

(6)术后送 ICU 继续呼吸治疗,其中部分患儿可能需要较长期的呼吸机支持。

(李　婷)

第七章　普外科麻醉

第一节　甲状腺手术的麻醉

一、甲状腺解剖

(一)甲状腺的形态与大小

甲状腺是成年人体内最大的内分泌腺,分为左右两侧叶,中间由较狭窄的峡部连接,呈"H"形或蝶形横跨于气管上段,有 30%~50% 的人在峡部上缘有一尖端向上的锥状叶。成人甲状腺每叶长 3~6 cm、宽 2~3 cm、厚 1~2 cm。两叶的外侧面较隆凸,上极较尖,伸向外上方,达甲状软骨斜线高度。下极较圆钝,峡部横连于两叶之间,前面凸起,后面凹陷。

(二)甲状腺的位置与毗邻

甲状腺上端达甲状软骨的中点,峡部多附于第 2~4 气管软骨环的前方,下端至第 6 气管软骨环,平第 5、6、7 颈椎。甲状腺组织可异位生长。异位甲状腺常见于颈前正中,上起自舌根,下至胸骨柄后或前上纵隔,称为胸骨后甲状腺,肿大时常可压迫气管,造成呼吸困难。异位甲状腺同样可发生腺瘤或癌。

甲状腺的浅面(外侧面)形状较凸,由浅入深依次为皮肤、浅筋膜、颈筋膜浅层、舌骨下肌群(胸骨舌骨肌、胸骨甲状肌、甲状舌骨肌、肩胛舌骨肌以及胸锁乳突肌)和气管前筋膜等。峡部的前面借甲状腺前筋膜和胸骨甲状肌相隔。

甲状腺两侧叶的后内侧与喉和气管、咽和食管及喉返神经等相邻;后外侧与颈动脉鞘及鞘内的颈总动脉、颈内静脉和迷走神经相邻,颈总动脉在最内侧,迷走神经在后方,而颈内静脉在外侧稍靠前。两叶的后缘钝圆,甲状旁腺常位于此缘附近。后缘的下部和甲状腺下动脉相邻,左叶后下缘还与胸导管相邻。两侧甲状腺动脉的吻合支分布于峡部上缘,甲状腺下静脉则在峡部下缘离开腺体。

(三)甲状腺的血管

甲状腺的血管分为动脉及静脉,上、下动脉与同名静脉伴行。甲状腺血供非常丰富,主要由双侧的甲状腺上、下动脉及少数个体存在的甲状腺最下动脉构成。甲状腺的静脉起自甲状腺腺体的表面和气管前面的静脉丛,分上、中、下 3 对静脉。

(四)甲状腺的淋巴管

甲状腺的淋巴管网也极为丰富,其引流淋巴结也较多。大体分为 3 个淋巴结组:①甲状腺上部淋巴引流入喉前、咽前淋巴结。②甲状腺下部淋巴引流入气管前、气管旁淋巴结。③甲状腺侧叶淋巴引流入气管旁及颈内静脉周围淋巴结群。经过以上第一站淋巴结后,再引流至颌下淋巴结、颈淋巴结及前后纵隔、颈后三角。所以甲状腺上部的癌肿转移,常经颈前深淋巴结于该部位侵及颈深上淋巴结。甲状腺下极的癌,可同时转移到两侧的颈深下淋巴结。颈深下淋巴结的输出管左侧汇入胸导管,右侧则汇入右淋巴导管。

二、甲状腺疾病的病理生理特点

甲状腺激素对生长发育、性成熟、心血管和中枢神经系统、体温和新陈代谢都有重要影响。其主要生理功能如下:①促进细胞内氧化,提高基础代谢率,使组织产热增加。甲状腺激素能促进肝糖原酵解和组织对糖的利用;促进蛋白质的分解,如骨骼肌蛋白质分解,出现消瘦和乏力;并增加脂肪组织对儿茶酚胺和胰高血糖素的脂解作用,加快胆固醇的转化和排泄。②维持正常生长发育,对脑和骨骼的发育尤为重要。甲状腺功能低下的儿童可表现为以智力下降和身材矮小为特征的呆小病。③甲状腺激素能够增强心肌对儿茶酚胺的敏感性。④甲状腺功能亢进时,患者可出现易激动、注意力不集中等中枢系统兴奋症状。⑤甲状腺功能亢进时,患者可表现为食欲亢进、大便次数增加,这可能与胃肠蠕动增强及胃肠排空加快有关。

许多甲状腺疾病需要手术治疗,如甲状腺肿、各种甲状腺肿瘤、甲状腺功能亢进症等。这些疾病引起的病理生理变化主要表现为 2 个方面:甲状腺素分泌异常带来的变化;甲状腺病变对周围组织的压迫,尤其是对呼吸道的压迫引起的变化。

甲状腺素分泌过多可引起甲状腺功能亢进症,在临床上表现为心动过速、血压增高、脉压增宽、食欲亢进、消瘦、情绪激动、易出汗、手颤、眼球突出等症状。甲状腺疾病压迫气管可导致不同程度的上呼吸道梗阻,引起呼吸困难、喘鸣和发绀等。压迫严重时,患者不能平卧。

三、甲状腺功能亢进症手术的麻醉

甲状腺功能亢进症简称甲亢,是甲状腺本身的病变导致甲状腺激素产生过多,这些甲状腺激素作用于全身的组织、器官,造成机体多个系统兴奋性增高和代谢亢进为主要表现的疾病。根据引起甲状腺功能亢进症的原因可分为原发性、继发性和高功能腺瘤三类。

甲状腺激素分泌过多的临床表现为体重减轻、燥热、肌无力、腹泻、反应过激和神经敏感;重症可以出现震颤、眼球突出和甲状腺肿大;心脏方面表现有窦性心动过速、心房颤动和心力衰竭等;甲状腺功能亢进症患者的血清总 T_4(结合和非结合)升高,血清 T_3 及游离(非结合)T_4 升高。当出现上述临床症状的同时,血清 $T_3 > 230$ ng/dL、$T_4 > 12$ ng/dL,就可诊断为甲状腺功能亢进症。

甲状腺功能亢进症的药物治疗包括:①抑制激素合成(如丙硫氧嘧啶和甲巯咪唑);②阻止激素释放(如钾和碘化钠)或改善交感神经兴奋症状(如普萘洛尔)。虽然 β 肾上腺素能受体阻滞剂不影响甲状腺功能,但能降低 T_4 在外周转化为 T_3。放射性碘可破坏甲状腺细胞的功能,但不推荐妊娠患者使用,这可导致甲状腺功能低下。

(一)病情估计与手术时机的选择

根据患者的临床症状、体征、精神状态、心率和心律的变化、体重、甲状腺局部的改变、基础代谢率的测定值,再参照病史、发病时间、是否曾发生过危象、是否接受过治疗等,可以对患者病情的严重程度进行大致的估计。在甲状腺功能亢进症患者实施手术治疗时,其最大的危险是发生甲状腺功能亢进危象。甲状腺功能亢进的程度越严重,发生危象的危险性越大。一般应采用抗甲状腺功能亢进症的药物进行治疗,待患者病情基本稳定后再考虑进行手术治疗。手术的时机可参考以下标准:①基础代谢率下降,并稳定于±20%的正常范围内;②体重增加、基本稳定或不再进一步减轻;③心率减慢,在 85 次/分左右,脉压减小,心脏收缩期杂音消失或减轻;④临床症状缓解或消失,情绪稳定;⑤心功能衰竭后,心脏代偿功能好转;⑥未合并呼吸道感染;⑦甲状腺功能试验,如 T_3、T_4 及 TSH 在正常范围。

(二)麻醉前用药

镇静药物的剂量要大,以消除患者的紧张情绪。手术前一天晚上给予安眠药物,以保证患者睡眠良好;手术前 1 小时肌内注射氟哌利多(5 mg)和哌替啶 50 mg,其具有镇静、镇痛、抗呕吐和降低代谢的作用;甲状腺功能亢进症患者手术前不能应用阿托品,以免加快心率;可使用东莨菪碱(0.3 mg)和普萘洛尔(10 mg),手术前 1 小时口服。对于手术前存在呼吸道梗阻症状的患者,麻醉前应用镇静药物和镇痛药物宜酌情减量,严重呼吸道梗阻者则应避免使用,以免加重呼吸道梗阻而引起窒息。

所有择期甲状腺功能亢进症外科手术,包括甲状腺部分切除术,都应该延期至患者经过治疗后临床症状得到控制和甲状腺功能基本正常。术前准备包括一般的甲状腺功能检查,并建议术前静息状态下患者的心率应低于 85 次/分。苯二氮䓬类药物可用于术前镇静,抗甲状腺药物和 β 受体阻滞剂应该持续应用到手术当天早晨。使用丙硫氧嘧啶和甲巯咪唑进行治疗较好,因为两者的半衰期相近。如果必须进行急诊手术,可考虑应用艾司洛尔来抑制循环系统的高动力状态。如果是病情严重、病程长、年老体弱的患者,则需要进行较长时间的术前准备,直到其基础代谢率下降,并稳定在±20%,体重增加、血压基本正常、心率减慢至 80 次/分以下、脉压减小、心脏收缩期杂音消失、全身症状改善和情绪稳定,蛋白结合碘 4 小时<25%、24 小时<60%,甲状腺激素水平在正常范围(TSH 为 0~10 mU/L、T_3 为 1.8~2.9 nmol/L、T_4 为 65~156 nmol/L、FT_3 为 3~9 nmol/L、FT_4 为 9~25 nmol/L),再考虑进行手术。

(三)麻醉选择

1.颈丛神经阻滞

对于轻型甲状腺功能亢进症患者,甲状腺不太大且无压迫气管的症状,患者情绪安定而合作者,可考虑采用颈丛神经阻滞,如阻滞效果满意,可以取得较好的麻醉效果。但手术中牵拉甲状腺仍可引起患者不适,需要补充局部麻醉或辅助应用镇痛和镇静药物。

2.全身麻醉

甲状腺功能亢进症的手术治疗,大多主张在全身麻醉下完成,气管插管全身麻醉的优点是可以消除手术和环境因素等对患者情绪的干扰,保证患者呼吸道通畅,增加麻醉和手术的安全性,并可防止局部麻醉下因镇痛不全采用过多辅助药物引起呼吸抑制或呼吸道不通畅所致缺氧和窒息的危险。全身麻醉的缺点是不易发现手术中的喉返神经损伤,要求外科医师熟悉颈部解剖情况。由于手术牵拉、气管导管长时间对声带和气管的摩擦等,可引起喉、气管黏膜损伤性炎症。因此,在全身麻醉诱导和维持中,应精心选择药物,并注意操作方法和管理。

(1)全身麻醉诱导及气管插管:对于有呼吸道压迫症状的患者,可选用表面麻醉清醒气管插管。对于麻醉前无明显气管压迫的患者,由于弥散性肿大的甲状腺经过药物治疗可变硬,尽管在气管插管时,患者的头颈部可以后仰,但用直接喉镜显露声门仍会发生困难,麻醉前应有所准备,可改用经鼻气管插管,或用光导纤维支气管镜引导进行气管插管。麻醉诱导通常采用硫喷妥钠和琥珀胆碱。硫喷妥钠的特点是能够降低外周 T_4 向 T_3 的转变,因此,较其他静脉麻醉诱导药物具有一定的优点。对血流动力学干扰小的非去极化肌肉松弛药可安全地用于气管插管。

(2)全身麻醉的维持:静脉麻醉可采用丙泊酚、咪达唑仑、芬太尼、维库溴铵等维持。在静脉麻醉的维持阶段,辅以强效吸入麻醉药(如异氟烷)加强麻醉深度,取得了良好的效果。异氟烷降低代谢的效能已得到了公认。

(四)麻醉管理

甲状腺功能亢进症患者术中应该密切监测心血管系统和体温。重症甲状腺功能亢进症患者的眼球突出增加了角膜擦伤或溃疡的危险,因此,需要很好地保护患者的眼睛。氯胺酮、阿曲库铵、泮库溴铵、拟肾上腺素能受体激动剂和其他可刺激交感神经系统的药物应尽量避免使用,以免引起血压剧烈升高和心率增快。早年选择硫喷妥钠作为诱导药物,因为在大剂量时具有抗甲状腺活性的功能;目前临床上多选用丙泊酚或依托咪酯为诱导药物。

甲状腺功能亢进症的患者可能存在慢性的低血容量和血管扩张,在麻醉诱导时容易发生明显的低血压,所以麻醉诱导前需要进行适当的扩容处理。麻醉维持需要足够的深度,避免刺激产生心动过速、高血压和室性心律失常。肌肉松弛药的选择和使用要谨慎,因为甲状腺功能亢进可能增加肌肉疾病和重症肌无力的发生率。另外,甲状腺功能亢进症不增加麻醉药的需要量。

四、甲状腺癌手术的麻醉

(一)麻醉前访视与准备

为了保障手术患者在麻醉期间的安全,增强患者对手术和麻醉的耐受能力,避免或减少围术期的并发症,应认真做好麻醉前准备工作。麻醉前应进行术前访视,仔细阅读患者的病历,详细了解患者的病情与诊断、病史记录、与麻醉相关的辅助检查;询问手术麻醉史、药物过敏史、内科夹杂症及药物治疗情况;检查心肺功能、脊柱及神经系统,对并存疾病的严重程度进行评估;了解甲状腺肿瘤的部位、大小,手术术式及范围,喉返神经有无受侵,声带有无麻痹;充分评估气道情况,估计气管插管的困难程度。术前颈胸影像学检查,如 X 线、CT、MRI、纤维支气管镜等,都可以从一定程度上判断气管是否有受压、移位、软化、狭窄甚至受侵犯。按照美国麻醉医师协会评分,全面评估患者的心肺功能、对麻醉及手术的耐受能力。根据术前访视的情况,做好麻醉计划,选择合适的麻醉方法和药物。术前了解患者恐惧、焦虑情绪及对手术相关问题的要求,及时进行心理疏导,指导患者做好甲状腺手术特殊体位的训练。

传统的麻醉前用药以镇静药和抗胆碱药为主,一般在麻醉前 30～60 分钟肌内注射。临床上常规选用的抗胆碱药为阿托品与东莨菪碱,目前认为肌内注射阿托品后只能减少患者呼吸道、口腔水分的分泌,而不减少黏液分泌,只能增加呼吸道分泌物的黏稠性,有使咳痰排出及吸出困难的危险;使用后还容易引起口干、口渴及心动过速、心律不齐、房室分离。对有冠状动脉疾病的患者,心动过速可引起心肌缺血;对预激综合征患者,可有引起室上性心动过速发作的危险。而使用东莨菪碱后容易导致全麻苏醒期躁动,已经证实东莨菪碱是造成患者躁动的因素之一。术前使用抗胆碱药弊大于利,目前不作为常规应用。特殊手术如气管镜、食管镜、口咽部手术或清醒气管插管时,应用不良反应相对较少的新型选择性抗胆碱药盐酸戊乙奎醚注射液,可预防口腔分泌物过多。精神紧张者,可于手术前晚口服催眠药和安定镇静药。术前患者用治疗高血压、糖尿病药物,抗心律失常或抗凝等药物,应按照常规时间服用,直到手术前 1 小时。术后尽早恢复服药,或者用同等治疗效果的静脉药替代。

(二)麻醉选择

1.局部浸润麻醉

将局麻药注射于手术区的组织内,阻滞神经末梢而达到麻醉的作用。此方法一般用于时间短的简单小手术,或者甲状腺肿瘤手术后止血清创,不能满足甲状腺癌手术的要求。

2.硬膜外阻滞

将局麻药注射到硬脊膜外腔,阻滞部分脊神经的传导功能,使其所支配区域的感觉和/或运动功能消失的麻醉方法,称为硬膜外阻滞。甲状腺和颈部淋巴结手术常选择 $C_{5\sim6}$ 或 $C_{6\sim7}$ 间隙进行穿刺,属于高位硬膜外阻滞,导管方向向头侧。高位硬膜外阻滞同时具有阻滞膈神经和/或肋间神经的作用,药量过大或管理不善常会出现呼吸、循环系统抑制。同时,由于高位硬膜外麻醉是有创操作,具有一定的操作和技术风险,且技术要求极高,因此,并不是一种安全的麻醉方法,目前很少采用。

3.颈神经丛阻滞

在神经干、丛、节的周围注射局麻药,阻滞其神经冲动,使其所支配的区域产生麻醉作用,称为神经阻滞。颈神经丛由 $C_{1\sim4}$ 脊神经组成,脊神经出椎间孔后,经过椎动脉后面到达横突尖端,过横突后分支形成一系列的环,构成颈神经丛。颈神经丛分深丛和浅丛,支配颈部肌肉组织和皮肤。

甲状腺手术采用颈丛阻滞颇具争议,其优点是操作简单,全身影响较小,能保持患者术中清醒,有助于手术医师及时了解喉返神经损伤情况。缺点是甲状腺受迷走神经的支配,颈丛阻滞麻醉可抑制颈动脉窦和迷走神经的活性,使交感神经的兴奋性增强,导致血压升高、心率加快;颈丛阻滞还有局麻药中毒及膈神经阻滞的顾虑;手术过程中因颈丛阻滞不全效果不完善或者麻醉作用时间有限而使用过多的镇静镇痛辅助用药可能会引起呼吸抑制,特别是肥胖、颈项粗短的患者,呼吸道不易管理,可使麻醉危险性增加;手术挤压、牵拉刺激反应及头后仰体位也可使交感神经活性增加,颈动脉窦压力感受器被抑制,调控血压的功能降低,导致血压增高、心率增快等不良反应,使患者易出现躁动、焦虑和恐惧感;甲状腺癌根治性手术,手术时间长,手术范围大,镇痛不全,牵拉不适难以避免,尤其是颈部淋巴结清扫时,颈丛阻滞不全可增加患者的紧张感,还可直接激发肾素血管紧张素释放,使血管收缩、血压升高、血流动力学不稳定,对并发有高血压病、冠心病的患者尤为不利,甚至会出现心血管严重并发症。随着外科技术改进(常规喉返神经解剖并直视下保护)和熟练程度的增加,全麻插管技术和管理经验的不断丰富,甲状腺癌手术麻醉的选择已更多倾向于气管插管全身麻醉。

4.全身麻醉

麻醉药经呼吸道吸入或静脉、肌内注射进入人体内,产生中枢神经系统的抑制,临床表现为神志消失、全身的痛觉丧失、遗忘、反射抑制及一定程度的肌肉松弛,这种方法称为全身麻醉。全身麻醉的优点是可以做到患者的意识丧失,良好的镇痛与肌肉松弛,充分满足患者入睡和无痛等要求,可以消除甲状腺手术体位的不适感。全身麻醉诱导迅速,血流动力学稳定、应激反应小,良好的气道控制使麻醉的可控性较好,因而可增加手术的安全性。甲状腺癌手术范围广、时间长,气管有可能受侵犯,手术中不可避免地会刺激气管、食管,颈淋巴结清扫涉及颈部众多血管神经,手术难度与精细程度强,加上术中往往需行病理冷冻检查,因此,甲状腺癌手术选用气管内插管全身麻醉被认为是最安全的方法。全身麻醉过程中,各种药物的联合使用尤为重要,舒芬太尼及异丙酚可有效减轻气管插管引起的心血管反应,术中丙泊酚、舒芬太尼和七氟醚联合应用可有效抑制应激激素(去甲肾上腺素和皮质醇)的释放。

5.全麻复合颈丛阻滞

这是较为困难复杂的甲状腺癌根治手术,单一的麻醉方法可能达不到消除患者紧张、无痛、安全、减少术中应激反应的目的。联合或平衡麻醉方法是当前麻醉学发展的一大趋势,采用气管插管后行颈丛神经阻滞,可以减轻患者在清醒状态下行颈丛阻滞的紧张程度和操作中指压定位对颈动脉窦的影响,全身麻醉又能有效地抑制手术体位、手术刺激、颈丛神经阻滞所致的交感神经兴奋性增加、相关激素动态失调、血管收缩反应增强的血压升高、心率增快等不良反应。

全麻加颈丛阻滞较单纯全身麻醉或单纯颈丛阻滞具有明显优势:①颈丛阻滞提高了术区局部麻醉的效果,麻醉期间血流动力学更稳定,具有良好的术中、术后镇痛作用,有利于患者术后的康复。②明显地减少全麻用药量,有利于患者术后早期苏醒和拔管,而且良好的镇痛使拔管时心血管反应较轻。③手术结束前因颈丛阻滞仍在起作用,避免了因缝合或切口疼痛所引起的躁动不安。④对老年患者或伴发心血管系统疾病的患者,有利于维持循环的稳定,减少各种并发症的发生。

全麻加颈丛阻滞的方法:静脉诱导成功气管插管后,采用一针法双侧颈浅丛阻滞,或者再加患侧颈深丛阻滞,局麻药为0.375%的罗哌卡因,浅丛各8 mL,深丛5 mL。新型长效酰胺类局麻药罗哌卡因在颈丛神经阻滞中应用有较大的优越性。

(三)麻醉管理

无论采用何种麻醉方法,必须建立完善的呼吸循环监测,具有良好的气道管理水平,准备必要的抢救工具与药品。必须正确评估气管插管的难易程度,合理选择麻醉诱导气管插管方式及术后气道维护。甲状腺癌常累及邻近组织,可能因肿瘤巨大压迫气管,管壁受侵导致气管移位、软化、塌陷,甚至管腔狭窄,引起呼吸困难,麻醉诱导气管内插管时,应视患者的气管情况而选用不同的方式进行。由于肌肉松弛药的使用会加重肿瘤压迫软化的气管,可能发生呼吸道梗阻或窒息,所以,对疑有气管软化者应选择气道表面麻醉下清醒插管或气管造口。选择鼻腔插管可以减少术后带管时对气道的刺激,也是患者乐于接受的。术后创口渗血、喉头水肿或痉挛、气管塌陷等均可能发生呼吸道的梗阻,重视呼吸道管理是减少甲状腺癌手术后并发症的有效措施之一。

颈丛神经阻滞时,要充分估计与预防局麻药中毒、迷走神经及膈神经阻滞。对清醒状态下手术引起的强烈应激反应,需要降压药物和β受体阻滞剂来控制血压和心率。术中应慎用辅助镇静镇痛药物。

在手术麻醉期间,患者所患的各种疾病、选择的麻醉方法和药物、手术创伤以及体位改变等因素,都可对生理功能带来不同程度的影响,严重者可危及患者的生命。因此,麻醉期间应密切观察患者各种生理功能的变化,采取积极措施预防严重生理变化,力求及早发现和及时纠正,其中保持呼吸功能正常和循环功能稳定具有最重要的作用。麻醉恢复期,手术及麻醉对患者的生理影响并未完全消除,在此期间,患者的呼吸及循环功能仍然处于不稳定状态,各种保护性反射仍未完全恢复,其潜在的危险性并不亚于麻醉诱导时。因此,在麻醉恢复期更应加强监测,保持呼吸道通畅,维持循环功能稳定。对全麻后清醒延迟者要积极处理,达到出恢复室标准方能送离手术室。

甲状腺癌手术创面较大,手术后疼痛等应激均可影响术后恢复。安全有效的患者自控镇痛克服了传统的肌内注射镇痛法,达到稳定的血药浓度;非甾体抗炎药的使用,减少了阿片类药物的剂量及呼吸抑制等不良反应,但应注意观察创面渗血的情况,特别是有凝血障碍的患者。

五、巨大甲状腺肿瘤的麻醉

巨大的甲状腺肿瘤常压迫周围邻近的器官,其中以压迫气管较常见。气管受压移位的程度与肿瘤的大小有关,肿瘤越大,压迫越重。

气管内腔变狭窄可发生呼吸困难,患者静卧时可出现喘鸣,严重者不能仰卧。气管壁长期被压迫可软化,全麻诱导或术后可产生气管塌陷。食管受压症状较少见,一般仅引起咽下不适,但不会发生梗阻。局部晚期甲状腺癌还可以引起对血管、神经的压迫。颈内静脉受压可以引起头颈部的静脉回流受阻,患者颜面发绀、水肿。喉返神经受压或侵犯,可引起声带麻痹、声音嘶哑。

(一)麻醉前检查

进行视诊、触诊、间接喉镜检查、颈胸部 X 线(前后及侧位)检查、CT 检查,患者置甲状腺手术位(颈部垫高、头过度后仰平卧位)时,观察有无呼吸困难及憋气、呼吸音有无喉鸣、饮水有无呛咳等,了解邻近器官受压的情况。重点了解气管有无受压及气管狭窄程度。正常成人气管直径约 15 mm,直径<8 mm 可发生轻度呼吸困难。此外,应了解有无声带麻痹。

(二)麻醉方法的选择

以下情况应选用气管内插管全麻:巨大甲状腺肿瘤、估计插管困难者;气管受压发生呼吸困难者;疑有气管软化者;肿瘤巨大不可能施行气管切开者;肿瘤已侵及气管壁周围、气管受挤压呈环形狭窄者。

(三)气管插管技术操作

1.导管的选择

导管的长度和粗细,可根据 X 线上所显示的气管受压的位置、管腔狭窄的程度、扭曲情况等,选择质地富有弹性的合适导管。含有金属螺旋环的乳胶导管,虽然管腔因有金属环支撑不易压扁,但较一般导管插管困难,此时可放置管芯辅助插管。

2.体位的选择

严重呼吸困难的患者不能平卧、头亦不能过度后仰时,可取头高位,甚至于半坐位进行插管。

3.插管方法

可采用表面麻醉下清醒插管,麻醉前做好解释工作,取得患者配合。口腔或鼻腔、咽喉部做好充分的表面麻醉,应用喉镜显露声门后气管内插管。如声门显露不好,则请助手根据肿瘤压迫气管情况协助操作。如为一侧压迫移位,则将肿瘤向患侧移位;如为两侧压迫,则将肿瘤向前提起。对于巨大肿瘤压迫气管无法移动甲状腺者,声门显露困难,则可借助纤维光导支气管镜进行引导,经鼻腔或口腔插管。对于不合作的患者或小儿,如估计声门可以显露,亦可采用基础麻醉(小儿)或全身麻醉诱导下插管,但应注意诱导过程中使用肌肉松弛药导致的气管进一步受压,或因气管软化、喉痉挛等发生呼吸道梗阻或窒息,以及因声带麻痹而发生误吸。

4.拔管

麻醉结束拔管后,须防止由于气管软化发生气管塌陷窒息,除应掌握一般气管拔管指征外,对怀疑有气管软化者,可以较长时间地保留气管导管或做预防性气管造口。如在拔管过程中发生气管塌陷,可将退至声门的导管重新插入气管内保留或做气管造口术。

六、完全腔镜甲状腺手术的麻醉

完全腔镜下甲状腺切除术常需向术腔注入 CO_2,以创造利于手术的操作空间。由于这一腔隙与胸、腹腔不同,没有相对完整的浆膜来封闭,是利用皮下组织间的潜在腔隙形成,而皮下组织较腹膜更易吸收 CO_2,故更易造成 CO_2 潴留致高碳酸血症,进而对呼吸、循环功能产生不良影响。故手术中应严密监测 $PETCO_2$,及时了解充气后体内 CO_2 的变化,及时调整呼吸参数,以加快体内 CO_2 的排出,防止 CO_2 蓄积,使 $PETCO_2$ 与 $PaCO_2$ 保持正常范围,保证患者安全。调整呼吸参数以增加呼吸频率为主,而不是增加潮气量,以避免气道压力增加,加重肺损伤。

完全腔镜下甲状腺手术时应注意以下几点:①选择合适的钢丝导管,防止 CO_2 气腔对气管的压迫;②人工 CO_2 充气压力控制在 0.8 kPa(6 mmHg)以下,控制皮下气肿范围;③术中密切监测血压、SpO_2、$PETCO_2$ 等变化,及时调整呼吸参数;④对肌松要求不高,可适当减少肌肉松弛药的使用次数和剂量。⑤患者完全清醒,呼吸正常,肌力恢复才能拔除气管导管。

七、喉罩通气在甲状腺手术麻醉中的应用

喉罩是由英国麻醉医师 Brain 于 1981 年根据人的咽喉结构解剖所研制的一种人工呼吸道。通过喉罩,患者既可以自主呼吸,又能实施正压通气,是一种介于面罩和气管插管之间的一种新型维持呼吸道通气的装置。目前,已发展到第三代双导管喉罩,一个导管可通气,另一个导管可插入胃管引流,大大降低反流误吸的发生率。

喉罩已被广泛应用于全身麻醉,在甲状腺手术麻醉中也显示其独特优势。喉罩易于放置、使用简单,一般无须使用喉镜暴露声门。由于不需要进入气管内,喉罩较气管插管损伤更轻微,对声门、气管纤毛功能无影响,置入和拔除时,机体的应激反应远远低于气管插管,血流动力学更稳定。喉罩避免了声带损伤及气管机械性损伤,能减少气管插管带来的口咽部疼痛,可有效避免因环杓关节脱位引起的术后声音改变,患者可以较为舒适地接受麻醉,完成手术治疗。喉罩使用简便,放置成功率高,可迅速建立人工气道,是困难气道处理的一种新选择。如果没有气管受压、移位、软化及巨大甲状腺肿等情况,可选择喉罩取代气管插管行甲状腺手术。

喉罩在甲状腺手术中应用时,应注意以下问题:①疑有气管软化的患者禁用喉罩;②喉罩不能完全封闭气道,有反流和误吸危险的患者应使用第三代喉罩。③甲状腺手术头位改变,以及术者压迫和牵拉可导致喉罩移位漏气,术中需严密观察做好应急准备,轻微移位和漏气无须调整;④喉罩正压通气时间不宜过长,否则会加大胃胀气而诱发反流和误吸,因此,对估计手术复杂、手术时间长者不宜使用。

八、困难气管插管的处理

困难气管插管预测:术前按开口度、颈长、舌骨-喉结距、颏-舌骨距、下颌夹角等指标来预测。更客观的可以在表面麻醉后直接评估喉镜下声门结构的暴露情况,按 Cormsch 和 Lehane 法分级。①Ⅰ级:声门完全暴露;②Ⅱ级:可见声门后联合;③Ⅲ级:仅见会厌顶端;④Ⅳ级:声门结构均不能见。Ⅰ~Ⅳ级定为暴露困难。参照此分级法,再结合患者临床症状、CT 和 X 线结果,对患者插管的困难度进行估计,且根据每一患者的具体情况选择插管方式及途径、导管粗细、辅助给氧与否等。对于无插管把握者,原则上不应采用全麻诱导,特别在诱导期不能使用肌肉松弛药,强调清醒气管内插管。给予轻度药物镇静,并进行咽喉部黏膜表面麻醉,保持患者能正确应答和自主呼吸状态。妥善完成气管插管后再进行麻醉诱导,以确保安全。但应注意,对于小儿、情绪紧张及神志不清又不合作的患者,不宜采用清醒插管;饱腹患者应避免胃内容物反流引起误吸。

（一）经鼻盲探插管

经鼻盲探插管适用于张口度小、无法置入喉镜的患者。必须保留明显的自主呼吸，依靠导管内呼吸气流的强弱调整管端位置，缓缓推进导管进入声门。亦可用纤维支气管镜引导插管。

（二）经口盲探插管

经口盲探插管适用于部分张口困难、颈部活动障碍（颈项强直、颈椎骨折脱位、颈前瘢痕挛缩、颈项短粗等）、喉结过高或下颌退缩的患者，首先需对咽喉部进行完善的表面麻醉。经口盲探插管有两种方法：①导管芯塑形法，插管前用导管芯将气管导管前端弯曲成"鱼钩状"，导管插入口腔后，凭借导管内呼吸气流的强弱调整管端位置，引导导管端进入声门。②指探引导法，操作者站立在患者头部右侧，左手示指沿患者右口角后臼齿间伸入口腔抵达舌根，探触会厌上缘，并将会厌拨向舌侧；右手持气管导管插入口腔，在左手示指的引导下，将管端对准声门，于患者深吸气时将导管插入声门。

（三）光索引导法

光索实际上是前端装有灯泡，后端连接电池把柄的导管芯。光索置入气管导管，灯泡则突出导管口。插管时，光索经口向上朝喉头方向进入，麻醉者需观察环甲膜区，当看见局部清楚透光时，光索的前端正位于环甲膜后，推进导管可通过声门。如环甲膜区未见透光斑，管端位置偏离声门，甚至进入食管。

（四）导引管引导法

Sheridan 导引管为有一定硬度的中空硅胶管，长 81 cm，有三种型号，大号外径 5.8 mm，适合引导内径 7.5～10.0 mm 的气管导管；中号外径 4.8 mm，适合引导内径 6.0～8.5 mm 的气管导管；小号外径 3.3 mm，适合引导内径 4.0～6.0 mm 的气管导管。另有一种长 53 cm 的实心硅胶管，适合引导内径 2.5～3.5 mm 的婴儿气管导管。用导引管引导插管时，应先对口鼻、咽喉和气管黏膜进行表面麻醉。当导引管有滑动感时可继续插入，导引管出现阻力时，管端可能已到达隆突，此时置入深度成人一般在 20～40 cm，不应超过 45 cm。将气管导管套于导引管外，沿导引管将气管导管推过声门，进入气管。

手术期间必须更换气管导管时，也可以用导引管引导，因此，导引管也称为气管导管更换器。在适当的麻醉深度和肌松条件下，将导引管插入气管导管内，前端应超出气管导管端口，左手固定导引管，右手将气管导管徐缓退出，此时导引管前端应仍保留在气管内。将更换的气管导管套在导引管外，沿导引管将气管导管推过声门，进入气管。此种方法避免了重新暴露声门的过程，尤其适用于此前已发生明显插管困难者，或侧卧位以及俯卧位手术期间更换气管导管。

（五）纤维支气管镜引导法

1.经鼻插管

鼻甲黏膜常规使用血管收缩药。先将气管导管经鼻腔插到咽部，纤维支气管镜插入气管导管，在直视下经声门进入气管，气管导管沿纤维支气管镜推入气管。

2.经口插管

用喉镜暴露咽喉区，气管导管套在纤维支气管镜外。纤维支气管镜经口咽部，在直视下经声门进入气管，气管导管沿纤维支气管镜推入气管。

（六）可视喉镜插管

可视喉镜是利用平面镜成像的原理，不需患者过度头后仰，可通过镜片成像，间接看到会厌、声门及气管插管的准确位置，来引导气管插管。因而能有效提高插管的成功率，用于困难插管有独特的优点。由于操作者能够通过镜片的成像看到气管导管通过声门,因而可以减少和避免因操作不当对声带及周围组织的损伤。

(七)逆行气管插管

以 Waters(1963 年)方法为基础,虽有许多变异,但穿刺点都在环甲膜。此处穿刺可减少出血的危险性,但在牵拉导丝过程中可垂直裂开环甲膜,穿刺点偏低时更明显。牵拉的导丝最后位于甲状软骨下缘,可引起出血、皮下气肿和声音嘶哑。Shantha(1992 年)建议经环气管膜穿刺,导丝在环状软骨下缘,牵拉导管的力作用在环状软骨,可避免出血。穿刺点靠下一点,导丝向头侧前进的角度减小,引出口或鼻之前,先触及咽后壁,有助于引导气管导管时避开会厌,减少切断导丝时,气管导管回弹滑入食管的机会,增加引导插管的成功率。

需要强调的是,清醒插管时患者比较难受,如果表面麻醉不到位、反射活跃、患者抵抗导管接近声门,会使插管愈加困难,反复的暴露又加重患者缺氧和呼吸困难,因此,完善的表面麻醉不仅是清醒插管成功的关键,而且可预防和抑制插管引起的心血管不良反应。

九、甲状腺手术麻醉并发症的预防与处理

(一)甲状腺危象

1.临床表现

甲状腺功能亢进症患者在麻醉过程中最大的危险是甲状腺危象,即机体处于难以耐受的高代谢、高消耗及高度兴奋状态,主要表现为精神异常激动、血压极度升高、心率增快、体温快速上升及手颤等,继续发展可出现谵妄、昏迷和大小便失禁等临床症状,且常发生于术后,也可发生于术前或术中。

2.原因

出现甲状腺危象是麻醉前甲状腺功能亢进症未能得到妥善控制的结果。术后发生的危象往往在术中就已经出现,麻醉状态下掩盖了患者甲状腺功能亢进的症状,不易发现。因此,麻醉医师对此应高度警惕,如术中出现难以控制的心动过速并伴有体温急剧升高时,即可诊断甲状腺危象,所以甲状腺功能亢进症患者术中应常规监测体温。

3.甲状腺危象的预防

甲状腺的功能是合成、储存和分泌甲状腺素,它是由滤泡构成的,内含胶体,其主要成分是甲状腺球蛋白,甲状腺素则是甲状腺球蛋白分解出的有机结合碘。甲状腺素的生理功能是加快全身细胞利用氧的效能,全面增加机体代谢,增加热量的产生。分泌过多时,可产生甲状腺功能亢进的症状,表现为甲状腺肿大、食欲亢进、消瘦、情绪激动、多汗、手颤、眼球突出、心动过速、血压增高、脉压增宽(主要是收缩压升高所致)。其中甲状腺肿大的程度、是否压迫气道、体重是否稳定,以及脉率、脉压和体温的变化等,能够反映气道通畅情况和甲状腺功能亢进症的病情,其生理病理应该引起麻醉医师的关注。

(二)甲状腺功能亢进危象

1.原因

甲状腺功能亢进危象是指甲状腺功能亢进临床表现恶化达到危及生命的危重状态。发病时的特点如下:①血中甲状腺激素 T_4 和 T_3 明显增加。②血中儿茶酚胺,尤其是肾上腺素水平增高,并在高浓度甲状腺激素条件下,儿茶酚胺活性显著增强。病死率较高,应高度警惕。

诱发因素:甲状腺功能亢进症患者术前准备不充分,麻醉、手术应激和操作刺激使大量甲状

腺激素进入循环,术中、术后易诱发;甲状腺功能亢进症尚未控制,突然停用抗甲状腺药物;放射碘治疗后;过度紧张、劳累、严重感染、高热、外伤、妊娠、出血等因素促使机体释放儿茶酚胺也可诱发甲状腺危象。

2.临床表现与诊断

体温骤然上升>39 ℃;心动过速>160 次/分;大汗淋漓,皮肤苍白;躁动、谵妄、嗜睡、昏迷。可因高热、虚脱、休克、心力衰竭、肺水肿、水和电解质紊乱而死亡。甲状腺功能亢进症患者术中排除麻醉和手术原因之后,突然出现体温剧升、心率增快、大汗、血压下降或肺水肿,局麻患者出现上述症状和极度烦躁不安,即可诊断为甲状腺功能亢进危象。

3.甲状腺功能亢进危象紧急处理

(1)病房中应首选丙硫氧嘧啶 600 mg 口服,或甲硫氧嘧啶 600 mg 口服,或经胃管灌入,以降低血液循环中甲状腺激素的浓度。也可用血浆清除法、换血法、血透,清除血液循环中过高的甲状腺激素。

(2)麻醉期间主要以降低靶器官对甲状腺激素和儿茶酚胺的反应为主。①若手术为局麻时,应立即给予镇静、镇痛、肌肉松弛药行气管内插管接呼吸机控制呼吸,暂停手术。②首选药物为 β 受体阻滞剂普萘洛尔,减慢心率,并可阻碍外周组织将 T_4 转化为 T_3,每次 2～3 mg,缓慢静脉推注,老年人慎用,心力衰竭和支气管哮喘患者禁用。或用艾司洛尔每次 0.5～1.0 mg/kg,静脉推注。③人工冬眠＋物理降温,常用哌替啶 50～100 mg＋异丙嗪 25～50 mg＋海得琴 0.3～0.6 mg,先用半量静脉推注,必要时再用半量,结合以头部为重点的全身物理降温,使体温≤38 ℃。④应用肾上腺皮质激素,以改善和提高机体的应激性。甲状腺功能亢进症患者常有肾上腺皮质激素相对不足,危象时需要量更大,可选用氢化可的松 200～300 mg 或地塞米松 15～30 mg,静脉滴注。⑤急查血气、电解质、血糖等,适当扩容,维持水、电解质和酸碱平衡,静脉推注葡萄糖液和补充大量维生素 C、B 族维生素。⑥若发生心力衰竭、心肌梗死,应对症处理。⑦患者病情稳定,手术若必须进行可继续完成手术,否则应择期手术。

(宋瑞华)

第二节　甲状旁腺手术的麻醉

一、甲状旁腺解剖

(一)甲状旁腺形态

甲状旁腺通常在甲状腺外科膜内,即甲状腺真假被膜之间。位于甲状腺外侧面中线之后,一般左、右各有一对,分上、下排列。甲状旁腺的颜色与年龄及营养状况有关,有时也与腺体内脂肪的含量、血供的丰富程度及嗜酸性粒细胞的数量有关。甲状旁腺在幼儿期呈粉红色,色淡近透明;随年龄的增长,其颜色逐渐加深,一般成人甲状旁腺呈黄色至棕黄色。正常甲状旁腺为扁椭圆形,在婴幼儿期,甲状旁腺的长×宽×厚平均为 3.0 mm×2.4 mm×1.4 mm;到成人,其体积可增加 1 倍,平均为(6～8)mm×(3～4)mm×(1～2)mm。成人单个甲状旁腺重 30～50 mg,甲状旁腺总重量 120～160 mg。

(二)甲状旁腺的位置和数目

上甲状旁腺的位置相对比较固定,正常的上甲状旁腺虽然被冠以"上"字,但是很少位于甲状腺上极附近,95%以上位于甲状腺侧叶后缘中点,即甲状腺上部 1/3～1/2 的侧面,相当于环状软骨下缘处。极少数(约 5%)位于甲状腺侧叶上极背面,偶见位于甲状腺下动脉下方,罕见位于上极以上的头侧。行甲状腺切除时,大多数上甲状旁腺不易受到损伤。但少数甲状旁腺位于甲状腺侧叶后缘偏上极处,因其位置隐蔽,术中有被伤及的可能,应引起临床外科医师的注意。

下甲状旁腺大多位于以甲状腺侧叶下极为中心、半径 2 cm 的范围内,位置变异较大,半数以上(64.3%)位于甲状腺侧叶后缘中 1/3 与下 1/3 交界处以下至下极的后外侧,一般术中也不易遭受到损伤。但对于位于甲状腺侧叶下端接近前方的浅表面者(约占 21.4%);少数(约占 9.2%)在甲状腺侧叶下极下方数毫米区域,埋在气管前外方的脂肪组织或疏松结缔组织内者;以及更少一些(6.1%)位于甲状腺侧叶下部前、外侧面,接近甲状腺外缘,这些变异特别是接近外侧缘的变异的甲状旁腺易在手术中遭到损伤,故应引起医师的高度注意与重视。极少数下甲状旁腺位于纵隔内,如心底部、心包前、主肺动脉窗等。

据大众的解剖标本研究表明,正常人甲状旁腺数目为 4 枚的占 80%,不足 4 枚者占 14%,多于 4 枚者约占 6%。对于仅能找到 3 枚或不足 3 枚的,很难区分是本身数目不足 4 枚,还是检查不充分而未找到。另外,4 枚以上的甲状旁腺可能是胚胎发育过程中,旁腺组织发生分裂所致,据报道,最多可见 11 枚旁腺腺体。

(三)甲状旁腺的血液供应

甲状旁腺的血供、回流、神经支配、淋巴引流与相邻甲状腺密切相关。其血液供应非常有特点,即每一甲状旁腺均有单一的动脉供血,绝大多数(80%以上)甲状旁腺血供来自甲状腺下动脉的分支;仅少数上甲状旁腺的血供来自甲状腺上动脉或甲状腺上、下吻合支。

甲状旁腺血供除上述甲状旁腺动脉外,还有来自气管、食管及甲状腺后包膜丰富的微小血管吻合支供血。尽管甲状旁腺有如此丰富的血液供应,临床也有发生因阻断其供血动脉而引起甲状旁腺功能低下的情况。故在甲状腺手术中,都强调不要结扎甲状腺下动脉,如必须结扎时,也主张只结扎其分支,保留主干,以保障甲状旁腺的血供。

二、甲状旁腺疾病的病理生理特点

甲状旁腺有以下作用:①促进近侧肾小管对钙的重吸收,使尿钙减少,血钙增加。②抑制近侧肾小管对磷的吸收,使尿磷增加、血磷减少。③促进破骨细胞的脱钙作用,使 Na_3PO_4 自骨基质释放,提高血钙和血磷的浓度。④促使维生素 D 的羟化作用,生成具有活性的 1,25-二羟维生素 D_3,后者促进肠道对食物中钙的吸收。血钙过低刺激甲状旁腺素的合成和释放,使血钙上升,血钙过高抑制甲状旁腺素的合成和释放,使血钙向骨骼转移,降低血钙。上述作用使正常人的血钙维持在正常范围。正常人的血钙与血磷间呈相反的关系,血钙高则血磷低,血钙与血磷的乘积衡定,维持在 35～40。甲状旁腺亢进时,血钙常超过 12 mg/dL,血磷多降至 2～3 mg/dL,血中碱性磷酸酶增高;尿中钙排出量显著增高,每 24 小时可超过 20 mg。据此可以明确诊断。

原发性甲状旁腺功能亢进症是全身性内分泌疾病。原发性甲状旁腺功能亢进者要积极手术治疗,而继发性甲状旁腺功能亢进的原因可以消除、亢进可消退,因此,甲状旁腺不需要切除。至于由长期肾功能不全所致继发性甲状旁腺功能亢进是否需要手术主要取决于甲状旁腺功能亢进的程度。麻醉医师应重点了解甲状旁腺亢进症是否损害重要脏器的功能和导致内环境紊乱。甲状旁腺功能亢进致甲状旁腺激素分泌过多,甲状旁腺激素的正常值为 20～90 ng/L。钙离子动员进入血液循环,引起血钙升高(血钙正常值为 2.0～2.6 mmol/L)。同时,会导致广泛骨质脱钙、骨基质分解,黏蛋白、羟脯氨酸等代谢产物从尿排泄增多,形成尿结石或肾钙盐沉着症,加以继发感染等因素,肾功能常严重损害。此外,肾小管对无机磷再吸收减少,尿磷排出增加,血磷降低。如果肾功能完好,尿钙排泄量随之增加而使血钙下降,但持续增多的甲状旁腺激素引起的尿路结石可导致肾功能不全,甚至肾衰竭。甲状旁腺功能亢进引起的消化系统疾病可导致水、电解质紊乱和酸碱失衡。高钙血症还可致心律失常,甚至心力衰竭等。因此,应针对具体病情做好充分的麻醉前准备,并根据手术范围的大小选择合适的麻醉方法。同时加强术中监测,防止并发症。

三、甲状旁腺手术特点

需要手术的甲状旁腺疾病主要有甲状旁腺功能亢进症和肿瘤,后者也常合并有甲状旁腺功能亢进症。甲状旁腺腺瘤或增生切除术要仔细探查,紧靠甲状腺固有囊清理并完整保留固有囊外侧叶上下端附近的脂肪组织和疏松结缔组织,防止损伤喉返神经。

四、甲状旁腺手术的麻醉管理

(一)术前准备

首先是维持有效循环血容量和纠正电解质紊乱。有慢性高钙血症的患者要评估肾功能、心脏功能和中枢神经系统有无异常。血清钙离子浓度超过 15 mg/dL(3.75 mmol/L)为高钙危象,需紧急处理,因为血钙增高可能引起心律失常。可通过扩充血容量和利尿降低血清钙的浓度。在治疗高钙血症时,术前还要注意低磷血症的矫正。血清磷酸盐水平过低使心肌收缩力下降可导致心力衰竭,以及骨骼肌无力、溶血和血小板功能异常。轻度低磷血症血磷(0.8～0.3 mmol/L)可不予特殊处理,增加富含磷的食物即可。对严重的低磷血症患者需要更为积极的治疗方法,即静脉输入帕米膦酸二钠或依替膦酸二钠,使血磷水平维持在 1.0～1.3 mmol/L。通常每天的补磷量为33～100 mmol,并在补磷时应密切监测血磷浓度的变化,随时调整补磷量,以免出现高磷血症或继发性软组织钙化。对于甲状旁腺功能亢进伴有骨质疏松患者,在气管插管时,头颈过度后仰可能发生椎体压缩,在搬运过程中也可能并发骨折。

(二)麻醉选择

全面了解高钙血症的临床表现对麻醉选择具有重要意义。钙水平的升高可引起认知功能缺陷,从记忆丧失到神志不清,甚至发生昏迷。其他的症状和体征包括便秘、胃酸过度分泌、溃疡症状、多尿及肾结石。一般选用全身麻醉,也可根据患者全身状况进行颈丛神经阻滞麻醉。

(三)麻醉处理

麻醉和手术前应全面检查重要脏器的功能和确定肿瘤与周围组织特别是气管的关系,正确判断和处理气管梗阻。麻醉期间除常规全麻监测外,主要是维持电解质平衡,尤其是血钙的监测。术前有心、肾功能不全及神经肌肉兴奋性改变者,术中肌肉松弛药的使用应高度重视。可选择阿曲库铵和/或减少用药剂量。

(四)术后处理

术后并发症包括喉返神经损伤、出血、一过性或完全性甲状旁腺功能减退。单侧喉返神经损伤的典型表现是声音嘶哑,一般不需要治疗。双侧喉返神经损伤很少见,可能导致窒息,需要立即进行气管插管。成功的甲状旁腺切除术后会出现血钙下降。术前有明显代谢性骨骼疾病者，在切除了甲状旁腺体后常会发生饥饿骨骼综合征，出现低钙血症，这是骨骼快速再矿物化的结果。血清钙的最低点多发生在术后 3～7 天，临床上可反复出现口唇麻木和手足抽搐等低钙血症状。所以应密切监测血清钙、镁和磷的水平，直至平稳。常规治疗是补充维生素 D 和钙剂，但效果有限。

（王立国）

第三节　甲状腺疾病患者非甲状腺手术的麻醉

合并甲状腺疾病的患者进行非甲状腺手术时，手术前必须了解有关甲状腺功能及其异常的程度。术前充分准备，采取相应的治疗措施，以控制和维持甲状腺生理功能状态接近正常是防止甲亢危象发生的重要环节。然而更需引起麻醉医师重视的是在术前对患者内分泌病史的询问、体征、症状和实验室检查，以免在危象发生时处于被动地位，造成治疗和抢救准备不足。

一、甲亢患者非甲状腺手术的麻醉

术前评估和准备，麻醉选择与管理和甲亢危象防治类同于甲亢患者行甲状腺亢进手术，需兼顾每一患者涉及的专科手术麻醉管理特点。

二、甲状腺功能低下患者手术的麻醉

（一）病因与分类

1.病因与分类

甲状腺功能减退（简称甲减）是由多种原因引起的甲状腺素合成、分泌或生物学效应不足，导致以全身新陈代谢减低为特征的内分泌疾病。其病因可继发于下丘脑或腺垂体功能异常，也可因甲状腺组织本身疾病或手术切除过多所致。患者在婴儿时期发病称为克汀病或呆小症，成年发病则称为甲减，严重时可致黏液性水肿。

2.临床表现

在成人，甲状腺功能减退是一种缓慢而隐匿的渐进性过程，临床主要表现为畏寒、疲乏无力、表情淡漠、智力低下、水肿、便秘、心动过缓，严重者可出现低体温、休克甚至昏迷。此类患者由于具有隐匿性，术前评估时易忽视，故在术前访视时应注意内分泌疾病的相关表现与病史采集。

（二）术前评估与准备

（1）术前判断甲减的程度，采取相应对策。重症甲减患者麻醉处理难度增大。由于血液循环中 CAMP 含量降低，β 受体数目减少，活性降低，病变可累及各重要脏器，故表现为心肌收缩力减弱，心排血量减小，心脏增大，心包及胸膜渗出液增多，肾上腺功能低下，肝、肾功能减退，黏液性水肿使舌体肿大、喉头水肿、气道不畅等。临床症状不明显的甲减患者的麻醉一般无特殊问题，无须特殊准备。重症患者为择期手术禁忌证，需先行治疗，经 3～6 个月的左甲状腺素治疗，待甲状腺功能提高至正常水平后，方可手术。

（2）甲状腺功能减退症患者对镇痛镇静药非常敏感，对麻醉药物耐受性差，极小剂量镇静药可能引起严重的不良反应。麻醉前用药剂量宜偏小,亦可不用。麻醉前仅给阿托品即可满足要求。

(3)轻度、中度甲减患者术前可能需要给予左甲状腺素钠 $100\sim200\ \mu g/d$,使甲状腺素水平维持正常,同时还应给予肾上腺皮质激素治疗。

(三)麻醉选择与准备

1.局麻

尽可能应用局麻加神经阻滞。局麻药宜选低浓度,用药量应减少,镇静镇痛药剂量亦减小或不用。

2.低位连续硬膜外麻醉

慎重选用,用药量要小,应严格控制麻醉平面,否则可发生严重低血压。

3.全麻

此类患者对麻醉药的耐受力较差,吗啡、硫喷妥钠等对呼吸、循环抑制作用强的药物应禁用,可选择 N_2O/O_2、异氟烷、地氟烷、七氟烷等吸入麻醉药。因为甲减患者对强效吸入麻醉药的MAC的影响并不显著,而敏感性增高可能继发于心排血量降低,血容量减少,压力感受器功能异常,肝脏代谢肾脏排泄功能的减退。但也有报道甲减患者对强效吸入麻醉药引起的心肌抑制作用非常敏感。肌肉松弛药可选维库溴铵或罗库溴铵,由于甲减患者肌力和代谢的降低,肌肉松弛药剂量要比常人为小。

(四)麻醉管理

(1)加强监测:术中监测体温、血压及心电图,间断进行血气分析、电解质及血糖的测定,重大手术或重症患者,需行动脉压、中心静脉压或肺毛细血管楔压的监测。

(2)此类患者应激能力低下,稍有抑制则难于恢复,故麻醉中不宜采用对呼吸、循环有严重抑制的药物和方法。低血压时可补充糖皮质激素,并以麻黄碱纠正低血压。

(3)为提高患者的应激能力,术前及术中应补充适量糖皮质激素。

(4)全麻患者,术中、术后应做好呼吸支持的准备。术中控制呼吸时不宜过度通气,术后气管导管宜在患者完全清醒且体温正常后拔除。

(五)甲减危象的处理

甲减危象表现为体温过低、低血压、二氧化碳蓄积、昏迷等。

1.诱因

寒冷便患者对甲状腺激素需求增加,但不能满足自身需要,诱发昏迷;感染;药物,尤其是麻醉与镇静药物;手术创伤、低血糖、出血、缺氧等各种因素。

2.诊断

术前有甲减病史,同时合并以下几种情况:①低体温,中心体温 <35 ℃。②神志不清、昏迷。③实验室检查见血糖低下、T_3 下降、T_4 下降、PCO_2 升高、PO_2 下降、ECG 呈窦性心动过缓及肢体导联低电压、T 波低平或倒置。

3.治疗

(1)保持呼吸道通畅,给氧,人工辅助、支持呼吸。

(2)甲状腺素制剂:左甲状腺素 $300\sim500\ \mu g$ 静脉注射,继以 $50\sim100\ \mu g/d$ 维持,也可用碘塞罗宁 $25\ \mu g$,每 8 小时 1 次,维持 $24\sim48$ 小时。

(3)糖皮质激素:氢化可的松 $100\sim300$ mg/d。

（4）其他：对症处理，如纠正低血糖、保暖升温、抗感染，低钠血症（＜110 mmol/L）可酌情给予2.5％高渗盐水。

（王立国）

第四节　乳腺手术的麻醉

一、乳腺的解剖

（一）乳腺的位置与形态

乳腺位于前胸壁两侧，于成年女性第2～6肋骨，内侧为胸骨缘，外侧达腋前线或腋中线，向前以乳房悬韧带与皮肤相连，向后以悬韧带与胸肌筋膜相连。腺体组织周围有脂肪组织包绕、填充。轮廓均匀，呈圆锥形，两侧大小相似。乳腺组织无被膜，悬吊于皮肤与胸肌之间。隆起的中央部有一局限性小隆起，即乳头。其周围皮肤有明显色素沉着，称乳晕。

成人的乳腺由腺管、乳腺小叶及腺泡所组成。每侧乳腺有15～20个乳管系统，每一个系统组成一个乳腺叶，每个腺叶又被具有丰富脂肪组织的结缔组织分隔成15～20个小叶，称为叶间结缔组织。每个小叶内有5～15个管泡状小管，称为终末导管。小叶内、外终末导管连同小叶一起被称为终末导管小叶单位，或简称为小叶单位。乳管系统由乳头皮肤开口部起始向四周辐射，近开口处有2～3个皮脂腺，在乳管的开口部有扩大的乳窦，继之为较窄的短管，而后为膨大的乳管壶腹，其后为大乳管，再分支为中小乳管，最后为终末导管而与腺泡相通。

（二）乳腺的血管

1.供应乳腺的动脉

供应乳腺的动脉有胸廓内动脉的穿支、第3～7肋间穿支及腋动脉的分支。

2.乳腺的静脉

乳腺的静脉分浅深两组，浅组为皮下静脉位于浅筋膜浅层，分横走型和纵走型两种。横走型的静脉向胸骨旁走行，在中线处部分与对侧乳腺静脉相吻合，纵走型的静脉向锁骨上窝走行，注入颈下部的浅静脉，而后注入颈浅静脉。深静脉与同名动脉伴行，汇入同侧无名静脉、腋静脉和奇静脉。

（三）乳腺的淋巴结和淋巴引流

1.乳腺淋巴管

乳腺的淋巴系统由皮肤和乳腺小叶间的浅深两层淋巴管网和淋巴管丛组成。浅层向乳头、乳晕下集中，而后再经毛细淋巴管注入深层淋巴管网。深层位于乳腺各叶周围的间隙和输入管壁内，组成深淋巴管丛。两侧乳房间皮下有交通淋巴管，一侧乳房的淋巴液可流向对侧。乳腺的淋巴液主要集中走向腋窝，并注入腋淋巴结，部分至胸骨旁淋巴结、胸肌间淋巴结和膈上淋巴结。

当乳腺癌侵犯乳腺实质、并发乳腺浅层和深层淋巴管之间的交通支堵塞时，产生淋巴液逆流。由于乳腺皮肤的浅层淋巴管与其周围的浅层淋巴管有广泛的交通，因此，脱落的癌细胞可在两侧乳房间皮下交通淋巴管内流动，流经胸前壁密布的淋巴管网转移至对侧乳腺和腋窝淋巴结。

2.乳腺的淋巴引流方向

(1)乳腺外侧部及中央的集合淋巴管：向外上方走行,经过胸大肌外缘,沿胸外侧动静脉向上,注入腋淋巴结的前群及中央群。

(2)乳腺内侧部的集合淋巴管：向内侧走行,穿过胸大肌和第1～5肋间隙注入胸骨旁淋巴结。

(3)乳腺深部的集合淋巴管：经乳房后间隙穿过胸大肌,经胸肌间淋巴结或直接沿胸小肌上缘注入腋淋巴结尖群,亦可沿胸小肌下缘注入腋淋巴结中央群。

(4)乳腺内上部的部分集合淋巴管：有时可穿过胸大肌,向上直接注入锁骨上淋巴结。

(5)乳房内下部淋巴管：注入膈上淋巴结前群,间接与膈相通,沿着腹直肌鞘和肝镰状韧带通向肝。

以上为乳腺淋巴引流的主要途径,虽然按乳腺分区来描述乳腺的淋巴引流符合解剖学原理,但乳腺的各部淋巴引流并无恒定的界限,乳腺任何部位的淋巴均可引流到腋窝淋巴结。一般认为,腋窝淋巴结接受乳腺淋巴引流的75％,胸骨旁淋巴结接受20％～25％。

二、乳腺的病理生理

女性青春前期乳腺生长发育过程缓慢,青春期乳腺发育明显加快,受卵巢分泌雌激素和孕激素影响,乳腺导管及间质显著增生;妊娠期乳腺结构达到完全成熟,妊娠末期乳腺组织几乎全部由腺叶单位构成,泌乳期后腺泡萎缩,导管收缩,乳腺体积明显缩小;至绝经期,腺泡进一步退化,腺内外结缔组织萎缩,绝经后期女性乳腺的腺泡结构完全消失。

女性引起乳腺肿块的三种最常见疾病是乳腺纤维瘤、单纯囊肿和乳腺癌。乳腺纤维瘤多发于青年女性,囊性增生中年女性多见,乳腺癌绝经期前后多发。

三、术前准备

乳腺手术术前需根据患者的具体情况做一些相关检查,如化疗后由于骨髓抑制可能会影响血细胞生成和成熟,因此,有必要进行一个全血细胞记数检查。老年患者肝肾功能及心电图等的检查,高血压患者长期服用吲达帕胺的需查电解质等。焦虑是乳腺癌患者在术前常见现象,术前与患者沟通,获得患者信任并给予苯二氮䓬类药物地西泮5～10 mg,有助于缓解患者的焦虑情绪。抗胆碱药可以常规应用。

四、麻醉选择

(一)局部麻醉或区域麻醉

局部麻醉或区域麻醉适用于简单的乳腺肿块活检、单个小的良性肿瘤切除、脓肿切开引流等短时手术。

(二)椎旁神经阻滞

单侧乳腺手术时,椎旁神经阻滞麻醉可提供良好的麻醉效果。椎旁神经阻滞时,神经损伤发生率极低。凝血功能异常是相对禁忌证,而不是绝对禁忌证。椎旁血肿导致的神经损害与硬膜外腔血肿所致的神经损害相比,结果要好得多。局部化脓或癌转移灶也是其相对禁忌证。椎旁神经阻滞麻醉时,其产生的血流动力学变化远比硬膜外麻醉所引起的小得多。它通过一侧椎旁间隙注射局麻药物,可产生同侧躯体镇痛作用。局麻药吸收速度很快,容易产生高的血药浓度,临床宜选择低毒性的局麻药。椎旁神经阻滞麻醉时,其给药方式可采取一针分次注射法或通过硬膜外管分次注入椎旁间隙。

(三)硬膜外麻醉

手术范围局限的可采用 $T_{3\sim4}$ 或 $T_{4\sim5}$ 间隙穿刺,如果是手术范围广泛的乳腺癌根治术则需要进行两点穿刺(如 $T_{3\sim4}$ 或 $T_{4\sim5}$ 和 $C_7\sim T_1$)以减少局麻药的用量。应使用低浓度的局麻药以防呼吸抑制,常用 1% 利多卡因+0.1% 丁卡因混合液或 0.375% 罗哌卡因。高位的硬膜外麻醉给呼吸循环的管理提出更高的要求,从麻醉安全的角度考虑,它不是理想的麻醉方法。

(四)全身麻醉

全身麻醉是患者一般情况差、手术范围广的首选麻醉方式,便于术中呼吸和循环的管理。尤其是喉罩可以安全地用于乳腺手术的麻醉,麻醉维持可选择丙泊酚静脉麻醉或七氟烷、异氟烷混合氧/氧化亚氮吸入麻醉。

五、麻醉恢复期管理

(一)麻醉恢复

患者的麻醉恢复可分为三个阶段。

1.早期恢复

早期恢复即从麻醉药物停止使用到保护性反射及运动功能恢复。此阶段通常在麻醉恢复室进行,监测患者的意识、活动、呼吸、心电图、血压、氧合状态。改良 Aldrete 评分总分为 10 分,≥9 分可离开麻醉恢复室。

2.中期恢复

由麻醉恢复室转入普通病房,直至达到离院标准。此阶段应继续观察患者生理功能的恢复和外科情况。

3.后期恢复

患者离院后在家中完全康复。

(二)疼痛管理

术后疼痛是导致患者恢复延迟的主要原因,有效的疼痛管理是促进患者尽早康复的重要措施。术前评估时,应告知患者术后疼痛的可能程度和持续时间。术后应及时评估疼痛,如疼痛数字评分法(NRS)>3 分,应及时治疗。

术后疼痛建议采用多模式镇痛治疗,原则以口服、局部镇痛为主,包括切口局部浸润和区域阻滞,并联合使用非甾体抗炎药,必要时辅助小剂量的阿片类药物。

(三)术后恶心呕吐的防治

术后恶心呕吐是影响手术恢复的第二大因素,仅次于疼痛。严重的术后恶心呕吐影响患者进食、伤口愈合,并延迟出院时间。影响术后恶心呕吐的因素很多,目前认为与患者自身相关的因素中,女性、非吸烟者、术后使用阿片类镇痛药、有术后恶心呕吐史、晕动症、年龄<50 岁是主要的危险因素。为减少术后恶心呕吐的发生,术前需重视术后恶心呕吐发生的风险评估,并积极预防。对有术后恶心呕吐中度风险的患者应采取积极有效的预防措施,包括去除基础病因、适当术前禁食、胃膨胀的患者应在麻醉后术中放置胃管持续引流等。对术后恶心呕吐高度风险的患者采用两种以上措施联合治疗,包括麻醉选用丙泊酚麻醉或区域阻滞麻醉,避免脑缺血缺氧,术后使用非甾体抗炎药,联合选用 5-羟色胺受体拮抗剂、地塞米松和氟哌利多等不同作用机制的

药物。

六、麻醉意外和并发症的预防与处理

麻醉意外和并发症主要发生在硬膜外麻醉中。

(一)呼吸抑制和低氧血症

1.原因

(1)麻醉药物容积过大,致麻醉平面过广、过高引起呼吸抑制。

(2)麻醉药浓度过高,造成呼吸肌运动障碍,导致通气量明显减少。

(3)由于硬膜外麻醉镇痛效果欠佳,使用镇静、镇痛药,甚至全麻药,如氯胺酮或丙泊酚等,导致呼吸抑制和加重硬膜外麻醉,使通气量减少。

(4)患者自身体质较差或术前存在心肺功能障碍。

(5)围术期氧疗方式效果不佳。

2.预防

(1)严格控制局部麻醉药的容量和浓度是防止硬膜外麻醉呼吸抑制和低氧血症发生最主要的措施。根据患者的个体差异、体质状态掌握用药,以免麻醉平面过广、过高。麻醉药物浓度必须严格控制,经过大量实验和临床研究证实,1%利多卡因和0.25%布比卡因较适合胸段硬膜外麻醉,此浓度不会对呼吸肌运动神经纤维产生明显阻滞作用,而产生通气量明显减少。高于此浓度,可随浓度加大而逐渐加大对呼吸肌运动神经阻滞,渐渐加大对通气量的影响,产生低氧血症。

(2)为了完善硬膜外麻醉效果,适量应用小剂量镇静镇痛剂是必要的,但一定要据病情掌握好用药剂量,避免中大剂量或反复追加用药,否则必将造成对患者的呼吸抑制,特别是硬膜外麻醉效果不佳时,企图加大镇静镇痛药剂量或使用静脉麻醉药来完成手术是非常错误的。其结果必将是导致严重低氧血症,甚至心脏停搏。因此,为了防止低氧血症发生,当硬膜外麻醉效果不佳时,应果断改气管内全身麻醉。

(3)患者术前存有心肺功能不全时,不宜选择硬膜外麻醉,一定要选择气管插管全麻下手术。

(4)围术期最好应用面罩吸氧治疗,吸氧浓度30%~50%可取得良好疗效,尽可能少用吸氧管经鼻吸氧治疗,这种方式效果差。

3.处理

(1)围术期必须进行 PaO_2 和 $PaCO_2$ 监测,其替代方式可应用 SPO_2 和 $PETCO_2$ 监测,同时注意临床观察患者呼吸幅度(胸腹呼吸运动)、呼吸频率、皮肤、口唇颜色及血液色泽,以利于及时发现低氧血症和呼吸抑制。

(2)呼吸抑制和低氧血症一旦发生,首先应用面罩吸入纯氧并加压人工呼吸,以支持呼吸,保证良好通气(排出 CO_2)和氧气供应(PaO_2 升至正常),必要时气管插管接麻醉机行机械通气,较严重低氧血症应果断气管插管机械呼吸。

(3)支持循环输液扩容治疗,必要时使用升压药。

(二)血压下降、心率减慢

1.原因

(1)麻醉平面过广、过高,阻滞了交感神经和外周血管平滑肌,从而扩张血管和心动过缓。

(2)低血容量或脱水病例。

(3)镇静药物或静脉麻醉药物的影响。

2.预防和处理

支持呼吸和循环。

(三)气胸

1.原因

手术操作不慎刺破或切开胸膜致气胸。

2.预防

(1)术者避免操作损伤胸膜。

(2)加强监测(SpO_2和$PETCO_2$),及时发现气胸。

3.处理

(1)排出胸腔气体,修补胸膜。

(2)必要时,行胸腔闭式引流术。

(郭荣奎)

第五节　急腹症手术的麻醉

急腹症主要与炎症,实质脏器破裂,空腔脏器穿孔、梗阻,以及脏器扭转、出血和损伤等有关。这类患者往往起病急、病情危重、病情复杂、剧烈疼痛以及多为饱胃状态,急症手术术前不允许有充裕的时间进行全面检查和麻醉前准备,因而麻醉的危险性大,麻醉并发症发生率高。麻醉处理包括以下5个方面的内容:①对患者病情严重程度进行正确与恰当的评估,并仔细了解各系统和器官的功能状态;②术前采取相应治疗措施改善生命器官功能;③尽量选用患者能承受的麻醉方法与麻醉药;④麻醉全程进行必要监测,并随时纠正生命器官活动异常;⑤积极防治术后并发症。

一、急性肠梗阻

任何原因引起肠内容物通过障碍统称肠梗阻,是常见的外科急腹症,主要临床表现为腹胀、腹痛、恶心呕吐、肛门停止排气排便等,按肠壁有无血运障碍分为单纯性和绞窄性肠梗阻。绞窄性肠梗阻应及早手术,如果患者已处于休克状态,必须边抗休克边紧急手术,一旦延误手术时机,纵然手术能切除坏死肠段,严重的感染将使并发症及病死率增加。由于急性肠梗阻患者有呼吸受限,严重水、电解质和酸碱失衡,以及可能发生的感染性休克,术前应尽量纠正,补充血容量,并做胃肠减压,麻醉应选择气管内插管全身麻醉,一般情况好的患者也可选择连续硬膜外阻滞麻醉。术中加强生命体征和血流动力学监测,对严重休克的危重患者,应行中心静脉压和/或直接动脉压监测。麻醉期间要保持呼吸道通畅和有效通气量,预防胃反流和误吸。

(一)病理生理特点

1.单纯机械性肠梗阻

水、电解质失衡和代谢紊乱是单纯机械性肠梗阻的主要病理生理特点。正常情况下,小肠内的大量液体除少部分是经口摄入外,大部分是胃肠道消化腺的分泌液。据统计,成人每天有5~10 L水进入小肠,其中大部分被重吸收,仅500 mL或更少的液体进入结肠。因此,一旦小肠出现单纯机械性梗阻,肠腔内大量液体和气体无法向下正常运行,导致梗阻的近端肠腔内容物积聚,梗阻部位越低,内容物积存越明显。虽然高位小肠梗阻的肠腔内积聚液量少,但由于肠腔急性扩张引起的反射性呕吐严重,大量水、Na^+、K^+、Cl^-、H^+ 丢失,引起低氯、低钾、代谢性碱中毒和脱水。随着脱水程度加重,患者出现血容量减少、心率增快、中心静脉压降低、心排血量降低和血压下降,进而影响肺脏的通气功能和肾脏的排泄功能,最终引起酸中毒和氮质血症。

2.绞窄性肠梗阻

梗阻的肠壁发生血供障碍称为绞窄性肠梗阻。绞窄性肠梗阻除梗阻本身造成水、电解质丢失外,同时存在血运障碍造成毛细血管通透性增加所致的血浆和血细胞丢失,因而其水电解质丢失、代谢障碍和血流动力学变化比单纯机械性肠梗阻更明显。同时,由于肠黏膜受损,毒素吸收和细菌移位致脓毒症,当梗阻肠壁血供严重受阻时,则发生肠壁坏死、破裂和穿孔,大量细菌和毒素进入腹腔,最终造成多器官功能障碍或衰竭。

3.结肠梗阻

结肠梗阻造成水、电解质丢失一般较机械性小肠梗阻轻。若回盲瓣正常,很少出现逆流性小肠扩张,但易危及肠壁血供,引起绞窄性肠梗阻;若回盲瓣功能不全,可伴低位小肠梗阻的表现。当结肠内积气引起肠壁极度扩张时,易发生穿孔,引起弥漫性腹膜炎。

(二)麻醉前准备

1.纠正水、电解质和酸碱平衡失调

急性肠梗阻患者由于频繁呕吐及大量消化液积存在肠腔内,可引起急性脱水。其所丧失的体液与细胞外液相同,因而血清钠浓度和血浆渗透压仍在正常范围。细胞内液在脱水初期无明显变化,若体液丧失持续时间较长,细胞内液外移,可引起细胞脱水。患者表现为尿少、厌食、恶心、乏力、唇舌干燥、眼球下陷、皮肤干燥松弛等。若短时间内体液丧失达体重的 5%(大约相当于丢失细胞外液 20%),患者会出现脉搏急数、肢端湿冷、血压不稳或下降等血容量不足症状,严重者出现低血容量性休克。高位肠梗阻时丧失大量胃液,Cl^- 和 K^+ 丢失可引起低 Cl^- 性和低 K^+ 性碱中毒。

术前应针对细胞外液减少程度快速补充平衡盐液或等渗盐水,恢复细胞外液容量。如果患者已有血容量不足表现,提示细胞外液丧失量已达体重的 5%,若体重为 50 kg,可给予平衡盐液或等渗盐水 2 500 mL;如无明显血容量不足表现,可给上述量的 1/3~2/3,同时测定血细胞比容,精确计算补液量,一般血细胞比容每升高 1%,欠缺液体 500 mL。等渗盐水中含 Na^+ 和 Cl^- 各为 154 mmol/L,血清含 Na^+ 和 Cl^- 分别为 142 mmol/L 和 103 mmol/L,即等渗盐水中 Cl^- 含量比血清高 50 mmol/L,正常情况下肾脏有保留 HCO_3^- 和排 Cl^- 的功能,Cl^- 大量进入体内后不至于引起血 Cl^- 明显升高,但在重度缺水或处于休克状态,肾血流量减少,排 Cl^- 功能受到影响时,如果静脉补充大量等渗盐水可引起高 Cl^- 性酸中毒。常用的平衡盐液有 1.86% 乳酸钠液加复方氯化钠液(1∶2)和 1.25% 碳酸氢钠液加 0.9% 氯化钠液(1∶2),二者电解质成分与血浆含量相仿,既可避免输入过多 Cl^-,又对酸中毒的纠正有一定帮助。但应注意患者处于休克状态,所选用的平衡盐液以醋酸钠复方氯化钠液为佳,乳酸钠复方氯化钠液可增加血中乳酸盐含量,不利于纠正代谢性酸中毒。

慢性肠梗阻患者由于消化液持续性丧失、缺水少于失钠,故血清钠低于正常范围,细胞外液呈低渗状态,又称低渗性脱水,术前应根据细胞外液缺钠多于缺水和血容量不足的程度,采用含盐溶液或高渗盐水治疗。

2.胃肠减压

通过胃肠减压,吸出胃肠道内的气体和液体,可减轻腹胀,降低肠腔内压力,减少肠腔内的细菌和毒素,改善肠壁血液循环,利于改善局部病变。同时,有效的胃肠减压也是减少围麻醉期呕吐误吸的重要措施之一。

3.抗生素应用

单纯机械性肠梗阻患者一般不需预防性应用抗生素。绞窄性肠梗阻可引起细菌移位,发生严重多菌混合感染,导致败血症、腹膜炎、感染性休克、多器官功能障碍综合征等,所以早期正确地应用抗生素,对降低患者的并发症和病死率有重要意义。选择抗生素的原则是要"早、重、广",即要在采集血培养标本后1小时开始应用抗生素(早),而且要静脉给予抗生素(重),以及要选用能抑制所有可疑菌种的广谱抗生素或多种抗生素联合应用(广谱)。

(三)麻醉管理

急性肠梗阻患者若不存在低血容量休克或感染性休克,且低血容量在术前已得到很大程度纠正,可采用连续硬膜外阻滞麻醉,经 $T_9 \sim T_{10}$ 或 $T_{10} \sim T_{11}$ 间隙穿刺,头端置管,可获得较为良好的肌肉松弛和最低限度的呼吸循环抑制,患者术中神志清醒,可避免呕吐误吸,尤其适用于饱胃患者。对有水、电解质和酸碱失衡,腹胀明显,呼吸急促,血压下降和心率增快的休克患者,选用气管内插管全身麻醉较为安全。麻醉诱导和维持过程中应强调预防呕吐误吸,所用药物以不进一步加重循环抑制为宜。硬膜外联合全麻,镇痛、镇静、硬膜外局麻药用量均明显减少,具有镇痛、肌松良好、苏醒快、拔管早、术后镇痛好、便于术后管理及并发症少等优点,但避免硬膜外腔和静脉同时给药,不失为老年高危患者较理想的麻醉方法。

麻醉过程中,对于休克患者,应继续抗休克治疗,以维持心脏、肺脏和肾脏等重要器官的功能,预防急性呼吸窘迫综合征、心力衰竭和肾衰竭。注意输血、输液的速度以及晶体与胶体液的比例,维持合适的血红蛋白浓度和血细胞比容,必要时在中心静脉压和肺动脉楔压指导下补液。对术前应用抗生素的患者,术中应注意抗生素与肌肉松弛药相互作用。麻醉苏醒期应避免呕吐和误吸,待患者神志完全清醒、咳嗽吞咽反射恢复、呼吸循环功能稳定,可慎重拔除气管内导管。完善的术后镇痛有利于术后早期胃肠功能恢复,消除腹胀并保护肠黏膜功能,防止细菌移位,促进吻合口愈合。

二、急性胰腺炎

急性胰腺炎,尤其重症急性胰腺炎患者起病急、病情重、易并发急性呼吸窘迫综合征和全身多脏器损害,常伴有水、电解质和酸碱失衡,继发出血性或感染性休克,给麻醉管理带来挑战。因此,选择合适的麻醉诱导和维持方案、术中合理的容量复苏和正确选用血管活性药物、采用低潮气量加呼气末正压的通气策略以及维持电解质、酸碱平衡是保证此类患者围术期安全和改善预后的关键。

(一)病理生理特点

正常的胰腺导管上皮细胞能分泌含高浓度 HCO_3^- 的碱性液体和黏多糖,前者能抑制蛋白酶活性,后者有黏液屏障作用;胰腺腺泡还分泌蛋白酶抑制因子。正常情况下,胰液内的胰蛋白酶原以无活性状态存在,流入十二指肠后,被胆汁和肠液中的肠激酶激活,变为有活性的胰蛋白酶,具有消化蛋白质的作用。在致病因素作用下,胆汁或十二指肠液逆流入胰管,胰管内压增高,腺泡破裂,胰液外溢,大量胰蛋白酶原被激活后变为胰蛋白酶,胰蛋白酶又能激活其他酶,如弹性蛋白酶和磷脂酶 A。弹性蛋白酶能溶解弹性组织,破坏血管壁和胰腺导管,使胰腺充血、出血和坏死。磷脂酶 A 被激活后,作用于细胞膜和线粒体的甘油磷脂,使其分解为溶血卵磷脂,后者可破坏胰腺细胞膜和线粒体膜的脂蛋白结构致细胞坏死,引起胰腺及胰腺周围组织的广泛坏死。在脂酶作用下,胰腺炎症区、大网膜和肠系膜脂肪液化,产生大量游离脂肪酸,与血液中的钙结合成钙皂,胰岛 α 细胞产生的胰高血糖素能刺激甲状腺分泌降钙素、抑制骨钙释放,使血钙明显降低。由于胰岛 β 细胞受到损害,胰岛素分泌降低,而胰高血糖素分泌增加,致使血糖升高,发病初期更为明显。胰腺局限性或广泛性出血坏死,使大量的胰酶和生物毒性物质通过腹膜后间隙到达盆腔和纵隔造成组织坏死、感染、出血、腹膜炎等。另外,胰酶、生物毒性物质还可通过门静脉和胸导管进入血液循环,激活凝血、纤溶、补体等系统,可导致肝、肾、心、脑等重要器官的损害,如急性呼吸窘迫综合征等,严重者引起多器官功能障碍。

(二)麻醉前准备

1.纠正水、电解质紊乱

由禁食、胃肠减压及呕吐等所引起的水、电解质紊乱需及时予以纠正,对血容量不足者,应迅速补充液体,可输入晶体和胶体液,纠正低血容量。低血钾时,给予氯化钾静脉滴注。手足抽搐时,给予 10% 葡萄糖酸钙 10~20 mL 静脉注射。伴休克者,可根据中心静脉压和肺动脉楔压积极扩充血容量,必要时给予糖皮质激素。对伴有呼吸窘迫综合征者,及早行气管内插管或气管切开进行人工通气治疗,以减少肺内动静脉分流,同时给予利尿剂减轻肺间质水肿。

2.麻醉前用药

一般不主张麻醉前给予镇静、镇痛药物,仅给予抗胆碱药,除能保持呼吸道干燥外,还能解痉止痛、减少胰液分泌及解除胰腺微动脉痉挛而改善胰腺微循环。必须镇静时,镇静剂剂量以不影响呼吸、循环、意识为准,可在麻醉前 30 分钟肌内注射咪达唑仑 2~5 mg。疼痛剧烈时,严密观察病情,可肌内注射盐酸哌替啶 25~50 mg。不推荐应用吗啡,因其会收缩奥迪括约肌,增加胆道压力。饱胃患者,可静脉注射甲氧氯普胺 10 mg;存在休克者,在抗休克治疗的同时,可给予糖皮质激素;应用抑肽酶或乌司他丁,减少胰腺分泌。

(三)麻醉管理

对急性轻型胰腺炎(又称水肿性胰腺炎)伴结石患者,可采用连续硬膜外麻醉,经 $T_{8~9}$ 间隙穿刺,头端置管,但需小量分次注药,上腹部手术的阻滞平面不宜超过 T_3,否则胸式呼吸被抑制,膈肌代偿性活动增强,可影响手术操作;此时,不宜使用较大量镇痛镇静药,否则可显著影响呼吸功能而发生缺氧和二氧化碳蓄积,甚至发生意外。因此,麻醉中除应严格控制阻滞平面外,应加强呼吸监测和管理。

重症急性胰腺炎(又称出血坏死性胰腺炎)患者术前大多并存多脏器功能损害和休克。选择全麻便于呼吸循环管理,麻醉诱导和维持应尽量选择对循环干扰较小的麻醉药物。采用健忘镇痛慢诱导方法可有效抑制气管插管反应,而且可避免快诱导使用大剂量静脉麻醉药而导致诱导期低血压。手术除常规监测项目外还应行有创动脉压和中心静脉压监测。对术前有明显休克患者应在麻醉诱导前行有创动脉压监测,以便实时了解麻醉诱导期循环变化;同时应行脑电双频谱指数监测,以避免麻醉过深抑制循环和术后苏醒延迟。对术前伴有休克者,术中需使用血管活性药物维持循环稳定。去甲肾上腺素的强效 α 效应可增加外周血管阻力,能纠正感染性休克的血管扩张,使心率减慢、尿量和 CI^- 增加,用量从 0.5~1 $\mu g/min$ 开始,逐渐调节以维护血压稳定。对术前合并有急性呼吸窘迫综合征者,在术中应采用低潮气量加适当呼气末正压,呼气末正压通气压力应根据患者反应逐步增加,以 0.7~2.0 kPa(5~15 mmHg)为宜;潮气量选择 4~6 mL/kg,吸呼比值为 1:2;术中定期监测血气,以便及时调整机械通气参数。术中继续液体治疗,注意胶体与晶体比例适当,由于毛细血管内皮细胞受损,通透性增加,胶体液可渗入肺间质,加重肺水肿,故早期不宜补充过多胶体,以晶体液为主,对伴有感染性休克患者可酌情给予清蛋白、血浆等。在保证血容量足够、血流动力学稳定的前提下,要求出入量呈轻度负平衡,并记录每小时尿量。为了促进水肿液的消退,应防止输液过量而加重肺间质和肺泡水肿,在监测中心静脉压或肺动脉楔压下,可给予呋塞米。应注意弥散性血管内凝血发生,及早给予治疗。低氧血症和肺动脉高压可增加心脏负荷,加之感染、代谢亢进等可影响心功能。因此,除了维持血容量正常外,应酌情选用多巴胺、多巴酚丁胺、酚妥拉明、毛花苷 C、硝酸甘油等心血管活性药物治疗。术中监测血糖变化,血糖高者可适量给予胰岛素,以免发生高渗性脱水、高渗性非酮症性高血糖昏迷和酮症酸中毒。

三、上消化道大出血

消化道大出血是指呕血、大量黑便、便血,导致血压、脉搏明显变化或血红蛋白浓度降到 100 g/L 以下,或血细胞比容低于 30% 的临床病症。由于患者发病前个体情况不同,有学者提出当患者由卧位改为直立时,脉搏增快 10~20 次/分,收缩压下降 2.7 kPa(20 mmHg)可作为诊断急性大出血的标准。引起上消化道大出血的常见原因为胃十二指肠溃疡出血、门静脉高压引起的食管-胃底静脉曲张破裂出血等,经内科治疗 48 小时仍难以控制出血时,常需紧急手术治疗。

(一)患者特点

有效循环血量急剧减少是各种原因所致上消化道大出血的共同特点。如果患者面色苍白、皮肤湿冷、站立时眩晕,表明失血量已达全身总血量的 15%;站立时收缩压下降 2.7~4.0 kPa (20~30 mmHg)表明失血量已达 25% 以上;平卧时出现休克症状时,表明失血已达 50% 或更多。由门静脉高压引起的食管-胃底静脉曲张破裂出血患者还具有以下特点:①均有不同程度的肝硬化;②由于纤维蛋白原缺乏、血小板减少、凝血酶原时间延长、第 V 因子缺乏、纤溶酶活性增强等原因,易发生凝血功能障碍;③腹水造成大量蛋白丢失,加上水钠潴留,患者表现为低蛋白血症。

(二)麻醉前准备

麻醉前多有程度不同的出血性休克、严重贫血、低蛋白血症、肝功能不全及代谢性酸中毒等,术前均需抗休克综合治疗,待病情初步纠正后方能实施麻醉。急性失血患者必须迅速扩容以恢复有效循环血量,选择液体的原则是首先补充血容量,其次是提高血红蛋白浓度,最后应考虑凝血功能。总输液量不应受估计失血量的限制,扩容治疗应以能维持动脉压、正常的组织灌注及尿量为依据。失血量在 30% 以下时,用 3 倍失血量的醋酸钠林格液能有效提升血压;失血量超过 30% 时,应补充一定量胶体液,如羟乙基淀粉、明胶等。急性失血性休克患者慎用葡萄糖液,以免引起高渗性昏迷和加重缺血、缺氧性脑损伤。大量输液引起的血液稀释有利于改善微循环和保护肾功能,以往认为血细胞比容在 30% 时最有利于组织血供,近年来认为 20% 尚属安全,但对孕妇及老年人应慎重。在大量失血超过全血量 40% 时,应补充全血或浓缩红细胞,以维持血细胞比容在 20% 以上,或血红蛋白在 70 g/L 以上。大量输入液体或库血可引起血小板减少,血小板数量降至 50×10^9/L 以下时,应补充血小板。

严重循环紊乱患者应监测中心静脉压以指导输液速度和输液量,既往无明显心脏病患者,中心静脉压变化能准确反映血容量状态;有心功能受损者,可监测肺动脉楔压和心排血量,动态观察中心静脉压、肺动脉楔压及心排血量变化更有意义。常规放置尿管监测尿量,既可作为补充血容量的指标,又能早期发现肾衰竭。动脉血气分析可综合评价酸碱平衡状态、呼吸功能及组织氧合情况等,对治疗有重要指导作用。

(三)麻醉管理

上消化道大出血患者宜选用气管插管全身麻醉,为避免误吸,应采用清醒气管插管,麻醉维持以不进一步加重循环抑制为前提,麻醉诱导和维持可选用对心肌和循环抑制轻的依托咪酯、氯胺酮、咪哒唑仑、芬太尼、氧化亚氮等。对门静脉高压症引起的食管-胃底静脉曲张破裂出血患者,除遵循上述原则外,还应注意以下问题:①避免使用对肝脏有损害的药物,如氟烷或高浓度安氟烷,可用氧化亚氮、七氟烷、地氟烷、氯胺酮、苯二氮䓬类药物等。②肌肉松弛药应首选顺式阿曲库铵,因该药在生理 pH 和体温下经霍夫曼消除,不依赖于肝脏或肾脏;维库溴铵主要经胆汁排泄,用于肝硬化患者时效延长;泮库溴铵仅少量经胆汁或肝脏排泄,可适量应用。③麻醉中避免缺氧和二氧化碳蓄积。④适量给予新鲜冰冻血浆、冷沉淀物或血小板,以补充凝血因子。

术中根据患者血压、中心静脉压或肺动脉楔压、尿量等变化,继续输血、输液治疗,维持血压在 12 kPa(90 mmHg)以上,尿量在 30 mL/h 以上和血细胞比容不低于 30%。肝硬化患者术中易发生低血糖,其原因如下:肝糖原储备少,不易分解为葡萄糖。肝硬化时胰岛素灭活减少,胰岛素水平相对较高;但由于手术应激,肝硬化后肝细胞的胰岛素受体失灵,不能利用胰岛素,血糖并不降低;一些挥发性麻醉药可抑制胰岛素释放和减少糖原合成,可产生高血糖。肝硬化患者虽然血糖不低,但因肝糖原储备减少,手术时间长时仍应补充适量葡萄糖 0.1~0.2 g/(kg·h);肝硬化患者常有低血钾,故输入 GIK(葡萄糖、胰岛素、钾离子)溶液较好。低蛋白血症患者可补充清蛋白,使血浆清蛋白高于 25 g/L,以维持血浆胶体渗透压和预防肺间质水肿。

四、胃十二指肠溃疡穿孔及胃癌穿孔

多数患者有长期溃疡病史及营养不良等情况,胃肠道穿孔可发展成严重弥漫性腹膜炎,引起剧烈腹痛、大量失液、高热,以及严重水、电解质和酸碱失衡,发生感染性休克,术前应予以相应处理,除补充血容量、纠酸外,对严重营养不良、低蛋白血症或贫血者,宜适量输血或血浆。围术期重点是预防心、肺等重要脏器出现并发症。

(一)病理生理改变

胃十二指肠溃疡或胃癌穿孔后,大量具有化学腐蚀性的胃十二指肠内容物进入腹腔,其成分包括食物、酸性胃液、碱性十二指肠液、胆汁、胰液、胰酶及多种细菌等,迅速引起弥漫性腹膜炎,此期主要是强酸、强碱对腹膜的强烈刺激引起剧烈腹痛和大量渗出,也称为化学性腹膜炎。腹膜大量渗出最终导致低血容量性休克。穿孔数小时后大量细菌繁殖,逐渐出现细菌性腹膜炎,病情进一步发展,感染加重,细菌毒素吸收,在原有低血容量休克的基础上出现感染性休克,最终导致多器官功能障碍。

(二)麻醉前准备

1.一般准备

(1)监测患者体温、脉搏、呼吸、血压、尿量,必要时行中心静脉插管监测中心静脉压。

(2)行胃肠减压,避免胃十二指肠内容物继续进入腹腔。

(3)根据可能的病原菌选择有针对性的、广谱的抗生素,必要时复合用药,避免感染加重。

2.液体复苏

胃十二指肠穿孔后,腹腔大量渗液,可出现不同程度的脱水,严重者出现休克。腹膜渗出液的电解质含量与细胞外液相似,平均 Na^+ 为 138 mmol/L,Cl^- 为 105 mmol/L、K^+ 为 4.9 mmol/L,故输液应以等渗盐水或平衡盐液为主,并根据血压、脉搏、尿量和中心静脉压调整输液速度和输液量以纠正电解质及酸碱平衡紊乱。

(三)麻醉管理

(1)对穿孔时间短,进入腹腔的胃十二指肠内容物量少,呼吸、循环功能稳定的患者可采用硬膜外阻滞麻醉,经 $T_{7\sim8}$ 或 $T_{8\sim9}$ 间隙穿刺,头端置管,阻滞范围以 $T_4\sim L_1$ 为宜。为消除内脏牵拉反应,进腹前可适量给予哌氟合剂。若阻滞平面超过 T_3,则胸式呼吸被抑制,膈肌代偿性活动增加,可影响手术操作;此时,如再使用较大剂量辅助药物,可显著抑制呼吸而发生缺氧和二氧化碳蓄积,甚至心脏停搏。因此,麻醉中除严格控制阻滞平面外,应加强呼吸监测和管理。

(2)对于感染性休克、内环境紊乱、饱胃、腹胀或呼吸急促的患者,宜选择气管内插管全麻,便于呼吸管理和充分供氧。积极抗休克治疗,补充血容量,以晶体液为主,适当补充胶体液或血浆,以维持胶体渗透压;对低蛋白血症或贫血患者,适量补充清蛋白或浓缩红细胞。在液体治疗的同时,合理应用血管活性药物(首选去甲肾上腺素),提升动脉压,恢复心肌收缩力,促进血液循环,改善微循环状态,促进组织灌流,保护重要器官和组织功能。必要时应用小剂量糖皮质激素提高对儿茶酚胺的敏感性,缩短休克恢复时间。围麻醉期全面监测呼吸、体温、脉搏、氧饱和度、尿量和心电图等各种生理指标,必要时监测有创动脉压和中心静脉压,及时纠正电解质紊乱和酸碱平衡失调以及贫血状态。

五、外伤性肝脾破裂大出血

此类患者由于循环血量急剧减少,可呈现不同程度休克。对健康成人,急性失血少于血容量15%,由于周围血管收缩,组织间隙液向血管内转移,以及肾小球滤过率减低使排尿减少等代偿作用,可不发生休克。20%以上的失血,机体为保证心、脑等重要器官血液灌流,肾、肠道、肝、脾及肌肉等处血流量明显减少,低血压和组织灌流不足等相继发生,表现为程度不同的休克。机体对低血容量耐受性差,但对贫血的耐受性却较好,如血容量减少20%以上,可能引起严重后果,但如红细胞减少20%以上,血容量不变,则可不致发生明显生理紊乱。基于这种认识,采用晶体和/或胶体溶液治疗失血性休克取得了良好效果。

对肝脾破裂大出血的患者,必须紧急行手术治疗。急性大出血患者多有饱胃,由于疼痛、恐惧、休克等引起强烈应激反应,使交感神经功能亢进,迷走功能抑制,胃排空时间显著延长,加之没法得知有关进食的信息,因此,该类患者一律按饱胃对待。为防止发生饱胃反流、误吸的危险,提倡快速顺序诱导插管。对这类休克患者,麻醉诱导可待消毒铺巾后进行,以缩短从诱导到开始手术的时间,有利于维持患者血压稳定。患者入室后需立即建立多条大静脉通道,常规放置粗的中心静脉导管,以便建立最快的静脉通路,也可通过监测中心静脉压指导输液,必要时可使用加压输液器加快输液速度。应建立有创动脉血压,及时了解患者循环状况。患者失血较多时,应及时采用自体血液回收、回输,尽量少输或不输异体血,避免异体输血并发症的发生。血红蛋白低于 70 g/L 应输血;失血量>50%时,应补充适量新鲜冷冻血浆来维持血浆胶体渗透压并补充部分丢失的凝血因子。失血性休克造成组织灌流不足,患者大多有较严重的代谢性酸中毒;血液过度稀释可出现低钾血症。动态监测动脉血气可及时了解患者内环境变化,有利于纠正酸中毒、补钾、补钙;还可以了解血红蛋白以指导输血。大出血患者由于低血容量休克,可致心肌缺血,同时伴有代谢性酸中毒,且大量输液输血和术野暴露会造成患者低温,抑制心肌收缩力,引起心律失常,甚至心脏停搏。术中保温和纠正代谢性酸中毒,降低上述风险。失血性休克未控制出血(腹膜后血肿、消化道出血等)时,早期积极复苏可引起稀释性凝血功能障碍;血压升高后,血管内已形成的凝血块脱落,造成再出血;血液过度稀释,血红蛋白降低,可减少组织氧供。为此,应进行控制性液体复苏(延迟复苏),即在活动性出血控制前应给予小容量液体复苏,在短期允许的低血压范围内维持重要脏器的灌注和氧供,避免早期积极复苏带来的不良反应。早期控制性复苏的目标:对于未合并脑损伤的失血性休克患者,最初收缩压应控制在 $10.7\sim12.0$ kPa($80\sim90$ mmHg),以保证重要脏器的基本灌注。在控制性复苏的基础上尽快止血,待出血控制后再进行积极容量复苏。

应选择对循环抑制轻又能满足手术要求的麻醉方法和药物。以选用全身麻醉为宜。全麻诱导插管应根据具体病情决定,对于昏迷、垂危及饱胃患者,应充分吸氧后在表面麻醉下行气管内插管;对于烦躁不安、不能合作者,可选用对循环影响较小的全麻药,如氯胺酮、依托咪酯或咪达唑仑等,复合小剂量芬太尼和肌肉松弛药行气管内插管。以浅麻醉加肌肉松弛药维持麻醉为宜,N_2O 复合低浓度吸入全麻药和肌肉松弛药较为常用,但应避免发生低氧血症;对休克或低氧血症者,吸入全麻药后,最小肺泡有效浓度明显降低,低浓度吸入即可达到较满意麻醉,应用肌肉松弛药可减少全麻药用量及其对循环的影响。对于血压难以维持者,可选用氯胺酮复合小剂量芬太尼和肌肉松弛药维持麻醉,但氯胺酮的缩血管及轻度负性心肌力作用对组织灌注也有一定损害,应予以注意。术后镇痛应完善,避免应激反应;预防感染及心、肺、肾等重要脏器的继发性损害。

(宋瑞华)

第六节　门静脉高压症手术的麻醉

一、病情特点

门静脉位于两个毛细血管网之间,一端是胃、肠、脾、胰的毛细血管网,另一端是肝小叶内的肝窦,曾形象地被比喻为一棵大树的树干,其根分布在内脏器官,而树冠和树枝则为肝脏和肝内的门静脉分支;门静脉主干是由肠系膜上、下静脉和脾静脉汇合而成,其中 20% 的血液来自脾,门静脉的左右两干分别进入左右半肝后逐渐分支,其小分支和肝动脉小支的血流汇合于肝小叶内的肝窦(肝的毛细血管网),然后汇入肝小叶的中央静脉,再汇入小叶下静脉、肝静脉、最后汇入下腔静脉;门静脉无瓣膜,其压力通过流入的血量和流出阻力形成并维持。门静脉的血流受阻、血液淤滞时,会引起门静脉系统压力的增高。临床表现有脾大和脾功能亢进、食管-胃底静脉曲张和呕血、腹水等,具有这些症状的疾病称为门静脉高压症;门静脉正常压力为 $1.3\sim2.4$ kPa($13\sim24$ cmH$_2$O),平均为 1.8 kPa(18 cmH$_2$O),比肝静脉压高 $0.5\sim0.9$ kPa($5\sim9$ cmH$_2$O)。门静脉高压症是指门静脉压力超过 2.5 kPa(25 cmH$_2$O),或门静脉和肝静脉压力梯度差 >1.2 kPa(12.5 cmH$_2$O)时所产生的综合征。

按门静脉阻力增加的部位,可将门静脉高压症分为肝前、肝内和肝后三型。肝内型又可分为窦前、窦后和窦型;肝炎后肝硬化或肝寄生虫病是肝内型常见病因;而肝前型门静脉高压症常见的病因是肝外门静脉血栓形成、先天性畸形(闭锁、狭窄等)和外在压迫(转移癌、胰腺炎等);肝后型门静脉高压症的病因见于巴德-吉亚利综合征、缩窄性心包炎、严重右心衰竭等。

正常的肝窦血管床需要一定压力来维持门静脉血流量,当不同原因引起门静脉血流受阻或流量增加,即导致门静脉压力升高(门静脉高压),可以发生下列病理变化。①脾大、脾功能亢进:门静脉血流受阻后,首先出现充血性脾大。门静脉高压症时,可见脾窦扩张,脾内纤维组织增生,单核吞噬细胞增生和吞噬红细胞现象。临床上除有脾大外,还有外周血细胞减少,最常见的是白细胞和血小板减少,称为脾功能亢进。②交通支扩张:由于正常的肝内门静脉通路受阻,门静脉又无静脉瓣,门静脉系与腔静脉系之间存在的交通支大量开放,并扩张、扭曲形成静脉曲张。一般认为存在四个主要的交通支,即胃食管、痔、脐周和腹膜后。在扩张的交通支中,最有临床意义的是在食管下段、胃底形成的曲张静脉,可引起破裂,导致致命性的大出血。③腹水:门静脉压力升高,使门静脉系统毛细血管床的滤过压增加,同时肝硬化引起的低蛋白血症,血浆胶体渗透压下降及淋巴液生成增加,促使液体从肝表面、肠浆膜面漏入腹腔而形成腹水。门静脉高压症时,虽然静脉内血流量增加,但中心血流量却是降低的,继发刺激醛固酮分泌过多,导致水钠潴留而加剧腹水形成。④门静脉高压症时,由于自身门体血流短路或手术分流,造成大量门静脉血流绕过肝细胞或因肝实质细胞功能严重受损,致使有毒物质不能代谢与解毒而直接进入体循环,从而对脑产生毒性作用并出现精神神经综合征,称为肝性脑病。门静脉高压症患者自然发展成为肝性脑病的不到10%,常因胃肠道出血、感染、过量摄入蛋白质、镇静药、利尿剂而诱发。

肝脏是合成几乎所有凝血物质的场所,同时也合成抗凝物质、纤溶酶原。而且肝脏也负责清除激活的凝血因子、纤溶酶原激活物及纤维蛋白降解产物。因此,严重的肝病患者可出现凝血障碍,维生素K吸收减少,凝血因子Ⅱ、Ⅶ、Ⅸ、Ⅹ的合成减少,纤维蛋白原缺乏,异常纤维蛋白原血症,纤溶亢进,血液中出现抗凝物质;多数门脉高压症的患者有肝硬化和明显肝功能损害,表现为血浆清蛋白减少、凝血机制障碍和出血倾向、水钠潴留、腹水。持续门脉高压导致脾脏淤血肿大,脾功能亢进,从而引起全血细胞减少,使得贫血和出血倾向进一步加重。此外,重症门脉高压症患者还常并发肾功能不全,导致氮质血症和少尿。长期门脉高压必有侧支循环形成,出现食管下段和胃底静脉曲张。部分患者曲张静脉破裂出血,可导致严重休克甚至死亡。

二、麻醉前准备

非手术治疗仅对一部分患者起到暂时性止血的作用,手术治疗仍是治疗门脉高压症的主要手段。外科手术的目的是防治食管-胃底静脉曲张破裂所致的大出血,切除巨脾消除脾功能亢进以及治疗顽固性腹水,并不是从根本上改善肝脏本身的病变。

门脉高压症的患者手术和麻醉的风险取决于术前肝功能受损的程度。目前肝功能的评估仍多采用Child肝功能分级。肝功能Child分级与手术的病死率有明显相关性。据统计,门脉高压症患者行手术治疗,其Child分级分别为A级、B级、C级时,相应的病死率分别为0～10%、4%～30%和19%～76%。但Child分级的各项指标仅反映肝功能受损的程度及在静息状态下的代偿能力,不能敏感地预测应激状态下肝脏所必要的储备功能。麻醉前准备应包括以下几个方面。

(一)加强营养,改善肝功能

(1)给予高热量、多种维生素和低脂肪饮食;如有肝性脑病,宜限制蛋白质摄入。高碳水化合物可提供能量,增加肝糖原贮备,维护肝脏功能。对食欲缺乏的患者可给予葡萄糖、胰岛素和钾(每天10%葡萄糖1 000 mL,普通胰岛素24 U和氯化钾1.5 g,应用1周左右)。适当的高蛋白饮食和补充氨基酸可促进肝细胞再生,特别是高百分比的支链氨基酸更为需要。B族维生素对糖、蛋白质和脂肪代谢具有重要作用,维生素C和维生素E可增加肝细胞抗氧化能力。大出血后危重患者视具体情况给予肠外和肠内营养支持。维护肝脏功能可使用各种有效的护肝药物,如肝细胞生长因子、肝细胞再生刺激因子、胰高糖素-胰岛素等。

(2)适当纠正低蛋白血症,改善全身状况。最好使血浆总蛋白达60 g/L,并使清蛋白达35 g/L以上。可输注足量血浆或清蛋白。

(3)贫血的原因是多方面的,包括失血、红细胞破坏、骨髓抑制和营养缺乏,应该权衡术前输血的需求和氮负荷的必然增加,大量输血引起的蛋白分解可促使脑病的发生。必要时可在术前数天输新鲜血液,以少量多次输血为宜,争取血红蛋白含量>100 g/L。最好输注新鲜的全血,一方面可增加携氧能力,另一方面还可补偿不足的血浆蛋白和可能缺乏的凝血因子。此外,新鲜的全血含有的氨比库血少,可减少因血氨浓度过高而引起肝性脑病的危险。

(4)尽量纠正水、电解质失衡、肝性脑病和营养不良。对于腹水患者,要限制钠的摄入,每天不超过2 g,在利尿的同时更需要监测和维持水和电解质的平衡。

(二)预防肝性脑病

口服液状石蜡、乳果糖缓泻,或使用乳果糖灌肠。对近期有出血患者可用硫酸镁导泻肠内积血。还可使用多巴胺、精氨酸等药物。

(三)控制腹水

择期手术最好待腹水消退两周后再手术。如果是急诊行食管静脉曲张断流术,术前可适量放腹水,但一次放腹水量不要超过3 000 mL。

(四)纠正出血倾向和凝血障碍

对有出血倾向者,应根据病因处理,但不强求纠正到正常。术前1周可给予维生素K,应使用合适的血液制品补充凝血因子,如新鲜冷冻血浆和冷沉淀物;同时还需注意避免使用抗血小板聚集药物,如阿司匹林和吲哚美辛等。术前血小板计数低时应考虑输注血小板。

(五)预防感染

门静脉高压症患者的抗感染能力低下,腹水患者又常发生细菌性腹膜炎,所以术前应常规预防性使用抗生素。术前2天开始应用抗生素,可口服新霉素1～1.5 g或头孢呋辛酯0.5 g,每8小时1次,以减少肠道内细菌。还可使用含双歧杆菌的制剂,如回春生、丽珠肠乐等,调节肠道菌群。术前半小时静脉滴注头孢噻肟1.5 g,甲硝唑1 g或头孢哌酮1 g。

术前应常规行肾功能检查,有胃黏膜病变的可使用H_2-受体阻滞剂(西咪替丁、雷尼替丁或法莫替丁等)或质子泵抑制剂(奥美拉唑、泮托拉唑、兰索拉唑等),术前晚及术日晨清洁灌肠。术前应用丙酸睾酮和苯丙酸诺龙等促蛋白合成剂。

门脉高压症的患者术前用药量宜小。短效巴比妥类药如环己巴比妥几乎全在肝内代谢,因此,短效巴比妥类药在肝脏患者应禁用。长效巴比妥类药如苯巴比妥的一部分直接经尿排泄,肝硬化患者的苯巴比妥消除半衰期中度延长,消除率降低30%。因此,肝脏患者虽然可使用苯巴比妥类药物,但要适当减量。术前可仅给阿托品或东莨菪碱即可。但如患者有发热和心动过速,阿托品就不宜常规使用,但也应做好静脉注射的准备,以便必要时应用。如果患者清醒,且置有食管气囊或牵引,则有相当的疼痛,可用最小量的镇静药或麻醉性镇痛药,分别控制焦虑或疼痛。药物应由静脉小量分次给予,使达到适当缓解的程度为止。吗啡虽然对肝血流量无明显影响,但主要在肝内解毒,临床上常看到肝功能不全患者给小量吗啡后即导致长时间昏睡,因此,禁止使用吗啡或哌替啶。

三、麻醉处理

门静脉高压症者,肝功能多有不同程度的损害,可使麻醉药的代谢迟缓,以致麻醉后苏醒延迟或呼吸抑制。因此,在选用麻醉药物及麻醉方法时,应首先明确肝脏病变的程度及肝功能的状态和药物对肝脏的影响。

(一)麻醉选择

1.硬膜外阻滞麻醉

硬膜外阻滞麻醉适合全身情况较好、肝功能受损较轻、凝血机制正常的患者。应用时需注意以下方面。

(1)药物宜小剂量分次给药,力求最小有效阻滞平面完成手术。

(2)局部麻醉药中酯类局麻药在血浆或肝内由胆碱酯酶水解,胺类则在肝内代谢。因此,肝功能受损的患者用上述两种药物时应防止过量,用药量需减少1/3～1/2。

(3)避免影响肝血流的任何因素,保证血流动力学的稳定,严防低血压和缺氧,二氧化碳蓄积。硬膜外麻醉或腰麻时,如果平均动脉压显著下降(正常值2/3以下),肝血流量亦可减少;如无血压下降,则肝血流量可有所增加。

(4)有出血倾向者不宜选用,以免发生硬膜外血肿,造成严重后果。

2.全身麻醉

多数情况下,需要选用气管内插管全麻。麻醉药物的选用注意以下几点。

(1)禁用有肝损害的药物:门脉高压症患者有着肝功能低下和分解代谢延迟的病理生理基础,因此,损害肝功能的药物如乙醚、氟烷等应避免应用。

(2)在肝内代谢的药物应减量:临床常用的镇痛、镇静药物多数在肝内代谢,应酌情减量。但瑞芬太尼消除不受肝功能的影响,是门脉高压症患者较理想的药物。

(3)吸入麻醉药:氟烷明显降低肝血流,而氧化亚氮、异氟烷和恩氟烷均可选用。

(4)肌肉松弛药:去极化肌肉松弛药有赖于血浆胆碱酯酶和假性胆碱酯酶的分解,严重肝功能减退时此两种酶合成减少,琥珀胆碱作用持续时间可延长2～3倍,因此,对于严重肝病患者,去极化肌肉松弛药更要减量使用。阿曲库铵不依赖肝脏代谢,是此类患者的首选。

(二)术中监测

除监测血压、脉搏、心率、心电图、脉搏氧饱和度和尿量外,最好能监测中心静脉压、连续直接动脉测压,同时还能连续测定动脉血气和电解质。术前大部分患者限制钠的摄入,但术中血容量和尿量的维持更为重要,没有术中精确的监测,很难正确估计血容量状态。静脉液体的使用应以胶体液为主,避免钠超负荷和渗透压增加;如果补液量充足,若尿量持续减少时需要应用利尿剂。

(三)术中处理注意事项

肝硬化门脉高压症患者麻醉管理中的关键是避免肝脏缺血缺氧。肝对缺血缺氧的耐受能力较差,尤其是血液灌注已受到明显不足的硬化肝脏。如果肝血流进一步明显下降,对肝脏的损害更为明显。麻醉过程中任何影响肝血流量的因素都有可能引起肝缺血缺氧。应该注意以下几个方面。

1.充分供氧,防止二氧化碳蓄积

肝脏重量为体重的 2%,耗氧量占总耗氧的 25%,对缺血缺氧极为敏感。当血压降至 8.0 kPa(60 mmHg)时,肝细胞正常生物氧化过程就会停止,脉搏氧饱和度降至 40%～60% 时,肝小叶中心可发生坏死。二氧化碳蓄积可使内脏血管阻力增加,使肝血流量下降,造成肝脏缺氧缺血;二氧化碳蓄积引起高碳酸血症,由于体内酸碱度的改变,影响了肝细胞正常活动所需的pH,造成细胞内酶的活动障碍,对肝脏功能产生不良影响。在麻醉过程中保证气道通畅,充分供氧和避免二氧化碳蓄积,是保护肝功能的重要措施之一。

2.尽量维持血流动力学稳定,避免低血压

长时间低血压甚至休克是肝细胞严重损害的重要因素。术中引起低血压的因素如下:①门脉高压症患者凝血功能差,易引起术野出血;②术中游离胃底血管或游离脾脏、分离脾门血管破裂时,常发生急剧出血或广泛渗血,使血压骤降;③硬膜外麻醉阻滞范围过广,血容量相对不足;④放腹水过快,使腹腔压力突然下降,引起内脏血管扩张,也导致低血压。

在麻醉过程中,保证通畅的静脉通路是维持血流动力学稳定的基本保障。输血应以新鲜全血为佳。对有休克的肝功能障碍患者,大量输血易发生枸橼酸中毒,应适当补充钙离子和碳酸氢钠。

3.防治术中低血糖和纠正电解质紊乱

麻醉药会使肝糖原严重损耗和得不到正常利用,加强血糖和电解质的监测,及时纠正低血糖和电解质紊乱有助于稳定血压。

4.术中避免强烈牵拉内脏

腹腔脏器强烈牵拉能引起内脏反射性毛细血管扩张致回心血量减少,心排血量降低,导致肝血流灌注不足。术中操作轻柔是保护肝脏的一项重要内容。

5.术中保持正常的体温

术中由于麻醉药或区域阻滞所引起的血管扩张,散热增加;麻醉状态下中枢抑制、肌肉松弛抑制了代偿性反应,可造成术中体温降低。低温可加重凝血功能障碍,使手术失血增多。

6.苏醒延迟时,及时采取针对性治疗处理

术后若出现苏醒延迟,应警惕肝性脑病的可能,应及时采取针对性治疗处理。

四、术后处理

门脉高压症患者全身情况差,且均有不同程度的肝功能减退,部分患者因大出血行急诊手术,术前难以充分准备。所以要注意密切观察患者病情的改变,加强术后肝功能的维护,预防并发症的发生。

断流术手术范围广,创伤大,且患者已存在有明显的肝功能损害,尤其是急症手术患者,术后的观察要注意以下几个方面:①密切观察体温、呼吸、心率和血压的变化,多数患者术后需要进入ICU 进行监护治疗。②麻醉清醒后,密切观察神志及反应能力的变化。③定时记录尿量,观察尿色泽变化,及时行尿液检查。④观察胃肠减压管的引流量及性状;急症患者术后即可放出三腔二囊管内的空气,连接胃管减压,若未再出血 48～72 小时后可拔除。⑤保持腹腔引流管通畅,记录引流液的量及性状。⑥及时测定血红蛋白、血细胞比容、血小板、血浆清蛋白。脾切除的患者,如果血小板＞$80 \times 10^4/mm^3$（$80 \times 10^9/L$），应采取抗凝治疗，防止血栓形成。⑦每天查肝肾功能、电解质、血糖和酮体的变化，对怀疑肝性脑病者还应该进行血氨监测，发现异常要及时处理。

（宋瑞华）

第七节　胆道手术的麻醉

胆道疾病以胆石症、胆道肿瘤、先天性胆道疾病等常见。该类患者除合并有肝功能损害以外，常伴有梗阻性黄疸及重要脏器功能改变，手术麻醉风险较大。因此，熟悉黄疸所引起的病理生理学改变及各种胆道疾病的特点，慎重选择麻醉方法及用药，积极预防可能出现的术后并发症，对于保证该类患者安全、平稳度过围术期至关重要。

一、黄疸的病理生理学改变

（一）黄疸对循环系统的影响

人们很早就注意到阻塞性黄疸患者手术后经常容易伴发低血压和肾衰竭，随着对这一现象相关基础和临床研究的深入，肝脏与肾脏之间的关系也有了更进一步的认识。

1.对血管反应性的影响

在体和离体的动物试验均表明，无论是否伴随肝脏疾病，黄疸都有血管扩张的作用。研究发现，使梗阻性黄疸组犬平均动脉压降低至 8.8 kPa（66 mmHg）所需要的出血量是假手术组出血量的一半，出血导致梗阻性黄疸犬的死亡率高达44％，而假手术组犬的死亡率则为零。需要指出的是，并不是所有的梗阻性黄疸的动物模型都表现为低血压，黄疸大鼠只是在胆管结扎后1～2天表现为低血压，而一周以后血压则恢复正常，梗阻性黄疸狒狒也没有表现出低血压。但是尽管基础血压正常，各种实验证明循环系统仍受到损害，梗阻性黄疸大鼠出血10％就会发生不可逆的低血压，而正常大鼠则能很好地耐受。这可能与血液淤积在内脏血管，不能够增加有效循环血量有关。

研究表明，高胆汁血症可降低血压和外周血管阻力，这与血管对血管活性物质的反应性下降有关。离体实验中，胆汁酸可降低各种血管的反应性，如门静脉、输精管静脉和后肢静脉等；动脉的反应性也下降。另外，阻塞性黄疸所导致的肝实质性损害也可影响血流动力学，慢性肝病患者常表现为难治性的外周血管对血管活性药物的低反应性，而且这是在该类患者血浆内和尿内的去甲肾上腺素浓度升高的情况下发生的，因此更能证明血管壁的低反应性。这种血流动力学的不稳定性被认为是体内大量的动静脉短路造成的，而一些血管舒张物质等的积聚也是其中一个原因，但目前尚无直接证据表明是其中哪种物质参与了肝脏疾病低血压的发生。近来有研究表明，NO 可能也参与了肝硬化患者的外周血管阻力的降低。

血管反应性下降的细胞机制究竟是什么呢？有研究发现，与假手术组大鼠相比，梗阻性黄疸3 天大鼠对升压刺激（如去甲肾上腺素、电刺激和 α_1 肾上腺素能受体激动剂）的反应性下降。同样，在离体实验中，从梗阻性黄疸大鼠体内分离出的大动脉对 α_1 受体激动剂的反应性也下降，但是对 α_2 受体激动剂的反应性则未见异常，因此，推测 α_1 受体信号转导通路的异常是血管反应性下降的一个原因，主要的影响因素可能是胆汁酸和内毒素，但究竟是受体本身功能的改变还是受体后信号转导的异常(如磷酸化水平改变)尚不明确。也有学者发现,肠系膜血管床 α_2 受体的敏感性降低。近年来,许多研究证实,阻塞性黄疸可导致体内内源性阿片肽和 NO 合成增多,由于 NO 是一种重要的扩血管物质和神经递质,而阿片肽也在外周和中枢对心血管系统起着重要的调节作用。有学者通过对胆管结扎犬的肾动脉和肠系膜动脉研究发现,动脉对去甲肾上腺素、5-羟色胺收缩作用的反应性显著减弱,对乙酰胆碱的舒张作用的反应性增强,在去除血管内皮后,这种异常反应则消失,提示血管内皮的改变是血管反应性异常的主要原因。对肠系膜动脉的研究也认为血管平滑肌的功能是正常的,血管内皮的缺陷是主要原因,并且阿片受体拮抗剂和 NO 合成酶抑制剂可逆转血管功能的异常,提示血管反应性的异常可能与阻塞性黄疸所导致的内源性阿片肽和 NO 产生过多有关。

2.对心功能的影响

在体研究阻塞性黄疸对左心室功能影响与离体研究的结果不尽相同,这可能与使用的实验动物种类不同、心功能的测定方法不同以及难以区别黄疸本身还是肝损害对心功能的作用有关。

有学者比较了基础状态下和 β 受体激动剂作用下梗阻性黄疸犬的离体心肌收缩性,发现最大收缩张力变化速率、最大舒张张力变化速率、收缩持续时间均显著降低,但是心功能的损害只表现在对 β 受体激动剂的反应性上,而对强心苷或者对刺激的变化率是正常的。但也有学者研究发现梗阻性黄疸 3 天的大鼠心脏的基础收缩指数下降,而对异丙肾上腺素和多巴酚丁胺的反应性未受影响。通过放射配体结合实验研究发现,梗阻性黄疸大鼠心肌细胞膜上的 β 肾上腺素能受体的数目和亲和力都未发生改变。这两个研究结果的差异可能与梗阻性黄疸的持续时间不同有关。尽管急性梗阻性黄疸动物模型表现为高胆汁血症和急性肝脏损害,但是慢性动物模型更近似于肝硬化和门脉高压。因此,短时间的梗阻性黄疸可能还不足以使心脏 β 受体的表达下降。为了单独研究高胆汁血症本身对心脏功能的影响,排除肝实质损害对心脏功能的影响,Green 等采用了鹅去氧胆酸(CDCA)模型,通过测定左心室的收缩间隔时间,发现 CDCA 犬左心室射出前期时间(代表心室压力上升的时间)要长于正常犬,而射出期时间(体现每搏输出量)则缩短,最大收缩张力变化率也降低,而且从 CDCA 犬上取下的心室肌和从胆总管结扎犬 CBDL 犬上取下的心室肌比较,都表现为对异丙肾上腺素的收缩反应性下降。

在临床研究方面,Lumlertqul 等通过比较黄疸患者心脏和正常人心脏对多巴酚丁胺的反应性后发现,黄疸患者的左心室射血分数明显低于正常人,提示黄疸使心脏对正性肌力药物的反应性下降。Padillo 等研究发现左心室做功与血浆总胆红素水平呈显著的负性相关关系,而进行胆汁内引流后,阻塞性黄疸患者的心排血量、心脏指数、每搏输出量以及左心室做功均显著改善,并且引流前后心房利尿肽的变化与心排血量变化之间存在负性相关关系。由于血浆中利尿肽含量的升高是反映左心功能受损的特异性指标,故提示阻塞性黄疸患者的心肌的确受到损害,并且黄疸越深,心肌受损越严重。

许多在体和离体的研究表明,胆汁酸对心脏有负性变时和变力作用,并且有剂量依赖性。Joubert 将胆汁酸作用于分离的大鼠动脉,发现胆汁酸可剂量依赖性的抑制动脉收缩次数,并可拮抗异丙肾上腺素的作用。Bogin 和 Enriquez 等学者也证实了胆盐对心脏的负性变时作用。也有研究认为,胆汁是通过刺激迷走神经而产生负性变时作用的,这种作用可以被阿托品拮抗。除了负性变时作用,胆汁对大鼠的乳头肌以及心室肌还有负性肌力作用,这种作用与抑制钙离子内流,缩短动作电位的持续时间有关。

近年来,NO 和内源性阿片肽在阻塞性黄疸对心脏的负性变时和变力作用越来越受关注。

有研究显示,在体情况下,阻塞性黄疸大鼠的心率显著低于正常大鼠,而离体情况下,阻塞性黄疸大鼠心房的自发心率与对照组无差异,但对肾上腺素正性变时作用的反应性显著下降,若每天给予阿片受体拮抗剂、一氧化氮合成酶抑制剂或者 L-精氨酸处理后,不但在体时可纠正这种心动过缓,离体时也可改善心房对肾上腺素正性变时作用的反应性;而心室乳头肌的基础收缩性以及对 α 和 β 肾上腺素能受体激动剂的反应性也得到部分或完全改善。另外,由于 L-精氨酸可改善肝脏的损害,因此,肝功能的损害可能也是心动过缓的原因之一。

3.对血容量的影响

Martinez 等应用同位素稀释技术测定了胆管结扎后兔体内的总液体量、细胞外液体量以及血浆容量,发现与假手术组相比,结扎后 6 天总液体量下降 15％,细胞外液体量下降 24％,结扎 12 天后,细胞外液体量进一步下降(35％),而血浆容量下降了 15％。Padillo 等应用生物电阻抗技术测定了阻塞性黄疸患者体内的液体量和分布,发现与正常人相比,细胞内液体量无显著性差别,而总的液体量和细胞外液体量明显降低,并且与阻塞性黄疸的病因是良性还是恶性的无关。而动物和临床研究也都显示,体内与水、盐代谢调节相关的内分泌激素醛固酮、肾素和抗利尿激素显著升高,提示血容量下降。血容量的减少可能与以下一些因素有关。

(1)渴感减退,水的摄入减少。Oms 等应用胆管结扎的兔子研究发现,与假手术组兔子相比,梗阻性黄疸组兔子水的摄入显著减少,而水的平衡(摄入水分与排出水分的差值)也显著下降,同时还发现心房利尿肽显著升高,由于利尿肽在中枢有抑制动物饮水的功能,因此,利尿肽的升高可能是摄入减少的重要原因。

(2)利尿肽和脑利尿肽分泌增加。心房利尿肽和脑利尿肽都具有强大的利钠和利尿作用,并且在中枢内具有抑制动物饮水的功能。Valverde 和 Gallardo 分别在阻塞性黄疸动物和人体上发现,血浆中利尿肽含量显著升高;Padillo 等发现利尿肽和脑利尿肽均显著升高。近年来,有研究显示血浆内的利尿肽和脑利尿肽是诊断无症状左心室功能损害的特异性标志物,因此,阻塞性黄疸引起的心功能损害可能是利尿肽和脑利尿肽升高的主要原因。

(3)胆盐的利尿和促尿钠排泄作用。Topuzlu 等发现给犬静脉内注射胆盐可降低近曲小管钠的吸收,还有实验显示肾内注射胆汁酸可增加钠、钾的分泌和尿的流量,梗阻性黄疸大鼠也有类似现象。临床上观察到的现象似乎也支持胆盐有促尿钠排泄的作用,严重梗阻性黄疸患者的尿钠排泄显著增多,而且在限制钠摄入的情况下仍表现为尿钠排泄增多。

鉴于阻塞性黄疸可导致有效循环血量下降,学者们开始试图通过术前的液体治疗以提高循环系统的代偿能力,提高肾脏灌注,改善肾功能。Williams 等发现术前输血可降低围术期的死亡率;Dawson 通过动物和临床研究认为,甘露醇作为一种渗透性利尿剂,可产生容量扩张、利尿和促尿钠排泄,维持肾脏血流在低灌注水平,防止内皮细胞的肿胀和肾小管的阻塞。但是甘露醇是否对梗阻性黄疸的肾功能损害具有保护作用仍存在争议,Wahbah 等通过随机对照研究发现,预先给予甘露醇、呋塞米或者血管活性药物多巴胺并不能够保护肾功能,而围术期维持足够的血容量是保护肾功能的关键。Parks 等通过前瞻性研究发现,术前若给予充足的液体补充,并控制电解质的平衡可以改善阻塞性黄疸术后肾衰的发生率,而与是否应用小剂量的多巴胺无关。但也有临床研究认为,术前给予液体补充血容量,虽然可以改善细胞外液体容量,但不能够改善肾功能。因此,围术期阻塞性黄疸患者的液体治疗方案还有待于进一步研究,但有一点可以肯定,即严密监控围术期的血容量,保持水、电解质的平衡对于保护肾功能至关重要。

4.对自主神经平衡性的影响

为了确定黄疸对自主神经平衡性的影响,有学者选取了 24 例胆道或其周围肿瘤引起的阻塞性黄疸患者,ASA Ⅰ～Ⅱ级,另外选取 20 名年龄、体重以及性别构成相似的非黄疸患者(慢性胆囊炎或肝血管瘤),ASA Ⅰ～Ⅱ级,作为正常对照组。在其手术开始前,采用改良后的 Oxford 药理学方法测定两组患者的动脉压力反射敏感性(BRS),并通过多元线性相关分析确定可能与吸入全麻药敏感性改变密切相关的肝功能指标,如血浆总胆红素、胆汁酸、清蛋白和丙氨酸转移酶等。为了进一步明确阻塞性黄疸对 BRS 的影响及其影响机制,建立了阻塞性黄疸的 SD 大鼠模型(BDL),对清醒阻塞性黄疸大鼠和假手术组大鼠(SHAM)的 BRS 功能和心率变异性(HRV)进行比较。在明确了阻塞性黄疸对动脉压力感受反射敏感性影响的基础上,继续对其敏感性变化的可能机制进行了初步研究:①观察急性高胆汁血症对正常大鼠 BRS 的影响,确定胆汁是否直接影响 BRS;②急性静脉注射非选择性的阿片受体阻滞剂纳洛酮和不能透过血-脑屏障的阿片受体阻滞剂甲基碘化纳洛酮,观察注射前后,两种阻断剂对 BDL 和 SHAM 组大鼠 BRS 和 HRV 的影响;③从胆管结扎开始,即每天皮下注射纳洛酮和甲基碘化纳洛酮,7 天观察 BDL 和 SHAM 组大鼠 BRS 和 HRV,并取血测定肝功能,取肝脏做病理切片;④通过免疫组化测定动脉压力感受反射中枢内孤束核(NTS)和延髓头端腹外侧部(RVLM)含有神经型一氧化氮合酶(nNOS)神经元的数目,比较 BDL 组与 SHAM 组间的差异,并观察侧脑室内给予 NO 供体硝普钠对 BRS 的影响。结果显示,阻塞性黄疸患者的动脉压力感受反射敏感性显著降低,包括交感压力反射功能和迷走反射功能,这一临床现象在 SD 大鼠的阻塞性黄疸模型上得到了进一步证实,并且 BDL 大鼠的自主神经系统功能也显著下降,交感与迷走的平衡失调。相关机制的研究发现,胆汁本身对 BRS 和 HRV 无明显影响,而阻塞性黄疸所导致的肝功能损害、自主神经系统功能失调、内源性阿片肽增加以及动脉压力感受反射中枢 NTS 和 RVLM 含有神经源型 nNOS 神经元数目减少可能与动脉压力感受反射功能的下降有关。另外,丙泊酚对阻塞性黄疸患者血流动力学的抑制作用增强,可能与其交感反射功能下降有关。

(二)黄疸对麻醉药敏感性的影响

近来有研究表明,疲劳、抑郁症和瘙痒等胆汁淤积患者常见并发症的产生与患者脑内部分中枢神经递质传导的改变密切相关。而目前对于吸入麻醉药作用机制的研究显示,吸入麻醉药主要是通过干扰中枢神经系统内突触前神经递质的合成、释放和重摄取,或影响突触后膜上离子通道或膜受体的正常功能,从而改变了正常的神经冲动传导,并产生全身麻醉作用。因此,胆汁淤积患者脑内中枢神经递质的改变很可能会影响患者对吸入麻醉药的敏感性。这一假设分别在俞卫锋等对胆道或其周围肿瘤引起的阻塞性黄疸患者的临床研究以及在阻塞性黄疸的 SD 大鼠模型的研究中得到证实。这些研究的主要研究结果如下。

1.临床研究

与非阻塞性黄疸患者的地氟烷 MAC-awake($2.17\%\pm0.25\%$)相比,阻塞性黄疸患者的 MAC-awake($1.78\%\pm0.19\%$)显著降低($P<0.001$),并且阻塞性黄疸患者的 MAC-awake 与血浆总胆红素呈显著性负相关,而与胆汁酸、清蛋白和丙氨酸转移酶无关,即患者血浆胆红素含量越高,MAC-awake 越低。这些结果表明阻塞性黄疸患者对吸入性麻醉药的全麻敏感性升高。

2.动物试验研究

与假手术组大鼠相比,各组黄疸大鼠的地氟烷 MACRR 都显著降低($P<0.05$),并且多元线性回归分析显示黄疸大鼠的 MACRR、MAC 与血浆总胆红素呈负相关,而与血浆清蛋白呈正

相关。

3.分子机制研究

(1)与对照组(假手术组)大鼠相比,阻塞性黄疸大鼠大脑皮质内谷氨酸和甘氨酸的含量显著下降($P<0.05$),而天门冬氨酸、γ-氨基丁酸和谷氨酰胺的含量无明显差异。

(2)阻塞性黄疸大鼠皮层上 NMDA 受体的最大结合容量显著升高($P<0.05$),亲和力无明显变化。

(3)阻塞性黄疸大鼠皮层 NMDA 受体亚基 NR1、NR2A 和 NR2B 的表达量显著升高($P<0.05$),而各亚基的磷酸化水平无明显改变。综上所述,阻塞性黄疸可提高机体对吸入麻醉药的敏感性,增强药物的麻醉效能。

二、胆石症和胆道肿瘤的手术麻醉

胆石症是指胆道系统(包括胆囊和胆管)内发生结石的疾病,是常见病、多发病。我国胆结石发病率平均为 5.6%,女性明显多于男性,发病率随年龄增长而增高。目前我国的胆结石已由以胆管的胆色素结石为主逐渐转变为以胆囊的胆固醇结石为主。

胆囊结石早期常无明显症状,当胆囊内的小结石嵌顿于胆囊颈部时可引起临床症状,胆绞痛是其典型的首发症状,呈持续性右上腹疼痛,阵发加剧,可向右肩背放射,常伴恶心、呕吐,临床症状可在数小时后自行缓解。若嵌顿不解除则胆囊增大、积液,合并感染时可发展为急性化脓性胆囊炎或胆囊坏疽。肝外胆管结石多数为原发性胆总管结石,典型临床表现是反复发作的腹痛、寒战、高热和黄疸,称为夏柯三联征。间歇性黄疸是肝外胆管结石的特点,如果梗阻性黄疸长期未得到解决,将会导致严重的肝功能损害。肝内胆管结石的症状依结石部位不同而有很大差别。位于周围肝胆管的小结石平时可无症状,若结石位于Ⅰ、Ⅱ级肝胆管或整个肝内胆管,则患者会有肝区胀痛。胆石症可根据典型病史、临床表现、体检和影像学检查确诊。胆石症的治疗方法很多,但以外科手术治疗为主。

胆道肿瘤包括胆囊和胆管的肿瘤,良性肿瘤不常见,多为腺瘤和息肉。常见的恶性肿瘤有胆囊癌、胆管癌和壶腹癌等,其中胆囊癌可占胆道恶性肿瘤的 1/2 左右。胆道恶性肿瘤的治疗原则是早期诊断,及早行根治性切除。手术方式和切除范围依肿瘤部位和癌症分期不同而有很大区别。

(一)麻醉前准备

(1)重点检查心、肺、肝、肾功能。对合并的高血压、冠心病、糖尿病、肺部感染、肝功能损害等进行全面的内科治疗。

(2)胆石症和胆道肿瘤患者经常伴有胆道梗阻及肝功能损害,梗阻性黄疸可以导致胆盐、胆固醇代谢异常,维生素 K 吸收障碍,使出、凝血发生异常,凝血酶原时间延长。术前应补充维生素 K,纠正凝血功能。由于梗阻性黄疸患者迷走神经张力增高,麻醉和手术过程中容易出现心律失常和低血压,麻醉前应酌情给予阿托品。

(3)胆石症合并感染时可发展为急性化脓性胆囊炎、胆管炎,甚至可导致感染中毒性休克、败血症等。合并感染的患者应做好充分的术前准备,包括行急诊手术的患者,在积极抗感染治疗的同时应尽量纠正休克状态。

(4)如果术前存在水、电解质、酸碱平衡紊乱应予以纠正;一些胆道肿瘤患者营养状况可能较差,术前应该适当改善营养状态。

（5）术前用药：阿托品可使胆囊、胆总管括约肌松弛，可作为麻醉前用药。吗啡、芬太尼等阿片类药物可引起胆总管括约肌和十二指肠乳头部痉挛，使胆道内压上升达 2.9 kPa（300 mmH$_2$O）或更高，且不能被阿托品解除，故患有胆石症和胆道阻塞的患者麻醉前应禁用。肝功能损害严重的患者术前用药需谨慎，此类患者镇静药和阿片受体激动药作用可能增强，有可能引起或加重肝性脑病。胆石症患者中肥胖体型者逐年增多，对这类患者不主张术前应用镇静药和阿片受体激动药，除非在有监测和医护人员看护情况下酌情使用；病理性肥胖患者易发生胃液反流，手术日晨应给予 H$_2$受体阻滞剂，提高胃液 pH。

（二）麻醉方法和麻醉药物的选择

胆石症和胆道肿瘤手术的麻醉方法、麻醉药种类的选择应结合手术方式、患者术前一般情况、肝功能损害程度及凝血功能等多种因素综合考虑。一般来说可采用全身麻醉、连续硬膜外麻醉或全身麻醉复合硬膜外麻醉。以往国内大多数医院行胆道手术都是以硬膜外阻滞为主，可经 T$_{8\sim9}$ 或 T$_{9\sim10}$ 间隙穿刺，向头侧置管，阻滞平面控制在 T$_{4\sim12}$。但是由于胆石症和胆道肿瘤患者可能有阻塞性黄疸，致使迷走神经张力增加，发生心动过缓；如果硬膜外阻滞平面过高，有可能阻滞心交感神经，使心动过缓更加明显，加之胆囊、胆道部位迷走神经分布密集，且有膈神经分支参与，术中在游离胆囊床、胆囊颈和探查胆总管时，可发生胆-心反射和迷走-迷走反射。患者不仅会出现牵拉痛，而且可引起反射性冠状动脉痉挛，心肌缺血导致心律失常，血压下降，甚至心搏骤停。为防止上述情况发生可以采取一些预防措施，如局部神经封闭，静脉应用哌替啶及阿托品等药物，但应考虑到阿片类药物可引起胆总管括约肌和十二指肠乳头部痉挛的问题。

近十年来，由于上述原因和腹腔镜下胆囊切除手术的开展，全身麻醉或全身麻醉复合硬膜外麻醉越来越多地应用于胆道手术。如果患者一般状况良好，不是病态肥胖者，未合并肝功能损害或阻塞性黄疸时，麻醉方法和麻醉药物的选择无特殊禁忌。如果患者合并阻塞性黄疸或伴有肝功能损害时，应认真选择麻醉用药，原则上禁用对肝功能有损害的药物。全麻药物中吸入麻醉药对肝血流和肝功能的影响大于静脉麻醉药，吸入麻醉药对肝血流和肝功能的影响不仅与麻醉药本身的特性有关，还与肝功能障碍的严重程度、年龄、手术应激及腹腔内手术操作等多种因素有关。大量动物试验和临床观察表明，七氟烷、地氟烷、异氟烷较氟烷和恩氟烷能更好地保护肝血流和肝功能，可用于肝功能损害患者的麻醉。现有的资料提示临床常用的静脉麻醉药，如丙泊酚、氯胺酮、依托咪酯和硫喷妥钠等对肝血流的影响很小，对术后肝功能没有明显影响，但是在肝功能损害严重的患者应注意反复多次给药和持续输注时药物作用时间延长，镇静强度增加。肝功能障碍患者阿片受体激动药的镇静和呼吸抑制作用增强，作用持续时间延长，需谨慎应用。瑞芬太尼的酯键易被血和组织中的非特异性酯酶水解，导致代谢迅速，恢复与剂量和输注时间无关，肝功能障碍不影响瑞芬太尼的清除率。神经肌肉阻滞药可选用不依赖肝脏消除的阿曲库铵和顺式阿曲库铵。

（三）术中麻醉管理要点

（1）常规监测心电图、无创血压、脉搏氧饱和度、呼气末二氧化碳、体温和尿量，有条件的情况下可监测麻醉深度。

（2）胆石症患者属于肥胖体型者，应按照肥胖患者来实施麻醉诱导和麻醉管理。如果患者一般情况差或合并感染，尤其是发展至感染中毒性休克和败血症时，应进行有创动脉血压和中心静脉压监测。麻醉诱导应选择对血流动力学影响小的药物，并遵循小量分次给药的原则，避免血压骤降。术中如果血压过低，应合理应用血管活性药物，尽量维持血压在正常范围，以保证心、脑、肾等重要脏器的灌注。

（3）胆石症和胆道肿瘤患者伴有肝功能损害和梗阻性黄疸时，可以导致胆盐、胆固醇代谢异常，维生素 K 吸收障碍，影响凝血功能；胆道手术可促使纤维蛋白溶酶活性增强，纤维蛋白溶解而发生异常出血；麻醉和手术中因凝血因子合成障碍，毛细血管脆性增加，也促使术中渗血增多，因此术中应密切观察出凝血变化，遇有异常渗血，应及时检查纤维蛋白原、血小板，并给予抗纤溶药物或纤维蛋白原处理。

（4）胆结石和胆道肿瘤造成主要胆管阻塞而使结合胆红素分泌障碍，引起阻塞性黄疸的患者围术期发病率和病死率较高，且术后易伴发急性肾衰竭。术后急性肾衰竭的发生率为 8％～10％，与高胆红素的程度有直接关系，病死率可高达 70％～80％。术中应注意肾脏保护，严密监测尿量，更可靠的方法是采用中心静脉导管或肺动脉导管或经食道超声心动图监测有效血容量和心脏功能，通过增加心排血量来维持肾脏灌注。

（5）胆结石和胆道肿瘤患者常合并阻塞性黄疸，伴有自主神经功能紊乱，胆红素、胆酸均为兴奋迷走神经物质，迷走神经张力增高；胆道炎症及胆管内压力增高也使迷走神经张力增高；加之胆囊、胆道部位迷走神经分布密集，且有膈神经分支参与，手术过程中容易发生胆-心反射和迷走-迷走反射，引起反射性冠状动脉痉挛，心肌缺血导致心律失常，血压下降，甚至心搏骤停。应提醒术者术中做胆囊颈部及三角区神经阻滞，阻滞迷走神经的反射弧以减少胆-心反射和迷走-迷走反射的发生。术中必须严密监测心率、心电图和血压，如果出现 ST-T 改变、心律失常和血压下降应立即提醒术者停止手术，并静脉注射阿托品，必要时加注麻黄素，纠正反射引起的心率减低和血压下降。

（6）肥胖患者在麻醉期间应严密监测，要特别注意加强气道管理，此类患者一旦出现呼吸和心血管系统的紧急情况，处理起来极其困难，因此任何潜在的危险都必须尽早发现并及时解决。

（7）一般情况下，胆道手术出血量不会太多，但是体液丧失比较显著，所以术中应注意补充容量。

（8）腹腔镜胆囊切除术时应该保持足够的肌松程度，由于腹腔镜手术时视野有限或内镜的放大作用而难以正确估计出血量，加之气腹和体位的原因，应该加强血流动力学和呼气末二氧化碳的监测。

（四）麻醉后注意事项

（1）术后应密切监测脉搏氧饱和度、心电图、血压、脉搏、尿量，持续鼻管吸氧，直至病情稳定。

（2）危重患者和感染中毒性休克未脱离危险期者，麻醉后应送术后恢复室或 ICU 进行严密监护治疗，直至脱离危险期。

（3）对老年人、肥胖患者及并存呼吸系统疾病者，术后应持续低流量吸氧，严密监测血氧保护度，防止低氧血症和肺部并发症的发生。

（4）术后应适当给予镇痛药物，合并肝功能障碍患者应该尽量避免使用对肝脏有损害的药物。硬膜外镇痛是比较理想的方法，镇痛效果确切，并可促进肠道排气，但有凝血功能异常的患者禁用。病理性肥胖患者术后镇痛尽量选用非阿片类镇痛药，如果选用阿片类镇痛药应使用最低有效剂量。

三、先天性胆道畸形的手术麻醉

先天性胆道畸形包括胆道数目和形态的异常，最常见的畸形为先天性胆道闭锁和先天性胆管囊状扩张症。

（一）常见的先天性胆道畸形

1.先天性胆道闭锁

先天性胆道闭锁是胆道先天性发育障碍所致的胆道梗阻,是新生儿期严重梗阻性黄疸的常见原因。病变可累及肝内或肝外的部分胆管,也可累及整个胆道,其中以肝外胆道闭锁最为常见。病因尚未明确,目前有 2 种学说:胚胎先天性发育畸形学说和病毒感染学说。临床常根据胆管闭锁的病变范围不同将其分为 3 型,即肝内型、肝外型和混合型,其中肝外型大多可经手术治疗。临床表现如下:①黄疸,进行性梗阻性黄疸是本病的突出表现;②营养及发育不良;③肝、脾进行性肿大,晚期表现为胆汁性肝硬化,门静脉高压,皮肤、黏膜出血倾向,重度营养不良,肝性脑病等,如不治疗可在 1 岁内死亡。本病可根据临床表现、实验室检查和影像学检查得以确诊,本病一经确诊应及早行手术治疗,手术宜在出生后 6~8 周进行,以免发生不可逆性肝损伤。

2.先天性肝内胆管囊状扩张症

先天性肝内胆管囊状扩张症以往称为先天性胆总管囊肿,可发生在肝内、外胆管的任何部分。本病好发于亚洲地区,女性多见。病因尚未明了,可能与以下因素有关:①先天性因素,主要有 3 种学说,即胆管上皮异常增殖学说、胰胆管异常合流学说和神经发育异常学说;②后天性因素;③先天性因素合并后天性因素。根据胆管扩张的部位、形态和范围,先天性肝内胆管囊状扩张症分为 5 种类型:Ⅰ型为胆总管囊状扩张;Ⅱ型为胆总管憩室样扩张;Ⅲ型为胆总管末端囊肿;Ⅳ型为肝内外胆管扩张;Ⅴ型为肝内胆管单发或多发性囊性扩张,又称卡罗利病。临床症状多出现在 3 岁左右,典型的临床表现为腹痛、腹部包块和黄疸三联征,但多数患儿就诊时只有其中一个或两个症状,症状多呈间歇性发作。合并感染时症状加重,晚期可出现胆汁性肝硬化和门静脉高压。为避免反复发作胆管炎导致肝硬化,癌变或囊肿破裂引起的胆汁性腹膜炎等严重并发症,本病一经确诊应尽早行手术治疗。

（二）手术麻醉

1.病情评估

先天性胆道畸形患者的全身状况通常很差,经常并存营养和发育不良、肝功能损害、出血倾向,有的患者可能合并严重胆管感染、重症黄疸、囊肿破裂引发胆汁性腹膜炎,甚至感染中毒性休克。术前应尽量改善一般状况,重点是改善营养状态和肝功能,控制感染,纠正出血倾向等。

2.术前准备

（1）禁食:患者多数是婴幼儿,与成人相比其代谢率高、体表面积与体重之比较大,更容易脱水,所以可以遵循改良的禁食指南,即小于 6 个月的婴幼儿可在麻醉诱导前 4 小时内禁食奶类和固体类食物,麻醉诱导前 2 小时可饮用不限种类的清液,但临床上更倾向于 6~8 小时不食用奶类和固体类食物,诱导前 4 小时内不饮用清液的原则。

（2）术前用药:小于 6 个月的婴幼儿一般不需要术前用药,较大患儿可根据病情、麻醉诱导方法、患儿和家长的心理状况等来决定是否给予术前药,但合并肝功能损害和严重感染者需谨慎应用术前药。给药途径包括口服、肌内注射或经直肠内灌注等。常用药物有咪达唑仑、地西泮、阿托品、氯胺酮等,可以单独应用,也可联合用药。

3.麻醉方法

由于先天性胆道畸形患者常合并重症黄疸、感染、肝功能障碍并有出血倾向,而且患者多是婴幼儿,所以气管内插管全身麻醉是最常用的麻醉方法。麻醉诱导方法的选择取决于患者的病情、患儿的紧张程度、配合程度、交流能力以及是否饱胃等诸多因素,方法包括面罩吸入诱导、肌内注射诱导、直肠麻醉诱导和静脉诱导等。

4.麻醉药物的选择

麻醉药物选择没有特殊禁忌,但应注意以下问题:①先天性胆道畸形患儿常合并肝功能损害,应认真选择麻醉用药,原则上禁用对肝功能有损害的药物;②行先天性胆道畸形手术的患儿年龄往往较小,相当一部分患儿是不足2月的小婴儿,肾功能和肝脏代谢功能尚不成熟,要特别注意避免药物过量引起心肌抑制等危险和因血浆药物浓度过高而导致的药物毒性;③婴幼儿对阿片类药物非常敏感,容易引起呼吸抑制;④小儿呼吸频率快,心脏指数高,大部分心排血量分布至血管丰富的器官,加上吸入麻醉药血气分配系数随年龄而有改变,故小儿对吸入麻醉药的吸收快,麻醉诱导迅速,但同时也易过量。

5.麻醉期间监测

先天性胆道畸形患者经常合并肝功能损害、重症黄疸和感染等,并且有相当一部分患者是婴幼儿,麻醉期间病情多变,术中术后一定要严密监测。监测项目包括血压、心率、心电图、脉搏氧饱和度、呼气末二氧化碳、体温和尿量。如果患者是婴幼儿,则应加强脉搏氧饱和度、体温和呼气末CO_2监测。由于新生儿和婴儿体表面积和体重之比较大,更容易丧失体内热量,加之体温调节能力比较差,术中应保持手术室温度、使用加温设备等,液体和血液制品也应加温后输入,防止术中发生低体温,但同时也应避免麻醉期间体温过高。呼气末二氧化碳可监测术中有无通气不足或通气过度,反映肺血流情况,及时发现恶性高热,并对危及生命的情况如气管导管误入食管、气管导管脱出或堵塞、呼吸环路管道脱落等提供早期报警,避免严重并发症的发生。如果患者有严重并发症或手术时间较长、出血较多时应放置中心静脉导管,进行有创动脉血压监测和血气分析,并对存在的水、电解质、酸碱失衡情况作出正确分析和及时处理。

6.麻醉管理要点

(1)静脉补液:先天性胆道畸形患者多是婴幼儿,静脉补液应考虑到其代谢率高及体表面积与体重之比较大的生理特点。术中静脉补液应包括:①术前禁食、禁饮所致的液体丢失量;②正常生理需要量;③麻醉和手术所致的液体丢失量。小儿手术麻醉期间损失的是细胞外液,故手术中应输平衡液补充血容量,减少术中及术后发生低血压,减少输血量,维持满意的肾灌注,增加尿量,预防术后肾功能不全。小儿术中是否需输注葡萄糖液至今仍然有争议。有学者认为手术麻醉的应激反应可使血糖增高,故主张术中不输葡萄糖液而输平衡液。也有学者认为小儿术前禁食有发生低血糖可能,虽然低血糖的发生率并不高,但如仅输平衡液,不能纠正术前偏低的血糖水平及可能产生的脂肪消耗和酮症酸中毒,而输注葡萄糖液可提供热量并预防代谢性酸中毒,主张输注平衡液同时输注葡萄糖液。小儿输液安全界限较小,很易引起输液过量或输液不足,二者均可引起严重后果,术中应严密观察动、静脉压及尿量,随时调整输液量。

(2)先天性胆道畸形患者常合并梗阻性黄疸,伴有自主神经功能紊乱,胆红素、胆酸均为兴奋迷走神经物质,加之胆囊、胆道部位迷走神经分布密集,且有膈神经分支参与,手术过程中容易发生胆-心反射和迷走-迷走反射,引起反射性冠状动脉痉挛,心肌缺血导致心律失常,血压下降,甚至心搏骤停。应提醒术者术中做胆囊颈部及三角区神经阻滞,阻滞迷走神经的反射弧以减少胆-心反射和迷走-迷走反射的发生。术中必须严密监测心率、心电图和血压,如果出现ST-T改变、心律失常和血压下降应立即提醒术者停止手术,并静脉注射阿托品,必要时加注麻黄素,纠正反射引起的心率减低和血压下降。

（3）先天性胆道畸形患者常伴有肝功能损害和梗阻性黄疸，导致胆盐、胆固醇代谢异常，维生素 K 吸收障碍，影响凝血功能；胆道手术可促使纤维蛋白溶酶活性增强，纤维蛋白溶解而发生异常出血；麻醉和手术中因凝血因子合成障碍，毛细血管脆性增加，也促使术中渗血增多，因此术中应密切观察出凝血变化，遇有异常渗血，应及时检查纤维蛋白原、血小板，并给予抗纤溶药物或纤维蛋白原。先天性胆道畸形患者多是婴幼儿，对出血的耐受力差，术中应密切关注出血量，并应该在麻醉前估计血容量，按体重计算。新生儿血容量为 85 mL/kg，小儿为 70 mL/kg。手术失血<10％血容量可不输血而仅输平衡液；失血>14％血容量应输红细胞混悬液，同时补充平衡液；失血 10％～14％血容量应根据患儿情况决定是否输注血液制品。

7.术后管理和术后镇痛

（1）术后继续密切监测脉搏氧饱和度、血压、脉搏、体温、尿量等，直至病情稳定。

（2）由于先天性胆道畸形患者多是婴幼儿，要特别强调呼吸道管理。苏醒期由于全麻药物、麻醉性镇痛药和神经肌肉阻滞药的残余作用，可引起呼吸抑制，导致通气不足，并有上气道梗阻和误吸的风险，应严密监测，防止呼吸系统并发症的发生。

（3）适当补充血容量和电解质，维持循环稳定。

（4）先天性胆道畸形手术创伤较大，应重视术后镇痛问题。如果术前放置了硬膜外导管，术后可用硬膜外阻滞镇痛，药物可选择局麻药加阿片类药物；持续静脉输注和患者自控镇痛应该是更常用的方法，多选用阿片类药物，如果疼痛程度较轻，也可选用非甾体抗炎药。在进行术后镇痛期间应严密监测脉搏氧饱和度，防止药物过量或持续输注造成药物蓄积而引起呼吸抑制。

四、术后常见并发症的防治

胆道手术常见的麻醉并发症包括呼吸系统并发症、循环系统并发症、神经系统并发症、寒战、恶心、呕吐、术后疼痛、肾衰竭等。

（一）呼吸系统并发症

胆道疾病患者中肥胖患者和婴幼儿占相当比例，增加了术后呼吸系统并发症的发生概率，常见的并发症如下。

1.低氧血症

由于手术和麻醉的影响，手术后患者常存在不同程度的低氧血症，造成低氧血症的原因如下：①麻醉药物和肌肉松弛药的残余作用，抑制了缺氧和高二氧化碳的呼吸驱动，减少功能余气量，削弱了缺氧性肺血管收缩反射；②术后肺不张；③肺水肿；④误吸酸性胃内容物；⑤气胸；⑥各种原因引起的通气不足；⑦肺栓塞。低氧血症的诊断主要通过脉搏氧饱和度及血气分析。临床表现主要有呼吸困难、发绀、意识障碍、躁动、迟钝、心动过速、高血压和心律失常。

2.通气不足

麻醉药物残余作用等，抑制了缺氧和高二氧化碳的呼吸驱动以及肺和呼吸肌功能障碍，是导致通气不足的主要原因。肺和呼吸肌功能障碍的原因包括术前合并的呼吸系统疾病、肌肉松弛药的残余作用、镇痛不足、支气管痉挛、气胸等。

3.上呼吸道梗阻

（1）常见原因：①全麻药物和肌肉松弛药残余作用所致的咽部阻塞；②喉痉挛；③气道水肿；④声带麻痹。

（2）预防和处理措施：①严密监测脉搏氧饱和度，对于所有全身麻醉下行胆道手术的患者，尤其是肥胖患者和婴幼儿患者,术后都应该给予面罩或鼻导管吸氧。②将患者头部后仰同时抬下颌,调整体位,确保呼吸道通畅,必要时放置鼻咽或口咽通气道。③由麻醉性镇痛药物或肌肉松弛药的残余作用所致者,可以谨慎应用拮抗剂进行拮抗。④其他处理措施包括:充分湿化吸入的气体、咳嗽、深呼吸和体位引流改善肺不张;胸腔插管引流解决气胸问题;限制液体入量、应用利尿剂、血管扩张剂治疗肺水肿等。⑤对于严重呼吸衰竭者需要行气管内插管,进行机械通气。

(二)循环系统并发症

循环系统并发症与呼吸系统并发症不同,麻醉因素仅起到很小作用,而与患者本身和手术关系更为密切。

1.低血压

全身麻醉术后通常伴有低血容量所致心室前负荷降低、心肌收缩力减弱或体循环血管阻力降低。导致低血容量的原因包括失血、第三间隙液体过度丧失、尿液丧失或脓毒血症导致的血管扩张和毛细血管液体渗漏等。心肌收缩力下降的原因有麻醉药物的残余作用、术前合并心室功能不全或围术期发生心肌梗死等。体循环血管阻力严重降低可见于急性梗阻性化脓性胆管炎或其他感染所致的脓毒血症,也可见于慢性肝衰竭。

麻醉医师应该综合分析可能导致低血压的原因,并针对不同原因予以相应预防和处理,具体措施包括补充血容量(静脉输注全血或成分血、晶体液或胶体液)提高心室前负荷、适当应用加强心肌收缩力的药物等,重度感染患者有时在补充血容量并应用强心药物后,仍存在高心排血量、低血管阻力性低血压,应该给予α肾上腺素受体激动剂,如去甲肾上腺素或去氧肾上腺素。

2.高血压

高血压常发生在术前合并高血压病的患者,尤其是术前停用抗高血压药物者更易发生,其他常见原因有疼痛、尿潴留、液体过荷、高碳酸血症以及围术期应用血管收缩药物等。

防治措施:①围术期严密监测血压;②术前控制高血压,并将抗高血压药物持续应用到手术当天,但应注意有的抗高血压药物可能会造成麻醉诱导及术中发生严重低血压,例如血管紧张素转换酶抑制剂,手术当天应该停用;③加强围术期的液体管理,既要充分补充血容量,又要避免发生容量过荷;④合理选择镇痛方法和镇痛药物;⑤围术期加强呼吸管理,避免出现低氧血症和/或高碳酸血症;⑥应用抗高血压药物,常用药物包括β受体阻滞剂、钙通道阻滞剂、硝酸甘油等。

3.心律失常

常见原因包括水、电解质紊乱(特别是低血钾),酸碱平衡失调,低氧血症和/或高碳酸血症以及术前合并心脏病等。最常见的心律失常是窦性心动过速、窦性心动过缓、室性期前收缩、室性心动过速和室上性心动过速等。胆道疾病的患者由于经常合并梗阻性黄疸和水电解质紊乱,增加了围术期心律失常的发生率。

防治措施:完善术前准备,纠正术前存在的水、电解质紊乱和酸碱平衡失调;围术期加强呼吸管理,避免出现低氧血症和/或高碳酸血症,尤其是婴幼儿患者;严格围术期的液体管理,特别需要注意的是术前合并心脏病的患者和婴幼儿患者,避免出现血容量不足和容量过荷;合理应用抗心律失常药物。

(三)神经系统并发症

常见的神经系统并发症有意识恢复延迟、嗜睡、定向障碍和躁动等。与术后神经系统并发症相关的常见因素包括:①患者自身因素(年龄、术前是否合并脑功能障碍、教育程度等)。②药物因素,术前长时间应用精神治疗药物、镇静剂和乙醇等;术前用药,主要是东莨菪碱;术中麻醉药和肌肉松弛药的残余作用等。③不良刺激,如疼痛,尿潴留,留置的导尿管、胃管和气管内导管等刺激、不适体位等。④术中持续低血压或低氧血症。⑤代谢功能紊乱,严重低血糖或高血糖、严重水、电解质紊乱等。⑥其他原因,包括体温过低、脑血管意外、各种原因所致脑水肿、肾上腺皮质功能不全以及肝昏迷等。

防治措施:完善术前准备,纠正术前存在的糖代谢紊乱,水、电解质紊乱和酸碱失衡,术前合并肝功能损害的应该尽量改善肝功能;加强围术期的监测和管理,合理应用术前药和麻醉药;对于出现神经系统并发症的患者应该加强护理,积极寻找病因并做相应处理,改善低氧血症和高碳酸血症,适当应用麻醉性镇痛药和肌肉松弛药的拮抗剂、补充糖皮质激素,必要时请相关科室处理专科问题等。

(四)寒战

麻醉后寒战的发生机制不清,可能与下列因素有关:①外界温度降低;②男性;③术前未用抗胆碱药、镇静剂、镇痛药物等;④手术时间长;⑤术中大量输液、输血;⑥应用挥发性麻醉药;⑦术中保留自主呼吸者。

防治措施:围术期进行体温监测,尤其是行先天性胆道畸形手术的婴幼儿患者;注意保暖,避免输注温度过低的液体和血液及血液制品;吸氧,防止出现低氧血症;静脉注射哌替啶、芬太尼或曲马多等。

(五)恶心、呕吐

胆道疾病患者中,肥胖患者和婴幼儿占相当比例,加之腹腔内手术操作对胃肠道和胆道的刺激、腹腔镜胆囊切除术时二氧化碳气腹等因素增加了术后恶心呕吐的发生率。

防治措施:①适当禁食;②麻醉诱导面罩加压给氧时采用正确手法、给氧压力不宜过大,尽量避免气体进入胃内使胃过度膨胀;③低氧血症和低血压可引起恶心呕吐,围术期加强呼吸循环的监测和管理,维持呼吸循环稳定;④麻醉恢复期出现呕吐时应该立即采取头低位,并将头偏向一侧,使声门高于食管入口,且呕吐物易于从口角流出;⑤应用止吐药物,常用的有抗 5-羟色胺药、抗组胺药、抗胆碱药等。

(六)术后疼痛

胆道手术属于上腹部手术,术后疼痛程度较重,应该重视术后镇痛问题。麻醉医师可根据手术方式、麻醉方式和患者的具体情况选择不同的镇痛方法和镇痛药物。需要注意的问题如下:①合并肝功能损害的患者应避免使用对肝脏有损害的药物;②胆石症患者中,肥胖患者较多,对于病理性肥胖患者术后镇痛尽量选用非阿片类镇痛药,如果选用阿片类镇痛药应该使用最低有效剂量,并加强脉搏氧饱和度监测;③先天性胆道畸形的婴幼儿患者使用阿片类镇痛药时应加强脉搏氧饱和度监测,避免发生呼吸抑制。

(七)肾衰竭

术前合并梗阻性黄疸的患者围术期发病率和病死率较高,且术后易伴发急性肾衰竭。术后急性肾衰竭的发生率为 8%～10%,与高胆红素的程度有直接关系,病死率可高达 70%～80%。术中应注意肾脏保护,避免使用损害的药物,严密监测尿量,更可靠的方法是采用中心静脉导管或肺动脉导管或经食道超声心动图监测有效血容量和心脏功能,通过增加心排血量来维持肾脏灌注。

(刘真富)

第八节　胰腺手术的麻醉

一、胰腺病理生理特点

(一)胰腺的解剖与功能

胰腺是人体内最大的腺体,具有外分泌和内分泌两种功能。位于上腹部和左季肋部腹膜后间隙中,全长 15～25 cm,重 70～100 g。其位置相当于第一到第二腰椎水平,由右往左分为头、颈、体、尾四部分。形态多为蝌蚪形,弓形次之,其余形状较少。除胰头较扁平外,其余各部大体有三个面,即前面、下面和后面,断面大体为三棱形。由于胰腺位置相对固定,且与脊柱紧邻,容易损伤。大部分血供来自腹腔动脉干的分支,部分来自肠系膜上动脉系统,通过脾静脉、肠系膜上静脉最后汇入门静脉系统。胰腺外来神经支配(胰腺器官外的神经)由迷走神经和内脏神经束组成。目前对通过胰腺的外来神经的走行知之甚少。胰腺内部神经分布(支配腺体的神经纤维)由神经节后的肾上腺素能的神经、神经节前和节后的胆碱能的神经纤维和与其相关的神经节结构即神经元及其感觉神经纤维(传入端)组成。肾上腺素能的神经按通常的形式分布,神经节后的神经纤维(主要源于腹腔及肠系膜神经节)与动脉血供一起进入腺体。这些分泌去甲肾上腺素的纤维主要支配胰腺血管,部分分布至胰岛。胰腺内的胆碱能神经纤维分布也有其特点,具有节前和节后的神经纤维,分泌乙酰胆碱的节后的神经纤维同时支配外分泌和内分泌细胞。肾上腺素能和胆碱能神经纤维都未见有特殊的神经末梢,只能假设它们在末梢或神经走形的沿途释放神经介质。胰腺内还有类似颈动脉窦的感受器。当胰腺内血压降低时,能反射性地通过交感神经引起血管收缩和心跳加快。在胰腺中也有肽能纤维,包含血管活性肠肽、胆囊收缩素、胃泌素类肽、P物质、内脑磷脂等物质,它们的来源和功能尚待确认。此外,胰腺内还有传导痛觉的纤维,从胰头传入的冲动多引起中上腹部疼痛,而从胰尾传入的冲动则多引起左上腹疼痛。又由于胰腺位于腹膜后,炎症或肿瘤可向后侵及躯体神经而引起严重的背痛。

胰腺外分泌由腺泡和导管细胞每天分泌 700～1 500 mL 胰液,其主要成分是碳酸氢盐和多种消化酶。内分泌由 A、B、D、D_1、A_1 等细胞分别产生胰高血糖素、胰岛素、生长抑素、舒血管肠肽及胃泌素等。

(二)常见的胰腺疾病及病理生理改变

1.急性胰腺炎

急性胰腺炎分急性水肿型和出血坏死型两种。其病因如下:①梗阻因素,以胆总管下段结石最为多见;②酒精中毒;③饮食因素;④外伤与手术;⑤血管因素;⑥感染;⑦内分泌和代谢因素;⑧神经因素;⑨药物;⑩其他,如免疫反应、遗传性、特发性等。在正常情况下,奥迪括约肌关闭后,胰管和十二指肠之间为正压力梯度,防止十二指肠内含有已被激活的各种胰酶、胆汁酸、溶血卵磷脂、细菌等反流至胰管。许多炎症细胞参与急性胰腺炎的发生、发展,前炎症细胞因子和趋化因子对局部组织和远处脏器的损伤起着重要的作用。在致病因素作用下,胰管内压增加,分泌增多,胰小管及胰腺腺泡破裂。胰液与胰腺实质和周围组织接触,胰蛋白酶原被激活为胰蛋白酶,使胰腺水肿、出血、坏死。在其自身被激活后,可激活一系列胰酶,如弹力蛋白酶、磷脂酶 A、糜蛋白酶、酯酶、释放胰肽,使毛细血管扩张,细胞膜通透性增加,影响有效循环血量产生休克。急性重症胰腺炎早期容易并发多脏器功能衰竭,以急性肺损伤为最常见和最严重,是致死的主要原因。其发病机制复杂,中性粒细胞激活、胰酶、氧化损伤、内皮素及炎症介质、P物质等因素参与其发病。

2.慢性胰腺炎

慢性胰腺炎是由多种原因所致的胰腺弥漫性或局限性炎症。由于炎症持续不断地发展,导致腺体发生了一系列复杂、不可逆的损害,并在临床上表现出进行性的内、外分泌功能减退及多种临床症状。病因有酒精性、特发性、胆石性等。国内的慢性胰腺炎以胆石性最为常见,另外,急性胰腺炎引起的继发性胰腺结构破坏亦可导致慢性胰腺炎。常见的症状有腹痛、发热、黄疸、恶心、呕吐、消瘦、腹泻、腹部肿块等。

3.胰腺内分泌肿瘤

胰腺内分泌肿瘤是一种很少见的疾病,由于胰岛细胞的种类不同而分为不同类型的肿瘤。可分为功能性胰岛细胞瘤与无功能性胰岛细胞瘤,已知的内分泌肿瘤有胰岛素瘤、胃泌素瘤、血管活性肠肽瘤、胰高血糖素瘤、无功能胰岛细胞瘤等。每种细胞均可产生特殊的肿瘤。由于胰岛细胞来自胚胎期的胚层神经外皮,能吸收胺的前体和去羟基化,称 APUD 细胞。起源于 APUD 细胞的肿瘤称为 APUD 肿瘤。由于其类型不同而分泌各种不同种类的激素,从而引起各种不同而颇具特色的临床症状。

4.胰腺癌

胰腺癌发病率占全身癌肿的 $1\%\sim4\%$,胰头癌发病率占胰腺癌的 70%,我国近年的发病率有上升趋势,其病因不清,临床上表现为上腹胀痛或绞痛、食欲缺乏、恶心呕吐等消化道症状。癌肿可引起胆管堵塞,86% 患者可出现黄疸,是胰头癌重要体征,同时还可有体重减轻、乏力、发热、胆囊及肝脏肿大等,进展期或晚期癌常有胰腺后方胰外神经丛的神经浸润,引起顽固的腰背痛。

(三)胰腺外科疾病对全身的共同影响

胰腺外科疾病对全身的共同影响,主要包括以下几方面:①黄疸和凝血功能障碍;②进行性全身消耗,重度营养不良及其有关改变;③胰内分泌改变,尤其是血糖的改变,可出现高血糖或低血糖。

1.黄疸

黄疸是一个突出的表现,为无痛性、进行性加重的阻塞性黄疸。病变引起胆胰管梗阻,使胰外分泌液不能进入十二指肠,影响食物的消化吸收,以及脂溶性维生素的吸收,尤其可引起维生素 K 和与它有关的凝血酶原,凝血因子Ⅶ、Ⅸ、Ⅹ的缺乏。长期胆管梗阻造成肝功能的损害或胆汁性肝硬化,手术中易致广泛性出血。这就对手术前的准备提出了更高的要求,并预示着手术和术后可能有较多的困难和危险。减黄手术应在考虑之列。

急性肾功能不全是长期严重阻塞性黄疸患者的又一重要问题。黄疸增加了肾脏对低血压、缺氧的敏感性,加上胆栓在肾实质的存在及其产生的损害,更增加了肾功能不全的危险性。这类患者由于营养不良、消耗、慢性失盐失水,有效血容量不足,对手术中失血、失水更为敏感。这不仅应引起手术中的注意,而且手术前的补充与纠正也十分重要。保护肾脏,观察尿量,准确评估是十分重要的。

2.营养不良

反映机体代谢活动的匮乏与低下,低蛋白、慢性贫血是重要方面。主要是由于持续性疼痛,精神及精力的消耗,摄入量不足,消化吸收障碍,慢性失血等,造成长时间的负氮平衡,从而耐力、抵抗力、免疫力下降,易发生术后并发症如感染、伤口愈合不良、应激反应减弱等。而且,以上因素易引起血管床收缩、内生水增加,而血容量及电解质减少、低钠、低钾、间质水肿等一些病理状态。

3.内分泌改变

胰腺肿瘤或慢性胰腺炎患者,常有胰实质损害,而存在胰腺内、外分泌功能改变,高血糖和糖尿病常见,增加了麻醉和手术过程及术后的危险性。应在术前常规检查并给予有效合理的处理。

二、术前评估

(一)术前评估的意义

胰腺切除术不仅是一个外科问题,而且涉及原发病对患者所带来的由局部到全身性的病理生理变化,也就是说,原发病的影响是全身性的。手术后的影响也不单纯是局部的,同时也是全身性的。它既有一般外科的问题,又涉及营养和能源的消化吸收等一些胰外分泌的问题和一些摄取、转化利用等胰内分泌的问题。患者除有需行手术治疗的胰腺疾病外,往往还有其他并存疾病或某些特殊情况,这必然引起机体相应的病理生理改变。患者的精神状态、各种麻醉药及麻醉方法都可影响患者生理状态的稳定。麻醉和手术的安危或风险程度,除与疾病的严重程度、手术的创伤大小、手术时间长短、失血多少等因素有关外,在很大程度上主要决定于术前准备是否充分、麻醉方面的考虑和处理是否适合患者的病理生理状况。术前应根据患者病史、体格检查和化验结果,对患者的病情和体格情况进行准确的评估。根据具体病情特点制定合适的麻醉方案。

胰腺疾病常伴有营养不良、糖尿病、低血糖、营养吸收障碍、酮症酸中毒、梗阻性黄疸等伴随症状。胰腺外科手术是普通外科领域中较为复杂、难度较大的手术,手术时间长、切除范围广、消化道重建措施复杂等。手术对患者正常的生理状态影响较大,手术后并发症较多且往往是致命性的,如腹腔内或全身性严重感染、腹腔内出血、应激性溃疡、胰瘘、胆瘘、消化道瘘等,因此,为确保胰腺疾病外科手术的成功和达到预期的治疗目的,必须做好术前访视,对病情作出准确的评估和正确的处理。

(二)全身情况和各器官系统的评估

1.全身情况

应了解患者的发育、营养、体重等各个方面情况。肥胖对生理有明显的影响,麻醉后易并发肺部感染和肺不张等,还可加重心脏负担,需认真对待。营养不良者对麻醉手术的耐受力低。贫血、脱水者等术前均应适当纠正,维持血细胞比容在 $30\% \sim 35\%$。

2.呼吸系统功能

肺功能的评估是一项重要的内容,特别是在患者原有呼吸系统疾病时,这种评估显得更为重要。对患者肺功能的评估可为术前准备及术中、术后的呼吸管理提供可靠的依据。一些简易的方法如屏气试验、吹气试验、吹火柴试验、观察患者呼吸困难程度等可用于床旁测试肺功能。急性呼吸系统感染患者应延迟择期手术,急症手术应加强抗感染措施,同时避免吸入麻醉。急性胰腺炎患者可伴有胸腔积液、肺不张和急性呼吸窘迫综合征,可进一步导致呼吸功能衰竭。这些患者术后可能需要机械通气支持呼吸功能。静态肺功能检查主要是通过肺量仪及血气检查来测定患者的通气及换气功能。国内多采用最大通气量占预计值的百分比、残总比和第一秒时间肺活量这三个指标对呼吸功能进行分级评估。新的观点认为,以上检查仅考虑到肺的通气及换气功能对氧供的影响而忽略了心脏在氧供中的作用。为了能客观、准确评估患者的心肺功能,从而提出了心肺联合运动试验简称运动试验。其参照指标重点在于峰值耗氧量、最大耗氧量以及无氧阈的判定上,运动方式以登车为主,无氧阈对心肺功能的评估价值已得到公认,无氧阈的无创测定方法备受关注,通气无氧阈的测定已广泛应用于临床,新近发展起来的还有近红外线技术为无创测定无氧阈又提供了一条新的途径。术前酌情行胸部 X 线检查,动脉血气分析,静态肺功能检查,心肺联合运动试验等。

3.循环系统功能

测定心功能的方法很多,有根据心脏对运动量的耐受程度而进行的心功能分级,也有根据心脏指数、左心室射血分数、左心室舒张末期压等客观指标进行的心功能分级,纽约心脏学会(NYHA)心功能分级是被认同的决定大手术预后的独立因素,NYHA3、4 级患者的术后并发症发生率显著高于 NYHA1、2 级患者,它可作为术前筛查评估。术前需行心电图,电解质检查,心功能测定,以及病史和体格检查所提示的其他检查。

4.消化系统功能

胰腺癌患者常伴有梗阻性黄疸,高胆红素血症可以导致凝血障碍、肝肾衰竭以及免疫功能损害,对这种患者进行手术治疗,其手术死亡率及并发症的发生率均较高。由于梗阻性黄疸在病理生理方面的特殊性及其对原发疾病临床过程的特殊影响,胰腺疾病伴发梗阻性黄疸的围术期处理既有与其他腹部手术相同的方面,也有其特殊性,应当引起重视。早期研究显示重度黄疸患者采用手术治疗的死亡率可高达 15%～25%,并发症发生率为 40%～60%。另外一些研究表明,胆红素水平超过 342 μmol/L(20 mg/dL)的患者进行胰十二指肠切除术,手术死亡率是胆红素水平低于 342 μmol/L 患者的一倍。造成这种情况的原因很多,但梗阻性黄疸时的高胆红素血症以及其常伴有的内毒素血症是主要的高危因素。胰腺疾病患者电解质紊乱很常见,可有继发性代谢性酸中毒(高钾,继发急性胰腺炎)或碱中毒和肠性失液(低钾和低镁,继发于腹泻和负压吸引),急性胰腺炎时通常钙水平下降(网膜脂肪皂化)和钠上升(脱水)。胃泌素瘤通常有腹泻、严重的消化器官溃疡和胃食管反流。有些胰腺内分泌肿瘤可引起严重的水样泻(达到 20 L/d),术前要积极纠正电解质紊乱。术前应行电解质,血糖,肝功能等检查,以及由病史和体格检查所提示的其他检查。

5.肾功能

由于继发性脱水,要事先评估患者肾功能,同时相应地调整麻醉方案。一般来说,椎管内麻醉对肾功能的影响较全麻的小。术前应检查肾功能、肾脏 B 超、尿常规等。

6.内分泌系统功能

由于缺少胰岛细胞,许多急性胰腺炎患者罹患糖尿病,所以应了解患者所用控制血糖的药物和剂量,麻醉前应使血糖控制在稍高于正常水平,以免麻醉时出现低血糖。如患者使用口服降糖药治疗,在术前宜改用正规胰岛素。同时注意有无严重的并发症如酮症酸中毒、严重的感染等。胰腺内分泌肿瘤通常表现出多样的 I 型内分泌综合征,具有垂体、甲状腺和/或胰腺腺瘤的特征。内分泌肿瘤能分泌甲状旁腺素、生长激素和促肾上腺皮质激素,可引起 Ca^{2+} 水平上升、肢端肥大症和皮质醇增多症。胰岛素瘤是最常见的胰腺内分泌肿瘤,可引起严重低血糖,应了解低血糖的发作和控制情况,外科治疗胰岛素瘤也可导致胰岛素的大量释放,建议每 10～15 分钟监测血糖 1 次。这类患者多肥胖,应对其心血管功能和肺功能进行评估。术前应进行电解质、血糖以及内分泌功能等方面的检查。

7.血液系统功能

血细胞比容可假性增高或降低,多继发于血液浓缩或出血。可能出现凝血性疾病、弥散性血管内凝血。术前应检查全血细胞计数、血小板、凝血酶原时间、部分凝血激酶时间、纤维蛋白原等。

(三)急性胰腺炎严重程度和预后的评价

急性胰腺炎病情变化快,严重的患者预后不良,但凭临床经验有时很难对病情的严重程度作出正确估计,因此,必须有一个全面的病情评估方法对胰腺炎的严重程度作出及时、准确的评价,用以选择治疗方法和判断患者预后。

1.全身评分系统

(1)Ranson 标准。①标准:入院时,年龄>55 岁;血糖>11.2 mmol/L;白细胞>16.0×10⁹/L;谷丙转氨酶>250 U/L;乳酸脱氢酶>350 U/L。入院后 48 小时内,血细胞比容下降>10%;血钙<2.2 mmol/L;碱缺失>4 mmol/L;血尿素氮上升>1.79 mmol/L;估计失液量>6 L;PaO_2<8.0 kPa。②判定:3 个以上指标阳性为轻症;≥3 个为病重;≥5 个预后较差。

(2)APACHE-Ⅱ评分:用于计分的指标有肛温、平均动脉压、心率、呼吸次数、氧分压、动脉血 pH、血钠、血钾、血肌酐、血球比积、白细胞计数共 11 项。APACHE-Ⅱ评分超过 8 分者,预后不良。

(3)另外还有 Glascow 评分标准和 Bank 分级标准。

2.局部评分系统

(1)Mc Mahon 于 1980 年提出根据腹水的量和颜色评价急性胰腺炎的严重度。

(2)Beger 于 1985 年采用称重手术坏死组织的方法估计胰腺坏死的程度。

(3)Balthazar 和 Ranson CT 分级系统:本分级系统包括胰腺的 CT 表现和 CT 中胰腺坏死范围大小两部分组成。①胰腺的 CT 表现:正常,为 A 级,计 0 分;局灶或弥漫性胰腺肿大,为 B 级,计 1 分;胰腺异常并有胰周轻度炎性改变,为 C 级,计 2 分;单一部位的液体积聚(常为肾前间隙),为 D 级,计 3 分;胰周液体积聚及胰周炎性病灶内积气≥2 处,为 E 级,计 4 分。②炎性坏死范围计分:坏死范围无,计 0 分;坏死范围<33%,计 2 分;坏死范围>33%,<50%,计 4 分;坏死范围>50%,计 6 分。③总分=CT 表现(0~4 分)+坏死范围计分(0~6 分),分值越高,预后越差。

3.其他评分方案

如根据急性期反应蛋白或白细胞介素-6、肿瘤坏死因子、白细胞介素-1 或多形核粒细胞弹力蛋白酶等指标来进行评分。

三、麻醉方法

胰腺手术的麻醉也像其他手术的麻醉一样,要求保证患者安全,舒适,且能满足腹内操作要求,如肌肉松弛,无痛及消除内脏牵拉的神经反射。由于胰腺本身具有外分泌及内分泌功能,胰腺疾病及手术可影响内环境平衡、造成血糖、电解质及血流动力学改变,而胰腺手术又可能涉及胃肠及胆管系统,操作复杂,有的病情险恶,术后又易并发严重呼吸系统并发症,应激性溃疡出血及感染等,因而胰腺手术麻醉的术中处理相当重要。

(一)麻醉前准备

胰腺具有外分泌和内分泌两种功能,胰腺发生病变必定导致相应的生理功能改变及内环境紊乱。因此,需要接受良好的麻醉前准备,尽可能使并存的病理生理变化得到纠正后再行麻醉和手术,以增加安全性。胰腺疾病的病因及病理生理较为复杂,术前必须明确诊断并拟定麻醉方案。如慢性胰腺炎患者由于胰腺功能低下,近40%的患者出现糖尿病,又因外分泌功能不全,机体缺乏必需的胰酶而导致严重的营养不良,术前均需给予营养支持及控制血糖。胰头癌及壶腹癌压迫胆管可出现黄疸,迷走张力增高导致心动过缓并增强内脏牵拉反射,必要时可先行经皮、经肝胆道置管引流,这不仅有助于诊断,而且胆道引流有利于感染控制及减轻黄疸,改善肝功能。

急性出血性胰腺炎往往起病急、病情危重,术前常来不及进行全面检查和充分的术前准备,因而麻醉的危险性大,麻醉并发症发生率高。由于患者多伴有低血容量休克,常丧失有效血容量30%～40%,休克指数>1,所以应根据中心静脉压和心功能情况,积极进行输液、扩容治疗,改善微循环,纠正酸中毒、电解质紊乱包括低钙血症。待休克好转后尽快实施麻醉和手术,必要时应用正性变力药如多巴胺等。为了抑制胰腺分泌,降低胰酶对胰腺的自溶作用,应禁食并留置胃肠减压管,同时应用 H_2 受体阻滞剂,抑制胰蛋白酶等。争取及早手术,彻底清除坏死的胰腺组织。

胰腺的内分泌疾病也可外科治疗,最常见的为胰岛素瘤。要了解低血糖发生的频率及程度,是否得到有效控制。手术当天应静脉注射50%葡萄糖25 mL以防止低血糖发作,极少数患者还可能并发其他内分泌肿瘤,如甲状旁腺瘤、肾上腺皮质腺瘤、垂体瘤等,称为多发性内分泌肿瘤1型,出现高血钙性利尿等症状,也应在术前加以控制。

麻醉前给药:镇静药常用地西泮 0.2～0.4 mg/kg 口服或肌内注射,咪达唑仑 0.1～0.15 mg/kg,休克患者禁用。对黄疸患者及疑似奥迪括约肌痉挛者,可使用大剂量抗胆碱药,如阿托品 0.6～0.8 mg 或东莨菪碱 0.4～0.5 mg 肌内注射,有助于解痉及抑制自主神经反射。如患者有腹痛时,还应肌内注射哌替啶 1～1.5 mg/kg。

(二)麻醉方法的选择

连续硬膜外麻醉、气管内吸入麻醉或静脉复合麻醉常用于胰腺疾病的各种手术。所有麻醉方式均要求提供良好的腹肌松弛,腹肌松弛不好,不仅腹内手术操作困难,容易误伤临近组织器官,而且也使手术时间延长,术后并发症增多。

1.连续硬膜外麻醉

连续硬膜外麻醉的效应远较局部浸润麻醉为佳,可以达到无痛及肌肉松弛,满足开腹手术的要求。由于上腹部胰腺手术需要高平面阻滞,使呼吸肌运动减弱,影响通气功能。同时阻滞 $T_{3\sim10}$ 交感神经扩张内脏血管,容易引起血压下降,麻醉中常需应用麻黄碱及面罩给氧。对休克或呼吸功能不全的患者应禁用。由于硬膜外麻醉对内脏牵拉痛及自主神经反射常不能消除,需辅用适量镇静、镇痛药。

2.气管内插管全身麻醉

气管内插管全身麻醉适用于各种手术,尤其是手术困难以及老年、体弱、体格肥胖、病情危重或有硬膜外阻滞禁忌证患者的最佳选择。全麻的优点是麻醉可控性强,供氧充分,便于对机体生理功能调控。全身麻醉的实施方法,可根据手术需要和患者具体情况选用。临床常用的有吸入麻醉、全凭静脉麻醉和静吸复合麻醉。所以复杂的胰腺手术及危重患者,应选择气管插管全身麻醉,这对抢救危重患者更为有利。必要时术后还可继续应用机械通气维持通气功能。糖尿病患者应用卤类吸入麻醉药或静脉麻醉药本身对血糖几乎无影响,但仍不能阻滞手术应激引起的血糖升高。

3.靶控输注

麻醉的发展日新月异,微型计算机的发展促进了技术迅速应用于临床。它是指在输注静脉麻醉药时应用药代动力学和药效动力学原理,通过调节目标或靶位(血浆或效应部位)的药物浓度来控制或维持麻醉在适当的深度,以满足临床要求的一种静脉给药方法。在全身麻醉、区域阻滞麻醉以及术后患者自控镇痛等方面都有广泛的应用。其优点如下:①能迅速达到预期的靶浓度;②增加静脉麻醉的可控性;③可使麻醉诱导平稳,血流动力学稳定;④避免了单次静脉注入的血药浓度波动,也避免了连续静脉输注时的诱导时间长、易蓄积等缺点。目前靶控输注靶控注射泵内置了多种药物的药代-药效学模型,可做多种药物的靶控用药,以瑞芬太尼和丙泊酚的药代动力学特性最为适合,两药被认为是既维持合适的麻醉深度又保持良好的苏醒过程的最佳组合。丙泊酚靶控输注时,患者入睡时平均效应室浓度显示为 $2.0\sim2.5~\mu g/kg$,当呼唤患者睁眼时,平均效应室的浓度显示为 $1.0\sim1.5~\mu g/kg$,常选用血浆靶浓度 $3\sim6~ng/mL$ 诱导和维持,根据手术刺激强度以及患者个体差异进行靶控浓度的调整。瑞芬太尼是哌啶衍生物,对 μ 阿片受体有强亲和力,而对 σ 和 κ 受体的亲和力较低。药代动力学属三室模型,它起效快,血浆和效应室平衡半衰期为 1.3 分钟,当瑞芬太尼血浆浓度达到 $5\sim8~\mu g/L$ 时,作用达到顶峰。消除切皮反应的 ED_{50} 为 $0.03~\mu g/(kg\cdot min)$,消除各种反应的 ED_{50} 为 $0.52~\mu g/(kg\cdot min)$。作用时间短,时效半衰期与用药总量和输入时间无关。消除半衰期为 $3\sim10$ 分钟,清除率约为 $41.2~mL/(kg\cdot min)$,主要经血液和组织中非特异性酯酶水解代谢。代谢物经肾排泄,清除率不受性别、体重或年龄的影响,也不依赖于肝肾功能。由于其独特的药动学特点,使其近年来被广泛应用。然而,因其半衰期短,停药后血药浓度快速下降,镇痛作用的持续时间短暂,易导致术后早期疼痛。此外,瑞芬太尼可通过 NMDA 受体的激活产生痛觉敏化作用,因此常有苏醒期躁动发生。舒芬太尼是目前镇痛作用最强的静脉阿片类药物,作用持续时间长,消除半衰期约为 2.5 小时。有学者认为,术毕前 30 分钟使用舒芬太尼能预防瑞芬太尼使用后苏醒期躁动的发生,这可能是由于舒芬太尼的作用时间长,不但发挥了过渡期的替代治疗作用,而且阻断了瑞芬太尼的痛觉敏化作用。近年来大量的临床研究表明,舒芬太尼靶控输注系统亦可安全、有效地用于全麻手术,舒芬太尼 $0.4\sim0.8~ng/mL$ 靶控输注可保证充分的镇痛和足够的麻醉深度,能有效抑制拔管期应激反应,具有血流动力学稳定、麻醉恢复平稳等特点。在非短小手术,只要合理掌握舒芬太尼的用量和停药时间,不会导致苏醒延迟,因此也可应用于胰腺手术的麻醉。

(三)麻醉实施

1.全身麻醉

胰腺手术应用全身麻醉多采用静吸复合全麻,要求患者麻醉诱导平稳,镇痛确切,辅用肌肉松弛药及气管内机械通气,确保腹肌松弛、气道通畅、充分供氧及避免 CO_2 蓄积,降低术后呼吸系统并发症。应选用对心血管系统和肝肾功能无损害的麻醉药物。

(1)麻醉诱导:静脉快速诱导仍是全身麻醉中最常用的诱导方法,常用咪达唑仑或地西泮、丙泊酚及琥珀胆碱静脉注入便于气管插管。同时注入芬太尼($3\sim5~\mu g/kg$)可减轻插管引起的心血管反应,遇有低血容量或休克危重患者可用依托咪酯、羟丁酸钠或氯胺酮,对血压影响较小。估计病情危重,手术复杂,时间冗长,也可用大剂量芬太尼和泮库溴铵静脉诱导插管,很少抑制心肌功能。如患者伴有严重腹膜炎时应避免用琥珀胆碱,可用维库溴铵或阿曲库铵等非去极化肌肉松弛药代替。遇到急诊饱胃、弥漫型腹膜炎等患者术前必须插入胃管进行有效的胃肠减压,此时宜选用快速诱导气管插管,应用起效快的肌肉松弛药,如琥珀胆碱或罗库溴铵。诱导期指压环状软骨的方法亦有阻止胃内容物反流的作用,可适当采用。保持气道通畅,勿将大量气体压入胃内。也可在表面麻醉下先行清醒气管插管,再做诱导。如果患者血容量不足导致休克,在诱导之前应尽快补充血容量以纠正休克。

(2)麻醉维持:麻醉诱导后可继续用上述静脉麻醉药间断或持续静脉给药,维持意识消失及镇痛。但近年来更多的应用强效吸入麻醉药维持麻醉,容易控制麻醉深度。诱导、苏醒迅速,又能抑制内脏牵拉反射。常用安氟烷、异氟烷、七氟烷或地氟烷 1～1.3 MAC 吸入维持麻醉。可考虑不用 N_2O,以减少肠胀气。由于腹部手术需要良好的肌肉松弛,术中应辅用非去极化肌肉松弛药,每次按 1/2 诱导剂量追加,肝、肾功能不全患者,剂量应减少,或改用阿曲库铵。麻醉中辅用机械通气或手法控制通气可保证患者良好通气及供氧。一般潮气量应在 8～10 mL/kg,呼吸频率8～12 次/分,术毕必须等呼吸功能恢复正常才能拔管。

2.连续硬膜外麻醉

连续硬膜外麻醉可以达到无痛及肌肉松弛,满足开腹手术的要求,又可用于术后镇痛,已普遍用于腹部手术。呼吸循环功能稳定者,可选用硬膜外麻醉。为了使腹肌松弛,剂量不宜太少,平面不宜过低。胰腺手术的平面应在 $T_{2～4}$ 或 $T_{10～12}$,常在 $T_{8～9}$ 或 $T_{9～10}$ 间隙穿刺,向头侧置管 3 cm,分次注入 1.6% 利多卡因 15～20 mL 或并用丁卡因配成 0.25% 一起注入。由于高平面阻滞,肋间肌运动受限,咳嗽反射消失,对呼吸功能不全患者可出现缺氧及 CO_2 蓄积,需用面罩给氧及辅助呼吸。由于胸交感神经广泛阻滞,使血管扩张,常在给药后 20～30 分钟出现血压下降及恶心。应准备麻黄碱 5～10 mg 静脉注入。黄疸患者迷走神经兴奋,可出现心动过缓,应静脉注入阿托品 0.5～1.0 mg。低血容量或休克患者应禁用硬膜外麻醉。腹内高位探查时可以产生牵拉痛,因为迷走神经不能被阻滞所致。长时间复杂手术如 Roux-en-Y 手术等患者常难以忍受不适,过多地应用镇静药和麻醉性镇痛药可导致呼吸抑制及术后严重宿醉现象,所以近年来常用连续硬膜外麻醉复合气管内插管全身麻醉,既能维持呼吸功能正常,又可最大限度减少全身麻醉药的用量,但需注意循环功能的调控。

(四)麻醉监测

胰腺手术是腹部外科中较为复杂的手术,由于手术时间长,失液失血多,有大量液体置换和丢失,易导致低体温,还可能出现血糖的剧烈变化。为了保证患者的安全及手术的顺利进行,麻醉中监测显得十分重要。除常规监测外,常需有创监测,如动脉置管、中心静脉压导管等以指导输液。糖尿病患者多并存冠状动脉粥样硬化,应行心电图监测。间歇性血糖监测对胰腺手术尤为重要,胰腺功能不全引发的高血糖及胰岛素瘤导致的低血糖,均需根据血糖监测有效地控制血糖在 3.9～5.6 mmol/L(70～100 mg/dL)。同时还应注意监测体温。

(五)术中处理

1.输血和输液

胰腺的血液循环丰富以及止血困难术中易大量渗血导致严重低血压,需要开放可靠而通畅的输液通路,及时补充液体,维持循环功能。同时手术操作复杂、创伤大,手术时间冗长,可有大量体液丢失或创伤组织水肿而成为"隔离体液",不能行使正常细胞外液功能,必须相应补充。在患者入室后即应补充禁食以后丢失的不显性失水量及胃肠减压液量和尿量,可输入低盐或 5% 葡萄糖液。

2.胰岛素的应用

胰腺手术应重视血糖的控制,不断地监测血糖和尿糖。如血糖＞10 mmol/L(178.6 mg/dL)应给正规胰岛素 10 U 于生理盐水 100 mL 中,按 10 mL/h 滴注,直至恢复正常。

3.注意手术操作和牵拉反应

腹内操作会影响膈肌运动和压迫心脏、大血管,需注意预防和及时解除。腹部器官富有副交感神经支配,手术操作常有内脏牵拉反应。严重迷走神经反射易致血压明显下降、心动过缓,甚至发生心脏停搏,应注意预防和及时处理。

(六)各种胰腺手术的处理要点

1.急性胰腺炎手术

急性胰腺炎患者术前可丢失 30%～40%有效血容量,常出现低血容量性休克,则需输注晶体液和胶体液,如羟基淀粉、琥珀明胶或尿联明胶以恢复有效循环容量。如果效果欠佳还需应用正性肌力药。选用应对呼吸、心血管和肝肾功能影响小的全麻药;加强呼吸功能的监测,积极防治间质性肺水肿;注意肾功能的保护,纠正水、电解质和酸碱平衡紊乱。

2.胰头癌手术

胰头癌的手术范围广,包括切除胰头、胃幽门前部、十二指肠的全部、胆总管的下段和附近的淋巴结,再将胆总管、胰管和胃分别和空肠吻合。这是腹部外科最大的手术之一,手术时间长,手术刺激大,麻醉前应做好充分准备,如加强支持治疗,纠正水、电解质和酸碱平衡紊乱,进行维生素 K_1 治疗,使凝血酶原时间接近正常等。黄疸患者迷走神经兴奋,可出现心动过缓,应注意预防。麻醉中应注意肝功能的保护。根据血糖水平,应补充胰岛素、氯化钾等,防治高血糖。

3.胰岛素瘤手术

胰岛素瘤术中常需依据肿瘤切除前后血糖水平的改变作为手术效果的判断指标之一,要求避免盲目输入含糖溶液。但胰岛细胞瘤患者由于释放胰岛素过多,可能出现意识消失、躁动不安甚至抽搐等低血糖休克征象,所以必须准备 50%葡萄糖 40～100 mL 以备低血糖时静脉注射,以免影响中枢神经系统功能。患者入室后应立即测血糖,切瘤前每 15 分钟测试一次,使血糖维持在2.8～3.9 mmol/L(50～70 mg/dL)为宜。通常手术中输晶体液即可维持,如输葡萄糖液常使血糖过高,影响手术效果的判定。切瘤后每 10 分钟监测血糖一次,一般可升高 2 倍。由于钙剂可使胰岛素量增高,血糖下降,所以切瘤前不宜应用钙剂。术中常要求静脉注射亚甲蓝 2.5 mg/kg,以帮助肿瘤定位。但静脉注射多量亚甲蓝可使黏膜色泽变蓝,易于与缺氧性发绀混淆,应注意鉴别。

四、并发症防治

胰腺手术的并发症较多,且往往是致命性的。文献报道其并发症发生率可达 30%～60%。原因是术前局部与全身改变重而且涉及的问题多,局部结构特殊,手术复杂,术后全身影响广。有胰瘘、胆瘘、低钙血症、腹腔内或全身性严重感染、腹腔内出血、应激性溃疡等,此外,胰腺手术还会带来消化功能以及胰腺内分泌功能的改变。近年来,随着基础研究的深入、新药的开发和应用以及外科手术技巧的不断提高,胰腺手术死亡率和并发症发生率逐渐降低,但这些问题仍是阻碍胰腺外科发展的重要问题。因此,预防胰腺手术并发症的发生显得尤为重要。

(一)常见的并发症及处理

术后并发症常是手术失败、患者死亡的主要原因,它除了手术人员的技术能力与经验以外,往往是患者术前全身情况未得到满意纠正的一种结果。而手术并发症的发生,加重了原有的损害,使手术重建得不到所期待的结局。

1.胰瘘

胰瘘是胰腺手术后最常见的死亡原因,胰腺手术尤其是胰十二指肠切除术后都有发生胰瘘的可能。胰液漏入腹腔后,腐蚀周围的组织和脏器,可引起难以控制的腹腔感染,如胰液腐蚀腹腔内大血管,则可引起失血性休克,其病死率可高达50%。为预防胰腺手术后胰瘘的发生,首先要熟练掌握胰腺的局部解剖关系,手术操作要层次准确、轻柔细致。腹腔引流管是观察腹腔内情况变化的窗口,是诊断吻合口瘘和腹腔感染的重要手段。因此,放置适当的腹腔引流管至关重要,并随时注意观察引流液的量和性质,保持腹腔引流管引流通畅以防堵塞。如胰肠吻合口附近的引流量较大,色泽浅淡,无黏性,且淀粉酶含量超过1 000 U/mL即可确诊为胰瘘。一旦发生胰瘘,即应充分引流,积极治疗。对引流不畅者,应及时调整引流管的部位。必要时行再次手术引流。在引流的同时还要注意患者的营养摄入。可先通过中心静脉导管进行胃肠外营养支持。成人每天所需热量为124～145 kJ/kg,氮为0.2～0.3 g/kg;热能与氮的比例一般以(413～620)kJ：1 g为宜。氨基酸、葡萄糖、脂肪乳剂、维生素、微量元素和电解质混合后使溶液渗透压适宜。生长抑素能减少胰液分泌,每天0.1～0.3 g,使用2～3周即可使瘘口自愈率从27.3%上升至50%,病死率则降至22%。生长激素有改善蛋白合成和促进组织愈合的作用,与生长抑素和胃肠外营养合用有助于胰瘘的愈合。病情稳定且引流液减少后可改用肠饲。胰腺手术后,加强肠内和肠外营养支持,使用抑酸药物、生长抑制素等以抑制胰腺的外分泌功能,有助于减少胰瘘的发生。近年来,由于手术技巧的不断提高和加强围术期处理,术后发生胰瘘的病例已并不多见。

2.胆瘘

胰十二指肠切除术后胆瘘的发生率较胰瘘低,充分的术前准备有助于降低胆瘘的发生。预防措施包括:①仔细手术操作,应使胆肠吻合口处于无张力状态和保持良好的血供;②胆肠吻合口内支撑管的合理放置也有助于预防胆瘘的发生。胆瘘的发生率现已有所降低,处理也较容易,只要保持通畅的外引流,自愈的机会很大。

3.腹腔感染

胰腺手术后腹腔引流管引流不畅可导致腹腔内感染的发生,甚至形成腹腔脓肿。其主要表现为发热、腹胀和白细胞计数增高等,如未能及时发现和处理,胰液可腐蚀腹腔内血管而引起大出血和脓毒症,常导致患者死亡。老龄或合并有其他基础疾病的患者,在治疗其并发症的过程中,大量使用激素或其他免疫抑制剂等药物,会增加腹腔内感染的发生。另外,大剂量广谱抗菌药物的不合理使用,增加了二重感染的机会,也可使腹腔感染的发生率增加。因此,术后腹腔引流管的引流通畅和合理使用抗菌药物是预防腹腔感染的有效措施。胰腺癌高龄患者较多,一般情况往往较差,围术期的处理则显得非常重要,行根治性手术的适应证选择要恰当。胰腺手术后要加强术后观察,及早发现问题及时处理,对减少并发症的发生和降低死亡率至关重要。

4.血容量不足

血容量不足是胰腺手术过程中出血量大及过多的第三间隙液丢失所致。应注意加强生命体征的监测,有条件者可行中心静脉压、肺动脉压、肺动脉楔压的监测以指导输液,适量补充胶体液。

5.低钙血症

脂肪酶的释放可导致网膜的脂肪皂化。应注意监测血钙,并及时补充。

6.手术后出血

胰腺手术的出血并发症有两类,即腹内出血和消化道出血。术中仔细操作和彻底止血是预防术后出血的基本保证;处理好胰瘘可避免继发性出血;引流通畅能防止腹腔脓毒症后期的腐蚀性出血;加强支持治疗和常规甲氰脒胍类药物的使用有助于减少应激性溃疡出血的发生。腹内出血可从引流管中引出,如果出血量少,可在严密观察下,保守治疗。如果患者表现周围循环不稳定,应行B超检查或腹腔穿刺,必要时应不失时机地进行手术探查。消化道出血有应激性溃疡出血和胰肠吻合口出血。主要来自三个吻合口和胃黏膜,其表现为呕血和黑便。近年来,胰腺术后常规抗酸药物和生长抑素的应用使应激性溃疡出血的发生率明显降低。对多数患者有利的非手术治疗常可以奏效。如果出血量大,必须果断地及时手术。胰肠吻合口出血多为胰腺断面的渗血,是否由于被激活的胰酶作用于创面的结果,尚无定论。如果保守无效,应手术探查。胰瘘发生后通畅的腹腔引流和冲洗可降低胰液腐蚀周围大血管而引起的继发性出血,后者多在术后2～4周时发生。术后早期发生的失血性休克常与手术有密切的关系,库存血中凝血因子多已破坏,术中大量输入易造成凝血机制的紊乱,达不到止血目的。因此,最好输注新鲜血或成分输血。

7.应激性溃疡

应激性溃疡常称为急性胃黏膜损害,其原因是胃酸、胃蛋白酶对胃壁的损害和胃黏膜屏障功能的破坏,可能与后者的关系更大。临床表现多为上消化道出血,量大时多发生呕血和大量便血。一旦发生出血,通常为持续性。应积极加以预防,可以使用一些抑制胃酸的药物。

(二)术后对机体的影响

1.消化功能的影响

胰切除术后消化功能的恢复是一个较缓慢的适应过程,主要由于两个方面:一方面是由于胃十二指肠及胰切除术后造成的消化道关系的改变和它们的生理功能的丧失,另一方面是胰腺外分泌功能不足,影响脂肪及蛋白质的吸收。大量的脂肪和蛋白质随粪便排出,形成脂肪泻及肉质泻,粪便量多超过正常的2倍,色浅,发亮含有泡沫,有恶臭,在水中漂浮于水面。食入的脂肪有50％～60％及蛋白质的20％～40％不经吸收而排出。由于大量氨基酸和胆盐的丢失,有可能引起肝的脂肪性变。除脂肪泻和肉质泻外,患者常有食欲减退和体重减轻等症状。

2.胰内分泌改变

胰切除术后还可引起糖尿病,尽管全部胰岛已被切除,但胰岛素的需要量并不很大,一般每天25～40 U,比严重的糖尿病患者的需要量为低。在原有糖尿病的患者,当全胰切除术后,胰岛素的需要量也并未增加,甚至还有减少的可能。通常认为,在全胰切除术后不仅消除了胰岛素的产生,同时也不再产生胰岛素的拮抗物胰高血糖素,因此胰岛素的要求不是很大。全胰切除术后的患者由于失去了胰高血糖素的拮抗作用,对胰岛素比较敏感,有时给少量的胰岛素就有可能引起低血糖,在治疗时应加以注意。所需的胰岛素量主要是为了防止酮中毒,而不一定将血糖完全控制在正常水平。全胰切除术所涉及的问题很多,其核心是对手术适应证的掌握和手术中的合理抉择,有选择地保留部分胰腺或部分胰组织的移植,可能有助这些情况的改善。

（李　霞）

第九节　脾脏手术的麻醉

脾脏是一个免疫器官,胎儿脾脏的造血功能在出生时已被骨髓取代,但体内免疫器官和免疫组织是否能替代脾脏的免疫功能,尚待研究。就单个孤立器官而言,脾脏的作用不如其他一些脏器重要,但在某些特殊的情况下,脾脏的重要性就显示出来了。也就是说,脾脏的功能与其他器官或组织的功能密切联系,其自身病变也常常与其他器官或组织的病变有关并相互作用。

20世纪60年代以来,随着免疫学的进展,已认识到脾脏是体内最大的淋巴样器官,是人体免疫系统的重要组成部分,在体液免疫和细胞免疫中起着重要作用。脾脏直接参与细胞介导免疫调节,它拥有全身循环T细胞的25%;脾脏是产生调理素,血清吞噬作用激素和备解素的重要器官,能有效地过滤和清除侵入血液循环的病原体,具有抗感染、抗肿瘤、增加免疫反应的作用。脾切除后人体免疫系统功能的完整性遭到破坏,对病菌的抵抗能力必然下降,容易发生严重感染。早期充血性脾大也是对机体有益的,肿大的脾可容纳因肝硬化门脉高压反流的大量血液,发挥了缓冲、分流的作用,从而减少贲门周围静脉破裂大出血的可能。

既往认为治疗脾破裂的首选方法是全脾切除术。随着暴发性脾切除术后感染的报道逐渐增多,这一传统概念受到了挑战。近年来,随着免疫、分子生物学等的发展,以及对脾脏解剖、生理、病理等方面的深入研究,提出了"生理状态下脾应尽量保留,病理状态下脾应合理切除"的观点。根据脾脏的解剖结构和现有止血措施,脾部分切除已可安全进行。

一、病情特点及麻醉前准备

脾脏具有免疫、滤血和储血三大功能,脾脏与肝脏、肺脏、肠道、胸腺、淋巴结、内分泌系统等关系密切。脾脏常因多种疾病而需行手术治疗,按病因大体可分为脾脏本身疾病和全身性系统疾病两大类。①脾脏本身疾病:脾破裂、游走脾、脾囊肿、脾肿瘤、肉芽性脾炎和脾脓肿等。②血液系统或造血系统疾病:如特发性血小板减少性紫癜、遗传性球形红细胞增多症、丙酮酸激酶缺乏症、戈谢病、霍奇金淋巴瘤、慢性白血病、再生障碍性贫血、自身免疫性溶血性贫血等。③门静脉高压、脾功能亢进、脾大。

因外伤性脾破裂而行脾脏手术时,患者往往存在程度不等的失血性休克,除应积极治疗失血性休克外,也须注意合并存在肋骨骨折、胸部挫伤、颅脑损伤等并存损伤,以防漏诊而发生意外。由全身其他疾病所引发的如门脉高压症、血液病等,病情往往较重且复杂,术前需做特殊准备,患者对麻醉的耐受能力不一,处理需特别慎重。

(一)脾破裂

脾脏血供丰富而质脆,是腹部最易受伤的实质性脏器,脾破裂占各种腹部伤的40%～50%,主要危险是大出血,病死率约10%,约85%为被膜和实质同时破裂的真性破裂,少数为中央型或被膜下破裂,其被膜尚完整,但可在2周内突然转为真性破裂而大量出血,称为延迟性脾破裂,需警惕。外伤性脾破裂常合并有其他脏器损伤,如肝、肾、胰、胃、肠等,增加围术期处理的难度。自发性脾破裂很少见,多有外伤史,且这类患者的脾脏常有基础病因引起病理性肿大,如有血吸虫病、疟疾或伤寒等。

脾破裂常为紧急手术,一旦诊断明确或有探查指征,原则上应在抗休克的同时尽快行剖腹探查术。术前准备时间较短,但应尽可能地给予补液,必要时输血,防治休克及水电解质紊乱,以提高手术的耐受性。如血压在补液后较稳定,可暂时密切观察采取保守治疗,输血、补液、应用止血药物和抗生素。手术治疗多行脾切除,保脾术仅适用于无休克,一般情况较好的患者。

(二)血液系统或造血系统疾病

1.特发性血小板减少性紫癜

病因至今未明,大多数患者血液中可检出抗血小板抗体,但缺乏明确的外源性致病因子,因此,又称特发性自身免疫性血小板减少性紫癜。血小板在脾及肝内被巨噬细胞提前破坏,大部分患者破坏的部位在脾脏。该病特点是血小板寿命缩短、骨髓巨核细胞增多,脾脏无明显肿大。

治疗仍以肾上腺皮质激素为首选药物,其作用机制包括:抑制单核-吞噬细胞系统的吞噬功能,延长与抗体结合的血小板寿命;抑制抗体生成,抑制抗原抗体反应,减少血小板破坏,增加血小板的有效生成;促进内皮细胞融合和蛋白质合成,降低毛细血管脆性,通常在给药3~4天后可见出血减轻。泼尼松为第一线用药,常用剂量为 1 mg/(kg·d),分 3 次口服。对有威胁生命的出血患者,可选用泼尼松龙或氢化可的松等静脉给药。多数患者用药后数天出血停止。70%~90%的患者有不同程度的缓解,15%~50%患者血小板恢复正常。

脾切除是治疗本病最有效的方法之一。作用机制是减少血小板抗体生成,消除血小板破坏的场所。其指征如下:经过皮质激素和各种内科治疗无效,病程超过 6 个月者;激素治疗虽有效,但对激素产生依赖,停药或减量后复发,或需较大剂量维持才能控制出血者;激素治疗有禁忌证,或随访有困难者;有颅内出血倾向,经内科治疗无效者。手术相对禁忌证包括:特发性血小板减少性紫癜首次发作,尤其是儿童;患有心脏病等严重疾病,不能耐受手术;妊娠妇女患特发性血小板减少性紫癜;5 岁以下患儿切脾后可发生难以控制的感染。

切脾有效者术后出血迅速停止,术后 24~48 小时血小板上升,10 天左右达高峰,70%~90%的患者可获得明显疗效,其中约 60%的患者获得持续完全缓解,其余患者的血小板有一定程度上升和出血改善。近年来,对特发性血小板减少性紫癜患者使用腹腔镜脾切除已获成功。部分病例切脾无效或术后数月到数年复发,可能因肝脏破坏血小板或副脾存在,或与脾损伤脾细胞自体移植有关。据报道脾切除后复发患者,副脾的发生可高达 50%。

术前对血小板明显低下者,避免使用抑制血小板功能的药物,如低分子肝素、阿司匹林、双嘧达莫、噻氯匹定、巴比妥类、抗组胺药、前列环素和前列腺素 E、β 受体阻滞剂、右旋糖苷等。术前用药尽量避免肌内注射。特发性血小板减少性紫癜患者若有危及生命的出血,可通过血小板输注加以控制,但不能预防出血。这是由于患者体内存在自身抗血小板抗体,输入的血小板很快被破坏,经常输注又易产生同种抗血小板抗体,使再次血小板输注无效。故不能轻易给特发性血小板减少性紫癜患者输注血小板,须严格掌握适应证,其适应证如下:怀疑有中枢神经系统出血者;血小板数$<20\times10^9$/L,严重活动性出血者;脾切除术前或术中严重出血者。为减少术中出血,术前、术后应给激素治疗,对以往长期应用小剂量激素维持者,术前 2~3 天要加大剂量;手术当天及术中视病情追加用量。丙种球蛋白可阻断单核吞噬细胞系统对血小板的破坏过程。由于静脉输注丙种球蛋白多在首次输注 2 天后起效,故可在术前 3~5 天开始应用。

2.遗传性球形红细胞增多症

遗传性球形红细胞增多症是一种常见遗传性红细胞膜先天缺陷疾病,大部分为常染色体显性遗传。典型病例有脾大、黄疸、贫血、球形细胞增多与红细胞渗透脆性增加。本病以幼儿或青少年多见。男女均可发病。脾切除指征：①血红蛋白≤80 g/L 或网织红细胞≥10％的重型；②血红蛋白≤80 g/L，网织红细胞 8％～10％，具有以下一种情况者也应考虑切脾，贫血影响生活质量或体能活动，贫血影响重要脏器的功能，发生髓外造血性肿块；③年龄限制，主张 10 岁以后手术。对于重型遗传性球形红细胞增多症，手术时机也应尽可能延迟至 5 岁以上。

术前准备：术前可因感染、妊娠或情绪激动而诱发溶血或再障危象，患者出现寒战高热、恶心呕吐、严重贫血，持续几天甚至 1～2 周。应控制感染，保持情绪平稳，必要时用镇静药物，贫血严重者需输血治疗。

3.丙酮酸激酶缺乏症

婴儿型多在新生儿期即出现症状，黄疸与贫血都比较严重，黄疸可发生在出生后 2 天内，甚至需要换血。肝脾明显肿大，生长、发育受到障碍，重者常需多次输血才能维持生命。但随年龄增大，血红蛋白可以维持在低水平，不一定输血。检查可见红细胞较大，非球型。红细胞丙酮酸激酶活性降低，常降至正常值的 30％左右。本病为纯合子发病，杂合子不显症状。成人型症状很轻，常被忽视。多于合并感染时才出现贫血。

4.戈谢病

戈谢病是一种常染色体隐性遗传病。该病引起肝、脾大，皮肤褐色素沉着和结膜黄斑。葡萄糖脑苷脂在骨髓中贮积，引起疼痛。骨的病变可引起疼痛和关节肿胀。严重的还可出现贫血和白细胞、血小板生成减少，以致皮肤苍白、虚弱、容易感染和出血。

常用治疗及术前准备：对没有神经系统并发症的患者以酶补充疗法最有效。贫血严重时可以输血。手术切除脾脏可以治疗贫血和白细胞或血小板减少，也可减轻脾大带来的不适。

(三)门静脉高压

见本章第六节。

二、麻醉处理

一般选择气管内插管全身麻醉。无明显休克、凝血功能正常和全身情况尚好的患者可选择硬膜外阻滞。术中需镇痛完善，尤其在游离脾脏、结扎脾蒂等刺激强烈的操作时。脾脏手术易出血或术前血容量已不足，需建立通畅的静脉通路，必要时行中心静脉穿刺置管。

(一)脾破裂

多为急诊手术，常为饱胃患者，有呕吐误吸危险，需准备好吸引器，麻醉前还可予 H_2-组胺受体拮抗药，能抑制组胺、胃泌素和 M-胆碱能受体激动剂所引起的胃酸分泌，使胃液量及胃液中 H^+ 下降，减少反流误吸的危险及误吸的严重程度。常用药物有西咪替丁、雷尼替丁、法莫替丁等。

在输血输液的同时紧急剖腹探查，一般在控制脾蒂后，活动性出血能够控制，补充血容量后，血压和脉搏能很快改善；否则提示还有活动性出血。在无腹腔污染时，可行自体血回输，收集腹腔内积血，经洗涤过滤后输入。

(二)血液系统或造血系统疾病

许多长期接受皮质激素治疗的患者，可出现垂体-肾上腺皮质系统抑制，手术及应激时可能出现肾上腺皮质危象，而出现循环衰竭，为防止危象发生，术中需常规补充激素，麻醉手术需严格无菌操作。

糖皮质激素的长期应用可导致患者免疫力低下，增加术后感染机会，包括肺部感染、麻醉结束后及拔管前彻底清除呼吸道的分泌物，术后适当镇痛，并鼓励患者咳痰排痰。

经口气管插管需选用质地柔软的导管、低张力气囊等,插管时需轻巧,防止咽喉、气管黏膜损伤及出血;一般不采用经鼻气管插管,以免鼻黏膜损伤出血不止。麻醉诱导与维持力求平稳,避免血压过高引起颅内出血的危险,特别是血小板$<2\times10^9$/L时,可导致自发性出血,特别是颅内出血。

有研究表明,部分吸入麻醉药对血小板凝集及血小板、血栓素 A_2 受体配对亲和力有影响。氟烷在临床使用浓度下有剂量依赖的效果,异氟烷作用较氟烷小;氧化亚氮有骨髓抑制,可引起贫血、白细胞和血小板减少。术中可选用无血小板影响的吸入麻醉药,如安氟烷、七氟烷、地氟烷等。

常用静脉麻醉药、肌肉松弛药对血小板无影响或影响轻微。一般认为,血小板在50×10^9/L以下时不应采用硬膜外麻醉。尽量选择不在肝脏和肾脏中代谢的药物,避免使用对肝脏有损害的药物。但由于超过半数的麻醉药物通过肝脏中降解,故在肝功能不全时,用药量宜适当减少。

加强循环及肝肾功能的监测:术中维持有效的循环血容量,通过心电图、心率、脉搏、血压、中心静脉压、尿量等的监测,避免血容量不足或过多,维持肝肾功能。

由于患者存在贫血、血小板减少,术中可适当补充。血小板由骨髓产生,半衰期为9～10 天。血小板在采血时破坏达 20%,放置 24 小时后破坏 50%,48 小时后损失达 70%以上。当出血倾向严重时应输注新鲜血及适量血小板。还可采用自体血液回输减少异体血的输入。

三、脾切除术后严重并发症

(一)门静脉系统血栓

门静脉系统血栓在肝硬化门静脉高压症脾切除术后患者中发生率较高。门静脉系统形成血栓后,肝血流减少,肝功能受损,甚至引起肝衰竭;可使门静脉压力进一步升高,产生难治性腹水,可引起食管-胃底曲张静脉破裂出血;还可使肠道静脉回流障碍,出现肠坏死,可导致致命的后果。脾切除后,破坏血小板的因素消除,血小板的数量和质量都会增加。现在认为,术后门静脉系统血栓形成不单纯与血小板的数量有关,可能更与血小板质量有关,还与门静脉系统静脉壁的病理改变、血流动力学改变有关。术后常用的抗凝药有阿司匹林、双嘧达莫、低分子肝素,对术前和术中的要求是,对有出血倾向者,应根据病因适当处理,但不能强求纠正到正常。

(二)暴发性脾切除术后感染

脾切除后因患者抵抗力下降,易导致感染,甚至发生凶险的暴发感染,病理性脾切除后这种感染发生率及危险性均较外伤性脾切除者为高。随着保留性脾手术在国内外大量开展,这种可能性会减少。

典型的症状是突然发热、寒战、恶心、呕吐,接着有轻微上呼吸道感染,此过程为 12～24 小时,然后突然暴发败血症、休克、弥散性血管内凝血和肾上腺功能不全。病死率达 40%～70%。50%的患者在脾切除后 1 年内发生,这种综合征曾报道晚到脾切除术后 37 年发生。应该终身提防暴发性脾切除术后感染的危险。对任何迟发的感染应该及时治疗,早期有效的治疗能明显降低病死率。

(刘真富)

第八章　骨科麻醉

第一节　骨科手术的麻醉特点

一、骨科手术体位影响

骨科手术常要求多种体位,常用的体位有仰卧位、侧卧位、俯卧位、侧俯卧位、沙滩椅体位等。若体位不合适、卧位垫放置不合理或术中管理不当,都有可能导致术后相关并发症发生。

(一)呼吸系统并发症

近年来骨科手术采用俯卧位的增加,给麻醉管理带来一定的困难,也增加了呼吸系统并发症的发生概率。俯卧位时患者的胸廓活动受到限制,潮气量、肺活量、功能残气量及胸廓-肺顺应性均显著降低,易造成肺通气不足。因此安置俯卧位时,应取锁骨和髂骨为支点,胸腹离开手术台,以减轻体位对呼吸功能的影响。麻醉选择气管内插管全身麻醉较为安全。麻醉期间适当增加通气量,同时监测呼气末二氧化碳以避免通气不足的发生。

全身麻醉气管内插管后由于体位的变化,比如当患者头转向一侧,或经后路颈椎手术安置头位时,均可能发生气管导管扭曲、梗阻、脱管等意外,因此,气管导管插入的深度应适当,固定要牢固可靠,导管选择有螺纹钢丝的加强气管导管,在翻身及手术体位固定后需立即检查导管的位置,以确保人工气道通畅。

(二)循环系统并发症

血压下降最为常见。麻醉患者术前禁食,麻醉后血管扩张等导致血容量相对不足。当体位突然变化时,可能引起血流动力学的改变,出现血压骤降,严重者可导致心搏骤停。因此,在改变体位前,尽可能补足患者的血容量,并密切观察血流动力学的变化,及时给予正确处理。此外,俯卧位手术时,因支垫物放置不当,压迫腔静脉、肝脏、心、肺,影响静脉回流及心排血量,引起血压下降或静脉回流不畅造成术野出血。截石位膝部约束过紧,支架长时间压迫动脉、静脉,可致血栓形成及肢体缺血性改变。

(三)神经及眼部损伤

上肢过度外展、外旋或托手臂支架较硬,长时间牵拉压迫神经均可造成颈丛、臂丛或尺、桡神经的损伤,这种损伤大多是暂时的,经休息可恢复。颈椎手术时,麻醉操作或安置体位不当,也可造成颈髓损伤。俯卧位手术因头部铺垫可能压迫眼球软组织造成眼部软组织损伤,压迫眼球可诱发眼心反射,使心率减慢,或发生急性青光眼、失明等。因此,安置骨科手术体位时,需考虑周全,既便于术野显露及操作,又要避免并发症的发生。

二、出血与止血带影响

(一)出血对患者的影响

骨组织的血运丰富,创面渗血较多,尤以骨断面和骨髓腔往往渗血难止。影响出血的其他因素,如手术部位、术中操作、手术时间长短、患者体质和术中血压调控等,术前需综合考虑。机体对失血有一定的代偿能力,失血量小于全身血容量的15%~20%时,可输电解质溶液及血浆代用品等,失血量超过血容量的30%时,应给予输血。如短时间内失血超过血容量的10%,即可出现微循环灌注不足,细胞代谢功能障碍,如不及时纠正,可能会发展为多器官的功能障碍或衰竭。因此,维持血流动力学稳定是手术麻醉的安全保障。输血虽是一种有效的治疗措施,但也会引起一定的并发症,如输血反应、感染、传染疾病、凝血障碍等,必须引起临床医师足够重视。

(二)止血带的应用

四肢手术应用气囊充气止血带可减少术中出血并为术者提供清晰的手术视野。止血带使用不当可产生严重的并发症,首先放置止血带的部位应正确,上肢患者应放置在上臂中上1/3处,下肢患者应放置在大腿根部近腹股沟处。使用前须对止血带仔细检查,观察气囊接触皮肤的面是否平整,否则充气后可引起皮肤水疱,其次检查充气囊是否漏气等,充气前应先抬高肢体,并用驱血带驱血,再充气到一个适合的压力,一般上肢需高于收缩压4.0~6.7 kPa(30~50 mmHg),下肢须高于6.7~9.3 kPa(50~70 mmHg)。止血带充气时间上肢为1小时,下肢以1.5小时为限,若须继续使用,应先松气5~10分钟再充气,以免发生神经并发症或肌球蛋白血症。若止血带充气压力过大,时间过久,尤其在麻醉作用不够完善时,极易出现止血带反应,是由肢体缺血引起,多数患者难以忍受,烦躁不安,即使使用全身麻醉药物也难以控制。另外松止血带时由于驱血肢体血管床突然扩大及无氧代谢产物经静脉回流循环,抑制心肌收缩,偶尔出现“止血带休克”,临床表现出汗、恶心、血压降低、脉搏增快,周围血管阻力降低、血钾升高和代谢性酸中毒,此时除补充血容量外,必要时给予缩血管药物。

三、骨水泥影响

骨黏合剂(又称骨水泥)为高分子聚合物,由粉剂聚甲基丙烯酸甲酯与液状甲基丙烯酸甲酯单体构成,在人工关节置换术时为加强人工关节的稳定性,增加关节的负重力和促进患者术后早期活动,在人工假体置入前常先将骨黏合剂填入骨髓腔内。在使用时将粉剂与液状单体相混合成面团状,置入骨髓腔及髋臼内,10分钟左右即能凝固而起固定作用。单体成分复杂,给动物静脉注射单体时,可出现周围血管扩张、低血压和心动过速,剂量较大时可引起肺水肿和出血,甚至死亡。在手术中截除的骨面使一些静脉窦开放,髓腔被骨水泥封闭,加之热效应,髓内压急剧上升,使得髓腔内脂肪,气体或髓颗粒被挤入静脉进入肺循环,引起肺栓塞。目前临床上用骨水泥枪高压冲洗以去除碎屑,骨水泥从底层开始分层填满髓腔,这样易使空气从髓内逸出以减少空气栓塞的发生率,也可以从下位的骨皮质钻孔,并插入吸引管,以解除髓内压的上升,以期降低并发症的发生。

临床上应用骨黏合剂时,有部分患者出现一过性低血压,但能很快恢复。对于血容量不足或心血管功能较差、高龄的患者,血压降低则更为显著,须提高警惕,采用预防措施,防止出现严重低血压甚至心搏骤停。在填塞骨黏合剂前应常规补充血容量,给予小剂量血管活性药物使血压调整到术前水平,在填塞骨黏合剂前尽量避免追加麻醉药以免引起血压下降与骨黏合剂的不良反应协同,采取以上措施多数患者能够安全度过骨水泥期。一旦发生明显的低血压状态,要及时使用缩血管药物纠正低血压,必要时联合用药,低血压状态持续较久将出现不可逆转的改变或意外发生。

四、脂肪栓塞综合征和深静脉血栓

(一)脂肪栓塞综合征

脂肪栓塞综合征是外伤、骨折等严重外伤的并发症。自 1882 年 Zenker 首次从严重外伤死亡病例肺血管床发现脂肪小滴和 1887 年 Bergmann 首次临床诊断脂肪栓塞以来,虽然已经一个世纪,并有不少人从不同角度进行过研究,但因其临床表现差异很大,有的病例来势凶猛,发病急骤,甚至在典型症状出现之前即很快死亡,有的可以没有明显的临床症状,只是在死后尸检发现。因此直至近年来对其病理生理才有进一步的认识。Bagg 等认为该综合征是骨折创伤后72 小时内发生的创伤后呼吸窘迫综合征。创伤早期如出现心动过速,体温升高超过 38 ℃,动脉氧分压下降以及肺部出现"暴风雪"阴影等特殊征象,可以确诊。

脂肪栓塞定义为在肺实质或周围循环中出现脂肪滴。主要病因是伤后骨髓暴露,骨折部位移动促使脂肪细胞释放出脂肪滴,进入血液循环,使脏器和组织发生脂肪栓塞。主要表现在肺或脑血管的栓塞,导致低氧血症,脑水肿,可出现中枢神经症状:意识不清,神志障碍甚至昏迷。

在髋和膝的人工关节置换术中,由于髓内压骤升,可使脂肪滴进入静脉,因此在手术期间也有发生脂肪栓塞的可能,必须予以高度重视。一旦患者出现原因不明的胸痛、胸闷、呼吸困难、气促及心动过速、血压下降、低氧血症或神志障碍、嗜睡及昏迷,并拍摄胸片,发现"云雾状"或"暴风雪状"典型肺部影像,就可以确诊脂肪栓塞,应尽早治疗。

脂肪栓塞的治疗主要是纠正低氧血症和维持血流动力学的稳定,抑肽酶或大剂量肾上腺皮质激素有一定疗效。

1.呼吸支持

可以经鼻管或面罩给氧,使氧分压维持在 9.0～10.7 kPa(70～80 mmHg),创伤后 3～5 天应定时血气分析和胸部 X 线检查。如有呼吸困难可先行气管内插管,病程长应气管切开。进行性呼吸困难,低氧血症患者应尽早行呼吸机机械辅助通气。

2.维持有效循环血容量

补充有效循环容量纠正休克,有条件应补充红细胞和清蛋白,保障血液携氧能力和维持血液胶体渗透压,减少肺间质水肿。如果血压正常,无休克状态,液体出入量应保持负平衡。

3.药物治疗

(1)激素:主要作用是保持活性膜的稳定性,减轻或消除游离脂肪酸对呼吸膜的毒性作用,从而降低毛细血管通透性,减轻肺间质水肿,稳定肺泡表面活性物质的作用。因此在有效的呼吸支持治疗下血氧分压仍不能维持在 8.0 kPa(60 mmHg)以上时,可使用激素。一般采用大剂量氢化可的松,每天 1.0～1.5 g;或每天地塞米松 10～20 mg,用 2～3 天后逐渐减量。

(2)抑肽酶:主要作用是降低骨折创伤后一过性高脂血症,防止脂栓对毛细血管的毒性作用,抑制骨折血肿内激肽释放和组织蛋白分解,减慢脂滴进入血流速度,治疗剂量,每天抑肽酶1.0×10^6 U。

（3）高渗葡萄糖：单纯高渗葡萄糖，葡萄糖加氨基酸，或葡萄糖加胰岛素，对降低儿茶酚胺的分泌，减少体内脂肪动员，缓解游离脂肪酸毒性均有一定效果。

（4）清蛋白：能与游离脂肪酸结合，使其毒性降低，有条件者可以应用。

（5）其他药物：如肝素、右旋糖酐、乙醇等，但作用尚未肯定。

4.辅助治疗

（1）脑缺氧的预防：保护脑功能，减少脑组织和全身耗氧量，降低颅内压，防止高温反应等，给予头部降温或进行冬眠疗法。更重要的是纠正低氧血症。

（2）预防感染：可按常规用量，选用适当抗生素。

（3）骨折的治疗：需根据骨折的类型和患者的一般情况而定，对严重创伤患者可做临时外固定，对病情许可者可早期行内固定。

（二）肺血栓栓塞症（PTE）与深静脉血栓形成（DVT）

PTE与DVT实际上是一个疾病的两个方面，因为肺血栓栓塞症的血栓主要来源于深静脉血栓，近来人们倾向将两者合称为静脉血栓栓塞症。肺血栓栓塞主要发生在关节置换术后，术后7天内是深静脉血栓形成的高危阶段，深静脉血栓形成主要发生在下肢，在髋部手术后深静脉血栓形成高达45%～70%，其中3.6%～12.9%可引起致命的肺血栓栓塞症，但也偶有发生在麻醉期间。下肢骨折或手术后因活动受限，患者常须卧床休息，特别是老年及肥胖患者，其下肢血流缓慢而致静脉血淤滞，深静脉炎及创伤后的应激反应引起血液高凝状态，易使下肢深静脉血栓形成。

肺血栓栓塞所致病情的严重程度取决于以上机制的综合作用，栓子的大小和数量、多个栓子的递次栓塞间隔时间、是否同时存在其他心肺疾病、个体反应的差异及血栓溶解的快慢，对发病过程和预后有重要影响。

1.常见症状

呼吸困难、胸痛、晕厥、烦躁、咯血、咳嗽、心悸，临床上有时出现所谓的"三联征"，即同时出现呼吸困难、胸痛及咯血。

2.常见体征

（1）呼吸系统：呼吸频率快，发绀，双肺可闻哮鸣音、湿啰音，偶有胸膜摩擦音或胸腔积液的相应体征。

（2）心脏体征：心率快，P_2亢进及收缩期杂音，三尖瓣反流性杂音，心包摩擦音或胸膜心包摩擦音，可有右心衰竭表现。

（3）下肢静脉炎或栓塞的体征：不对称性肢体肿胀，局部压痛及皮温升高。

3.辅助检查

（1）血气分析：常提示D-二聚体强阳性（>500 mg/L），PaO_2下降。

（2）胸片：典型的改变是呈叶段分布的三角形影，也可表现为斑片状影、盘状肺不张、阻塞远端局限性肺纹理减少等，小的梗死者X线片完全正常。可合并胸腔积液和肺动脉高压出现相应的影像学改变。

（3）心电图检查：急性肺栓塞的典型ECG改变是QRS电轴右偏，肺型P波，Ⅰ导联S波加深，Ⅲ导联有小q波和T波倒置。但典型改变的阳性率低，仅见于大块或广泛的栓塞。多于发病后5～24小时出现，数天至3周后恢复，动态观察有助于对本病的诊断。

（4）超声心动图：可见心室增大，了解肺动脉主干及其左右分支有无阻塞。

(5)快速螺旋 CT 或超高速 CT 增强扫描:可显示段以上的大血管栓塞的情况。

(6)磁共振:可显示肺动脉或左右分支的血管栓塞。

(7)放射性核素肺通气/灌注(V/Q)扫描:是目前常用的无创性诊断 PTE 的首选方法。典型的改变是肺通气扫描正常,而灌注呈典型缺损(按叶段分布的 V/Q 不匹配),对亚段以上的病变阳性率>95%。

(8)肺动脉造影(CPA):CPA 是目前诊断 PTE 最可靠的方法,可以确定阻塞的部位及范围程度,有一定创伤性。适应临床症状高度可疑,肺通气灌注扫描不能确诊又不能排除,准备做肺栓子摘除或下腔静脉手术者。

(9)下肢深静脉检查:血管超声多普勒检查和放射性核素静脉造影可发现下肢血栓形成。

4.鉴别诊断

由于 PTE 的临床表现缺乏特异性,易与其他疾病相混淆,以至临床上漏诊与误诊率极高。做好PTE 的鉴别诊断,对及时检出、诊断和治疗有重要意义。

(1)冠心病:一部分 PTE 患者因血流动力学变化,可出现冠状动脉供血不足,心肌缺氧,表现为胸闷、心绞痛样胸痛,心电图有心肌缺血样改变,易误诊为冠心病所致心绞痛或心肌梗死。冠心病有其自身发病特点,冠脉造影可见冠状动脉粥样硬化、管腔阻塞证据,心肌梗死时心电图和心肌酶水平有相应的特征性动态变化,PTE 与冠心病有时可合并存在。

(2)肺炎:当 PTE 有咳嗽、咯血、呼吸困难、胸膜炎样胸痛,出现肺不张、肺部阴影,尤其同时合并发热时,易被误诊为肺炎。肺炎有相应肺部和全身感染的表现,如咳脓性痰、寒战、高热、外周血白细胞数显著增高、中性粒细胞比例增加等,抗菌治疗可获疗效。

(3)特发性肺动脉高压等非血栓栓塞性肺动脉高压:特发性肺动脉高压则无肺动脉腔内占位征,放射性核素肺灌注扫描正常或呈普遍放射性稀疏。

(4)主动脉夹层:PTE 可表现胸痛,部分患者可出现休克,需与主动脉夹层相鉴别,后者多有高血压,疼痛较剧烈,胸片常显示纵隔增宽,心血管超声和胸部 CT 造影检查可见主动脉夹层征象。

(5)其他原因所致的胸腔积液:PTE 患者可出现胸膜炎样胸痛,合并胸腔积液,需与结核、肺炎、肿瘤、心力衰竭等其他原因所致的胸腔积液相鉴别。其他疾病有其各自临床特点,胸腔积液检查常有助于做出鉴别。

(6)其他原因所致的晕厥:PTE 有晕厥时,需与迷走反射性、脑血管性晕厥及心律失常等其他原因所致的晕厥相鉴别。

(7)其他原因所致的休克:PTE 所致的休克属心外梗阻性休克,表现为动脉血压低而静脉压升高,需与心源性、低血容量性、血容量重新分布性休克等相鉴别。

5.治疗措施

(1)急救措施:宜进行重症监护卧床 1~2 周,剧烈胸痛者给止痛剂、镇静剂。纠正急性右心衰竭,防治休克。改善氧合和通气功能,吸氧或无创面罩通气,必要时气管插管人工机械通气。

(2)溶栓治疗:大面积 PTE 在 2 周内可以行溶栓治疗。活动性内出血、近期自发性颅内出血禁忌行溶栓治疗,手术、分娩、妊娠、活检、出血疾病、细菌性心内膜炎、严重高血压、近期的神经外科或眼科手术、近期曾行心肺脑复苏、严重的肝肾功能不全等患者行溶栓治疗需慎重。

6.栓塞与麻醉

尽管麻醉期间肺栓塞颇为罕见,但在骨科手术麻醉期间仍有报道。施行椎管内麻醉时,可能由于椎管内麻醉神经根受阻滞,使下肢肌肉松弛、血管扩张,使存在于静脉内原先比较固定的栓子松动和脱落进入血液循环。另外,麻醉后因手术野消毒和手术操作等原因,增加肢体活动,有可能使血管内松动的栓子脱落。

临床表现为突然发作呼吸困难、气促、发绀,经吸氧后低氧血症无明显改善,大汗淋漓,四肢厥冷,烦躁不安,意识不清,血压下降,心率加快,甚至心搏骤停。尽管肺血栓栓塞的发生与麻醉无直接关系,一旦在术中发生,发病突然,病情极其凶险,大多数病例常因抢救无效可在数分钟或1~2小时死亡。因此常常被误诊为麻醉意外,对麻醉医师来说,对术中可能发生肺血栓栓塞症应有足够的警惕,术前应告知患者及家属可能存在的风险。

也有学者认为硬膜外阻滞和蛛网膜下腔阻滞后的患者,其术后深静脉血栓形成的发生率显著低于全麻患者,其原因可能是椎管内麻醉使交感阻滞,血管扩张,不仅动脉血流增加,而且静脉排空率也增加,减少血液黏稠度,局麻药可抑制血小板吸附、聚集和释放,并可抑制白细胞的移动和聚集,可能有利于防止静脉血栓的形成。

(李 芳)

第二节 骨科手术的麻醉选择

骨科麻醉具有很强的专科特点,且各亚专科之间差异非常显著。所以,从事骨科麻醉应掌握骨科各亚专科疾病特点、手术方式内容及对麻醉选择的影响。骨科手术麻醉方式可选用区域阻滞、全身麻醉或两者联合的方法,主要取决于患者的健康状况、手术医师和患者的要求、手术时间及方式及麻醉医师的技能和习惯。以下是几种主要骨科手术的麻醉选择。

一、四肢手术麻醉

(一)上肢手术

大多数上肢手术可在不同路径的臂丛神经阻滞下完成。肩部手术可在颈丛-臂丛联合神经阻滞麻醉下完成,若切口延伸到腋窝须辅助皮下局部浸润麻醉。肘部手术可采用肌间沟或腋路臂丛神经阻滞。手和前臂内侧为 $C_{7~8}$ 和 T_1 支配,肌间沟法有时阻滞不全,最好采用经腋路臂丛神经阻滞。长时间手术如多指断指再植可选择连续臂丛神经阻滞。双上肢同时手术的患者尽量选用全身麻醉,禁忌行双侧肌间沟法臂丛神经阻滞麻醉。

(二)下肢手术

下肢手术在纠正低血容量休克后,使用止血带情况下,可选用蛛网膜下腔阻滞、硬膜外阻滞或蛛网膜下腔-硬膜外联合阻滞下完成,但应注意控制麻醉平面,并严密监测循环状况。也可采用神经阻滞或神经阻滞与全身麻醉联合应用的方法。单纯足部手术可采用踝关节处神经阻滞或联合坐骨神经阻滞。由于踝部深层结构几乎均为坐骨神经分支支配,因此采用坐骨神经阻滞即可满足踝关节手术麻醉和术后镇痛要求,如需要在大腿上使用气囊止血带则必须同时做股神经、闭孔神经阻滞和股外侧皮神经阻滞。长时间手术也可在连续神经阻滞下完成,利于术后镇痛和康复功能锻炼。

（三）髋、膝关节置换手术

髋、膝关节置换手术可以选择硬膜外-腰麻联合麻醉，具有起效快，肌松好等优点。但以下患者则须采用全身麻醉：高龄椎管有退行性改变；不能完全配合；伴有多个脏器并发症。同时可辅助外周神经阻滞，有利于减少全身麻醉用药量，维持良好术后镇痛，有助于术后功能锻炼和早期康复。

二、脊柱手术麻醉

（一）所有颈、胸、腰椎减压固定术及脊柱矫形术

所有这类手术均应采用全身麻醉，可选用静吸复合全麻、静脉全麻和靶控输注全凭静脉全麻（TCI）等方法。TCI 具有操作简便、镇痛完善、可控制血压、苏醒迅速等优点，还具有脊髓保护作用，故近年在脊柱手术中应用广泛。

（二）不稳定颈椎骨折

此类手术宜在健忘镇痛慢诱导下行气管插管全身麻醉，也可在有效支撑保护下行快速诱导视频喉镜辅助强迫位气管插管全身麻醉，也可在纤维支气管镜辅助下完成。颈椎后路手术翻身过程中要求保持颈、胸部"同轴位"翻身，避免脊髓二次损害，甚至心搏骤停的发生。脊柱后路手术为保证呼吸道通畅，防止气管导管脱出，必须采取有效的措施保护气管导管，并于术中连续监测呼气末二氧化碳，定时检查导管位置，以防发生意外。

（三）腰椎手术

腰椎手术包括小切口椎间盘摘除到大范围的椎板融合术，此类手术时间长、失血多，麻醉选择应依据手术方法而定，单纯椎间盘髓核摘除术可选用局部浸润麻醉和单次硬膜外麻醉，复杂手术则选用全身麻醉，也可联合使用硬膜外麻醉和全身麻醉。选择硬膜外麻醉需慎重，虽然硬膜外麻醉可提供良好的术后镇痛，但可能影响腰椎手术后感觉运动功能异常的早期诊断。

（四）椎体成形术

椎体成形术属于微创手术，在 G 形臂透视下行球囊膨胀，骨水泥植入，可用全身麻醉或局部浸润麻醉。术中常规监测 ECG、BP、SPO_2，面罩吸氧 $3\sim5$ L/min，确保呼吸道通畅。

三、骨盆手术麻醉

骨盆骨折为松质骨骨折，本身出血较多，加之盆壁静脉丛多无静脉瓣阻挡回流，以及中小动脉损伤，严重的骨盆骨折往往有大量出血，选择全身麻醉更利于术中循环管理，维持循环稳定，保证重要脏器的血供。部分骨盆手术需要侧卧或俯卧位，普通气管导管易打折、扭曲，所以全麻插管时应选择螺纹钢丝气管导管，并且固定牢靠。

四、骨肿瘤手术麻醉

骨肿瘤多发于下肢、盆腔和脊柱。下肢主要为原发肿瘤、神经纤维瘤，体积大，血运丰富。脊柱肿瘤中，椎管内肿瘤多为良性的神经鞘膜瘤和神经纤维瘤，术中出血少；椎体、附件肿瘤常为恶性转移瘤，多来源肺癌、肾髓样癌，血运丰富，麻醉方式均选择全身麻醉。预期出血少的上、下肢的骨肿瘤切除重建手术，可选用椎管内、臂丛及坐骨-股神经阻滞麻醉。但股骨上段骨肿瘤无法使用止血带、术中出血多、手术时间长者，为保障患者安全，建议选择全身麻醉。

全身麻醉适应于肱骨头及肩胛骨肿瘤、骨盆肿瘤、骶尾部肿瘤、脊柱肿瘤切除、内固定或重建

术。出血多、手术时间长者,除常规监测外,还应做动、静脉置管,监测有创动脉血压,中心静脉压等,定期检测血气分析、血糖,术中需维持体温和有效循环血量。

(李 芳)

第三节 手足手术的麻醉

一、手外科手术麻醉

手外科常用的麻醉方法有许多种,总体上可以分为全身麻醉和局部麻醉两大类。

(一)局部麻醉

局部麻醉是手外科常用的麻醉方法,与全身麻醉相比,局部麻醉对机体的生理活动如新陈代谢、呼吸系统、循环系统以及主要器官如心脏、肝脏、肾脏的影响都比较小,这对于有严重心血管系统疾病、呼吸系统疾病和肾脏疾病的患者来说非常重要,这类患者对全麻耐受性比较差,属于全麻高危患者,但他们可以耐受局部麻醉,经受上肢的手术,只要审慎地处理,在大多数情况下不会出现严重的后果。

局部麻醉的方法有臂丛神经阻滞、周围神经阻滞和上肢静脉内麻醉等。

1.臂丛神经阻滞麻醉

(1)锁骨上入路:经锁骨上入路施行臂丛神经阻滞,方法是从锁骨上在第1肋骨附近臂丛神经周围注射麻醉药。为提高成功率并降低并发症的发生率,以后学者对这种方法进行了许多改良。最常用的经典锁骨上阻滞法由 Bonica 和 Moore 描述,该方法是从锁骨中点上 0.5 cm 处进针,找到第 1 肋骨,沿第 1 肋骨从前斜角肌外缘向中斜角肌前缘移动针头,当出现异感时,注入 8~10 mL 局部麻醉药。可以寻找不同神经的异感,以便获得满意的麻醉效果。

该方法的优点是麻醉效果好,起效快,不良反应小,并发症少,适用于大多数上肢手术。施行锁骨上阻滞麻醉,患侧手臂放置在身体侧方,不用移动,这对于上肢有伤痛的患者有好处。锁骨上阻滞麻醉辅以其他麻醉,适用于上臂上部和肩部的手术。缺点则是可能出现气胸、膈神经阻滞、霍纳综合征等并发症。

气胸:锁骨上阻滞麻醉进针不能超过第 1 肋骨。由于锁骨的中点经常不与第 1 肋骨对应,针尖刺破肺尖会造成气胸,发生率为 0.5%~6%。最初的症状是患者主诉胸部疼痛,尤其在深呼吸时加重。由于气胸通常需要 6~12 小时出现,所以一开始,物理检查和/或在 X 线平片上无异常表现。治疗气胸的方法是吸氧、镇痛。气胸<20%,不需要胸腔闭式引流,肺部能够重新膨胀;气胸>20%,需要胸腔闭式引流,从胸膜腔吸出空气,对患者进行监护,直到在 X 线平片证实肺部重新膨胀为止。

膈神经阻滞:由于药物弥散到前斜角肌的前面,造成膈神经麻醉,发生率为 40%~60%。患者主诉呼吸困难,但是仍然能够扩张胸廓,症状由来自横膈的神经传入冲动减少所致。可以通过拍 X 线平片证实,分别在深吸气和深呼气时拍片,观察膈肌的位置。一侧膈神经阻滞通常不需要特殊治疗,随着麻醉药物作用消退,症状会自然消失。

霍纳综合征:局麻药弥散,阻滞颈交感神经链,引起霍纳综合征,发生率为 70%~90%,表现为上睑下垂、瞳孔缩小、同侧面部无汗。麻药作用消退后,症状自然消失,不需要治疗。必要时可以用去氧肾上腺素治疗眼部的症状。

(2)血管周围臂丛神经阻滞麻醉:这种方法的解剖基础是从颈椎横突到腋窝以远数厘米存在一个筋膜鞘,其中包含臂丛神经根和上臂的主要神经分支。可以从不同的部位把局部麻醉药注入该筋膜鞘中,注入麻药的容量决定麻醉的范围。只需要注射1针。这种方法提高了臂丛神经阻滞的安全性,降低了并发症的风险。有3个注射部位可供选择:斜角肌间、锁骨下动脉周围和腋窝。

斜角肌间阻滞麻醉:斜角肌间隙位于肺尖和锁骨下动脉的上方,前、中斜角肌之间。施行斜角肌间阻滞,患者采用仰卧位,头稍微转向对侧。先让患者主动抬头,突显胸锁乳突肌。麻醉师把示指和中指放在胸锁乳突肌锁骨头后缘的后面,然后让患者放松头部。此时麻醉师的手指位于前斜角肌的上面。向后外方向轻轻移动示、中指,可找到斜角肌间沟。在环状软骨水平,即第6颈椎横突水平,从示、中指之间进针,进针方向与颈部侧面垂直,针尖稍微偏向下方。慢慢进入,直到出现异感就推药;或者先把针尖抵到颈椎横突,接着从前向后移动针头找异感,一出现异感就推药。注射 20 mL 麻醉药能够阻滞臂丛和颈丛下部。尺神经有可能麻醉不完全。注射 40 mL 能够完全阻滞臂丛和颈丛。施行肩部手术时,可采用这种麻醉方法。在施行麻醉时,如果能找到放射到肩部的异感,则麻醉效果会更满意。

斜角肌间阻滞麻醉的优点是操作简单,尤其适合肥胖的患者。用较少的麻醉药就能够获得较好的上臂和肩部的麻醉效果,适用于上臂和肩部的手术。由于进针点位置比较高,可以避免引起气胸。对上肢感染或恶性肿瘤患者,因为进针点高于颈部淋巴结的位置,可以避免感染和肿瘤的播散,所以适合采用这种麻醉方法。缺点是对尺神经阻滞不全,甚至完全没有效果。补救的办法是增加麻醉药物的容量,或者在肘部封闭尺神经。有报道把药物注射到蛛网膜下腔、硬脊膜外腔、椎动脉内等并发症。在麻醉时,进针方向稍微偏向下方,就能够避免这些并发症的发生。反射性交感神经萎缩非常少见。膈神经阻滞是由于把药物注射到前斜角肌前面或者药物向头侧弥散阻滞 $C_{3\sim5}$ 而引起。单侧膈神经阻滞降低肺功能,因此,对侧膈肌麻痹的患者不能用这种麻醉方法。

锁骨下动脉周围间隙臂丛阻滞麻醉:锁骨下动脉周围间隙位于前、中斜角肌之间。斜角肌间沟的定位方法与上面介绍的相同,找到斜角肌间沟后,手指向下移动,触及锁骨下动脉搏动后,从锁骨下动脉后缘进针,针尖方向朝尾侧。如果没有触及锁骨下动脉搏动,就沿中斜角肌前面进针。臂丛神经位于中斜角肌的前面,针头碰到臂丛神经干诱发异感。在大多数情况下,首先会遇到臂丛中干。如果没有遇到臂丛神经,针头就抵到第1肋骨,接着沿第1肋骨找异感,一出现异感就注射 20～40 mL 麻药。

该方法的优点是操作简单,麻药用量少,起效快。不会出现把药物注射到蛛网膜下腔、硬脊膜外腔、椎动脉内等并发症。缺点是有以下并发症:①膈神经阻滞,非常罕见,发生率低于 2%,一般不需要特殊处理;②喉返神经阻滞引起声音嘶哑,发生率低于 1%,只发生在右侧,原因是右侧的喉返神经绕过锁骨下动脉,而左侧的喉返神经绕过主动脉弓;③发生气胸,非常罕见,是由于进针太靠内侧或者外侧,刺破肺尖所致,所以在进针的时候,要沿着中斜角肌向下。

腋部臂丛神经阻滞麻醉:由于腋动、静脉和臂丛神经的位置表浅,所以操作比较简单,该方法是手外科最常用的麻醉方法。在实施腋部臂丛神经阻滞麻醉时,患者上臂置于外展外旋位。下面介绍常用的几种方法。

腋动脉穿刺法:在腋部,上肢的多个主要神经位于腋动脉的周围,所以有些麻醉师有意用针头穿刺腋动脉,当有回血后,慢慢地边退注射器边回吸,直到没有血液被抽出,这时针尖已退到血管外面,但仍在筋膜鞘内。注入 40～50 mL 局麻药。另一种方法是先穿刺腋动脉,当有回血后,慢慢地边前进边回吸注射器,直到没有血液被抽出,这时表明针尖在血管外面,但仍在筋膜鞘内。稳住注射器,注入局麻药。注射完毕后拔出注射器,用手指压迫注射部位,防止出现血肿。若血液流出血管,不仅可稀释麻药,而且可水解麻药,从而影响麻醉效果。有的麻醉师喜欢先穿出腋动脉向深部注射一半麻药,然后向后退出腋动脉再注射另一半麻药,这样可以缩短起效时间。

腋动脉周围找异感法:针头沿腋动脉上缘切线方向进入腋鞘,针尖略微偏向头侧,有利于避开腋静脉。分别在腋动脉上面和下面找异感,异感一出现,就注射 10～20 mL 麻药,总共用 30～40 mL。尺神经和正中神经的异感容易找到,而桡神经由于位于腋动脉的后方,其异感不容易找到。找异感有可能损伤神经。注射完毕后,用手指压迫注射点远侧,有助于麻药在腋鞘内向近侧弥散。上臂内收能够减轻肱骨头对腋鞘的压迫,也有助于麻药在腋鞘内向近侧弥散。可以用神经异感、动脉穿刺、电刺激、突破感等方法判断针头是否在腋鞘内。

腋部臂丛神经阻滞麻醉的优点是既简单又安全,几乎不会造成气胸、膈神经麻痹、星状神经节阻滞、麻药误入蛛网膜下腔、硬脊膜外腔或脊椎动脉等并发症,适应证比较广泛,适用于双侧臂丛神经阻滞或有肺气肿的患者、儿童患者、不太合作的患者以及门诊患者等。缺点是如果患者肩部不能被动外展,就不能用这种方法。通常所用麻药剂量比肌间沟麻醉用量大。在麻药使用剂量较小的情况下,肌皮神经得不到阻滞,这时可以在位于腋动脉上方的喙肱肌腹内单独注射5 mL 麻药以阻滞肌皮神经。有报道腋动脉或腋静脉由于受到穿刺,引起上肢的血供不全或者回流障碍,虽然这种情况非常罕见,但应该特别注意。

腋动脉周围广泛浸润法:这种方法不用刻意找腋鞘和神经,而是用麻药把皮肤与肱骨之间腋动脉周围的组织广泛浸润。在体表标志不明显,并且其他方法不适用的情况下,可用这种方法。Thompson 和 Rorie 认为腋鞘内有纤维隔,限制麻药的弥散,主张用广泛浸润法。用 1.5 cm 长的25 号针头在腋动脉上、下分别注射 10 mL 麻药,每次改变针头的方向。如果出现异感,就注射3 mL 麻药。初次注射后,如果麻醉效果不好,还可以在腋动脉上方或者下方重复注射 1 次。有学者不同意这种看法,认为没有纤维隔,或者即使有纤维隔,其阻隔作用也是有限。该方法的优点是用少量的麻药就能够获得好的效果,降低麻药的毒性作用;缺点是对桡神经的阻滞效果比较差。

在进行各个部位的臂丛神经阻滞麻醉时,使用神经电刺激仪可以对各个神经进行准确定位。用神经电刺激仪时,根据哪个肌肉收缩,判断是相应的哪个神经受到刺激。这种方法的优点是不必穿刺腋动脉,以免形成局部血肿。在不同的部位,如斜方肌间沟、锁骨上、腋窝使用神经电刺激仪,效果都不错。在臂丛神经鞘内留置插管,可以连续或者多次给药,还可用于术后镇痛。插管时,感觉到突破感,寻找神经异感或者用电刺激仪定位,以确认导管放置在正确的位置。

2.周围神经阻滞麻醉

(1)肘部周围神经阻滞麻醉:在肘关节周围可以对尺神经、正中神经、桡神经、前臂内侧和外侧皮神经进行封闭。在临床上,单纯应用肘部周围神经阻滞并不多。原因是同时封闭多个神经,所用麻药的容量不比臂丛神经阻滞所用的少,且患者不能耐受上臂止血带痛,所以一般只在臂丛神经阻滞不全的情况下作为补充使用。比如用肌间沟阻滞麻醉不容易封闭尺神经,可以在肘部封闭尺神经。①尺神经阻滞:在肱骨内上髁后尺神经沟内触及尺神经,在局部注射 5 mL 麻药。

注意针尖不要刺入尺神经,避免损伤神经。②正中神经阻滞:在肘关节稍上方正中神经位于肱动脉的后内侧。在肘横纹略上方从肱动脉的内侧进针,找到正中神经异感后,注入5～10 mL麻药。③桡神经阻滞:在肱骨外上髁上方3～4 cm,桡神经紧靠肱骨下端。针头穿过外侧肌间隔,找到桡神经异感后,注入5～10 mL麻药。④前臂内侧和外侧皮神经阻滞:在肘部皮下环行注射麻药,可以封闭前臂内侧皮神经和外侧皮神经。

(2)腕部周围神经阻滞麻醉:腕部周围的神经阻滞在手外科很常用,操作简单,术中能够保留手指的主动活动。可以对正中神经、尺神经、桡神经进行封闭。①正中神经阻滞:正中神经在腕部位于掌长肌和桡侧腕屈肌肌腱之间。腕部正中神经的阻滞方法如下:在近侧腕掌侧横纹从掌长肌和桡侧腕屈肌肌腱之间入针。如果掌长肌缺如,就从桡侧腕屈肌肌腱尺侧进针。找到异感后,注入5 mL麻药。注意把麻药注射在神经周围而非神经内。另一种方法把麻药注入腕管,阻滞正中神经。操作方法如下:从掌长肌肌腱尺侧进针,腕关节轻微背伸,针头方向朝向腕管,稍微偏向桡侧,如果未引出异感,就稍微退回针头,改变方向后重新往腕管深处进针,注射5～7 mL麻药。如果针头在腕管内,注射时,操作者放在腕管远侧的另外一只手的示、中指可以觉察到膨胀感。②尺神经阻滞:尺神经的背侧皮支在腕部以近发出,在腕部尺神经邻近尺侧腕屈肌肌腱桡侧,尺动脉位于尺神经的桡侧。在腕部封闭尺神经,从尺侧屈腕肌肌腱桡侧进针,出现异感后,注射5 mL麻药,接着在进针点与腕背中点之间皮下注射5 mL麻药,可封闭尺神经背侧皮支。③桡神经浅支阻滞:桡神经浅支在桡骨茎突水平分成多个终末皮支。在桡动脉桡侧与腕背中点之间皮下注射5～7 mL局麻药可以封闭桡神经浅支。

(3)指神经阻滞麻醉:每个手指感觉由四个神经支支配:背侧两支、掌侧两支。①指根环行阻滞:顾名思义就是在指根的皮下环行注射局麻药,这种方法有可能造成手指的坏死,现在要避免使用。②掌侧入路:在远侧手横纹近侧屈指肌腱上方皮肤内注射一个皮丘,在肌腱两侧的神经血管束周围分别注射2～3 mL麻药。这种方法简单,效果良好,缺点是由于手掌皮肤痛觉神经纤维丰富,操作时患者感觉特别疼痛。③背侧入路:在手指蹼稍近侧伸指肌腱侧方注射一个皮丘,然后在伸指肌腱腱帽浅层注射1 mL麻药,以阻滞手指背侧神经,然后向掌侧慢慢进针,直到隔着掌侧皮肤能够摸到针尖为止,注射1 mL麻药,以阻滞掌侧指神经。退回针头,改变方向,从伸指肌腱上面横过,到达手指对侧,在皮内注射麻药形成一个皮丘,退出针头,从手指对侧的皮丘进针,一直到掌侧皮下,注射1 mL麻药,完成麻醉。相比之下,经背侧入路麻醉时,患者的疼痛较轻。④屈指肌腱鞘管内麻醉:在屈指肌腱鞘管内注射2 mL麻药,能够获得良好的效果。方法是在远侧手掌横纹或者掌指横纹处垂直皮肤进针,抵达指骨后,边退注射器边轻轻注射,当感觉注射的阻力明显减小,停止倒退,稳住注射器,这时针尖在肌腱与鞘管之间,注射2 mL麻药即可。这种麻醉方法简单,不会误伤指神经血管束,只需注射1针,麻药用量较少,起效快,尤其适合儿童。缺点是偶尔手指背侧的麻醉效果不完全,需要在手指背侧补加麻药。⑤手指掌侧皮下麻醉:在掌指纹中点稍远处进针,在手指掌侧皮下注射2～3 mL麻药,只需要注射1针,其效果与鞘管内麻醉相同。优点和缺点与鞘管内麻醉相似,但操作更简单。

神经损伤是各种局部神经阻滞麻醉的并发症之一。与神经损伤有关的严重的持续时间长的并发症非常罕见。偶尔术后出现疼痛性异感。这种症状有时自发出现,有的在神经受到压迫时或者当手臂外展时出现。在大多数情况下,疼痛性异感在数周或数月后消失。有个别报道症状持续1年以上。造成神经损伤的原因有很多。其中一个重要原因是注射针头直接损伤神经所致。选择短斜针尖的针头(45°),能够有效地降低这种并发症的发生。

(4)局部浸润麻醉:局部浸润麻醉适合小面积浅表麻醉,也可以在神经阻滞麻醉不完全的时候,作为一种补充方法应用。这种方法不宜大范围使用,否则麻药容量大,会使组织异常水肿。

3.上肢静脉内麻醉

在术侧上臂安放两个止血带,用20~22号套管针头做静脉插管,固定好套管针。抬高术侧上肢,用驱血带从手指尖到止血带驱血。然后给近侧止血带充气,拆除驱血带。慢慢注射局部麻醉药利多卡因3 mg/kg,浓度0.5%,4~6分钟起效。麻醉持续时间由止血带控制,只要不松止血带,就一直有效。近侧止血带保持充气状态20分钟,或者当患者感觉止血带不适时,给远侧止血带充气,充气完成后,松开近侧的止血带。因远侧的止血带位于麻醉区域,一般能够持续大约40分钟,患者可没有不适感。等手术完成以后,如果手术时间短于20分钟,松止血带,过15秒重新打气,保持30秒再松开止血带,以防麻醉药一次回流到全身过多;如果手术时间长于40分钟,可以直接松开止血带,不必再给止血带充气。松止血带后大约有50%的麻药继续与局部组织结合持续30分钟。如果需要在止血带放松后30分钟以内重新麻醉,这时麻药用量是初始剂量的一半。如果术前估计手部手术的时间很长,就在肘静脉留置插管,可以反复驱血,重复给药,以延长麻醉的时间。

该方法操作简单,适用于门诊患者。双侧上肢使用也很安全。在这种麻醉过程中,患肢的运动功能能够很快恢复,因此适用于肌腱松解术,便于判断肌腱松解是否彻底。

(二)全身麻醉

1.全麻的适应证

全身麻醉适用于儿童患者、涉及多个部位的手术、持续时间很长的手术、不合作的患者、拒绝局部阻滞麻醉的患者。对于成年患者和部分儿童患者,如果手术时间短,可以用面罩吸入麻醉,不用做气管插管。如果手术时间长、伴有气道问题以及术中需要仰卧位之外的体位时,则需要进行气管插管。全身麻醉根据用药途径不同分为吸入麻醉和静脉麻醉两种。

2.吸入麻醉药

目前使用的吸入麻醉药有氟烷、恩氟烷、异氟烷、地氟烷和七氟烷等。吸入麻醉药可以与氧化亚氮一起使用,也可以单独使用。其优点是非易爆性气体,用于麻醉诱导十分平稳,起效迅速。麻醉深度容易控制。缺点是反复使用氟烷会导致药物性肝炎。用氟烷或恩氟烷全麻,术中用肾上腺素,有引起室性心律不齐的风险。氧化亚氮本身不能产生充分的镇痛作用,常与吸入麻醉药和静脉麻醉药合用。

3.静脉麻醉药

超短效静脉麻药有硫喷妥钠、甲已炔巴比妥和丙泊酚,常用于全身麻醉的诱导。常用芬太尼0.05 mg/mL,辅以氟哌利多2.5 mg/mL、氧化亚氮和肌肉松弛药。血压下降(由于扩张血管)、呼吸抑制、胸壁强直是静脉麻醉药的缺点。

氯胺酮能够起到镇痛作用,同时保留患者的通气功能和保护性反射功能。优点是用于儿童患者比较安全。对儿童患者,可以在麻醉一开始就使用氯胺酮,肌内注射4~5 mg/kg。肌内注射1针氯胺酮3~4分钟后,就可以开始静脉全麻。氯胺酮的缺点是成年患者麻醉后常常会有多梦、幻觉等症状。血压降低和心率加快对有心血管系统疾病的患者有严重的影响。当患者有呼吸道分泌物过多、气道激惹、痉挛性咳嗽、气道阻塞等情况时,静脉全麻的难度增加。

（三）麻醉方法的选择和术后镇痛

1.麻醉方法的选择

双侧臂丛阻滞麻醉时，需要适当减少药物用量，两侧阻滞之间必须间隔30分钟以上，至少有一侧经腋窝入路阻滞麻醉，以免出现双侧气胸和膈神经麻痹，在一侧大腿或在头部（颞浅动脉）监测血压。一侧上肢手术，同时需要做腹部皮瓣、足趾移植、取皮肤或取肌腱等，可以选择臂丛阻滞和连续硬膜外阻滞并用。手术涉及多个部位，如双侧上肢和胸、腹部的手术，应该采用全麻。对门诊、急诊（不住院的）患者以及儿童患者，选择腋窝臂丛阻滞麻醉，以防发生气胸或膈肌麻痹。对儿童患者用全麻，或在基础麻醉下做臂丛麻醉。神经刺激仪对于麻醉的实施很有帮助，能确保把药物准确地注射在神经周围。儿童臂丛麻醉多用利多卡因8～10 mg/kg，10 岁以下用0.5%～0.8%，10 岁以上用 0.8%～1.0%，断指、断掌再植用长效臂丛麻醉。布比卡因、罗哌卡因、依替卡因的镇痛效果可以持续 8～10 小时，待麻醉作用消退到一定程度，用斜角肌间沟阻滞麻醉追加麻醉。对手术时间特别长的患者，可以在臂丛神经鞘管插管，连续用药，手术完成后保留插管，用于术后镇痛。断臂（准备再植）合并其他部位损伤适宜用全麻。对怀孕的患者要尽量避免择期手外科手术。对怀孕的患者施行急诊手术，用麻醉有两点问题：由于应激反应可能导致流产；可能出现药物导致的胎儿发育缺陷，尤其在妊娠前 3 个月这种危险更大。尽量选用周围神经阻滞或者局部浸润麻醉，一般用普鲁卡因或布比卡因，剂量越小越好，以减小对胎儿的影响。普鲁卡因在体内快速水解，血药浓度很低，不会经过胎盘影响胎儿，大部分布比卡因在体内与血浆蛋白结合，只有极少一部分在血液中以游离方式存在，可以经过胎盘。必要时用吗啡 1～2 mg 或芬太尼 0.025 mg 或 0.05 mg 静脉注射。地西泮对胎儿的影响不清楚，尽量避免使用。

2.术后镇痛

无论使用局部或全身麻醉，术中在闭合伤口之前，在伤口内留置一个细导管，在体外一端连接一个 10～20 mL 注射器，配制 0.25%～0.5%布比卡因或罗哌卡因 10 mL 备用。手术后每8 小时注射 2～10 mL，注射量视伤口部位和切口大小而定。这是一种既简单易行又安全可靠的镇痛方法。

二、足外科手术麻醉

（一）麻醉前用药

1.麻醉前用药及用药目的

麻醉前为减轻患者精神负担和完善麻醉效果，在病室内预先给患者使用某些药物的方法、称麻醉前用药。其用药量一般以不使患者神志消失为原则。

麻醉前用药的主要目的如下：①促使皮质和皮质下抑制或大脑边缘系统抑制，产生意识松懈，情绪稳定，提高皮质对局麻药的耐受阈。②提高皮质痛阈，阻断痛刺激向中枢传导，产生痛反应减弱和镇痛。③降低基础代谢、减少氧需要量、使麻醉药的需要量减少，麻醉药毒副反应减轻。④抑制自主神经系统应激性，反射兴奋减弱，儿茶酚胺释放减少，组织胺被拮抗，腺体分泌活动停止以及呼吸、循环稳定。

2.麻醉前用药种类

临床常用麻醉前用药种类主要有以下几种：①镇静药和催眠药，以巴比妥类药中的司可巴妥、异戊巴比妥，苯巴妥钠较常用；②麻醉性镇痛药，有吗啡、哌替啶、芬太尼；③神经安定药，有氯丙嗪、异丙嗪、地西泮等；④抗胆碱药，有阿托品、山莨菪碱等；⑤抗组织胺药主要有异丙嗪和阿利马嗪。

3.麻醉前用药方法

麻醉前用药应采取选择性用药原则。首先根据患者具体情况,如性别、年龄精神状态、体型、体质、全身状况和所采用的麻醉方法、拟订要求的中枢抑制效果,然后有目的地选择药物的种类、剂量,用药时间和途径。总的要求是希望药效发挥最高峰的时间,恰好是患者被送进手术室的时间。

(二)麻醉种类

1.局部浸润麻醉

局部浸润麻醉简称局麻,是比较安全的麻醉方法。沿手术切口线分层注射局麻药,阻滞组织中的神经末梢,一般用于鸡眼切除等较小的手术。

2.区域性麻醉

围绕手术区,在其四周和底部注射局麻药,以阻滞进入手术区的神经干和神经末梢,多用于胼胝的切除术。

3.趾根部阻滞麻醉

在趾根部的两侧注射局麻药,以阻滞趾神经,常用于嵌甲部分切除、拔甲、脓性趾头炎切开引流等(图 8-1)。

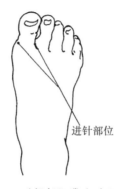

进针部位

图 8-1 趾根部阻滞麻醉示意图

4.踝部阻滞麻醉

(1)先在内踝后一横指处进针,做扇形封闭,以阻滞胫后神经(图 8-2A)。

(2)在胫距关节平面附近的伸母肌内侧缘进针,注射局麻药,以阻断腓浅神经(图 8-2B)。

(3)在外踝下方处进针,注射局麻药,便能阻滞腓肠神经(图 8-2C)。然后在内外踝之间的皮下注射局麻药,并扇形浸润至骨膜,以阻滞许多细小的感觉神经。

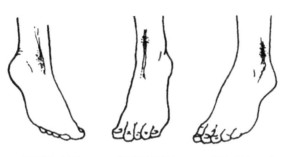

A.阻滞胫后神经　　B.阻滞胫前神经　　C.腓肠神经阻滞

图 8-2 踝部阻滞麻醉示意图

单纯足部手术采用此方法麻醉安全、有效,并发症较少,术者可自行掌握麻醉方法,患者易接受治疗。

5.蛛网膜下腔阻滞麻醉

蛛网膜下腔阻滞麻醉简称腰麻,将麻醉药直接注入蛛网膜下腔,作用于脊神经根及脊髓,产生神经阻滞作用。

6.硬膜外阻滞麻醉

将药物注入硬脊膜外间隙,阻滞脊神经根,使其支配的区域产生暂时的麻痹。该麻醉的优点:①能产生任何脊神经的阻滞作用,可控性强,并可利用不同药物浓度,达到分别阻滞感觉神经和运动神经的目的。②对循环扰乱的程度比腰麻轻,发生过程也比较缓慢。③可获得较好的肌肉松弛。④可根据手术需要,任意延长手术麻醉时间。⑤患者术中清醒,对代谢及肝肾功能影响小,术后并发症少,护理较方便。足踝部手术常选择此麻醉。

硬膜外间隙阻滞麻醉分为单次法和连续法 2 种。单次法系穿刺后将预定的局麻药全部陆续注入硬膜外间隙以产生麻醉作用。此法缺乏可控性,易发生严重并发症和麻醉意外,故已少用。连续法是通过穿刺针,在硬膜外间隙置入塑料导管。根据病情和手术需要分次给药。使麻醉时间任意延长,并发症少,是目前常用的方法。

除上述常用的麻醉方法外,还有基础麻醉加强化麻醉、静脉全身麻醉,包括静脉氯胺酮复合麻醉、神经安定镇痛麻醉、静脉吗啡或芬太尼复合麻醉、吸入性全身麻醉等方法。

(三)麻醉选择

麻醉的选择取决于病情特点、手术性质和要求、麻醉方法本身的优缺点、麻醉者的理论水平和技术经验、设备条件等因素,还要尽可能考虑手术者对麻醉选择的意见和患者自己的意见。

1.病情与麻醉选择

(1)手术患者凡体格健康、重要器官无明显疾病、几乎所有麻醉方法都能适应,可选择既能符合手术要求,又能照顾患者意愿的麻醉方法。凡合并较重的全身性或器官病变的手术患者,麻醉选择首先强调安全、对全身影响最轻的方法。对病情危重,但又必须手术治疗时,除尽可能改善全身情况外,选择对全身影响最小的方法,如局麻神经阻滞或浅全麻。

(2)儿童合作差,麻醉选择有其特殊性,可选择基础加局麻或基础加阻滞麻醉、基础配合全麻。

(3)对老年人的麻醉选择主要取决于全身状况,但老年人的麻醉药用量都应有所减少,只能用最小有效剂量。

2.手术要求与麻醉选择

对足踝部手术,在麻醉选择问题上应根据病情、患者要求和手术部位不同选择不同麻醉方法。有相当一部分患者都可在局麻或神经阻滞麻醉下完成手术。除此之外,椎管内麻醉则可完全满足足踝部手术要求。

(李　芳)

第四节　关节置换术的麻醉

人工关节的材料和工艺越来越先进,接受人工关节置换的患者也越来越多。此类手术确实使患者解除了疼痛,改善了关节活动功能,提高了生活质量。人工关节置换术的不断发展给麻醉带来了新的课题,提出了更高的要求,因为该类患者往往有许多特殊的方面,对此麻醉医师需要有较深的认识,做好充分的术前准备,严密的术中监测和良好管理以及术后并发症的防治工作。

一、关节置换术麻醉的特殊问题

(一)气管插管困难和气道管理困难

类风湿关节炎和强直性脊柱炎的患者常有全身多个关节受累,前者可累及寰枢关节、环杓关节及颞下颌关节等,可使寰枢关节脱位、声带活动受限、声门狭窄、呼吸困难及张口困难等;后者主要累及脊柱周围的结缔组织,使其发生骨化,脊柱强直呈板块状,颈屈曲前倾不能后仰,颞下颌关节强直不能张口。患者平卧时常呈"元宝状",去枕头仍保持前屈,如果头部着床,下身会翘起。这两种患者行气管插管非常困难,因为声门完全不能暴露,且患者骨质疏松,有的患者还有寰枢关节半脱位,如果插管用力不当可造成颈椎骨折,反复插管会造成喉头水肿和咽喉部黏膜损伤、出血,气道管理更加困难。一些患者合并有肺纤维化病变,胸壁僵硬,致肺顺应性下降,通气和弥散能力均降低,可致血氧饱和度下降。对此类患者,麻醉医师在术前访视时,如估计气管插管会有困难者,应事先准备好纤维支气管镜以便帮助插管。合并肺部感染致呼吸道分泌物增多,且易发生支气管痉挛,给呼吸道的管理更增加了难度。

(二)骨黏合剂

为了提高人工关节的稳定性,避免松动和松动引起的疼痛,利于患者早期活动和功能恢复,在人工关节置换术中常需应用骨黏合剂(骨水泥),通常是在骨髓腔内填入骨水泥,再将人工假体插入。骨黏合剂为一高分子聚合物,又称丙烯酸类黏合剂,包括聚甲基丙烯酸甲酯粉剂和甲基丙烯酸甲酯液态单体两种成分,使用时将粉剂和液态单体混合成面团状,然后置入髓腔,自凝成固体而起作用。在聚合过程中可引起产热反应,温度可高达 $80\sim90$ ℃,这一产热反应使骨水泥更牢固。单体具有挥发性,易燃,有刺激性气味和毒性,因此,房间内空气流通要好。未被聚合的单体对皮肤有刺激和毒性,可被局部组织吸收引起"骨水泥综合征"。单体被吸收后大约 3 分钟达峰值血液浓度,在血中达到一定浓度后可致血管扩张并对心脏有直接毒性,体循环阻力下降,组织释放血栓素致血小板聚集,肺微血栓形成,因而患者可感胸闷、心悸,心电图可显示有心肌损害和心律失常(包括传导阻滞和窦性停搏),还可有肺分流增加而致低氧血症、肺动脉高压、低血压及心排血量减少等。单体进入血液后可以从患者的呼气中闻到刺激性气味。肺脏是单体的清除器官,清除速度很快,故一般不会受到损害,只有当单体的量达到全髋关节置换时所释放的单体量的35 倍以上时,肺功能才会受到损害。因此,对肺功能而言,骨水泥的使用一般是安全的。为减少单体的吸收量,混合物必须做充分搅拌。

除单体吸收引起的对心脏、血管和肺脏的毒性反应外,当骨黏合剂填入骨髓腔后,髓腔内压急剧上升,使得髓腔内容物包括脂肪、空气微栓子及骨髓颗粒进入肺循环,引起肺栓塞,致肺血管收缩,肺循环阻力增加和通气灌流比例失调,导致肺分流增加、心排血量减少和低氧血症。为了减少髓腔内压上升所致的并发症,用骨水泥枪高压冲洗以去除碎屑,从底层开始分层填满髓腔,这可使空气从髓腔内逸出以减少空气栓塞的发病率,也可从下位的骨皮质钻孔,并插入塑料管以解除髓内压的上升。

对骨黏合剂使用时对心肺可能造成的影响,必须高度重视,采取预防措施。应当在用骨水泥时严密监测 PaO_2、$PaCO_2$、呼气末二氧化碳分压、血氧饱和度、血压、心律及心电图等。补足血容量,必要时给予升压药,保证气道通畅,并予充分吸氧。下肢关节置换的手术,在松止血带时,要注意松止血带后所致的局部单体吸收,骨髓、空气微栓子或脂肪栓等进入肺循环而引起的心血管反应,甚至有可能出现心搏骤停的意外。

(三)止血带

四肢手术一般都需在止血带下进行,以达到术野无血的目的。但是止血带使用不当时也会出现一些并发症。

(四)激素的应用

1.概述

行人工关节置换的患者常因其原发病而长期服用激素,因此,可有肾上腺皮质萎缩和功能减退,在围术期如不及时补充皮质激素,会造成急性肾上腺皮质功能不全(危象)。对此类患者应详细询问服用激素的时间、剂量和停用时间,必要时做 ACTH 试验检查肾上腺皮质功能。对考虑可能发生肾上腺皮质功能不全的患者,可在术前补充激素,可提前 3 天起口服泼尼松,5 mg,每天 3 次,或于术前一天上午和下午各肌内注射醋酸可的松 100 mg,在诱导之前及术后给予氢化可的松 100 mg 静脉滴注。

2.急性肾上腺皮质功能不全的判定

如果麻醉和手术中出现下列情况,则应考虑发生了急性肾上腺皮质功能不全。

(1)原因不明的低血压休克,脉搏增快,指趾、颜面苍白。

(2)在补充血容量后仍持续低血压,甚至对升压药物也不敏感。

(3)不明原因的高热或低体温。

(4)全麻患者苏醒异常。

(5)异常出汗、口渴。

(6)血清钾升高或钠、氯降低。

(7)肾区痛(腰疼)和胀感、蛋白尿。

(8)在上述症状的同时,可出现精神不安或神志淡漠,继而昏迷。

3.处理

如果考虑为肾上腺皮质功能不全,立即给予氢化可的松 100 mg 静脉推注,然后用氢化可的松 200 mg 静脉滴注。

(五)深静脉血栓和肺栓塞

骨关节手术有许多患者为长期卧床或老年人,静脉血流瘀滞,而手术创伤或肿瘤又使凝血功能改变,皆为静脉血栓的高危因素,在手术操作时有可能致深静脉血栓进入循环。长骨干骨折患者有发生脂肪栓塞的危险性,使用骨水泥时有可能发生空气栓塞。对麻醉医师来说,对术中发生的肺栓塞有足够的警惕非常重要,因为术中肺栓塞发病极其凶险,患者死亡率高,而且容易与其他原因引起的心搏骤停相混淆。因此,术中应密切观察手术操作步骤及患者的反应,严密监测心率、血压、血氧饱和度、呼气末二氧化碳分压等。心前区或经食管超声心动对肺栓塞诊断有一定帮助。如果患者术中突然出现不明原因的气促、胸骨后疼痛、呼气末二氧化碳分压下降、PaO_2下降、肺动脉高压、血压下降而用缩血管药纠正效果不好等表现时,应考虑有肺栓塞的可能。

为了预防和及时发现因静脉血栓脱落而致肺栓塞,术中须维持血流动力学稳定,补充适当的血容量,并在放骨水泥和松止血带时需严密监测生命体征的变化。

对严重肺栓塞的治疗是进行有效的呼吸支持及循环衰竭的纠正与维持。主要方法包括吸氧、镇痛、纠正心力衰竭和心律失常及抗休克。空气栓塞时,应立即置患者于左侧卧头低位,使空气滞留于右心房内,防止气栓阻塞肺动脉及肺毛细血管,也可通过经上肢或颈内静脉插入右心导管来抽吸右心内空气。对血栓性肺栓塞,如无应用抗凝药的禁忌,可用肝素抗凝治疗,或给予链激酶、尿激酶进行溶栓治疗。高压氧舱可促进气体尽快吸收并改善症状。

二、术前准备及麻醉选择与管理

虽然有许多青壮年患者需行关节置换术,但以老年人多见。老年人常伴有各系统器官的功能减退和许多并存疾病,致围术期和麻醉中并发症增多,其死亡率也比年轻人为高。术前需对高龄患者并存的疾病及麻醉的危险因素进行正确评估,对并存疾病应给予积极的治疗。如对于高血压和冠心病患者,术前应给予有效的控制血压及改善心肌缺血,维持心肌氧供需平衡,以减少围术期心脑血管的并发症;慢性气管炎患者应积极治疗,训练深呼吸及咳嗽,以减少术后肺部感染。老年人心肺肝肾功能减退,药物代谢慢,诱导和术中用药应尽量选用短效、代谢快及对循环影响小的药物,如用依托咪酯诱导,以异氟醚、七氟醚、地氟醚等吸入麻醉药为主维持麻醉,尽量减少静脉用药。

(一)术前准备

1.麻醉前访视与病情估计

关节置换的患者,老年人较多,他们常合并有心血管疾病、肺部疾病、高血压及糖尿病等。类风湿关节炎和强直性脊柱炎患者累及心脏瓣膜、心包及心脏传导系统者,须详细检查及对症处理。术前一定要了解高血压的程度,是否规律用药(抗高血压药可用至手术日早晨),是否累及其他器官,有无合并心功能不全。对合并房室传导阻滞和病态窦房结综合征的患者应详细询问病史,必要时安置临时起搏器。慢性肺疾病患者,要注意有无合并肺部感染,术前需做肺功能和血气检查。类风湿关节炎和强直性脊柱炎要检查脊柱活动受限程度,判断气管插管是否困难,胸廓活动受限的程度如何。合并糖尿病的患者,要详细询问病史,服药的类型,检测术前血糖和尿糖值,必要时给予短效胰岛素控制血糖。有服用激素病史的患者,应根据服药史及术前的临床表现、化验结果决定围术期是否需要补充激素。

2.麻醉前用药

一般患者术前常规用药,有严重的循环和呼吸功能障碍的患者,镇静药或镇痛药慎用或不用。有肾上腺皮质功能不全倾向的患者,诱导前给予氢化可的松 100 mg,加入 100 mL 液体中滴注。

3.术前备血

估计术中出血较多的患者,术前要准备好充分的血源。为了节约血源和防止血源性疾病传播和输血并发症,可采用术中血液回收技术或术前备自体血在术中使用。血红蛋白在 10 g 或红细胞比积在 30% 以下,不宜采集自体血。最后一次采血至少在术前 72 小时前,以允许血容量的恢复。拟做纤维支气管镜引导气管插管时,要准备好必备用品,如喷雾器、支气管镜等。

4.维持气道困难的预测与气管插管困难的评估

对类风湿关节炎和强直性脊柱炎影响到颈椎寰枢关节、颞下颌关节致头不能后仰和/或张口困难的患者,应当仔细检查,估计气管插管的难易程度,以决定麻醉诱导和插管方式。目前,预测气道困难的方法很多,现介绍几种方法。

(1)张口度:是指最大张口时上下门牙间的距离,正常应≥3指(患者的示指、中指和无名指并拢),2~3指,有插管困难的可能,<2指,插管困难。不能张口或张口受限的患者,多置入喉镜困难,即使能够置入喉镜,声门暴露也不佳,因此可造成插管困难。

(2)甲颏间距:是指患者颈部后仰至最大限度时,甲状软骨切迹至下颏间的距离,以此间距来预测插管的难度。甲颏间距≥3指(患者的示、中及无名指),插管无困难,在2~3指间,插管可能有困难,但可在喉镜暴露下插管;<2指,则无法用喉镜暴露下插管。

(3)颈部活动度:是指仰卧位下做最大限度仰颈,上门牙前端至枕骨粗隆的连线与身体纵轴相交的角度,正常值>90°;<80°为颈部活动受限,直接喉镜下插管可能遇到困难。

(4)寰枕关节伸展度:当颈部向前中度屈曲(25°~35°),而头部后仰,寰枕关节伸展最佳。口、咽和喉三条轴线最接近为一直线(亦称"嗅花位"或称 Magill 位),在此位置,舌遮住咽部较少,喉镜上提舌根所需用力也较小。寰枕关节正常时,可以伸展35°。寰枕关节伸展度检查方法:患者端坐,两眼向前平视,上牙的咬颌面与地面平行,然后患者尽力头后仰,伸展寰枕关节,测量上牙咬颌面旋转的角度。上牙旋转角度可用量角器准确地测量,也可用目测法进行估计分级:1级为寰枕关节伸展度无降低;2级为降低 1/3;3级为降低 2/3;4级为完全降低。

(二)麻醉方法的选择

1.腰麻和硬膜外麻醉

只要患者无明显的腰麻或硬膜外麻醉禁忌证及强直性脊柱炎导致椎间隙骨化而使穿刺困难,都可选用腰麻或硬膜外麻醉,近年来有学者在腰麻或硬膜外麻醉下进行了大量的髋、膝关节置换术,包括>80岁的高龄患者,均取得了良好效果。而且有研究表明选用腰麻和硬膜外麻醉对下肢关节置换术有如下优点。

(1)深静脉血栓发生率降低,因硬膜外麻醉引起的交感神经阻滞导致下肢动静脉扩张,血流灌注增加。

(2)血压和中心静脉压轻度降低,可减少手术野出血。

(3)可减轻机体应激反应,从而减轻患者因应激反应所引起的心肺负荷增加和血小板激活导致的高凝状态等。

(4)局麻药可降低血小板在微血管伤后的聚集和黏附能力,对血栓形成不利。

(5)可通过硬膜外导管行术后椎管内镇痛。

2.全身麻醉

对有严重心肺并发症的患者、硬膜外或腰麻穿刺困难者以及其他禁忌证的患者,宜采用气管插管全身麻醉。

(1)注意要点:①选用对心血管功能影响小的诱导和维持药物。②尽量选用中短效肌肉松弛药,术中严密监测生命体征,术后严格掌握拔管指征。③强直性脊柱炎等气管插管困难者,应在纤维支气管镜帮助下插管,以免造成不必要的插管损伤;必要时可行控制性降压,以减少出血。

总之,在满足手术要求和保证患者安全的前提条件下,根据患者的病情,手术的范围,设备条件和麻醉医师自身的经验与技术条件来决定麻醉方法。

（2）全麻诱导。对年老体弱者,全麻诱导时给药速度要慢,并密切观察患者的反应,如心血管反应,药物变态反应等。常用静脉药物及其诱导剂量如下。①异丙酚:成人 2～2.5 mg/kg,在30 秒内给完,年老体弱者宜减量和减慢给药速度。②咪达唑仑:未用术前药的患者:<55 岁,0.3～0.35 mg/kg;>55 岁,0.30 mg/kg,ASA Ⅲ～Ⅳ级,0.2～0.25 mg/kg。已用术前药的患者,适当减量。③依托咪酯:0.2～0.6 mg/kg,常用量 0.3 mg/kg,小儿、老弱、重危患者应减量,注药时间在 30 秒以上。④硫喷妥钠:4～8 mg/kg,常用量 6 mg/kg。⑤常用肌肉松弛药及插管剂量:琥珀胆碱 1～2 mg/kg;泮库溴铵 0.10～0.15 mg/kg;维库溴铵 0.08～0.10 mg/kg;哌库溴铵 0.1 mg/kg。

（3）麻醉维持。一般用静吸复合全麻,特别是以异氟醚、七氟醚为主的静吸复合全麻,对患者心血管功能抑制小,苏醒快,是理想的麻醉维持方法,因此,尽量减少静脉用药,而以吸入麻醉为主。

（4）预知气道困难患者的插管处理。预知气道困难的患者,应根据患者情况选择插管方式,切忌粗暴强行插管,特别是有颈椎半脱位,骨质疏松,全身脱钙的患者。气管插管技术的选择如下。①直接喉镜:一般插管无困难的患者,可快速诱导、直接喉镜下气管插管。估计可能有困难,不宜快速诱导,而应咽喉表面麻醉和环甲膜穿刺气管内表面麻醉或强化麻醉下行清醒气管插管。②盲探经鼻插管:用于插管困难的患者。患者清醒,多采用头部后仰、肩部垫高的体位,并可根据管口外气流的强弱进行适当的头位调整,气流最大时,表明导管正对声门,待患者吸气时将导管送入气管内。③纤维光导喉镜引导气管插管患者有明显困难插管指征时,应直接选择在纤维支气管镜帮助下插管;喉罩:有条件者可选用喉罩处理气道困难和插管困难。

（三）术中麻醉管理

（1）术中严密监测患者的生命体征,维持循环功能的稳定和充分供氧。监测包括血压、心率、心电图、血氧饱和度、呼气末二氧化碳分压等项目。

（2）对术前有冠心病或可疑冠心病的患者,应予充分给氧,以保证心肌的氧供需平衡。

（3）硬膜外麻醉要注意掌握好阻滞平面,特别是用止血带的患者,如果阻滞范围不够,时间长则会使患者不易耐受。

（4）对老年或高血压患者,局麻药用量要酌减,掌握少量分次注药原则,防止阻滞平面过广导致血压过低,要及时补充血容量。

（5）注意体位摆放,避免皮肤压伤,搬动体位要轻柔,要注意保持患者的体温。

（6）在一些重要步骤如体位变动、放骨水泥、松止血带前要补足血容量,密切观察这些步骤对机体的影响并做好记录。

（7）体液平衡很重要,既要补足禁食禁水及手术中的丢失,满足生理需要量,又要注意不可过多过快而造成肺水肿。

（8）心血功能代偿差的患者,在总量控制的前提下,胶体液比例可适当加大,可用血定安、海脉素、中分子羟乙基淀粉及血浆等。

术中失血量要精确计算,给予适量补充,备有自体血的患者需要输血时,先输自体血,有条件者可采用自体血回收技术回收术中失血。

(四)特殊手术的麻醉

1.强直性脊柱炎和类风湿关节炎患者的麻醉

(1)病情估计。术前患者访视应注意如下事项:①了解病情进展情况,是否合并心脏瓣膜、传导系统、心包等病变,应作心电图检查及判断心功能分级。②判断胸廓活动受限情况,决定是否作肺功能和血气检查。③了解颈、腰椎有无强直,颈活动度及张口度,依此考虑诱导和气管插管以何种方式进行。④水、电解质平衡情况,是否有脱钙。⑤是否有激素服用史,服用时间长短,剂量,何时停用,考虑是否用激素准备。⑥术前用药剂量宜小,呼吸受限者术前可免用镇静镇痛药,入室后再酌情给予。

(2)麻醉方式和术中管理。此类患者的腰麻和硬膜外麻醉穿刺常有困难,而且硬脊膜与蛛网膜常有粘连,易误入蛛网膜下腔,且椎管硬化,容积变小,硬膜外隙很窄,剂量不易掌握,过大致平面意外升高,有时又因硬膜外腔有粘连致局麻药扩散差,麻醉效果不好,追加镇静药又顾虑呼吸和循环抑制,颇为棘手。因此,从患者安全出发,一般采用全麻更为合适。全麻可根据患者颈部活动度和张口程度决定诱导和插管方式。估计有困难者,行清醒经鼻盲探气管插管。对脊柱前屈>60°、颈屈曲>20°患者,行快速诱导全麻是危险的。此外,反复不成功的插管可发生咽喉软组织损伤、出血、水肿,以致气道难以保持通畅,而出现缺氧、CO_2蓄积,甚至心搏骤停等严重后果。因此,行纤维支气管镜引导下气管插管是安全可靠的方式。如果条件不具备,可考虑逆行插管术,也可考虑使用喉罩。

有近期或长期服用激素病史者,诱导前给予 100 mg 氢化可的松溶于 100 mL 液体中,输入后开始诱导。全麻忌过深,因此类患者对麻醉药耐量低,用药量应减少,尤其是静脉麻醉药。术中充分供氧,避免低氧血症,并注意液体量和失血量的补充。颈椎强直者,术后需完全清醒后再拔管。

2.髋关节置换术的麻醉

人工髋关节置换术的主要问题是患者多为老年人,长期卧床的强直性脊柱炎、类风湿关节炎及创伤骨折患者,手术创伤大,失血多,易发生骨黏合剂综合征及肺栓塞。

术前访视患者时,要注意其全身并发症及重要脏器功能情况,如高血压、心脏病、慢性阻塞性肺疾病、糖尿病等,术前应控制血压,改善心肺功能,控制血糖。术前应检查心肺功能。要询问过敏史,服药史,服用激素史等。长期卧床患者要注意心血管代偿功能和警惕深静脉血栓和肺栓塞的危险。术前需准备充分的血源,如备自体血。术前用药需选用对呼吸和循环无抑制的药物。

麻醉方式可根据患者情况和麻醉条件及麻醉医师自身经验来决定。有的医院多采用腰麻或硬膜外麻醉。

当手术截除股骨头颈部,扩大股骨髓腔和修整髋臼时,出血较多。为减少大量输血的并发症,减少输血性疾病的危险可采用一些措施。

(1)术前备自体血。

(2)术中失血回收。

(3)术前进行血液稀释。

(4)术中控制性降压。

(5)注意体位摆放,避免静脉回流不畅而增加出血。

(6)术前、术中用抑肽酶可减少出血。

在用骨黏合剂时应警惕骨水泥综合征的发生,充分供氧,保持血容量正常,减浅麻醉,必要时给予升压药。同时要警惕脂肪栓塞综合征,以防意外发生。

3.膝关节置换术的麻醉

膝关节置换术主要注意松止血带后呼吸血压的变化、骨水泥问题及术后镇痛。膝关节手术一般用止血带减少出血,但要注意由此带来的并发症。少数高血压,心脏病患者在驱血充气后可产生高血压,甚至心力衰竭。在松止血带时可产生"止血带休克"及肺栓塞综合征。在双膝关节同时置换时,要先放松一侧后,观察生命体征的变化,使循环对血液重新分布有一个代偿的时间,再放另一侧止血带。

膝关节置换术后疼痛可能比髋关节置换术后更明显,可行各种方法的术后镇痛,有利于早期活动和功能锻炼。

(杨圣洁)

第五节　脊柱手术的麻醉

一、脊柱急症手术

(一)概述

随着汽车的逐渐普及,交通事故也在上升,它是造成脊柱创伤的主要原因之一,另一主要原因是工伤事故。脊柱创伤最常见的是脊柱骨折、椎体脱位和脊髓损伤。脊柱创伤后常因骨折、脱位、血肿导致脊髓损伤,一旦出现脊髓损伤,后果极为严重,可致终身残疾,甚至死亡。据统计脊髓损伤的发病率为$(8.1\sim16.6)/100$万人,其中80%的患者年龄在$11\sim30$岁。因此,对此类患者的早期诊断和早期治疗至关重要。

(二)麻醉应考虑的问题

1.脊髓损伤可以给其他器官带来严重的影响

麻醉医师对脊髓损伤的病理生理改变应有充分认识,以利正确的麻醉选择和合理的麻醉管理,减少继发损伤和围术期可能发生的并发症。

2.应兼顾伴发伤

脊柱损伤常合并其他脏器的损伤,麻醉过程中应全面考虑,尤其是伴有颅脑胸腹严重损伤者。

3.困难气道

颈椎损伤后,尤其是高位颈椎伤患者常伴有呼吸和循环问题,其中气道处理是最棘手的问题,全身麻醉选择何种气管插管方式方可最大限度地减少或避免因头颈部伸曲活动可能带来的加重脊髓损伤情况,是麻醉医师需必须考虑的至关重要的问题。高位脊髓伤患者可出现气管反射异常,系交感与副交感神经平衡失调所致,表现刺激气管时易出现心动过缓,如并存缺氧,可致心搏骤停,因此,对该类患者在吸痰时要特别小心。

(三)麻醉用药选择

1.麻醉选择

大部分脊柱损伤需行椎管减压和/或内固定手术,手术本身较复杂,而且组织常有充血水肿,术中出血较多;另外,硬脊膜外和蛛网膜下腔阻滞麻醉均因穿刺及维持平面方面有一定的困难,体位变动也常列为禁忌,如伴有脊髓损伤,病情常较复杂,术中常有呼吸及循环不稳等情况发生,故一般均应采取气管插管全身麻醉。

鉴于脊髓损伤有较高的发病率,并常有复合损伤,特别是颈段和/或上胸段损伤者,麻醉手术的危险性较大,任何的操作技术都有可能产生不良后果,甚至加重原发损伤,故在诊断之始及至麻醉后手术期间,对此类患者,麻醉医师均应仔细观察处理,特别是对那些身体其他部位合并有致命创伤的患者。

麻醉选择足够深的全身麻醉和神经阻滞麻醉均可有效的预防副交感神经的过度反射,消除这一过度反射是血流动力学稳定的基础;仔细的决定麻醉药用量和认真细致注意血容量的变化并加以处理是血流动力学稳定的重要因素。

2.麻醉用药

脊髓损伤后,由于肌纤维失去神经支配致使接头外肌膜胆碱能受体增加,这些异常的受体遍布肌膜表面,产生对去极化肌肉松弛药的超敏感现象,注入琥珀胆碱后会产生肌肉同步去极化,大量的细胞内钾转移到细胞外,从而大量的钾进入血液循环,产生严重的高血钾,易发生心搏骤停。一般脊髓损伤后 6 个月内不宜使用琥珀胆碱,均应选用非去极化肌肉松弛药。鉴于脊髓损伤的病理生理改变,在选择麻醉前用药时应慎用或不用有抑制呼吸功能和可导致睡眠后呼吸暂停的药物。麻醉诱导时宜选用依托醚酯、咪达唑仑等对循环影响较小的药物,并注意用药剂量及给药速度,同时准备好多巴胺及阿托品等药物。各种吸入和非吸入麻醉药虽然对脊髓损伤并无治疗作用,但氟烷、芬太尼、笑气和蛛网膜下腔使用的利多卡因均能延长从脊髓缺血到脊髓损伤的时间,这种保护作用的可能机制如下。

(1)抑制了脊髓代谢。

(2)对脊髓血流的影响。

(3)内源性儿茶酚胺的改变。

(4)阿片受体活性的改变。

(5)与继发损伤的介质如前列腺素相互作用的结果。

麻醉维持多采用静吸复合的方法。

(四)麻醉操作和管理

1.麻醉操作

脊柱骨折可为单纯损伤和/或合并其他部位的损伤,在脊髓损伤的急性期任何操作都可能加重或造成新的脊髓损伤。麻醉医师术前应仔细检查、轻微操作。需要强调的是麻醉诱导插管时,不应为了插管方便而随意伸曲头颈部,应尽量使头部保持在中位,以免造成脊髓的进一步损伤。另外,在体位变动时同样要非常小心。

2.麻醉管理

脊柱骨折常可合并其他部位的损伤,尤其对其他部位的致命损伤如闭合性颅脑损伤等须及时诊断和处理,若有休克须鉴别是失血性休克还是脊髓休克,这是合理安全麻醉的基础。

(1)术中监测:脊柱创伤患者病情复杂,故术中应加强对该类患者中枢、循环、呼吸、肾功能、电解质及酸碱平衡的综合的动态监测,以便及时发现并予以相应的处理,只有这样才能提高创伤患者的救治成功率。其实,对该类患者的监护不应只局限术中,而是在整个围术期均应加强监护,唯此才能降低死亡率。

（2）呼吸管理：术中应根据血气指标选择合适的通气参数，以维持正常的酸碱平衡和适当的脊髓灌注压是至关重要的。动物试验表明高或低碳酸血症均对脊髓功能恢复不利，但创伤后低碳酸血症比高碳酸血症对组织的危害小，一般维持 $PaCO_2$ 4.7～5.3 kPa（35～40 mmHg）为宜，如合并闭合性颅脑损伤，伴有颅内压增高 $PaCO_2$ 应维持在较低水平 3.3～4.0 kPa（25～30 mmHg）为佳。如围术期出现突发不能解释的低氧血症及二氧化碳分压升高，应考虑有肺栓塞、肺水肿或急性呼吸窘迫综合征的可能，缓慢进展的或突发的肺顺应性下降，预示有肺水肿的发生，常表现为肺间质水肿，肺部听诊时湿啰音可不清楚。机械通气时可加用呼气末正压通气。对高位脊髓损伤患者，术后拔除气管导管时应特别慎重，最好保留气管导管直至呼吸循环稳定后再拔，如估计短时间内呼吸功能不能稳定者，可做气管切开，以便于气道管理。

（3）循环管理：对脊柱创伤伴有休克的患者，首先应分清是失血性休克还是脊髓休克，以便作出正确处理。前者以补充血容量为主，而对脊髓休克者可采用适当补液和 α 受体兴奋药（去氧肾上腺素或多巴胺）治疗，且不可盲目补液，特别是四肢瘫痪的患者已存在心功能不全和血管张力的改变，在此基础上如再过量输液，增加循环负荷可导致心力衰竭及肺水肿。其次脊髓损伤患者麻醉时既不可过浅致高血压，也不可过深致低血压。麻醉诱导时常出现低血压，尤其体位变动时可出现严重的低血压，甚至心搏骤停，多见于脊髓高位损伤者。为预防脊髓损伤的自主神经反射引起的心血管并发症，应选择相应的血管活性药物治疗。对脊髓损伤早期出现的严重高血压可选用直接作用到小动脉的硝普钠，α 受体阻滞剂（酚妥拉明）；对抗心律失常可用 β 受体阻滞剂、利多卡因和艾司洛尔（Esmolol）等药，对窦性心动过缓、室性逸搏可选用阿托品对抗；也可适当加深麻醉来预防和治疗脊髓损伤患者的自主神经反射亢进。对慢性脊髓损伤合并贫血和营养不良的患者，麻醉时应注意补充红细胞和血浆，必要时可输清蛋白。

在脊髓休克期间，一般是脊髓损伤后的 3 天至定 6 周，为维持血流动力学的稳定和防止肺水肿，监测中心静脉压和肺毛细血管楔压，尤其是肺毛细血管楔压不仅可直接监测心肺功能，而且还能估计分流量。

（4）体位：脊柱创伤患者伴有呼吸及循环不稳等情况，而手术大多采取俯卧位，必须注意胸腹垫物对呼吸循环和静脉回流的影响，同时还应注意眼或颌面部软组织压伤及肢体因摆放不妥所带来的损伤等。另外，应注意体位变动时可能发生的血流动力学剧变。

3.术中输血补液

术中应详细记录出入量，输液不可过量，并注意晶胶体比例，一般维持尿量在 25～30 mL/h，必要时可予以利尿。已有许多研究表明围术期的高血糖可加重对脊髓神经功能的损害作用，因此，术中一般不补充葡萄糖。根据患者术前的血色素和出血情况而决定是否输血。

（五）颈椎损伤的气道处理

对颈椎损伤患者的进展性创伤生命支持（advanced trauma life support，ATLS）方案由美国创伤学会提出，方案如下：①无自主呼吸又未行 X 线检查者，如施行经口插管失败，应改行气管切开。②有自主呼吸，经 X 经排除颈椎损伤可采用经口插管，如有颈椎损伤，应施行经鼻盲探插管，若不成功再行经口或造口插管。③虽有自主呼吸，但无时间行 X 线检查施行经鼻盲探插管，若不成功再行经口或造口插管。

ATLS 方案有它的局限性，到目前为止对颈椎损伤的呼吸道处理尚无权威性和可行性的方案。对麻醉医师来说重要的是意识到气道处理与颈椎进一步损伤有密切关系的同时，采用麻醉医师最为娴熟的插管技术，具体患者具体对待，把不因行气管插管而带来副损伤或使病变加重作为指导原则。必要时可借助纤维支气管镜引导插管。颈椎制动是治疗可疑颈椎损伤的首要问题，所以，任何操作时均应保持颈椎处于相对固定的脊柱轴线位置。

1.各种气道处理方法对颈椎损伤的影响

常用的气管插管的方法有：经口、经鼻及纤维支气管镜引导插管等 3 种。其他插管方法，如逆行插管、环甲膜切开插管及 Bullard 喉镜下插管等目前仍较少应用。

（1）经口插管。颈椎损伤多发生在 $C_{3\sim7}$，健康志愿者在放射线监测下可见，取标准喉镜插管体位时，可引起颈椎的曲度改变，其中尤以 $C_{3\sim4}$ 的改变更为明显。

（2）经鼻气管插管。虽然在发达国家施行经鼻盲探插管以控制患者的气道已经比较普及，但对存在自主呼吸的颈椎损伤患者，仍无有力证据表明采用这种插管技术是安全的，原因在于：①插管时间较长。②如表面麻醉不充分，患者在插管过程中常有呛咳，从而导致颈椎活动，可能加重脊髓损伤。③易造成咽喉部黏膜损伤和呕吐误吸而致气道的进一步不畅；插管时心血管反应较大，易出现心血管方面意外情况。

有学者对大量颈椎创伤合并脊髓损伤的患者采用全身麻醉，快速诱导经鼻或口插管的方法收到良好的临床效果。在此，要强调的是插管操作必须由有经验的麻醉医师来完成，而不应由实习生或不熟练的进修生来操作。

（3）纤维支气管镜引导下插管。纤维支气管镜是一种可弯曲的细管，远端带有光源，操作者可通过光源看到远端的情况，并可调节使其能顺利通过声门。与气管插管同时使用时，先将气管导管套在纤维支气管镜外面，再将纤维支气管镜经鼻插至咽喉部，调节光源使其通过声门，然后再将气管导管顺着纤维支气管镜送入气管内。纤维支气管镜插管和经鼻盲探插管比较，具有试插次数明显减少，完成插管迅速，可保持头颈部固定不动，并发症少等优点，纤维支气管镜插管的成功率几乎可达 100%，比经鼻盲探明显增高，且插管的咳嗽躁动发生率低。

2.颈椎损伤患者气管插管方式的选择

如上所述，为了减少脊柱创伤后的继发损伤，选用何种插管方法是比较困难的，但有一点是肯定的，有条件者首选纤维支气管镜插管引导下插管；其次，要判断患者的插管条件，如属困难插管，千万别勉强，可借助纤维支气管镜插管或行气管切开；另外，要选麻醉者最熟练的插管方法插管。只有这样才能将插管可能带来的并发症降到最低。

二、择期类手术

(一)概述

脊柱外科发展很快，尤其最近十来年，新的手术方法不断涌现，许多国际上普遍使用的脊柱外科手术及内固定方法，在国内也已逐渐推广使用，开展脊柱外科新手术的医院也越来越多，手术方法及内固定材料等方面基本上与国际接轨。脊柱外科手术大多比较精细和复杂，而且一旦发生脊髓神经损伤，将造成患者的严重损害，甚至残废。因此，在手术前做好充分准备，选择恰当的手术方案及麻醉方法，以确保麻醉和手术的顺利进行显得尤为重要。

(二)脊柱择期手术的特点

脊柱外科手术同胸腹和颅脑手术相比，虽然对重要脏器的直接影响较小，但仍有其特点，麻醉和手术医师对此应有足够的认识，以保证患者围术期的安全。

1.病情差异较大

脊柱手术及接受手术的患者是千变万化和参差不齐的，患者可以是健壮的，也可以是伴有多系统疾病的,年龄从婴儿到老年;疾病种类繁多,既有先天性疾病,如先天性脊柱侧凸,又有后天性疾病,如脊柱的退行性变;既可以是颈椎病,也可以是骶尾部肿瘤等。手术方法多种多样,既可以经前方、侧前方减压,也可以经后路减压,有的需要内固定,有的则不需要,即使是同一种疾病,由于严重程度不等,其治疗方法也可完全两样。因此,麻醉医师术前应该准确了解病情及手术方式,以便采取恰当的麻醉方法,保证手术顺利地进行。

2.手术体位对麻醉的要求

脊柱外科手术患者的正确体位可以减少术中出血,易于手术野的暴露和预防体位相关的损伤。根据脊柱手术进路的不同,常采取不同的体位,仰卧位和侧卧位对循环和呼吸功能影响不大,麻醉管理也相对较为简单。当采用俯卧位时可造成胸部和腹部活动受限,胸廓受压可引起限制性通气障碍,使潮气量减少,如果麻醉深度掌握不好使呼吸中枢受到抑制,患者则有缺氧的危险;而腹部受压可导致静脉回流障碍,使静脉血逆流至椎静脉丛,加重术中出血。另外,如果头部位置过低或颈部过分扭曲等都可造成颈内静脉回流障碍,而致球结膜水肿甚至脑水肿。因此,俯卧位时应取锁骨和髂骨为支撑点,尽量使胸腹部与手术台之间保持一定空隙,同样要将头部放在合适的位置上,最好使用软的带钢丝的气管导管,这样可以避免气管导管打折和牙垫可能造成的搁伤。较长时间的手术,建议采用气管内麻醉。如果采用区域阻滞麻醉,则应加强呼吸和循环功能的监测,特别是无创血氧饱和度的监测,以便及时发现患者的氧合情况。患者良好体位的获得要靠手术医师、麻醉医师和手术护士的一起努力。

3.充分认识出血量大

脊柱手术,由于部位特殊,止血常较困难,尤其是骶尾部的恶性肿瘤手术,失血量常可达数千毫升,因此术前必须备好血源,术中要正确估计失血量,及时补充血浆成分或者全血。估计术中有可能发生大量失血时,为减少大量输血带来的一些并发症,有时可采取血液稀释、自体输血及血液回收技术,也可采用术中控制性降压,但这些措施可使麻醉管理更加复杂,麻醉医师在术前应该有足够的认识,并做好必要的准备,以减少其相关的并发症。

(三)术前麻醉访视和病情估计

1.术前麻醉访视

(1)思想工作:通过麻醉前访视应尽量减少患者术前的焦虑和不安情绪,力争做到减轻或消除对手术和麻醉的顾虑和紧张,使患者在心理和生理上均能较好地耐受手术。麻醉医师术前还应向患者及其家属交代病情,说明手术的目的和大致程序,拟采用的麻醉方式,以减少患者及其家属的顾虑。对于情绪过度紧张的患者手术前晚可给予适量的镇静药,如地西泮5～10 mg,以保证患者睡眠充足。

(2)病史回顾:详细询问病史,包括常规资料(如身高、体重、血压、内外科疾病、相关系统回顾、用药情况、过敏史、本人或家族中的麻醉或手术的意外情况、异常或过分出血史)和气道情况估计,以便正确诊断和评价患者的疾病严重程度以及全身状况,选择适当的麻醉方法以保证手术得以顺利进行。虽然脊柱手术的术后并发症和死亡率都较低,但也应同样重视术前的准备工作,包括病史采集工作。特别是对于脊柱畸形手术患者,要注意畸形或症状出现的时间及进展情况,畸形对其他器官和系统功能的影响,特别要注意是否有呼吸和循环系统并发症,如心悸、气短、咳嗽和咳痰。

(3)体格检查:对于麻醉医师来说,在进行体格检查时,除了对脊柱进行详细的检查外,对患者进行系统的全身状况的检查也非常重要,特别是跟麻醉相关项目的检查,如气管插管困难程度的判断及腰麻、硬膜外穿刺部位有无畸形和感染等,以便为麻醉方式的选择做好准备。另外,对脊柱侧凸的患者,要注意心、肺的物理检查。

(4)了解实验室检查和其他检查情况:麻醉医师在术前访视时,对已做的各项实验室检查和其他检查情况应作详细了解,必要时可做一些补充检查。对于要施行脊柱手术的患者,除了要进行血、尿常规和肝、肾功能、凝血功能、电解质检查等以外,还应进行心电图检查。如怀疑有心功能异常的患者,术前可做超声心动图检查,有助于对心功能的进一步评价,从而估计对手术的耐受性。但近年来国外的趋势是在许多患者中已减少了一些常规检查,术前实验室检查、胸片、心电图和B超等应根据患者的年龄、健康情况及手术的大小而定,对健康人的筛选试验如表8-1所示。

表 8-1　手术、麻醉前常规检查

年龄(岁)	胸片	心电图	血液化验
<40	—	—	
40～59	—	+	肌酐、血糖
≥60	+	+	肌酐、血糖及全血常规

2.病情估计

在评价患者对麻醉和手术的耐受性时,首先要注意的是患者的心肺功能状态。在脊柱手术中,脊柱侧凸对患者的心肺功能影响最大,因此,严重脊柱侧凸和胸廓畸形的患者术前对心肺功能的估计特别重要,由于心肺可以直接受到影响,如机械性肺损害或者作为一些综合征(如马方综合征,它可有二尖瓣脱垂、主动脉根部扩张和主动脉瓣关闭不全)的一部分而受到影响,可表现为气体交换功能的障碍,肺活量、肺总量和功能余气量常减少,机体内环境处于相对缺氧状态,术中和术后易出现缺氧、呼吸困难甚至呼吸衰竭,因此术前应进行血气分析和肺功能测定,以评价患者的肺功能状态,这对判断其能否耐受手术和预后有重要意义。一般肺功能检查显示轻度损害的患者,只要在术中加强监护一般可耐受麻醉和手术,对中度以上损害的患者,则应在术前根据病因采取针对性的处理。另外,根据病史情况,必要时应行彩色超声心动图检查及心功能测定。

一般认为脊柱侧凸程度越重,则影响越大,预后也越差。任何原因导致的胸部脊柱侧凸,均有可能导致呼吸和循环衰竭。据报道许多这种病例在45岁以前死亡,而在尸检中右心室肥厚并肺动脉高压的发生率很高。特发性脊柱侧凸常于学龄前后起病,如得不到正确治疗,其病死率可比一般人群高2倍,其原因可能是由于胸廓畸形使肺血管床的发育受到影响,单位肺组织的血管数量比正常人少,从而导致血管阻力的增加。另外由于胸廓畸形使肺泡被压迫,肺泡的容量变小,导致通气血流比率异常,使肺血管收缩,最后导致肺动脉高压。术前心电图检查P波>2.5 mm提示右心房增大,如果V_1和V_2导联上R波大于S波,则提示有右心室肥厚,这些患者对麻醉的耐受性降低,在围术期应注意避免缺氧和增加右心室负荷。

对于脊柱畸形的患者,还应注意是否同时患有神经肌肉疾病,如脊髓空洞症、肌营养不良、运动失调等,这些疾病将影响麻醉药的体内代谢过程。

有些脊柱手术患者,由于病变本身造成截瘫,患者长期卧床,活动少,加上胃肠道功能紊乱,常发生营养不良,降低对麻醉和手术的耐受力。对这类患者术前应鼓励其进食,必要时可以采取鼻饲或静脉高营养,以尽可能改善其营养状况。高位截瘫患者易合并呼吸道和泌尿道感染,术前应积极处理,另外,截瘫患者由于瘫痪部位血管舒缩功能障碍,变动体位时易出现直立性低血压,应引起麻醉医师注意。部分患者可合并有水、电解质和酸碱平衡紊乱,也必须在术前予以纠正。长期卧床患者因血流缓慢和血液浓缩可引起下肢深静脉血栓形成,活动或输液时可引起血栓脱落,一旦造成肺动脉栓塞可产生致命性后果,围术期前后应引起重视并予以妥善处理。

(四)麻醉方法的选择和术中监测

1.麻醉方法的选择

以前,脊柱手术通常选用局部浸润麻醉,由于麻醉效果常不理想,术中患者常有疼痛感觉,因此,近年来已逐渐被全身麻醉和连续硬膜外麻醉所取代。腰段简单的脊柱手术可以选用连续硬膜外麻醉,但如果手术时间较长,患者一般不易耐受,必须给予辅助用药,而后者可以抑制呼吸中枢,有发生缺氧的危险,处于俯卧位时又不易建立人工通气,一旦发生危险抢救起来也非常困难,因此对于时间较长的脊柱手术。只要条件允许,应尽量采用气管内麻醉。对于高位颈椎手术或俯卧位手术者应选择带加强钢丝的软气管导管做经鼻插管,前者可避免经口插管时放置牙垫而影响手术操作,后者是为便于固定和头部的摆放而气管导管不打折。

大部分脊柱手术的患者术前可以给予苯巴比妥 0.1 g、阿托品 0.5 mg 肌内注射,使患者达到一定程度的镇静。如果使用区域阻滞麻醉,术前也可以只使用镇静药,特殊病例,可根据情况适当调整术前用药。

2.术中监测

术中监测是保证患者安全及手术顺利进行的必不可少的措施,血压、心电图、血氧饱和度及呼吸功能(呼吸频率、潮气量等)的监测应列为常规,有条件的可监测呼气末二氧化碳分压。

在脊柱畸形矫正术及脊柱肿瘤等手术时,由于创面大、失血多,加上采用俯卧位时,无创血压的监测可能更困难,因此在有条件的情况下,应行桡动脉穿刺直接测压,如有必要还应行中心静脉压的监测,以便指导输血和输液,对术前有心脏疾病者或老年人可放置漂浮导管,监测心功能及血管阻力等情况。在行控制性降压时动脉血压和中心静脉压的监测更是十分必要。

在行唤醒试验前,应了解肌松的程度,可用加速度仪进行监测,如果 T_4/T_1 恢复到 0.7 以上,此时可行唤醒试验。如果用周围神经刺激器进行监测,则 4 个成串刺激均应出现,否则在唤醒前应先拮抗非去极化肌肉松弛药。目前有的医院已用体表诱发电位等方法来监测脊髓功能。

(五)常见脊柱手术的麻醉

脊柱外科手术种类很多,其麻醉方法也各有其特点,以下仅介绍几种复杂且较常见手术的麻醉处理。

1.脊柱畸形矫正术的麻醉

脊柱畸形的种类很多,病因也非常复杂,其手术方式也不相同,其麻醉方法虽不完全相同,但一般均采用气管内麻醉,下面以脊柱侧凸畸形矫正的麻醉为例作详细介绍。

(1)术前常规心肺功能检查:特发性脊柱侧凸是危害青少年和儿童健康的常见病,可影响胸廓和肺的发育,使胸肺顺应性降低,肺活量减少,甚至可引起肺不张和肺动脉高压,进而影响右心,导致右心肥大和右心衰竭。限制性通气障碍和肺动脉高压所导致的肺心病是严重脊柱侧凸患者的主要死因。因此,术前除做常规检查外,必要时应做心肺功能检查。

(2)备血与输血:脊柱侧凸矫形手术涉及脊柱的范围很广,有时可超过 10 个节段,有的需经前路开胸、开腹或胸腹联合切口手术,有的经后路手术,即使经后路手术,没有大血管,但因切口长,手术创伤大,尤其是骨创面出血多,常可达 2 000～3 000 mL,甚至更多,发生休克的可能性很大,术前必须做好输血的准备。估计术中的失血量,一般备血 1 500~2 000 mL。近年来,不少学者主张采用自体输血法,即在术前采集患者的血液,在术中回输给患者自己。一般在术前 2~3 周的时间内,可采血 1 000 mL 左右,但应注意使患者的血红蛋白水平保持在 100 g/L 以上,血浆总蛋白在 60 g/L 左右。另外,可采用血液回收技术,回收术中的失血,经血液回收机处理后回输给患者,一般患者术中不需再输异体血。采用这两种方法可明显减少异体输血反应和并发症。

(3)麻醉选择:脊柱侧凸手术一般选择全身麻醉,经前路开胸手术者,必要时可插双腔气管导管,术中可行单肺通气,按双腔管麻醉管理;经后路手术者,可选择带加强钢丝的气管导管经鼻插管,并妥善固定气管导管,以防止术中导管脱落。诱导用药可使用芬太尼 1~2 μg/kg、异丙酚 1.5~2.0 mg/kg 和维库溴铵0.1 mg/kg。也可用硫喷妥钠 6~8 mg/kg 和其他肌肉松弛药,但对截瘫患者或先天性畸形的患者使用琥珀胆碱时,易引起高钾(从而有可能导致心室颤动甚至心搏骤停)或发生恶性高热,应特别注意。对全身情况较差或心功能受损的患者也可以选择依托咪酯 0.1~0.3 mg/kg。麻醉的维持有几种不同的方式:吸入麻醉(如安氟醚、异氟醚或地氟醚+笑气+氧气)+非去极化肌肉松弛药,中长效的肌肉松弛药的使用在临近唤醒试验时应特别注意,最好在临近唤醒试验 1 小时左右停用,以免影响唤醒试验。静脉麻醉(如静脉普鲁卡因复合麻醉和静脉吸入复合麻醉),各种麻醉药的组合方式很多,一般认为以吸入麻醉为佳,因为使用吸入麻醉时麻醉深度容易控制,有利于术中做唤醒试验。

(4)控制性降压的应用:由于脊柱侧凸手术切口长,创伤大,手术时间长,术中出血较多,为减少大量异体输血的不良反应,可在术中采用控制性降压术。但应掌握好适应证,对于心功能不全、明显低氧血症或高碳酸血症的患者,不要使用控制性降压,以免发生危险。用于控制性降压的措施有加深麻醉(加大吸入麻醉药浓度)和给血管扩张药(如 α 受体阻滞剂、血管平滑肌扩张药或钙通道阻滞剂)等,但因高浓度的吸入麻醉药影响唤醒试验,且部分患者的血压也不易得到良好控制,所以临床上最常用的药物是血管平滑肌扩张药(硝普钠和硝酸甘油)及钙通道阻滞剂(佩尔地平)。控制性降压时健康状况良好的患者可较长时间耐受 8.0~9.3 kPa(60~70 mmHg)的平均动脉压水平,但对血管硬化、高血压和老年患者则应注意降压程度不要超过原来血压水平的 30%~40%,并要及时补充血容量。

(5)术中脊髓功能的监测:在脊柱侧凸矫形手术中,既要最大限度地矫正脊柱畸形,又要避免医源性脊髓功能损伤。因此,在术中进行脊髓功能监测以便术中尽可能早地发现各种脊髓功能受损情况并使其恢复是必需的。其方法有唤醒试验和其他神经功能监测。唤醒试验多年来在临床广泛应用,因其不需要特殊的仪器和设备,使用起来也较为简单,但是受麻醉深度的影响较大,且只有在脊髓神经损伤后才能作出反应,对术后迟发性神经损伤不能作出判断,正因为唤醒试验具有上述缺点,有许多新的脊髓功能监测方法用于临床,这些方法各有其优缺点,下面仅作简要的介绍。

唤醒试验:即在脊柱畸形矫正后,如放置好 TSRH 支架后,麻醉医师停用麻醉药,并使患者迅速苏醒后,令其活动足部,观察有无因矫形手术时过度牵拉或内固定器械放置不当而致脊髓损伤而出现的下肢神经并发症甚至是截瘫。要做好唤醒试验,首先在术前要把唤醒试验的详细过程向患者解释清楚,以取得配合。其次,手术医师应在做唤醒试验前 30 分钟通知麻醉医师,以便让麻醉医师开始停止静脉麻醉药的输注和麻醉药的吸入。如使用了非去极化肌肉松弛药,应使用加速度仪或周围神经刺激器以及其他方法了解肌肉松弛的程度,如果肌松没有恢复,应在唤醒试验前 5 分钟左右使用阿托品和新斯的明拮抗。唤醒时,先让患者活动其手指,表示患者已能被唤醒,然后再让患者活动其双脚或脚趾,确认双下肢活动正常后,立即加深麻醉。如有双手指令动作,而无双足指令动作,应视为异常,有脊髓损伤可能,应重新调整矫形的程度,然后再行唤醒试验,如长时间无指令动作,应手术探查。在减浅麻醉过程中,患者的血压会逐渐升高,心率也会逐渐增快,因此手术和麻醉医师应尽量配合好,缩短唤醒试验的时间。有报道以地氟醚、笑气和小剂量阿曲库铵维持麻醉时,其唤醒试验的时间平均只有 8.4 分钟,可明显缩短应激反应时间。另外,唤醒试验时应防止气管导管及静脉留置针脱出。目前神经生理监测(体表诱发电位和动作诱发电位)正在逐渐取代唤醒试验。

体表诱发电位(SEP):是应用神经电生理方法,采用脉冲电刺激周围神经的感觉支,而将记录电极放置在刺激电极近端的周围神经上或放置在外科操作远端的脊髓表面或其他位置,连接在具有叠加功能的肌电图上,接受和记录电位变化。刺激电极常置于胫后神经,颈段手术时可用正中神经。SEP 记录电极可置于硬脊膜外(躯体感觉诱发电位)或头皮(皮层体表诱发电位,CSEP),其他还有硬膜下记录、棘突记录及皮肤记录等。测定 CSEP 值,很多因素可影响测定结果,躯体感觉诱发电位受麻醉药的影响比 CSEP 小,得到的 SEP 的图形稳定且质量好。CSEP 是在电极无法置于硬膜外或硬膜下时的选择,如严重畸形时。CSEP 的监测结果可能只反映了脊髓后束的活动。应用 SEP 做脊髓功能监测时,需在手术对脊髓造成影响前导出标准电位,再将手术过程中得到的电位与其进行比较,根据振幅和潜伏期的变化来判断脊髓的功能。振幅反映脊髓电位的强度,潜伏期反映传导速度,两者结合起来可作为判断脊髓功能的重要测量标志。通常以第一个向下的波峰称第一阳性波,第一个向上的波峰称为第一阴性波,依此类推。目前多数人以第一阴性波峰作为测量振幅和潜伏期的标准。在脊柱外科手术中,脊髓体表诱发电位躯体感觉诱发电位波幅偶然减少30%～50%时,与临床后遗症无关,总波幅减少 50% 或者一个阴性波峰完全消失才提示有脊髓损伤。皮层体感诱发电位 CSEP 若完全消失,则脊髓完全性损伤的可能性极大;若可记录到异常的 CSEP,则提示脊髓上传的神经纤维功能尚存在或部分存在,并可依据潜伏期延长的多少及波幅下降的幅度判断脊髓受损伤的严重程度;脊柱畸形及肿瘤等无神经症状者,CSEP 可正常或仅有波幅降低,若伴有神经症状,则可见潜伏期延长及波幅降低约为正常的 1/2,此时提示脊柱畸形对脊髓产生压迫或牵拉,手术中应仔细操作;手术中牵拉脊髓后,若潜伏期延长 >12.5 毫秒或波幅低于正常 1/2,10 分钟后仍未恢复至术前水平,则术后将出现皮肤感觉异常及二便障碍或加重原发损伤。影响 CSEP 的因素有麻醉过深、高碳酸血症、低氧血症、低血压和低体温等,躯体感觉诱发电位则不易受上述因素影响。

运动诱发电位(MEP):在脊髓功能障碍中,感觉和运动功能常同时受损。SEP 仅能监测脊髓中上传通道活动,而不能对运动通道进行监测。有报道 SEP 没有任何变化,但患者术后发生运动功能障碍。动物试验表明,用 MEP 观察脊髓损害比 SEP 更敏感,且运动通道刺激反应与脊髓损害相关。MEP 监测时,刺激可用电或磁,经颅、皮质或脊柱,记录可在肌肉、周围神经或脊柱。MEP 永久地消失与术后神经损害有关,波幅和潜伏期的变化并不一定提示神经功能损害。MEP 监测时受全麻和肌肉松弛药的影响比 SEP 大,MEP 波幅随刺激强度的变化而变化。高强度电刺激引起肌肉收缩难以被患者接受,临床上取得成功的 MEP 较困难,尤其是在没有正常基础记录的患者。因头皮刺激可引起疼痛,故使运动诱发电位的术前应用受到限制。Barker 等用经颅磁刺激诱发 MEP 监测,具有安全可靠、不产生疼痛并可用于清醒状态的优点,更便于手术前后对照观察。MEP 和 SEP 反应各自脊髓通道功能状态,理论上可互补用于临床脊髓功能监测,然而联合应用 SEP 和 MEP 还需要更多的临床研究。在脊柱外科手术中,各种监测脊髓功能的方法都有其优缺点,需正确掌握使用方法,仔细分析所得结果。一旦脊髓监测证实有脊髓损伤,应立即取出内固定器械及采取其他措施,取出器械的时间与术后神经损害恢复直接相关,有人认为若脊髓损伤后 3 小时取出内固定物,则脊髓功能难以在短期内恢复。术中脊髓功能损伤可分为直接损伤和间接损伤,其最终结果都引起脊髓微循环的改变。动物试验发现 MEP 潜伏期延长或波形消失是运动通道缺血的显著标志。但仅通过特殊诱发电位精确预测脊髓缺血、评价神经损害还有困难。

2.颈椎手术的麻醉

常见的颈椎外科疾病有颈椎病、颈椎间盘突出症、后纵韧带骨化、颈椎管狭窄症及颈椎肿瘤等,多数经非手术治疗可使症状减轻或明显好转,甚至痊愈。但对经非手术治疗无效且症状严重的患者可选择手术治疗,以期治越、减轻症状或防止症状的进一步发展。由于在颈髓周围进行手术,有危及患者生命安全或者造成患者严重残废的可能,故麻醉和手术应全面考虑,慎重对待。

(1)颈椎手术的麻醉选择:颈椎手术的常见方法有经前路减压植骨内固定、单纯后路减压或加内固定等,根据不同的入路,麻醉方式也有所不同。后路手术可选用局部浸润麻醉,但手术时间较长者,患者常难以坚持,而且局麻效果常不够确切,故应宜选择气管内插管全身麻醉为佳。前路手术较少采用局部浸润麻醉,主要采用颈神经深、浅丛阻滞,这种方法较为简单,且患者术中处于清醒状态,有利于与术者合作,但颈前路手术中常需牵拉气管,患者有不舒服感觉,这是颈丛阻滞难以达到的,因此,近年来颈前路手术已逐渐被气管内插管全麻所取代。

在行颈前路手术时需将气管和食管推向对侧,方可显露椎体前缘,故在术前常需做气管、食管推移训练,即让患者用自己的 2～4 指插入手术侧(常选右侧)的气管、食管和血管神经鞘之间,持续地向非手术侧(左侧)推移。这种动作易刺激气管引起干咳,术中反复牵拉还易引起气管黏膜、喉头水肿,以致患者术后常有喉咙痛及声音嘶哑,麻醉医师在选择和实施麻醉时应注意到这一点,并向患者解释。

(2)局部浸润麻醉:常选用 0.5%～1% 的普鲁卡因,成人 1 次最大剂量 1.0 g,也可选用 0.25%～0.5% 的利多卡因,1 次最大剂量不超过 500 mg,两者都可加或不加肾上腺素。一般使用 24～25 G 皮内注射针沿手术切口分层注射。先行皮内浸润麻醉,于切口上下两端之间推注 5～6 mL,然后行皮下及颈阔肌浸润麻醉,可沿切口向皮下及颈阔肌推注局麻药 4～8 mL,切开颈阔肌后,可用 0.3% 的丁卡因涂布至术野表面直至椎体前方,总量一般 ≤2 mL。到达横突后,可用 1% 的普鲁卡因 8 mL 行横突局部封闭。行浸润麻醉注药时宜加压,以使局麻药与神经末梢广泛接触,增强麻醉效果。到达肌膜下或骨膜等神经末梢分布较多的地方时,应加大局麻药的剂量,在有较大神经通过的地方,可使用浓度较高的局麻药行局部浸润。须注意的是每次注药前都应回抽,以防止局麻药注入血管内,并且每次注药总量不要超过极量。

(3)颈神经深、浅丛阻滞:多采用 2% 利多卡因和 0.3% 的丁卡因等量混合液 10～20 mL,也可以采用 2% 的利多卡因和 0.5% 的丁哌卡因等量混合液 10～20 mL,一般不需加入肾上腺素。

因颈前路手术一般选择右侧切口,故麻醉也以右侧为主,必要时对侧可行颈浅丛阻滞。麻醉穿刺定位如下:患者自然仰卧,头偏向对侧,先找到胸锁乳突肌后缘中点,在其下方加压即可显示出颈外静脉,两者交叉处下方即颈神经浅丛经过处,相当于第 4 及第 5 颈椎横突处,选定此处为穿刺点,第 4 颈椎横突,常为颈神经深丛阻滞点。穿刺时穿刺针先经皮丘垂直于皮肤刺入,当针头自颈外静脉内侧穿过颈浅筋膜时,此时可有落空感,即可推注局麻药 4～6 mL,然后在颈浅筋膜深处寻找横突,若穿刺针碰到有坚实的骨质感,而进针深度又在2～3 cm,此时退针2 mm使针尖退至横突骨膜表面,可再推药3～4 mL以阻滞颈神经深丛。每次推药前均应回抽,确定无回血和脑脊液后再推药。如有必要,对侧也可行颈浅丛阻滞。

(4)气管内插管全身麻醉:颈椎手术时全麻药物的选择没有什么特殊要求,但是在麻醉诱导特别是插管时应注意切勿使颈部向后过伸,以防止引起脊髓过伸性损伤。最好在术前测试患者的颈部后伸活动的最大限度。颈前路手术时,为方便行气管、食管推移应首选经鼻气管内插管麻醉。颈椎病患者常有颈髓受压而伴有心率减慢,诱导时常需先给予阿托品以提升心率,另外,术中牵拉气管时也引起心率减慢,需加以处理。还有前路手术时,反复或过度牵拉气管有可能引起气管黏膜和喉头水肿,如果术毕过早拔除气管导管,有可能引起呼吸困难,而此时再行紧急气管插管也比较困难。其预防措施如下:①术前向对侧退松气管。②术中给予地塞米松20 mg,一方面可以预防和减轻因气管插管和术中牵拉气管可能造成的气管黏膜和喉头水肿,另一方面可预防和减轻手术可能造成的脊髓水肿。③术后待患者完全清醒后,度过喉头水肿的高峰期时拔除气管导管。

3.脊柱肿瘤手术的麻醉

脊柱肿瘤在临床上并不少见,一般分为原发性和转移性两大类,临床上脊柱肿瘤以转移性为多见,而其中又以恶性肿瘤占多数,故及时发现及时治疗十分重要。过去对脊柱恶性肿瘤,特别是转移性肿瘤多不主张手术治疗,现在随着脊柱内固定技术的发展和肿瘤化疗的进步,手术治疗可以治愈、部分治愈或缓解疼痛而使部分患者生活质量明显提高。

(1)术前病情估计和准备:脊柱良性肿瘤病程长,发展慢,一般无全身症状,局部疼痛也较轻微。恶性肿瘤的病程则较短,发展快,可伴随有低热、盗汗、消瘦、贫血、食欲减退等症状,局部疼痛也较明显,并可出现肌力减弱、下肢麻木和感觉减退,脊柱活动也受限。无论良性或恶性肿瘤,随着病程的进展,椎骨破坏的加重,常造成椎体病理性压缩骨折或肿瘤侵入椎管,压迫或浸润脊髓或神经根,引起四肢或肋间神经的放射痛,出现大小便困难。颈胸椎部位的肿瘤晚期还引起病变平面以下部位的截瘫和大小便失禁。由于脊柱的部位深,而脊柱肿瘤的早期症状多无特殊性且体征也不明显,因此拟行手术治疗的患者病程常已有一段时间,多呈慢性消耗病容,部分患者呈恶病质状态。化验检查会发现贫血、低蛋白血症、血沉增快等。术前除应积极进行检查,还应加强支持治疗,纠正贫血和低蛋白血症等异常情况,提高患者对手术和麻醉的耐受力。

脊柱肿瘤的手术包括瘤体切除和椎体重建术,手术创伤大,失血多,尤其是骶骨肿瘤切除术,由于骶椎为骨盆后壁,血液循环十分丰富,止血也很困难,失血可达数千毫升甚至更多,故术前须根据拟手术范围备足血源,为减少术中出血可于术前行数字减影血管造影检查,并栓塞肿瘤供血动脉。

(2)麻醉选择和实施:脊柱肿瘤手术一般选择气管内插管全身麻醉,较小的肿瘤可以选择连续硬膜外麻醉。估计术中出血可能较多时,应行深静脉穿刺和有创动脉侧压,可以在术中施行控制性降压术,骶尾部巨大肿瘤患者术中可先行一侧髂内动脉结扎。

全身麻醉一般采用静吸复合方式,药物的选择根据患者的情况而定。如果患者的一般情况好,ASA分级在Ⅰ～Ⅱ级,麻醉药物的选择没有什么特殊要求,但如果患者的全身情况较差,则应选择对心血管功能抑制作用较小的药物,如静脉麻醉药可选择依托咪酯,吸入麻醉药可选择异氟醚,而且麻醉诱导时药物剂量要适当,注药速度不要过快。对行骶骨全切除术或次全切除术的患者,术中可实施轻度低温和控制性降压术,一方面降低患者的代谢和氧需求量,另一方面可减少失血量,从而减少大量输入异体血所带来的并发症。

4.胸椎疾病手术麻醉

胸椎疾病以后纵韧带骨化症和椎体肿瘤为多见,而肿瘤又以转移性为多见。前者常需经后路减压或加内固定术,一般采用行经鼻气管插管全身麻醉,后者常需经前路开胸行肿瘤切除减压内固定术,也采用全身麻醉,必要时需插双腔气管导管,术中可行单肺通气,以便于手术操作,此时麻醉维持不宜用笑气,以免造成术中血氧饱和度难以维持。术中出血常较多,需做深静脉穿刺,以便术中快速输血输液用。开胸患者需放置胸腔引流管,麻醉苏醒拔管前应充分吸痰,然后进行鼓肺,使萎陷的肺泡重新张开,并尽可能排除胸膜腔内残余气体。

5.脊柱结核手术的麻醉

脊柱结核为一种继发性病变,95%继发于肺结核。脊柱结核发病年龄以10岁以下儿童最多,其次是11~30岁的青少年,30岁以后则明显减少。发病部位以腰椎最多,其次是胸椎,而其中99%是椎体结核。

(1)麻醉前病情估计:脊柱结核多继发于全身其他脏器结核,所以患者的一般情况较差,多合并有营养不良,如合并有截瘫,则全身情况更差,可出现心肺功能减退。患者可有血容量不足,呼吸功能障碍以及水、电解质平衡紊乱。因此,术前应加强支持治疗,纠正生理紊乱。对消瘦和贫血患者,除了积极进行支持治疗外,应在术前适当予以输血,以纠正贫血。合并截瘫者围术期要积极预防和治疗压疮、尿路感染和肺炎。术前尤其要注意的是应仔细检查其他器官如肺、淋巴结或其他部位有无结核病变,若其他部位结核病变处于活动期,则应先进行抗结核治疗,然后择期行手术治疗。

一般脊柱结核患者手术前均应进行抗结核治疗。长期使用抗结核药治疗的患者,应注意其肝功能情况,如肝功能差,应于术前3天开始肌内注射维生素 K_3,每天5 mg。

(2)麻醉的选择和实施:脊柱结核常见的手术方式有病灶清除术、病灶清除脊髓减压术、脊柱融合术和脊柱畸形矫正术。手术宜在全身麻醉下进行,由于脊柱结核患者全身情况较差,因此,对麻醉和手术的耐受力也较差,全身麻醉一般选择静吸复合麻醉,并选择对心血管系统影响较小的麻醉药物,如依托咪酯而不选择硫喷妥钠和异丙酚。麻醉过程中应注意即时补充血容量。颈椎结核可合并咽后壁脓肿,施行病灶清除的径路。①经颈前路切口:可选用局麻或全麻下进行手术。②经口腔径路:适用于高位颈椎结核,采用全身麻醉加经鼻气管插管或气管切开,术中和术后要注意呼吸管理,必要时可暂保留气管导管。

6.腰椎手术的麻醉

腰椎常见疾病有腰椎间盘突出症、腰椎管狭窄症及腰椎滑脱等。椎间盘突出可发生在脊柱的各个节段,但以腰部椎间盘突出为多见,而且常为 L_5 或 S_1 节段。由于椎间盘的纤维环破裂和髓核组织突出,压迫和刺激神经根可引起一系列症状和体征。

椎间盘突出症一般经过保守治疗大部分患者的症状可减轻或消失,只有极少数患者须手术治疗。常规手术方法是经后路椎间盘摘除术。近来出现了显微椎间盘摘除术和经皮椎间盘摘除术等方法,麻醉医师应根据不同的手术方式来选择适当的麻醉方法。行前路椎间盘手术时可选择气管内插管全麻或连续硬膜外麻醉,其他手术方式可选择全身麻醉、连续硬膜外麻醉、腰麻或局部麻醉。连续硬膜外麻醉和局麻对患者的全身影响小,术后恢复也较快,但有时麻醉可能不完全,在暴露和分离神经根时须行神经根封闭,而采用俯卧位时如果手术时间较长患者常不能很好耐受,须加用适量的镇静安定药或静脉麻醉药。腰椎管狭窄的手术方式为后路减压术,可采用连续硬膜外麻醉或全身麻醉。腰椎滑脱常伴有椎间盘突出或椎管狭窄,术式常为经后路椎管减压加椎体复位内固定,由于手术比较大,而且时间也较长,故一般首选气管插管全身麻醉。

（杨圣洁）

第六节　骨癌手术的麻醉

原发性骨癌与软组织肿瘤多种多样,可发生于人体的任何部位,但原发性骨癌常常好发于下肢及骶骨,而转移性骨癌常好发于肋骨、骨盆、脊椎以及下肢的长骨干。一些已发生骨转移的肿瘤患者,常常因转移部位的疼痛或活动受限或病理性骨折而求助于骨科医师,经检查才发现原发肿瘤。

过去,人们认为患有骨癌的患者,实施手术意味着必然会截肢,从而给患者及家属带来巨大的心理恐惧,并给患者日后的生活和行动带来极大的不便。今天,随着辅助治疗方式如放疗、化疗,以及骨科技术水平的提高,在切除骨癌的同时,更注重保留患者的肢体或骨盆的功能,如肢体骨癌切除、瘤细胞灭活再移植术和半骨盆肿瘤切除、肿瘤细胞灭活再移植术,或者在切除骨癌后,实施假体植入,这种假体可以是整块类似长骨干型的假体植入,也可以是简单的部分假体植入。大部分假体均采用金属合金假体,部分假体则采用骨水泥与金属杆的再塑体。从而大大改善了患者的肢体功能与生活质量,同时患者的存活率并没有因此而降低。对于软组织肿瘤,则根据肿瘤组织的恶性特点,采用局部或局部扩大切除,而对于脊椎的原发或转移瘤及骶骨瘤,多采用瘤细胞刮除术,如果瘤细胞刮除损害了脊柱的稳定性,则还需实施椎体内固定术。

骨癌手术由过去简单的手术操作,向提高患者术后生活质量发展,在过去被视为手术禁区的部位开展高难度手术,以及手术所引起的巨大创伤与大量出血对患者生命造成的威胁,这些都给麻醉的实施与管理带来了很多的困难。麻醉医师在实施每一例骨癌手术前应有充分的准备并对术中可能出现的各种问题作出充分的估计和提出相应的处理措施。

骨癌患者,由于术前已存在的血液高凝状态,使得术中因大量输血而导致的凝血功能紊乱以及使其诊断与治疗复杂化。在骨癌手术中,70%以上的患者均需输血,部分手术如骶骨与半骨盆部位的骨癌手术,由于出血迅猛且止血困难,常常因大量出血导致严重的失血性休克,即使输血输液充分,顽固性低血压也在所难免,从而给麻醉医师在持久性低血压期间对全身脏器的保护提出了新的挑战。

针对骨癌手术的这一特点,应加强患者的术前准备和对术中易发生凝血功能障碍或弥散性血管内凝血(DIC)的高危患者的筛选以及术中采用适当深度的麻醉以降低巨大的外科创伤所引起的应激反应。使用控制性降压技术,特别是新型钙通道阻滞剂尼卡地平控制性降压用于骨癌手术,不但能减少术中的出血量,而且还具有全身脏器特别是心肾的保护作用,以及抑制血小板聚集和血栓素(TXA_2)分泌的特点,将其用于易发生失血性休克的骨癌患者有其特殊的适应证。

一、骨癌的病理生理特点及其全身影响

骨癌的患者因局部包块及疼痛,甚至发生病理性骨折才去求治。难以忍受的疼痛常常驱使患者使用大量的镇痛药,其中包括阿片类的镇痛药,这些镇痛药长期使用,患者可产生耐受性或

成瘾性。外科手术治疗是解决患者病痛的有效措施。短期使用大量镇痛药,会导致患者的神志恍惚,正常的饮食习惯紊乱,摄水及摄食减少,导致身体的过度消耗及体液负平衡,部分患者在术前可有明显的发热现象,体温可超过 39 ℃,常常给麻醉的实施带来许多困难,因此,可增加麻醉药的毒性反应以及对循环系统的严重干扰。另外,长期服用阿片类的镇痛药,增加了患者对此类药物的耐受性,从而使实施手术时所使用的阿片类药物和其他麻醉药的用量增加,因此会造成患者在术毕时的拔管困难。不论是原发性的脊椎骨癌或转移瘤,均会造成患者的活动困难,一些患者甚至有神经系统的功能障碍,此类患者由于长期卧床,会导致全身血管张力的下降以及疼痛导致的长期摄水不足,在实施全麻或部位麻醉时,应注意由于严重的低血压可导致循环衰竭,以及由于原发肿瘤和并存的骨转移瘤所致的全身应激力下降,使术中循环紊乱(低血压、心律失常、止血带休克等)的发生率增加。

骨癌的全身转移,以肺部转移为多见,这种转移大多为周围性,初期对患者的肺功能及氧合功能不会造成多大影响。一旦发生肺转移,实施开胸手术切除转移的肺叶,可以改善患者的生活质量并提高患者的近期存活率。

最近的研究发现,肿瘤患者,特别是实体肿瘤如骨癌和白血病,患者血浆中的组织因子有明显升高,组织因子作为一种凝血系统的启动剂,它的表达将导致凝血酶的产生和纤维蛋白形成,从而导致血液的内稳态异常以及凝血系统紊乱,使得患者的凝血系统术前就处于高凝状态,以及外科创伤性治疗与大量出血,极易导致术中 DIC 的发生。

高钙血症多见于骨转移癌,其发生的机制并不是由于癌灶对骨质的破坏,而是由原发癌所分泌的类甲状旁腺激素介质所介导的。伴有高钙血症的骨转移癌,多由乳癌所致,当疼痛性骨损害导致患者活动能力减低时,高钙血症可能发生较早或加重。如果患者应用阿片类强止痛药消除癌性疼痛,患者可因不能活动、呕吐或脱水等,进一步加重高钙血症。高钙血症的结果是骨质的吸收增加,使全身的骨质疏松,导致术中肿瘤切除后植入假体困难;而且由于在高钙血症下,受血液 pH 的影响,钙离子极易在肾小管内沉积,导致潜在的肾功能损害,进而影响经肾代谢和排泄的麻醉药,易引起麻醉药的作用延迟。

二、骨癌手术麻醉的特殊问题

(一)骨癌手术的特点

(1)创伤大、出血多、出血迅猛且失血性休克发生率高是骨癌手术的最大特点。创伤大,组织损伤严重是骨癌手术一大特点。由于骨癌的好发部位大多在富含肌肉、血管及神经的骨骼,切除肿瘤常常需剥离和切断骨骼部位的肌肉,导致大量的软组织和小血管的严重损伤;特别是需要实施骨癌切除、瘤细胞灭活再移植术,这种手术常常需将大块骨骼从肌肉、血管及神经组织中剥离出来,并将肿瘤组织从该骨骼上剔除,在特制的溶液中浸泡以灭活残余的肿瘤细胞,然后再将骨骼植入原来部位。因此这种损伤不但造成大量肌肉和小血管的撕裂,而且耗时长,使得机体在长时间内处于过高的应激状态下,导致凝血系统、神经内分泌系统和循环系统的严重失调。进而引发一系列的术中及术后并发症。

(2)出血量大、迅猛且失血性休克发生率高是骨癌手术的又一特点。有研究对 100 余例骨癌以及软组织肿瘤手术的不完全统计,术中输血率高达 70% 以上。出血量多的骨癌手术依次为,骶骨癌刮除术,半骨盆肿瘤切除,脊椎肿瘤刮除术以及股骨、肱骨部位的骨癌切除等。这些手术的出血量一般均在 2 000 mL 以上,特别是骶骨癌刮除术,出血量可高达 4 000 mL 以上,最多的可高达10 000 mL以上,而且这种手术的出血迅猛,在肿瘤刮除时,常在短短的5分钟内,出血量为2 000~4 000 mL,造成严重的低血压,大部分患者的平均动脉压可降至4.0 kPa(30 mmHg),如果不及时、快速大量输血和补充体液,由于较长时间的低血压,导致全身脏器低灌注,进而造成脏器功能损害甚至衰竭。

（二）凝血功能障碍与DIC的发生

骨癌手术中易出现凝血功能障碍和DIC的发生,造成严重的大范围的组织细胞缺血、缺氧性损害。因此,DIC不仅是术中的严重并发症,而且是多系统器官功能衰竭的重要发病环节。这是麻醉医师在围术期要非常重视的一个问题。

1.肿瘤所致的凝血功能障碍

许多肿瘤包括骨癌,由于细胞内含有大量类似组织凝血活酶物质,当受到术前化疗药物、放疗或手术治疗的影响时,细胞常被破坏而致此类物质释放入血液循环,引起体内凝血系统激活。此外,恶性肿瘤晚期可并有各种感染,而感染本身又可通过许多途径促发DIC。肿瘤侵犯血管系统引起内皮损伤,激活内源性凝血系统等,都可以使患者处于高凝状态。通过术前的血凝分析,可筛选出此类患者。

2.手术创伤所致的凝血功能异常

由于骨癌手术本身对大量的肌肉及血管系统造成的严重创伤,导致广泛血管内皮损伤。使大量组织凝血活酶由损伤的细胞内质网释放入血液循环并导致外源性凝血系统激活。手术损伤对血管完整性的破坏,使基膜的胶原纤维暴露,激活内源性凝血系统,同时损伤的内皮细胞也可释放组织凝血活酶而引起外源性凝血系统的反应。

手术及创伤时,机体出现反应性血小板增多和多种凝血因子含量增加,血液呈暂时性高凝状态,在手术后1~3天尤为明显。最近Boisclair等的研究表明,外科手术可使血液的凝血酶原片段(F_{1+2})和凝血因子Ⅸ激活肽的水平明显增加。因此认为,手术创伤可能也是血液处于高凝状态的原因之一,手术创伤越大,其所引起的血液内稳态失衡越严重。

如何减轻外科创伤所导致的血液高凝状态和凝血因子的消耗,保持手术期间血液内稳态稳定是麻醉医师所要解决的问题之一。

3.大量失血、输血所造成的凝血功能异常

最近的研究表明,在肿瘤患者,外科手术创伤所致的大量失血是严重的血凝与抗凝系统紊乱并导致恶性凝血病性出血的主要因素。凝血病性出血最常见于急性大量失血的患者,临床表现为急性DIC早期的消耗性凝血病,有大量凝血因子消耗造成的凝血障碍,或者手术创伤后大量输入晶体液和库血所引起的血液稀释性凝血病,凝血因子浓度降低。急性大量失血严重损害了维持血液凝血系统的血小板成分,使血小板数目减少,凝聚力降低,这些因素均可促进广泛而严重出血倾向的发生。

由于骨癌手术出血迅猛所造成的血小板及凝血因子的丢失,以及急性大量失血时组织间液向血管内转移以补充血容量的丢失与大量输血补液后造成的凝血因子的稀释作用(输血量超过4 000 mL以上),使得临床上持续时间甚短的DIC的高凝血期之后,DIC进入消耗性低凝血期或继发性纤溶亢进期,临床上出现广泛而严重的渗血或出血不止。骶骨癌患者发生DIC的临床表现只是到手术后期或近结束时,才发现手术部位广泛渗血和引流袋内血量的迅速增加及出血不止,此时查血凝分析,证实已发生了DIC。这种患者出血量可高达15 000 mL,连同术后出血,输血量可超过20 000 mL。所以骨癌患者一旦出现DIC,则病情极其凶险,应引起麻醉医师的高度

227

警惕,要及时作出诊断和处理。

(三)术前放疗、化疗对机体的影响

术前予用骨癌的化疗药物包括多柔比星、长春新碱、环磷酰胺及甲氨蝶呤等,这些药物会对骨髓、心肺、肝、肾功能造成不同程度的毒性损害,使心肺储备能力低下,肝肾功能欠佳。由于术前使用化疗药常常对麻醉药的代谢造成影响,而导致麻醉药的使用超量以及麻醉药作用延迟的机会增加。

多柔比星在使用早期即可出现各种心律失常,积累量大时可致心肌损害,产生严重的心肌病变,导致充血性心力衰竭,它所引起的急性心脏毒性的主要表现为心电图急性改变,如非特异性ST-T 改变、QRS 低电压、房性或室性期前收缩,发生率超过 30%,与剂量相关,大多数为暂时性、可逆性;也可引起亚急性心脏毒性,表现为心肌炎和心包炎,多于用药后数天或数周后发生。慢性心脏毒性的表现为渐近性心肌细胞损伤、心肌病变,最终可发展为充血性心力衰竭,给麻醉的实施与管理带来很大困难。而长春新碱主要引起骨髓抑制、白细胞及血小板减少,另外该药还具有中枢和外周神经系统毒性作用,最早的征象是外周感觉异常,继而发展为肌无力和/或四肢麻痹。术前化疗后出现心脑毒性的患者,吸入麻醉药可能对心肌收缩力的抑制更加严重,术中应注意患者心功能的保护,选用对心功能抑制轻的麻醉药,并合理选用肌肉松弛药。

环磷酰胺经过肝脏转化后才具有抗癌活性,较长时间用药后对肝脏会产生一定影响。因此术前使用此类药物的患者,可能对麻醉药或镇静镇痛药特别敏感,麻醉过程中即使应用常规剂量也可能发生严重反应,所以术前用药及术中用药要减量,以确保患者的安全。另外,它可引起慢性肺炎伴进行性肺纤维性变,应充分估计呼吸功能减损的程度。

许多抗癌药化疗后会导致患者的血清胆碱酯酶的活性减低,骨癌患者也不例外。因此,对术前使用化疗的患者,麻醉中慎用去极化肌肉松弛药。由于环磷酰胺和甲氨蝶呤经肾排泄。有引起肾毒性的可能,所以非去极化肌肉松弛药最好选择不经肾脏排泄的药物,即使选择,其用量也需减量,以防止其作用延迟影响术毕拔管。

几乎所有的化疗药物都具有骨髓抑制作用,因此,可加重肿瘤患者原已存在的血液不良情况。化疗后,血小板减少出现较早,于用药后 6～7 天即可发生;白细胞减少的出现则更早,可于用药后 4～6 小时发生。其常见的血液学障碍包括 DIC、纤维蛋白溶解及血小板功能障碍。DIC出现于肿瘤晚期,特别易见于肝转移患者,血小板功能障碍可因化疗药物引起,但也可能是骨髓肿瘤伴发的原发性改变,大多数出血是化疗药物引起骨髓消融导致血小板减少的继发结果。

术前化疗药的消化道反应常常造成患者食欲下降与腹泻,导致患者的抵抗力下降和水电平衡紊乱,在术前应给予足够的重视并应及时纠治。

放疗可使血小板生成减少,特别是有活力的骨髓包括在照射野之内时。另外,术前放疗虽然使肿瘤的体积缩小和瘤细胞的活性减弱,但是照射时放射性损伤造成照射野内组织的纤维性粘连、毛细血管增生和脆性增加,将会增加手术的出血量以及止血困难,还会造成术后伤口的越合延迟。麻醉医师术前应了解放疗的部位、照射野的大小以及照射量。

胸椎部位原发性或转移性骨癌,常常会因术前胸部的放疗导致急性放射性肺损伤(80%),这种肺损伤尽管较少出现症状,但却会使肺的储备功能下降,肺间质血管内皮细胞的通透性改变,术中易发生低氧血症、肺水增多以及术后的肺感染率上升。麻醉医师应注意对此类患者呼吸的监测,同时应给予抗生素预防肺部及伤口感染。

总之,术前接受化疗或放疗的骨癌患者,面临化疗药物的代谢毒性和细胞破坏,器官结构及其功能可能已受变性损害。麻醉医师必须注意化疗药物与麻醉药之间的相互不良影响,围术期尽量避免重要器官的再损害和生命器官的保护。

(四)大量输血与体液补充

手术期间急性大量失血是骨癌手术的特点之一。术中急性大量失血后必然有细胞外液的转移和丢失,此时机体有一个代偿过程,中等量失血时细胞外液能以每 10 分钟 500 mL 的速度转移到血管内以补充有效的循环容量而不产生休克症状。此外骨癌手术的严重、大面积的组织损伤使大量的功能性细胞外液转移到"第三间隙",成为非功能性细胞外液。由于细胞外液是毛细血管和细胞间运送氧气和养料的媒介,是维持细胞功能的保证,所以在大量输血的同时必须大量补充细胞外液的转移和第三间隙体液的丢失,尤其长时间、严重低血容量时应大量补充功能性细胞外液,是保证细胞功能的重要措施。因此,在急性大量失血时,则需输入平衡液和浓缩红细胞,或输入平衡液和胶体液与浓缩红细胞。在失血性休克或术中大出血时,输入平衡液与失血量的比例为 3∶1。血容量丢失更多时,还需适当增加液量。

(五)骨黏合剂(骨水泥)

1.骨黏合剂的不良反应

由于骨黏合剂植入骨髓腔后,髓腔内压急剧升高,可使髓腔内容包括脂肪颗粒、骨髓颗粒和气体挤入静脉而到达肺循环,可导致肺栓塞;骨水泥经静脉吸收人血后会引起血管扩张和心肌抑制,导致低血压和心律失常。若肺栓塞和骨水泥造成心血管严重反应,轻者可导致肺内分流增加,心排血量减少和严重低血压以及低氧血症,重者可致心搏骤停,须提高警惕,采取预防措施。

2.骨黏合剂与抗生素的联合使用

过去一直认为,抗生素与肌肉松弛药具有协同作用,可引起肌松作用延迟,影响患者术毕拔管。现骨科医师在实施假体植入时,通常在骨水泥中添加庆大霉素粉剂,以预防假体植入后髓腔感染和导致假体的松动。临床观察到这些患者虽然加用庆大霉素粉剂,而未发现有肌肉松弛药的作用延迟现象。其原因可能与加入骨水泥中的抗生素与骨质的接触面积较小,吸收入血的剂量很少,使得与肌肉松弛药的协同作用不甚明显,所以将庆大霉素粉剂加入骨黏合剂中是否安全,仍需进一步观察。

三、骨癌手术的麻醉

(一)麻醉前准备与麻醉前用药

1.麻醉前准备

骨癌患者术前疼痛并由此导致的体液和电解质紊乱,以及术前发热是部分患者的常见表现。此类患者,住院后应给予足够的镇痛药,必要时经静脉通路补液、输血,改善患者的全身状况。

估计术中出血量大的患者,术前需准备足够量的库血,一般骶骨瘤刮除术需准备 5 000~10 000 mL 血,半骨盆切除需准备 3 000~5 000 mL 血,股骨和肱骨骨癌切除并实施假体植入的手术需准备 2 000~4 000 mL 血。椎体肿瘤切除需准备 2 000~3 000 mL 血。输血量超过 3 000~4 000 mL 的还应准备血小板、新鲜冷冻血浆、纤维蛋白原及凝血酶原复合物,以防凝血功能障碍,出现 DIC。

除常规的实验室检查外,血凝分析是骨癌患者的特殊检查,通过此项检查可筛选部分处于高凝血状态且有可能术中发生 DIC 的高危患者,以便为麻醉管理提供指导。

术前接受化疗和放疗的患者,应特别重视了解化疗或放疗是否已经引起生命器官毒性改变及改变程度,以便对器官采取保护性措施。对此类患者需行血常规和生化检查。如果发现血小板计数少于$10\times10^9/L$,对术中出血量大的骨癌手术,术前需准备血小板;血色素低于 8 g/dL 的患者,术前需输入库血,使血色素至少达到 10 g/dL 或以上;若生化检查发现多项肝功能异常,应考虑化疗药对肝功能已造成损害,此类患者麻醉时,应尽量选择不经肝代谢的麻醉药,若使用应减少剂量。

至少开放两条或三条粗大周围静脉和中心静脉通路,以保证术中急性大量失血时快速加压输血和大量补液,维持有效循环血容量和血流动力学的稳定。三条开放静脉分别用于输血、输液和静脉给药,因为输血通路不能往血中加入任何药物和液体,以防溶血和产生不良反应。准备加压输血器和血液加温装置,以便快速加压输血和血液加温。

骨癌麻醉前,除准备常规的麻醉器械、监护仪器,还应准备微量泵、以持续输注药物。对出血量巨大、高龄以及全身应激性低下有可能发生心搏骤停的患者,还应做好心肺复苏的准备。

2.麻醉前用药

成人术前用药与其他全麻患者无异,但应注意患骨转移癌的患者,机体对术前用药的耐受性降低,因而术前用药应适当减量或只给东莨菪碱。因癌性疼痛不能平卧但应激力低下的患者,除给予东莨菪碱外,可肌内注射赖氨比林 0.9～1.8 g,以减轻患者麻醉前的痛苦。

部分患者特别是儿童,术前常常会体温升高,这可能与骨癌坏死、液化、瘤细胞释放毒性物质有关,以及患者心理性伤害导致下丘脑温度调节功能紊乱所致。对此类患者,术前可不用阿托品,只给东莨菪碱或给予解热镇痛药赖氨比林,1 次肌内注射 10～25 mg/kg,成人 0.9～1.8 g 肌内注射或静脉注射,以缓解癌性发热和疼痛。

(二)麻醉选择

1.肢体手术的麻醉选择

上肢骨癌手术,如果瘤体较小,臂丛阻滞是比较理想的麻醉方式。如果肿瘤体积较大或者肿瘤位于肩部且可能与深层组织粘连,选择全麻为宜。对于实施肿瘤切除、瘤细胞灭活再移植术,以及需要行假体植入的手术,应选择全麻。

实施部位麻醉,会减少术野的血液丢失。Modig 和 Karlstrom 测定不同麻醉方法对血液丢失的影响,发现硬膜外麻醉组的血液丢失量较机械通气组少 38%。有学者将这种血液丢失量的减少归结于较低的动脉压、较低的中心静脉压和外周静脉压,因此,使用硬膜外麻醉可减少患者的出血量,硬膜外麻醉对机体的生理干扰小,麻醉费用低,所以对手术范围不大、手术时间较短、出血量少的下肢骨癌手术,硬膜外麻醉是较佳的选择。

对于创伤大、耗时长而且出血量大或者需植入假体的下肢骨癌手术,考虑到止血带与骨黏合剂的并发症以及截肢或假体植入对患者造成的心理创伤和对患者循环和呼吸的管理,全麻应是较合理的选择,从麻醉方式与假体植入后的稳定性和术后深静脉血栓的发生率以及失血量的关系看,选择部位阻滞(硬膜外麻醉或脊麻)有其优点,而且与全麻相比,硬膜外麻醉在减轻机体的分解代谢和抑制机体应激反应方面,均优于全麻。基于这方面的考虑,采用全麻结合控制性降压或全麻复合硬膜外阻滞较为合理。

2.脊柱与骨盆骨癌手术的麻醉选择

骨盆和肩胛骨部位的骨癌手术,手术范围大,组织损伤严重,出血量和输血量都很多,为了便于循环管理和减少出血量,选择全麻加控制性降压是比较理想的麻醉方法;肩胛部位的骨癌手术,如果肿瘤侵犯胸壁,甚至侵入胸腔,此时为减轻开胸对呼吸和循环的生理影响,应加强呼吸、循环的监测与管理。

脊柱部位的骨癌包括椎体与骶骨的手术均应选择全麻并实行控制性降压。胸椎手术有可能损伤胸膜,造成气胸,应及时发现并做好呼吸管理。骶骨癌是出血最多的手术,应采用全身麻醉,可行一侧髂内动脉阻滞和控制性降压,以减少术中出血。

(三)麻醉的实施

1.硬膜外麻醉

下肢骨癌手术采用硬膜外麻醉及其管理和一般手术基本是一致的。但在实施时应注意以下问题:①硬膜外穿刺间隙的选择应考虑是否使用止血带,如使用止血带,麻醉阻滞范围应包括到 T_{10}～S_5,否则如穿刺间隙过低、麻醉平面若低于 T_{10} 或不到 S_5,会使止血带疼痛的发生率增加,导致患者术中不配合而影响手术的完成。对上止血带的患者,一般选择 $L_{1～2}$ 或 $L_{2～3}$ 间隙,向上置管。②在松止血带后,有发生低血压的可能,对心肺功能正常的患者,这种低血压多为一过性,只需在松止血带前补足液体即可避免,但对高龄、恶病质以及心功能异常的患者,松止血带有导致严重低血压甚至发生止血带休克的可能,对此类患者,术前应准备好抢救药品,同时准备麻醉机和气管插管盘,并保证其处于可用状态。

硬膜外麻醉常选用的局麻药为 2% 盐酸利多卡因或碳酸利多卡因,后者起效快、作用强,可以选用,但应注意剂量。局麻药首次用量应根据患者的年龄、体质以及所要达到的麻醉平面而定,一般成人15 mL 左右。以后每次给药,给首次剂量的一半即可,或根据患者对药物的反应做适当调整,既维持一定的麻醉平面与效果,又使血流动力学稳定。

2.全身麻醉

(1)麻醉诱导:骨癌患者的麻醉诱导与一般类型手术的麻醉诱导方法没有多少差异。但对于原发或转移的脊柱肿瘤和由于肢体的病理性骨折卧床较久,和由于肿瘤本身引起的剧烈疼痛使患者的交感神经系统处于亢进状态同时存在液体摄入不足的患者,前者由于卧床使患者全身血管的交感神经张力下降,后者则存在血管内容量的相对不足,这些患者在麻醉诱导时一定需选用对循环影响较轻的静脉麻醉药,如咪达唑仑(0.15～0.35 mg/kg)、依托咪酯(0.15～0.3 mg/kg)等,应坚持小量、分次、缓慢给药的原则,麻醉诱导时还要密切观察患者对药物的反应,否则会导致意外发生。阿片类镇痛药可能需要量较大,因为这类患者术前已使用过大量镇痛药,可能对此类药物已产生了耐受性,但考虑到术后的拔管问题,诱导时芬太尼用量为 2～5 $\mu g/kg$;肌肉松弛药最好选用非去极化类肌肉松弛药维库溴铵或派库溴铵(阿端)。

部分患者可由于癌性剧痛不能平卧,会给麻醉诱导带来一些麻烦,对此类患者,可先给镇静药,待其入睡后,可将患者放平,再给肌肉松弛药和镇痛药。

(2)麻醉维持:骨癌手术采用静吸复合麻醉是最佳选择,这种方法的益处在于减少单纯使用某一种麻醉药的剂量,同时减轻对心血管功能的抑制。因为大部分骨癌手术患者的应激力均较低,而且术中出血量也较大,单纯使用吸入麻醉维持或单纯静脉麻醉药维持,都会在产生有效的麻醉作用时对患者的循环功能造成明显抑制,不利于对患者循环功能的维护以及大量失血后低血压的防治。但对体质状况较好的患者,也可使用单纯吸入麻醉维持。吸入麻醉药对循环功能抑制的轻重依次为地氟醚、七氟醚、异氟醚、安氟醚,静脉麻醉药依次为依托咪酯、咪达唑仑、异丙酚等。为不影响术毕清醒与拔管,麻醉性镇痛药的用量应减少,如果患者术后要回 ICU,则麻醉性镇痛药的用量可增加,以保持麻醉的平稳。具体做法是经微量泵输注或间断多次推注静脉麻醉药,同时给予吸入麻醉药,并根据手术刺激的强度以及术中的出血情况调整麻醉药的用量。

考虑到巨大的手术创伤及大量输血引起的输血性免疫抑制,在切皮前给予抗生素可预防患者术中术后感染。是否给予地塞米松(氟美松),需根据手术创伤的大小及术中的输血量来决定,术中出血量大的骨癌手术,可预先给予地塞米松 10~20 mg,以预防输血引起的变态反应及由此导致的输血后低血压。

麻醉医师与骨科医师术中的密切配合是保证患者生命安全的重要措施,特别是出血量迅猛的骨癌手术,外科医师在切除或刮除肿瘤以前,必须告知麻醉医师,以便提前做好取血、输血的准备,同时加强对循环指标的监测。在刮除肿瘤过程中,如果循环指标变化剧烈,麻醉医师应及时告知外科医师,或暂停手术操作并压迫止血,或阻滞血管,待循环稳定后再继续手术。

(四)术中患者的管理

1.减少术中出血

(1)控制性降压:目前控制性降压是在全身麻醉状态下,并用血管扩张药达到控制性降低血压的方法。控制性降压确实可以减少手术失血量,有人认为减少约 50%,而且比术中血液稀释更为有效。硝酸酯类药物如硝普钠和硝酸甘油是目前最常用的降压药物,最近研究证明,这类药物在体内通过与半胱氨酸发生非酶促反应而生成的一氧化氮(NO)来发挥其扩张血管的作用。钙通道阻滞剂,特别是第二代二羟吡啶类钙通道阻滞剂如尼卡地平,对外周阻力血管具有高度亲和力(与维拉帕米相比,其对外周阻力血管与心肌作用的效能比为 11.1,而维拉帕米仅为 0.1),而且对心脏无变时性与变力性作用,停药后无血压反跳。因而近几年被用于急重症高血压的控制与控制性降压。钙通道阻滞剂不但具有降压的特性,而且还具有脏器的保护作用,特别是对心肾的保护作用,用于有发生失血性休克可能以及术前有心肾功能障碍的患者,尤具有适应证。有学者将钙通道阻滞剂尼卡地平用于 40 余例的骨癌手术,发现其降压迅速,可控性强,停药后没有血压的反跳现象;在部分患者,尽管遭受急性大量失血所致的严重低血压而引起全身脏器的低血流灌注,但术后这些患者均恢复良好,无脏器并发症。尼卡地平控制性降压的具体方法是,手术开始后,经中心静脉通路连续泵入,初始输注速率为 4~10 μg/(kg·min),当平均动脉压降至 8.0 kPa(60 mmHg)时,将输注速率降至 1~2 μg/(kg·min),或停用尼卡地平,以利于输血后血压恢复和重要脏器的保护。

应当强调,控制性降压时平均动脉压不应低于 7.33 kPa(55 mmHg),高血压患者的降压幅度(收缩压)不应超过降压前的 30%。同时应根据心电图、心率、脉压、中心静脉压、动脉压、失血量、尿量等监测做全面评估,来调节降压幅度。在满足手术要求的前提下尽可能维持较高水平的血压,不可一味追求低血压,而使血压失去控制,并注意防止降压速度过快,以便使机体有一个调整适应过程。降压过程中若发现心电图有心肌缺血性改变,应立即停止降压,并使血压提升,以保证患者安全。适当的麻醉深度和维持足够的血容量是保证控制性降压可控性及平稳的前提。

(2)血液稀释法:包括手术前血液稀释(等量血液稀释)与血液稀释性扩容。等量血液稀释是指,在麻醉诱导完成后,经动脉或静脉系统放血,同时按一定比例输入晶体液和/或胶体液,其目的是降低血细胞比容而不是血管内容量。待术中大出血控制后再将所采血液输还给患者。对术前心肺功能正常的患者,放血量可按 10~15 mL/kg 或者以血细胞比容不低于 30% 为标准,采血量也可参照以下公式:

采血量=BV×(Hi-He)/Hdv

式中,BV=患者血容量,Hi=患者原来的血细胞比容,He=要求达到的血细胞比容,Hdv=Hi 和 He 的平均值。放血的速度以 5 分钟内不超过 200 mL 为宜。在放血的同时,若输入晶体液,可按 3∶1 的比例输入。若输入胶体液,可按 1∶1 的比例输入;或输入晶体液和胶体液,其比例为 2∶1,其效果可能更好。晶体液以平衡液为最佳选择,其电解质成分近似于血浆,输注后既可补充血容量,又可补充功能性细胞外液。胶体液宜选择新一代明胶溶液琥珀明胶,商品名血定安和尿联明胶,也称海脉素,商品名血代,两者是较理想的胶体溶液,已广泛应用于临床。琥珀明胶输注后,血胶体渗透压峰值可达 4.6 kPa(34.5 mmHg),血管内消除半衰期为 4 小时,主要经肾小球滤过排出,输入后 24 小时大部分从尿中排出。琥珀明胶无剂量限制,对交叉配血、凝血机制和肾功能均无不良影响。大剂量(24 小时输 10～15 L)输入也不影响手术止血功能。尿联明胶扩容性能与琥珀明胶相似,唯其含钙离子、钾离子较高,应用时需加以注意。

血液稀释性扩容是指:在麻醉诱导后,经静脉系统输入一定量的晶体液与胶体液(1∶1),使中心静脉压达到正常值的高限,提高全身血管内与细胞外液的容量,并可通过稀释血液,血细胞比容以不低于 0.3 为限,以减少失血时血液有形成分的丢失,从而增强机体在大量失血时抵御失血性休克的能力。在临床上使用这种方法,既减少了等量血液稀释法带来的许多麻烦,同时又简便易行。

(3)充分止血:减少外科出血的有效方法是充分止血。但在出血量大且迅猛的骨癌手术,由于一部分患者的出血是来自撕裂的肌肉小血管的渗血,另一部分患者的出血则是来自肿瘤刮除时静脉丛的出血,因而给实施有效止血带来了很大困难。所以在实施出血量大的骨癌手术时,加快肿瘤切除或刮除的速度,以及有效的压迫止血是减少骨癌手术时出血的最有效措施。对骶骨癌以及骨盆肿瘤的手术,切除或刮除肿瘤前,经盆腔内暂时阻滞一侧的髂内动脉,也是降低术野出血的有效方法。

(4)维持血流动力学稳定,防治失血性休克:术中应根据外科手术创伤的大小、部位以及出血量的多少对输血、输液的类型作出合理的选择,以保持血流动力学的稳定。对失血量≤20%,血细胞比容＞35% 的患者,只需输入平衡液即可,对失血量≤20%,血细胞比容＜35% 的患者,可在输入平衡液的同时,输入胶体液;对失血量超过 30%(1 500 mL～2 500 mL)的患者,在输入平衡液与胶体液的同时,需输入浓缩红细胞与全血,平衡液与失血量的比例可按 3∶1 给予,输血后的最终目标至少应保持血细胞比容在 30%,血红蛋白在 8 g/dL 以上,以保证全身组织有充分的氧供以及细胞功能的正常,为全身血流动力学的稳定提供保证。

另外,手术创伤导致大量功能性细胞外液进入新形成的急性分隔性水肿间隙,又称"第三间隙",功能性细胞外液转为非功能性细胞外液,这部分细胞外液被封存起来,形成新的水肿区,因此,围术期必须考虑"第三间隙"体液丢失的补充。补充"第三间隙"丢失的体液宜用近似血浆电解质成分的平衡液,以保证机体内环境的稳定。严重手术、创伤的"第三间隙"体液丢失的补液量为 8 mL/(kg·h)或更多。

急性大量出血的骨癌手术,术中失血性休克在所难免,防治失血性休克是围术期的一项重要任务。治疗失血性休克的措施,一方面要快速加压输血、大量补液,另一方面要求骨科医师及时有效地止血。因为骨癌手术的台上止血只能是用纱垫或纱布压迫出血部位,常常给有效止血带来一定困难。如骶骨癌刮除术在几分钟之内出血量可达 2 000 mL 以上,使血压和中心静脉压急剧下降,即使快速输血、输液也不能在短时间内输入这么多的容量,此时即使肿瘤仍未完全刮除,常常需让外科医师行局部压迫,暂停手术操作,待平均动脉压回升至 8.0 kPa 以上时再行刮除。由于出血量大,除大量的血纱布和血纱垫以及手术部位手术单以外,地上以及手术者的身上均是患者的血液,给对失血量的准确估计带来困难,往往估计的失血量均低于实际的出血量,因而在大量输血的过程中,应多次检测设备动脉血气、血红蛋白、血细胞比容,以指导输血补液,使血色素不低于 8 g/dL 和血细胞比容不低于 30％为宜。

为了保证输血的有效及快速，除了麻醉前建立粗大静脉通路(三路外周静脉)以外，在大量出血前，应用加压输血器(进口)是行之有效的方法，因为此装置可将 200 mL 的血液在不到 1 分钟的时间内输入患者体内。在输血的同时，也必须输入晶体液及胶体液，以迅速补充丢失的血容量和细胞外液，以保持内环境的稳定和恢复血容量，提高血压，满足全身脏器的灌注。

当骨癌手术急性大量失血时，在快速大量输血和补液治疗过程中，要注意心脏功能评估，才能维持血流动力学的稳定。此时大部分患者中心静脉压已恢复正常，而血压仍然较低，在此情况下，需考虑到心肌功能障碍的问题，其原因如下。

酸碱平衡失调：ACD 血库存 10～14 天，pH 可下降至 6.77，主要由于葡萄糖分解和红细胞代谢产生乳酸和丙酮酸所致，当大量快速输库血给严重低血压患者时，必将加重代谢性酸中毒。pH 的降低直接影响心肌有效收缩，所以当大量输血或存在长时间低血压、枸橼酸和乳酸代谢降低时，可用碱性药物来纠正酸中毒，并依血气分析调整剂量，以改善心肌功能。

高血钾症：骨癌手术急性大量失血定会导致失血性休克，休克可引起肾上腺皮质功能亢进，肝糖原分解增加，使钾离子从肝内释出，可使血钾增高。而库血保存 7 天后，血钾为 12 mmol/L，21 天可达 35 mmol/L，因此大量输入库血后，会引起高血钾的危险。高血钾可加重低血钙对心肌的抑制，引起心律失常，甚至心跳停搏。此时要密切监测血气、血电解质及心电图的变化。应适当补充钙剂，以恢复血钾钙的正常比例。或给予胰岛素.葡萄糖溶液治疗。近来研究观察到大量输血后有 12％的患者出现低血钾，这是因为机体对钾代谢能力很强，库血输入后血钾可迅速返回红细胞内，如患者有代谢性或呼吸性碱中毒，更可促进血清钾的下降，而出现低血钾。

枸橼酸中毒：枸橼酸中毒并不是枸橼酸本身引起的中毒，而是枸橼酸与血清游离钙结合，使血钙浓度下降，出现低血钙症体征：心肌乏力、低血压、脉压变窄、左心室舒张末压及中心静脉压升高，甚而心脏停搏。心电图出现 Q-T 间期延长。正常机体对枸橼酸的代谢能力很强，枸橼酸入血后迅速被肝脏和肌肉代谢，少量分布至细胞外液，还有 20％从尿排出，不会出现枸橼酸在体内的蓄积，同时机体还能有效地动员体内储存的钙以补充血钙的不足。大量输 ACD 血通常并不引起低钙血症的发生。但当大量输血后出现心肌抑制、低血压或心电图有低血钙表现时才给予补钙；骨癌急性大量失血需以 100 mL/min 的速度快速输血时，应同时补钙剂为妥，以维护心功能的稳定。

低体温：大量输入冷藏库血可引起体温的下降。体温低于 30％时，容易造成心功能紊乱，可出现血压下降或心室颤动、心动过缓甚至心跳停止。低温还使氧解离曲线左移，促进低血钙症和酸中毒，并对钾离子敏感性增加，易引起心律失常。因此大量输血时应通过输血管道加温的方法使输入血加温，避免上述并发症的发生。

2.术中维护凝血功能和 DIC 的防治

(1)术中凝血功能异常的预测与预防：骨癌患者，术前应把血凝分析作为常规检查项目，包括凝血酶原时间(PT)及其活动度(AT)、活化部分凝血活酶时间、纤维蛋白原(FIB)、纤维蛋白降解产物(FDP)、D-二聚体及血小板计数(BPC)等。通过这些检查来筛选术前已有凝血功能异常的患者或诊断术中 DIC 的发生。对术前已有凝血功能障碍或术中可能发生 DIC 的高危患者，术前应充分准备血小板、新鲜冷冻血浆及凝血酶原复合物和纤维蛋白原及凝血因子等。术中应维持适当的麻醉深度，以避免增加纤溶活性，同时应避免缺氧、酸中毒使微循环淤血而增加创面渗血。术中大量输入库血时，应输一定比例的新鲜血，输入库血要加温，为防止枸橼酸中毒致低血钙症，应补钙剂,或输注大量的晶体液或胶体液会导致血液过度稀释而引起的稀释性凝血病,此时,要补充浓缩红细胞和凝血因子,以维持血液的携氧能力和凝血功能,减少创面的广泛渗血和减轻组织缺氧。此外,应用具有降压作用同时对血小板聚集和血栓形成具有抑制作用的钙通道阻滞剂尼卡地平,以保护血液的凝血功能。及时纠正低血压和防治失血性休克。

(2)术中凝血功能异常或 DIC 的诊断与治疗:由于骨癌手术的出血量大,又大量输血、输液,导致严重的凝血因子和血小板的稀释,造成渗血增加,给凝血异常和 DIC 的临床诊断带来一定的困难。然而术中手术部位渗血不止,血不凝,注射部位或穿刺部位的持续渗血,首先应考虑 DIC 的可能;随之行血凝分析检查,若血小板计数低于 $100 \times 10^9/L$ 或进行性下降,PT(正常13秒左右)延长3秒以上,FIB 低于1.5 g/L 或进行性下降,以及 FDP 高于 20 $\mu g/mL$(正常值为 1~6 $\mu g/mL$)即可诊断为 DIC。此时应及时去除病因,纠正诱发因素,积极治疗 DIC。输新鲜血,输注血小板、新鲜血浆、凝血酶原复合物或纤维蛋白原。大型手术中所发生的 DIC 应慎用肝素。

3.保护重要脏器,预防多系统器官衰竭

急性大量失血的骨癌手术,常常引起严重低血压,导致全身脏器低灌注。因此,低血压期间,全身重要脏器的保护是麻醉医师的又一项重要任务。

在急性大量失血过程中,迅速而有效的输血补液,及早纠正血容量的丢失和体液的补充,是防治持续性低血压和改善组织低灌注与缺氧状态的根本措施。①利用新型钙通道阻滞剂——尼卡地平控制性降压,在控制性降压的同时,该药还具有脏器的保护性药理作用,能增强脏器抵抗缺血能力,避免低血压期间的脏器损害。实践表明,这一措施可明显减轻低血压后的全身脏器损害以及并发症的发生。②骨癌手术中通过等容血液稀释和血液稀释性预扩容以及失血后血液代偿性稀释,使血液黏滞性明显下降,红细胞在血液中保持混悬,不易发生聚集,使血液更容易通过微循环;血液稀释后血液黏度降低,使外周血管阻力下降,在同样灌注压力下,血流速度增加,有利于组织营养血流增加和代谢产物的排出,血流分布趋于均衡,便于组织对氧的摄取和利用。同时失血后血液稀释可以明显改善由于大量输入 2,3-DPG 含量低的库血,使氧解离曲线左移,血红蛋白和氧的亲和力增加而引起的严重组织缺氧现象。因此血液稀释后外周血管阻力降低,微循环血流增加,心排血量增加,组织氧摄取和利用增加,必然使组织器官的血流灌注得以改善。③ACD 保存5天后即开始有血小板聚集物,保存10天后才形成纤维蛋白原-白细胞-血小板聚集物。这种聚集物可通过普通滤网于大量输血时进入患者血液循环到达重要器官如脑、肺、肾等,影响其功能。最易受累的器官是肺,引起肺毛细血管阻塞和肺栓塞,进而导致肺功能不全或ARDS。为避免或减少聚集物引起的重要器官功能障碍,于大量输血时使用微孔滤网,以阻止聚集物的滤过。

骨癌手术的严重创伤、大量失血、导致失血性休克,持续低血压,又大量输血,使肾血流灌注明显减少,并有肾小动脉的收缩,因而使肾小球滤过率减少,患者出现少尿。此时绝不要一开始即作为肾衰竭而限制补液来处理,通过中心静脉压和动脉血压监测,来判断血容量不足,应及时纠正低血容量、低血压以防止肾由功能性损害而转变为器质性病变。使平均动脉压在6.67 kPa(50 mmHg)以上时,肾实质血流可满足肾代谢需要,同时保持充分供氧和肾血管充分扩张,一般不致引起肾小球和肾小管上皮细胞永久性损害。只有当血容量确已补足而尿量仍不增加时才有使用利尿药的指征。因此必须警惕急性肾衰竭的发生。保护肾功能,预防肾缺血至关重要。积极预防脑损害,在骨癌手术急性大量失血时,如低血容量、低血压得不到及时纠正,持续时间过久,将会损害脑血管的自身调节功能,而出现脑缺血缺氧,为此,应选用降低脑代谢率的麻醉药,同时充分提供高浓度氧,以增加脑组织氧的摄取;亦可头部冰袋降温行脑保护。

(五)麻醉监测

1.呼吸监测

除常规的呼吸监测项目如气道压、潮气量、分钟通气量、呼吸次数、吸入氧浓度以外,呼气末二氧化碳分压监测和麻醉气体监测对早期发现呼吸异常、合理追加肌肉松弛药以及较为准确地判断麻醉深度将起到重要作用。

2.血流动力学监测

对于手术损伤小、出血量不多的骨癌手术,监测心电图、心率、无创血压及血氧饱和度即可满足要求。对创伤范围广、出血量大、手术时间长、容量不易调控的骨癌手术,还需行有创的桡动脉测压、中心静脉压监测,以利于准确、及时反映血流动力学的变化。对术前患有心血管疾病特别是冠心病患者以及创伤巨大的骨癌手术,也可考虑经右颈内静脉插入 Swan-Ganz 漂浮导管,监测肺毛细血管楔压、心排血量及指数、每搏输出量及指数、外周血管阻力及指数,以及混合静脉血氧饱和度等监测,以便合理地对患者的血流动力学状态作出准确判断和给予正确的处理。

有创监测下,应将压力传感器正确放置在零点水平。平卧位患者,零点水平应在左侧腋中线与第四肋间的交叉点;侧卧位患者的零点水平则在胸骨右缘第四肋间。准确的零点放置与校准对保证数值的准确可靠十分重要。

3.凝血功能监测

凝血功能监测的主要项目是血凝分析,其中包括血小板计数、PT、活化部分凝血活酶时间、FIB、FDP 等,通过血凝分析可以准确判断凝血功能异常和诊断 DIC,并对治疗起指导作用。

4.血气与血乳酸监测

血气与血乳酸监测对于易发生失血性休克的骨癌患者特别重要。因为血乳酸含量和血气结果不但可反映全身组织是否发生缺血性的无氧代谢、是否存在全身氧债,而且可以结合 CI、混合静脉血氧饱和度判断造成全身氧债的原因,依此拟订出合理治疗方案,并对治疗效果作出判断,以指导麻醉医师围术期对患者的处理。动脉血乳酸正常值为 0.3～1.5 mmol/dL,静脉血可稍高,为1.8 mmol/dL。

5.肾功能监测

尿量是反映肾血流灌注的重要指标,亦可反映生命器官的血流灌注的情况。围术期宜保持尿量不少于每小时 1.0 mL/kg。如果尿量少于每小时 0.5 mL/kg,提示有显著的低血容量和/或低血压,而且组织器官灌流不足,或有显著体液负平衡存在。对于血压恢复正常、血容量已补足的患者,若尿量仍少,应考虑以下几方面原因:其一,由于术前患者的过度紧张,导致抗利尿激素分泌过多,导致肾小管对原尿的重吸收增多引起少尿。对此类患者,只需给予小量呋塞米5 mg(静脉推注),即可在 10～15 分钟后尿量有明显增加。其二,机械因素,骨科手术大多在不同的体位下进行,易造成尿管的压迫、打折,甚至尿管插入位置异常。所以在给予呋塞米以前,应首先检查尿管是否通畅,否则会因给予大量呋塞米后导致大量尿液潴留在膀胱内,引起逼尿肌麻痹。其三,尿量仍少,比重降低,则有可能已发生急性肾衰竭。

输液利尿试验:对少尿或无尿患者,静脉注射甘露醇 12.5～25 g,3～5 分钟注完,如尿量增加到400 mL/h 以上,表示肾功能良好,属于肾前性少尿;如无反应,可再静脉注射 25 g 甘露醇加呋塞米 80 mg,如仍无反应,可考虑已有肾性肾衰竭。

6.电解质监测

血钾和血钙是术中常用的电解质指标,特别是对于大量输血的骨癌手术,更是必不可少。虽然从理论上看,输入大量库存血易致高血钾,但临床观察发现,低血钾在大量输血后亦较为多见,因此在大量输血后,不可过于强调高血钾而忽视低血钾的存在,导致处理失误。输血后低血钙比较少见,但在短时间内大量快速输血,仍应注意到有发生低血钙的可能。应根据电解质的检测结果给予及时纠正与合理治疗。

(杨圣洁)

第七节　复杂性创伤的麻醉

一、临床特点

复杂性创伤一般指对机体功能状态影响较大,引起严重的病理生理改变,且危及生命的创伤。多因休克、大出血、脑干损伤、脑疝、呼吸衰竭等而致生命垂危,即使抢救及时和成功,后期也可能发生其他并发症,如 ARDS、多器官功能衰竭、全身感染等而危及生命。其创伤范围往往涉及两个或两个以上的解剖部位或脏器,其抢救和治疗需要多学科协作。

二、麻醉前估计

虽然急诊科医师会对患者进行全面的检查,麻醉科医师仍需依据麻醉学的原则对患者的伤情程度迅速作出判断,这样才能采取正确的急救措施和麻醉处理方法。

(一)一般情况

通过检查患者的神志、面色、呼吸、血压。脉搏、体位、伤肢的姿态、大小便失禁、血迹、呕吐物等,初步了解患者的全身情况及危及生命的创伤部位。昏迷、半昏迷多由脑外伤引起;烦躁不安、面色苍白、血压下降、脉搏增快多为休克的表现;昏迷患者伴有呕吐应考虑有误吸的可能;大小便失禁患者可能有脊髓的损伤。

(二)呼吸

1.呼吸道

检查呼吸道是否通畅,如果不通畅应当立即找出原因并予以紧急处理。

2.氧合功能

根据患者的呼吸方式包括频率、节律、辅助呼吸肌的运动等,判断是否存在呼吸困难及缺氧,应及时监测血氧饱和度,并尽早行动脉血气分析,以便早期作出判断和及时处理。

3.呼吸系统创伤

口腔、颈部创伤应尽早行气管内插管或行紧急气管切开术,否则待病情加重(例如水肿、血肿形成),将会使气管内插管或气管切开极为困难。气胸和多发肋骨骨折(连枷胸)引起的矛盾呼吸、反常呼吸及纵隔摆动,严重影响患者的呼吸功能和循环功能,应先行胸腔闭式引流或胸壁固定,必要时应进行机械通气支持治疗。

（三）循环

复杂性创伤患者必然存在较大量的失血。临床判断失血量的方法很多,如创伤部位,可见的失血量等。但是对复杂性创伤患者比较可行的方法是根据患者的一般情况进行判断。

三、呼吸道管理的特殊问题

（一）颈髓的保护

对于颈部损伤及颈椎骨折者要采用适当的方法保护脊髓。气管插管过程中应避免颈部过度活动,头部过度后伸属于绝对禁忌。插管时应进行颈部的牵引和制动。气管插管困难者可借助于纤维支气管镜辅助插管。

（二）反流和误吸

所有创伤患者皆应视为"饱胃"患者。饱胃的患者在进行全身麻醉诱导和气管插管过程中会出现胃内容物的反流,有引起误吸的危险,是引起所有急诊手术患者术中或术后死亡的一个重要原因,应当予以高度重视。复杂性创伤患者麻醉诱导和气管内插管中预防反流与误吸的唯一可行的有效方法为环状软骨压迫法。

（三）牙齿的损伤和脱落

麻醉医师应当在麻醉前对患者的牙齿进行详细的检查,如果发现可能引起牙齿脱落的因素应当在病例中记录并向患者家属交代清楚。预防插管过程中牙齿脱落主要应强调采用正确的操作方法,插管时要用肘部、腕部的力量上提喉镜,显露声门,绝不能以牙齿为喉镜的支点。如果插管困难或牙齿松动者,可用纱布或专用牙托保护牙齿。如果发现牙齿丢失,应行胸部 X 线检查,以除外牙齿被吸入肺内,预防由此引起的肺不张及肺部感染。

（四）支气管损伤和出血

支气管损伤、出血或气管断裂可给人工机械通气带来困难,血液流入对侧肺可影响健肺的通气和氧合功能。因此,在手术麻醉时为保护非损伤肺及进行正压通气,必须将双肺分隔开。行双腔支气管插管可以很快地解决此问题。但双腔支气管插管的操作技术较为复杂,导管的插入及插入后的位置判断也需要一定的经验。因此应由有经验者完成,有时可能需要借助纤维支气管镜来完成。

四、血容量补充

（一）静脉通路的建立

由于复杂伤者常伴有大出血,因此,建立多条静脉通路是必要的,应同时开放外周及中心静脉。

（二）抗休克治疗

根据患者的失血情况,应尽快予以补充有效循环血容量,可补充平衡液及胶体液,有血时应尽早输血。衡量输液的效果一般都以血流动力学参数是否稳定为标准,但影响因素较多,平时常用的指标可能变得很不敏感。由于创伤性休克的基本病理生理改变是组织灌注不足和缺氧,即氧供和氧需要的失平衡。因此,休克患者的预后主要取决于:①因血流灌注降低引起组织缺氧的程度;②患者对氧耗(VO_2)增加引起 CI 和氧供(DO_2)增加的代偿能力。

五、监测

呼吸方面应监测血氧饱和度、呼气末二氧化碳分压、动脉血气分析及呼吸功能的监测,如呼吸频率(RR)、潮气量(VT)、顺应性(C)、呼吸道压力(P)、每分通气量(MV)等对于判断呼吸功能状态都具有重要意义。血流动力学方面应监测血压、动脉血压、中心静脉压、肺毛细血管楔压、心电图及尿量等,根据这些指标综合判断患者的血流动力学情况。

六、麻醉处理

(一)麻醉前用药

复杂性创伤患者的麻醉前用药应当根据患者的具体情况而定,其原则如下。

1.一般情况较好者

一般情况较好者指神志清醒,呼吸、循环功能稳定的病例,可以在患者进入手术室后经静脉给予镇痛、镇静及抗胆碱药。

2.一般情况较差的患者

此类病例一般只给镇痛药,剂量应减小,给药过程中应小心观察患者的反应。

3.意识不清、怀疑有脑外伤的患者

禁忌给予镇静药和麻醉性镇痛药,以免抑制呼吸,而引起颅内压升高。

4.不应单独使用镇静药

为防止不良反应,麻醉前不宜单独使用;否则由于疼痛会引发烦躁与不安,这种现象一般称为镇静药的"抗镇痛效应"。

5.抗胆碱药

一般在麻醉前经静脉给予。

(二)麻醉诱导

严重创伤患者的麻醉诱导是麻醉过程中最危险、最困难,也是最重要的步骤。应根据患者的不同状态选择不同药物和采用不同的诱导方法。麻醉诱导期常用的药物:镇静药如依托咪酯、异丙酚等,肌肉松弛药如维库溴铵、琥珀胆碱等,麻醉性镇痛药如芬太尼、吗啡、哌替啶等。麻醉方法及药物的选用应对血流动力学影响最小为原则。根据患者病情的轻重程度,可选用下列诱导给药方案。

1.心跳停止

直接插管,不需要任何药物。

2.深度昏迷

深度昏迷指对刺激无反应者,对此种病例应直接插管,不需要任何药物。

3.休克

收缩压低于 10.7 kPa(80 mmHg)时,可用氯胺酮 0.5～1.0 mg/kg＋琥珀胆碱 1～2 mg/kg静脉注射或维库溴铵 0.1 mg/kg 诱导插管。

4.低血压

对收缩压 10.7～13.3 kPa(80～100 mmHg)之患者可选用芬太尼＋咪达唑仑＋肌肉松弛药诱导插管。

5.血压正常或升高

可用芬太尼＋咪达唑仑或异丙酚＋肌肉松弛药诱导插管。

(三)麻醉维持

临床麻醉的基本任务是既要保证患者镇痛、催眠、遗忘及肌松,又要保持血流动力学稳定。

其原则仍然要根据患者的情况选择麻醉维持的方法和用药。

一般情况较好的患者麻醉的维持无特殊。一般情况较差的患者可采用芬太尼、氧化亚氮辅以肌肉松弛药的浅全麻维持,情况好转后可辅以低浓度的吸入麻醉剂。有些创伤严重患者的心血管系统对麻醉药的耐受能力很低,这部分患者可能在极浅或甚至在无麻醉条件下即可完成手术。因此,严重创伤患者诱导及手术早期"术中知晓"的发生率较高。"术中知晓"对患者心理是一个恶性刺激,可造成严重的心理障碍。但是如果将麻醉药剂量增加到足以使所有患者不发生"术中知晓",则必然导致麻醉过深,其代价是患者的生命安全。在这种情况下,麻醉应当以保持循环稳定,保证生命安全为原则,待患者病情稳定后逐渐加深麻醉。

(四)术后早期恢复

术后常见的问题为呕吐与误吸、恢复延迟、恢复期谵妄、体温过低。

创伤前饱食的患者由于胃排空延迟,手术后可能仍然处于饱胃状态,麻醉恢复过程中发生呕吐的可能性极大。所以,术后拔管应当严格遵守拔管指征,即患者应当意识完全清醒,呛咳反射及吞咽反射恢复,心血管功能稳定,通气及氧合功能正常,无水、电解质及酸碱平衡失调,无麻醉剂及肌肉松弛药残余作用。严重创伤的患者多数无法手术后即刻拔除气管内导管,需要保留气管导管一段时间。影响术后拔管的因素包括麻醉后的苏醒延迟、肺功能损害、心血管功能损害、过度肥胖、严重的胸腹部创伤及脑外伤造成意识不清等。保留气管导管的患者术后需要呼吸支持治疗,在 ICU 进行机械通气是比较好的选择。

(杨圣洁)

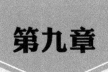

第九章　产科麻醉

第一节　早产手术的麻醉

早产是指妊娠满28周至不满37足周间分娩者。在围产期死亡中约有75％与早产有关。

一、病因学

与早产发生相关的因素如下。①最常见的是下生殖道、泌尿道感染。②胎膜早破、绒毛膜羊膜炎,30％～40％早产与此有关。③子宫膨胀过度及胎盘因素:如羊水过多、多胎妊娠、前置胎盘及胎盘早剥等。④妊娠合并症与并发症:如先兆子痫、妊娠期肝内胆汁淤积症、妊娠合并严重贫血、心脏病、慢性肾炎等。⑤子宫畸形:如纵隔子宫、双角子宫等。⑥宫颈内口松弛。⑦吸烟、酗酒。

二、病理生理学

早产儿死亡的原因多为缺氧、颅内出血、呼吸窘迫综合征等。病理基础如下:①早产儿的呼吸中枢和肺发育不全,毛细血管通透性高,易出现肺透明膜病等导致呼吸窘迫综合征。②早产儿的颅骨钙化不全,硬脑膜脆弱,脑血流调节功能不完善,因此容易出现产时窒息、脑出血等,尤其是在缺氧情况下,早产儿颅内压升高,易加重肺出血,硬肿症及颅内出血,最终导致死亡。因此选择合适的分娩方式或积极采取围产期的处理措施,力求产程平顺可降低围产期早产儿的病死率。大量研究证实:在阴道分娩过程中恰当的镇痛与麻醉可降低围产期新生儿的病死率;剖宫产由于缩短了取胎时间,并避免早产儿在产道下降时的颅骨变形而可能出现的脑静脉窦破裂及大血管撕裂也降低了早产儿的病死率。

三、围产期处理

(一)抑制宫缩药物的使用

1.β_2肾上腺素受体激动剂

β_2肾上腺素受体激动剂能激动子宫平滑肌中的β_2受体,抑制子宫平滑肌收缩,减少子宫的活动。目前常用药物有利托君和沙丁胺醇。

2.硫酸镁

镁离子直接作用于子宫平滑肌细胞,拮抗钙离子对子宫收缩的活性,抑制子宫收缩。

3.钙通道阻滞剂

钙通道阻滞剂是一类能选择性地减少慢通道的 Ca^{2+} 内流,从而干扰细胞内 Ca^{2+} 浓度而影响细胞功能的药物,能抑制子宫收缩。

4.前列腺素合成酶抑制剂

前列腺素有刺激子宫收缩及软化宫颈的作用。前列腺素合成酶抑制剂可抑制前列腺素合成酶的合成或前列腺素的释放以抑制宫缩。

(二)预防新生儿呼吸窘迫综合征

对妊娠 35 周前的早产,应用肾上腺糖皮质激素 24 小时至 7 天,能促进胎儿肺成熟,明显降低新生儿呼吸窘迫综合征的发生率。

四、麻醉与镇痛要点

未成熟胎儿较到期新生儿更容易受产科镇痛与麻醉药物的影响。增强早产儿对药物敏感性的相关因素:更少的药物结合蛋白;更高水平的胆红素,可以和药物竞争与蛋白的结合;由于血-脑脊液屏障发育不完善更多的药物进入中枢神经系统;体水多而脂肪含量低;代谢和清除药物能力低。

尽管早产儿有如上的这些缺陷,但事实上并不像想象的那么严重,在选择麻醉药物和技术时,考虑药物对新生儿的作用远没有预防窒息对胎儿的损伤重要。对于经阴道分娩者,硬膜外阻滞能消除产妇的下推感,松弛产道和会阴部;对于剖宫产分娩者应根据病情的紧急程度、母儿的状况、母亲的意愿等选择麻醉方式。

术中管理 麻醉医师应该注意:产科医师为阻止早产经常术前应用多种药物抑制子宫活动,已报道了许多由此引发的母体并发症:低血压、低血钾、高血糖、心肌缺血、肺水肿和死亡。因此,术前应用了 β_2 肾上腺素受体激动剂者硬膜外阻滞时应减少一次用药量以防止产妇血压大幅度下降;术前存在心动过速、低血压和低血钾时全身麻醉会增加低血压发生的危险性;紧急扩容需小心以防发生肺水肿;避免应用氟烷(心律失常)、泮库溴铵(心动过速);在非急诊条件下,从安胎停止到麻醉至少应延迟 3 小时以便 β 交感作用消退;尽管血清钾降低,但是细胞内钾浓度常是正常的,因此一般不需补钾。

五、对早产的患者,做好新生儿复苏的准备

Apgar 评分在 5 分以下者即为复苏的适应证,在 3 分以下为新生儿重度窒息,新生儿的复苏以保持呼吸道通畅和使肺膨胀为首要,吸痰一定要充分,同时要注意保暖,因为温暖的环境(32～34 ℃)对新生儿的复苏最为有利。抗酸治疗常采用脐静脉给予 5％$NaHCO_3$ 10 mL。人工呼吸,在徒手复苏无效时,应立即喉镜直视下清理呼吸道,并气管插管,动作要轻柔,以纯氧控制呼吸,频率为 30～40 次/分,同时行心外按压。复苏时纳洛酮的应用:有研究发现 1 分钟 Apgar 评分与脑脊液 β 内啡肽呈高度负相关,窒息新生儿脐血 β 内啡肽浓度升高,可引起新生儿肺功能障碍,由于纳洛酮与非特异性吗啡受体结合,成为竞争性吗啡抑制剂,使吗啡样物质 β 内啡肽失活而起到治疗作用,可消除因 β 内啡肽升高所致的一系列生物效应。再者纳洛酮还可拮抗因麻醉性镇痛药引起的呼吸抑制。复苏时建议采用心前区皮下注射纳洛酮0.4 mg。

(刘建波)

第二节　剖宫产手术的麻醉

近年来,国内剖宫产率显著增高(25%~50%),剖宫产麻醉是产科麻醉的主要组成部分。麻醉医师既要保证母婴安全,又要满足手术要求、减少手术刺激引起的有害反应和术后并发症,这是剖宫产手术麻醉的基本原则。剖宫产麻醉的特点:其手术与其他专科手术比较相对简单、时间短小,如果不出现并发症则恢复较顺利,但由于麻醉医师面对的是产妇特殊的病理生理改变以及孕妇、胎儿的双重安危,不恰当的麻醉处理可导致严重的甚至致死性的后果,因此,剖宫产手术对麻醉的要求很高,我们对围麻醉期的每一个环节都必须予以高度的重视,如采用的技术方法和药物在使用前应反复权衡,避免或减少使用可能透过胎盘屏障的药物,麻醉方法的选择应力求做到个体化。

剖宫产麻醉要点:①麻醉医师应有足够的经验和预防、处理并发症的能力与条件,以最大限度保证母婴安全。②在妊娠期间孕妇的病理生理发生了一系列明显的变化,必须针对这些变化考虑麻醉处理,做好紧急处理失血、栓塞、呼吸循环骤停等严重并发症的应对措施。③一些妊娠并发症如先兆子痫、子痫、产前与产后出血等增加了麻醉风险,麻醉医师应拓宽知识面,能事先考虑到并有效处理围产期的各种问题。因此,做好剖宫产麻醉的关键是必须通晓产妇的病理生理改变,掌握各种麻醉技术,了解麻醉药物对胎儿的影响,合理选择麻醉方法,并注重围术期麻醉医师、产科医师及相关人员及时有效的沟通与协作,这样才能最大限度地保证母婴安全。

一、择期剖宫产麻醉

(一)麻醉特点
目前,造成择期剖宫产率升高的原因是多方面的。

(1)选择性剖宫产比率的上升是使剖宫产率增高的原因之一。国外把以社会因素为指征的剖宫产称为选择性剖宫产,即指母体无并发症,缺乏明显的医学指征而患者积极要求的剖宫产。

(2)母婴有异常者,为了确保母婴安全,临床工作中常常放宽了剖宫产的指征,包括以下几方面。①头位难产:骨盆狭窄、畸形、头盆不称、巨大胎儿、胎头位置异常等。②瘢痕子宫。③胎位异常:臀位、横位等。④中重度妊娠高血压综合征。⑤前置胎盘。⑥妊娠并发症。

(3)剖宫产手术技术和麻醉安全性的提高,使剖宫产率有了不断上升的趋势。其麻醉特点如下:①麻醉医师、产科医师、患者三方都有充足的准备时间,利于术前准备,包括满意的禁食水,良好的术前评估、合理的麻醉选择等。②没有发动宫缩的产妇剖宫产后易出现宫缩乏力,应备好促进子宫收缩的药物及做好补液、输血的准备。

(二)麻醉前准备及注意事项
麻醉医师必须深刻地认识到产科麻醉的风险,高度的警惕性与合理的防范措施可确保产科麻醉的安全。

1.术前评估

麻醉医师应全面了解孕产妇有关病史,包括既往史、药物过敏史、实验室检查结果,同时在麻醉前产科医师应监测胎心,预测手术的紧迫程度及胎儿的风险,并同麻醉医师积极沟通母胎的情况,产妇是否合并有严重并发症,如妊娠高血压综合征、先兆子痫、心肝肾功能不良等,并了解术前多科会诊结果、术前用药的效果以指导术中用药,对凝血功能障碍或估计有大出血的产妇应做好补充血容量和纠正凝血障碍的各种准备。麻醉前必须评估凝血功能状态,对凝血功能的评估以及麻醉方法的选择可能是年轻麻醉医师的难点。许多行剖宫产的产妇往往合并凝血功能异常,如妊娠期高血压疾病、子痫、HELLP综合征(妊娠高血压综合征患者并发溶血、转氨酶升高和血小板减少,称为 HELLP 综合征)、预防性抗凝治疗等。评估凝血功能的方法包括实验室检查及临床观察是否有出血倾向的表现,其中实验室检查方法主要有:出血时间(BT)、凝血酶原时间(PT)、部分凝血酶原激活时间(APTT)、血小板计数(PC)、国际标准化比率(PT-INR)、血栓弹性图描记法等。只有通过对多种检查结果的综合分析,才能全面评估产妇的凝血功能情况。产妇的血小板由于高凝状态的耗损往往较低,美国麻醉学会(ASA)曾建议血小板$<100\times10^9$/L 的产妇尽量避免椎管内麻醉而选择全身麻醉。但国内学者认为血小板$<50\times10^9$/L 或出血时间>12 分钟应禁忌椎管内麻醉。血小板在$(50\sim100)\times10^9$/L 且出血时间接近正常者应属相对禁忌,预计全麻插管困难者可谨慎选用椎管内麻醉,但需注意操作轻柔。另外,如果各项凝血功能的实验室检查结果都正常而且临床上无任何易出血倾向表现者,只要血小板$>50\times10^9$/L,也可谨慎选用椎管内麻醉。当然,麻醉方法的选择还与麻醉医师的熟练程度密切相关。

2.术前禁食禁饮

由于产妇胃排空延迟、不完全,对于择期剖宫产产妇必须禁食固体食物 6~8 小时,对于无并发症的产妇在麻醉前 2 小时可以进清液体。由于产妇糖耐量下降,考虑到胎儿的糖供应,术前可补充适量的 5%葡萄糖液。

3.术前用药

目前,剖宫产术前镇静药的应用并不常见,但对于某些具有并发症的产妇,如:先兆子痫或其他原因引起的癫痫样发作、抽搐等,必须给予镇静剂加以控制。对于合并精神亢奋、焦虑过度的产妇在耐心劝解效果不良时可以在严密监测母胎情况下静脉注射咪达唑仑 1.0~2.5 mg。

对于可以选择椎管内麻醉的产妇,不常规给予抗酸剂,选择全麻的产妇为了降低胃内容物的酸度,可在麻醉前给予抗酸剂,临床常用 H_2 受体拮抗剂,如西咪替丁、雷米替丁以减少胃酸的分泌,需要注意的是 H_2 受体拮抗剂不能影响胃内容物本来的酸度,需在麻醉前 2 小时前应用才有效。或者术前 30 分钟内口服枸橼酸铋钾 30 mL,效果更佳。

对于易恶心、呕吐的产妇可以麻醉前静脉注射 5-HT 受体拮抗剂如格拉司琼、昂丹司琼等,以预防术中各种原因导致的恶心、呕吐,减少反流、误吸的发生率。

4.麻醉方法的选择及准备

择期剖宫产术的麻醉选择主要取决于产妇的情况,大多数可以选择椎管内麻醉,包括硬膜外麻醉,蛛网膜下腔麻醉或腰麻-硬膜外联合麻醉。对于椎管内麻醉有禁忌证或合并精神病不能合作的患者,可选择全身麻醉。

麻醉前,麻醉医师必须亲自检查麻醉机、氧气、吸引器、产妇及新生儿的急救设备、药物,以便随时取用。根据术前的评估状况,向巡台护士口头医嘱患者所需的套管针型号及穿刺部位,以便输血、补液。备好各项监测手段,包括血压、心电图、脉搏氧饱和度。对于心肺功能障碍、凝血功能障碍等高危产妇应进行有创监测,动态观察动脉压及中心静脉压,以指导术中容量补充,并可以及时进行血气分析,合理调节产妇的内环境稳态。

5.术前知情同意

麻醉医师经过认真的术前评估后,拟定麻醉方案,向产妇简述麻醉过程,以征得其信任与配合,并客观地向患者及其家属交代麻醉风险,以获得理解与同意并签写麻醉同意书。对于选择性剖宫产者,要特别注意意外情况的告知,如麻醉的严重并发症,围产期大出血等。

6.关于预防性扩容

剖宫产麻醉大多数选择椎管内麻醉,椎管内麻醉后,由于交感神经阻滞,血管扩张,相对血容量不足而引起低血压;加之产妇仰卧位时下腔静脉受压,使回心血量下降而发生仰卧位低血压综合征。产妇低血压又会导致子宫血流量下降,引起胎儿缺氧,所以为了减少椎管内麻醉所致低血压的发生,在实施椎管内麻醉前进行预防性扩容治疗是十分必要的。

(1)晶体液的选择:生理盐水虽为等张液,但除含钠离子和氯离子外不含其他电解质,且氯离子含量高于血浆,大量输入可造成高钠血症和高氯血症,现已被乳酸钠林格液取代。

乳酸钠林格液:林格液是在生理盐水的基础上增加了 Ca^{2+}、K^+ 等电解质,属等张溶液。乳酸钠林格液在此基础上又增加了乳酸钠 28 mmol/L,更接近于细胞外液的组成,但为低 Na^+、低渗液。乳酸钠林格液又称为平衡盐溶液,主要用于补充细胞外液容量。输入后在血管内存留时间很短,且还有稀释血液,对红细胞的解聚作用,妊娠末期,产妇自身血容量增多,常合并有稀释性血细胞降低,因此,椎管内麻醉引起的低血压不能完全通过乳酸钠林格液来纠正,相反,大量输注可以降低携氧能力,使剖宫产后肺水肿与外周水肿的危险性增加。

葡萄糖液:葡萄糖液是临床上常用的不含电解质的晶体液,然而,麻醉与手术期间由于应激反应会使血糖增高,若术中输入葡萄糖液,产妇和胎儿都可能发生高血糖,并且出现相关的不良反应,可降低脐动静脉血的 pH 和胎儿的血氧饱和度,出现新生儿反应性低血糖和大脑缺血引起的神经系统功能损伤。因此,剖宫产术中基本不用葡萄糖液扩容。

(2)胶体液的应用:剖宫产麻醉前应用胶体液主要是预防低血压。在 Ueyama 的研究中用晶体液(乳酸林格液)与胶体液(中分子羟乙基淀粉)做了扩容效应的比较:当快速输注 1 500 mL 晶体液后 30 分钟,仅 28％的输注量留在血管内,只增加血容量 8％,而心排血量无显著变化。当输注胶体液后,100％留在血管腔内,输入 500 mL 和 1 000 mL 胶体液可分别增加心排血量 15％和43％,同时降低腰麻引起的低血压发生率达到 17％和 58％。这一研究结果表明若想有效降低低血压的发生率,预防性扩容必须足量到使心排血量增加,选择胶体液可以达到事半功倍的效果。

在剖宫产术中目前常用的胶体液有羟乙基淀粉、琥珀酰明胶。临床一般选择晶体液与胶体液的容量比为 2∶1 至 3∶1,既可有效减少低血压的发生,对产妇和新生儿又不会带来任何不良影响,但研究显示明胶的类变态反应发生率较羟乙基淀粉明显增高。

7.围术期的用药

(1)术前应用地塞米松:择期剖宫产,尤其是选择性剖宫产,多数是在产程未发动、无宫缩情况下进行,容易引起新生儿湿肺等并发症,应用地塞米松预防可减少并发症的发生。地塞米松为糖皮质激素类药物,能刺激肺表面活性物质基因的转录,上调肺表面活性物质 mRNA(SPmRNA)的表达,并维持其稳定性,从而增加肺表面活性物质产生。此外应用地塞米松可以增加 SPmRN A 的水平,提高肺泡Ⅱ型细胞对表面活性物质激动剂如 ATP 的敏感性,且随地塞米松浓度升高敏感性升高。另外它还可通过多种途径促进肺成熟,如通过增加肺组织抗氧化酶活性,增加肺组织抗氧化损伤的能力,上调肺内皮型一氧化氮合成酶表达,增加上皮细胞钠离子通道活性等。而且静脉注射地塞米松有预防恶心、呕吐的作用,研究显示,此作用的最低有效剂量为 5 mg。

（2）预防性应用葡萄糖酸钙：妊娠时子宫肌组织尤其是子宫体胎盘附着部的肌细胞变肥大，胞质内充满具有收缩活性的肌动蛋白和肌球蛋白，进入肌内的钙离子与肌动蛋白、肌球蛋白的结合，引起子宫收缩与缩复，对宫壁上的血管起压迫结扎止血作用，同时由于肌肉缩复使血管迂回曲折、血流阻滞，有利血栓形成血窦关闭。另外钙离子是凝血因子Ⅳ，在多个凝血环节上起促凝血作用。尤其是对于术前没发动宫缩但要行选择性剖宫产的患者，由于术后部分患者子宫平滑肌细胞不能及时收缩致产后出血量增多。有研究报道，妊娠晚期选择性剖宫产术前静脉滴注葡萄糖酸钙能有效预防产后出血、降低产后出血发生率。

（3）预防性应用抗生素：关于预防性应用抗生素问题一直有争议，提倡应用者认为：正常孕妇阴道和宫颈内存在着大量细菌，各种菌群保持着相对稳定性，当剖宫产时子宫切口的创伤，手术干扰和出血等可使机体免疫抵抗力下降，为阴道内细菌上行入侵和繁殖创造了机会。细菌一旦入侵后即大量繁殖，其倍增时间为 15～20 分钟。因此选择性剖宫产术后感染实为阴道内潜在病原菌的内源性感染。鉴于选择性剖宫产术前患者并无感染存在，抗生素的使用完全是预防手术创伤而引起的感染，故抗生素应在细菌污染或入侵组织前后很短时间内达到局部组织。术前 30 分钟应用抗生素能把大量的细菌消灭在手术前，当手术时药效在血液中已达到高峰。但麻醉医师须了解抗生素与麻醉药物的关系，避免围术期药物的相互作用对母婴安全造成影响。

总之，应高度重视剖宫产麻醉的术前评估与准备工作，产科医师、接产护士、麻醉医师必须训练有素，各负其责并能积极配合，从而避免人为因素、设备因素等造成严重并发症。

（三）麻醉方法的选择

择期剖宫产最常用的麻醉方法为椎管内麻醉（腰麻、连续硬膜外麻醉、腰麻-硬膜外联合麻醉）和全身麻醉，只有在极特殊的情况下，选用局部浸润麻醉，每种麻醉方法都有其优缺点，麻醉方法的选择应根据产妇的身体状况、预计剖宫产手术时间、麻醉医师对麻醉技术的熟练程度等来决定。尽可能做到因人施麻，在保证母婴安全的前提下个体化地选择麻醉方法、麻醉药物的种类和剂量。

（四）椎管内麻醉

因具有镇痛完善、肌松满意、便于术后镇痛、对胎儿影响小等特点，适用于大多数择期剖宫产手术患者。

1．连续硬膜外阻滞（continuous epidural anesthesia，CEA）

（1）连续硬膜外阻滞的特点：①硬膜外阻滞在剖宫产术中镇痛效果可靠，麻醉平面易于控制，一般不超过 T_6。②局麻药起效缓慢，血压下降缓慢易于调节，仰卧位低血压综合征的发生率明显低于蛛网膜下腔阻滞。③并发症少，便于术后镇痛。④对母婴不良影响小，由于阻滞区的血管扩张，动静脉阻力下降，可减轻心脏前后负荷，对心功能不全的产妇有利；区域阻滞后可增加脐血流而不增加其血管阻力，对胎儿有利。⑤与全麻相比降低了静脉血栓的发生率。

（2）连续硬膜外阻滞的方法：硬膜外隙穿刺采取左侧卧位（或右侧），常用的 CEA 有两种。①一点法：$L_{1～2}$ 或 $L_{2～3}$ 穿刺置管的连续硬膜外麻醉，麻醉平面上界控制在 $T_{6～8}$。优点：减少多点穿刺所造成的穿刺损伤；不足之处在于麻醉诱导潜伏期较长，延长了胎儿娩出时间，对急需娩出胎儿者不利。②两点法：$T_{12}～L_1$，$L_{2～3}$ 或 $L_{3～4}$ 穿刺分别向头尾侧置管进行双管持续硬膜外麻醉。优点在于用药量小，阻滞作用出现快一点法，但 $L_{2～3}$ 或 $L_{3～4}$ 易置管困难，可在备好急救药品、静脉通路的前提下行 $T_{12}～L_1$ 穿刺向头侧置管，$L_{2～3}$ 或 $L_{3～4}$ 不置管，单次推入适量局麻药，平卧后了解麻醉平面情况后于 $T_{12} \sim L_1$ 再注入适量局麻药。其优点是用药量小,麻醉阻滞作用出现快,无置管困难发生。通过大样本的临床研究显示:硬膜外导管置入的顺畅程度、注入试验量以后导管内是否有回流均与硬膜外麻醉效果有显著的相关性。

(3)常用局麻药的选择:由于酰胺类局麻药渗透性强,作用时间较长,不良反应较少,普遍用于产科麻醉。我国目前最常用的局麻药为利多卡因、布比卡因、罗哌卡因。①利多卡因为酰胺类中效局麻药。剖宫产硬膜外阻滞常用 1.5%～2.0%溶液,起效时间平均 5～7 分钟,达到完善的节段扩散需15～20 分钟,时效可维持 30～40 分钟,试验量后应分次注药,总量因身高、肥胖程度不同而应有所差异。可与布比卡因或罗哌卡因合用,增强麻醉效果、延长麻醉时间。1.73%碳酸利多卡因制剂,渗透性强,起效快于盐酸利多卡因,适于产科硬膜外麻醉,但其维持时间亦短于盐酸利多卡因。②布比卡因为酰胺类长效局麻药。0.5%以上浓度腹部肌松尚可,起效时间约18 分钟,镇痛作用时间比利多卡因长2～3 倍,由于其与母体血浆蛋白的结合度高于利多卡因等因素,相比之下布比卡因不易透过胎盘屏障,对新生儿无明显的抑制作用,但布比卡因的心脏毒性较强,一旦入血会出现循环虚脱,若出现严重的室性心率失常或心搏骤停,复苏非常困难。因此剖宫产硬膜外麻醉时很少单独使用布比卡因,可与利多卡因合用,增强麻醉效果,减少毒性反应。③罗哌卡因是一种新型的长效酰胺类局麻药,神经阻滞效能大于利多卡因,小于布比卡因。起效时间 5～15 分钟,作用时间与布比卡因相似,感觉阻滞时间可达4～6 小时,与布比卡因相当浓度、相同容量对比,罗哌卡因起效快、麻醉平面扩散广、运动阻滞作用消退快、感觉阻滞消退慢、肌松效果略弱,但神经毒性、心脏毒性均小于布比卡因。在剖宫产硬膜外麻醉中其常用浓度为0.50%～0.75%的溶液,总量不超过 150 mg,可与盐酸利多卡因合用,但不可以与碳酸利多卡因合用(避免结晶物的产生)。

(4)常见并发症及处理。

低血压:硬膜外阻滞后引起交感神经阻滞,其所支配的外周静脉扩张,导致血容量相对不足,易发生低血压;如平面高达 $T_{1\sim 5}$ 时则阻滞心交感神经,迷走神经相对亢进,出现心动过缓,分钟心排血量下降,进一步引起血压下降;有 90%临产妇在仰卧位时下腔静脉被子宫压迫,使回心血量减少,即出现仰卧位低血压综合征,表现为血压降低、心动过速或过缓、并伴恶心、呕吐、大汗。如不及时处理,重者会虚脱和晕厥,甚至意识消失。持续低血压将影响产妇肾与子宫胎盘的灌注,对母胎都会带来不良影响,应高度重视,积极防治。

预防性的扩容会减低硬膜外麻醉下低血压的发生率;由于子宫压迫下腔静脉,其回流受限,下肢静脉血通过椎管内和椎旁丛及奇静脉等回流至上腔静脉,使椎管内静脉扩张,硬膜外间隙相对变窄,因此临产妇硬膜外腔局麻药的容量应少于非产妇,且应根据身高、体重做到个体化,少量分次注入直到满意的阻滞平面可降低低血压的发生率;产妇在硬膜外穿刺后向左倾斜 30°体位可避免仰卧位低血压综合征的发生。在扩容的基础上如血压下降大于基础值的 20%,可使用血管活性药物,目前常用静脉注射麻黄碱5～10 mg,但研究显示,麻黄碱在维持血流动力学稳定的同时却减少了子宫胎盘的血流。ASA 产科麻醉的指南中指出对于不存在心动过缓的患者可以优先使用去氧肾上腺素(每次 0.1 mg),因为它可以改善胎儿的基础酸状态。如出现心动过缓,可静脉注射阿托品 0.3～0.5 mg。麻醉中除连续监测心率血压外,产妇应持续面罩吸氧。

恶心呕吐:硬膜外麻醉下剖宫产时的恶心、呕吐主要源于血压骤降,脑供氧减少,兴奋呕吐中枢;其次,迷走神经功能亢进,胃肠蠕动增加也增加了此并发症的风险。处理上应首先测定麻醉平面和确定是否有血压降低,并采取相应措施;其次,暂停手术,以减少迷走神经刺激,一般多能收到良好效果。若不能控制呕吐,可考虑使用止吐药氟哌利多,甲氧氯普胺或5-HT₃受体拮抗剂昂丹司琼、格拉司琼、阿扎司琼、托烷司琼等。

呼吸抑制:硬膜外麻醉下剖宫产时的呼吸抑制多数是由于局麻药误入蛛网膜下腔,或局麻药相对容量过大,使药物扩散广泛引起,由此导致麻醉平面过高,胸段脊神经阻滞,引起肋间神经麻痹、呼吸抑制,表现为胸式呼吸减弱,腹式呼吸增强,严重时产妇潮气量不足,咳嗽无力,不能发声,甚至发绀。

因此,再次强调注入局麻药时应少量多次给予到满意平面,严密观察心率、血压变化及麻醉平面的扩散范围,能及时避免此并发症的发生。一旦出现呼吸困难处理原则同全脊麻,应迅速面罩辅助或控制通气,直至肋间肌张力恢复为止,必要时行气管内插管机械通气。同时静脉注射血管活性药来维持循环的稳定。

寒战:与其他手术相比,剖宫产产妇的寒战发生率较高,可高达62%。其机制可能如下:①妊娠晚期基础代谢率增高,循环加快,阻滞区血管扩张散热增加。②在胎儿娩出后,因腹内压骤降,使内脏血管扩张而散热增多。③羊水和出血带走了大量的热量。④注射缩宫素后,血管扩张等因素而使寒战更为易发。寒战使产妇耗氧量增加,引起产妇不适,重者可导致胎儿宫内窘迫。目前,尚未发现决定寒战反应的特定解剖学结构或生理药理作用部位,可能是神经内分泌及运动等系统共同调节寒战的发生、发展过程。

建议椎管内麻醉下剖宫产产妇应采取保温措施,维持适当的室温,尽可能使用温液体输注,最大限度地减少产妇寒战的发生。寒战发生后,应当常规面罩吸氧,避免因产妇缺氧而导致胎儿宫内窒息的发生,并且及时采取有效的治疗措施。有研究表明,μ受体激动剂对术后寒战有一定的治疗效应,其中镇痛剂量的哌替啶具有独特的抗寒战效应;有研究证实硬膜外麻醉前静脉注射1 mg/kg曲马多可防治剖宫产产妇的寒战,而曲马多的镇静作用较弱且极少透过胎盘,对新生儿基本上无影响,现已有静脉注射曲马多施行分娩镇痛的报道。

硬膜外阻滞不充分:剖宫产麻醉在置管时发生异常感觉及阻滞效果不全的发生率显著高于一般人及同龄女性,当硬膜外麻醉后,阻滞范围达不到手术要求,产妇有痛感,肌松不良,牵拉反应明显,其原因如下。硬膜外导管位置不良:包括进入椎间孔、偏于一侧、弯曲等;产妇进行过多次硬膜外阻滞致间隙出现粘连,使局麻药扩散受阻;局麻药的浓度与容量不足。

对于局麻药的浓度与容量不足,可追加局麻药量,静脉使用阿片类药最好在胎儿娩出后给予。Milon等发现,硬膜外使用1 μg/kg或0.1 mg芬太尼,可以使产妇疼痛有所改善,芬太尼剂量<100 μg时对母婴未见不良影响。如经以上处理后产妇仍感觉疼痛时可视母胎状况改换间隙重新穿刺或改成蛛网膜下腔阻滞或全麻完成手术。

局麻药中毒:临产产妇由于下腔静脉受压、回流受限,硬膜外间隙内静脉血管怒张,穿刺针与导管易误入血管,一旦局麻药注入血管后会引发全身毒性反应。早期神经系统表现为头晕、耳鸣、舌麻、多语;心血管系统表现为心率加快、血压增高;呼吸系统表现为深或快速呼吸。血浆内局麻药浓度达到一定水平会出现面肌颤动、抽搐、意识丧失、深昏迷;心血管毒性反应为血压下降、心率减慢、心律失常,甚至心脏停搏。

硬膜外穿刺置管后、给药前应常规回抽注射器,看有无血液回流;给局麻药开始就密切观察产妇以早期发现中毒反应。一旦可疑毒性反应立即停止给药,面罩吸氧的同时注意观察产妇或试验性的再次给予并观察产妇的反应,如确定为全身毒性反应,应拔管重新穿刺。若没有及时发现,出现抽搐与惊厥应立即面罩加压给氧,静脉注入硫喷妥钠、咪达唑仑或地西泮中止抽搐与惊厥。同时边准备心肺复苏边继续行剖宫产术立刻中止妊娠,并做好新生儿复苏准备。

全脊麻:全脊麻是硬膜外麻醉中最严重的并发症,若大量局麻药误入蛛网膜下腔,可迅速麻痹全部脊神经与脑神经,使循环与呼吸中枢迅速衰竭,若处理不及时则为产妇致死的主要原因。临床表现为注药后,出现迅速广泛的感觉与运动神经阻滞,意识丧失、呼吸衰竭、循环衰竭。

预防措施:麻醉医师熟练操作技巧,按常规细心操作,以免刺破硬膜,一旦穿破可向上改换间隙,但需注意注入局麻药用量减少,必要时改全麻完成手术。同时要求规范的操作程序,如试验剂量3~5 mL后的细心观察,置管、给药前的常规回抽,以及少量间断注药。

处理原则:一旦发现全脊髓麻醉,应当立即按照心肺脑复苏程序实施抢救处理,维持产妇呼吸及循环功能的稳定,若能维持稳定对产妇及胎儿没有明显不利影响。争取同时实施剖宫产术,尽快终止妊娠娩出胎儿。如果心搏骤停发生,施救者最多有5分钟来决定是否可以通过基本生命支持和进一步心脏生命支持干预使心脏复跳。娩出胎儿可能通过缓解对主动脉、腔静脉的压迫来改善心肺复苏产妇的效果。

2.腰麻(SA)

(1)腰麻的特点:①起效快,肌松良好,效果确切。②与硬膜外阻滞相比,用药量小,对母胎的药物毒性作用小。

(2)腰麻的方法:左侧(或右侧)卧位,选择 $L_{3\sim4}$ 为穿刺部位。

(3)常用局麻药及浓度的选择。①轻比重液:0.125%布比卡因 7.5~10 mg(6~8 mL),0.125%罗哌卡因 7.5~10 mg(6~8 mL)。②等比重液:5%布比卡因≤10 mg,0.5%罗哌卡因≤10 mg。③重比重液:0.75%布比卡因 2 mL(15 mg)+10%葡萄糖 1 mL=3 mL,注药 1.0~1.5 mL(5~7.5 mg),0.75%罗哌卡因 2 mL(15 mg)+10%葡萄糖 1 mL=3 mL,注药 2~2.5 mL(10~12.5 mg),临床中轻比重与重比重液常用。

(4)常见并发症及处理。①头痛:是腰麻常见的并发症,由于脑脊液通过硬脊膜穿刺孔不断丢失,使脑脊液压力降低、脑血管扩张所致。腰麻后头痛与很多因素有关:穿刺针的直径、穿刺方法以及局麻药中加入辅助剂的种类均会影响到头痛的发生率,如加入葡萄糖可使头痛发生率增高,而加入芬太尼(10 μg)头痛发生率则降低。典型的症状为直立位头痛,而平卧后则好转。疼痛多为枕部、顶部,偶尔也伴有耳鸣、畏光。预防措施:尽可能采用细穿刺针(25 G、26 G 或 27 G)以减轻此并发症;新型笔尖式穿刺针较斜面式穿刺针占有优势;直入法引起的脑脊液漏出多于旁入法,所以直入法引起的头痛发生率也高于旁入法。治疗方法主要有去枕平卧;充分扩容,避免应用高渗液体,使脑脊液生成量多于漏出量,其压力可逐渐恢复正常;静脉或口服咖啡因可以收缩脑血管,从而用于治疗腰麻后头痛;硬膜外持续输注生理盐水(15~25 mL/h)也可用于治疗腰麻后头痛;硬膜外充填血法,经上述保守治疗后仍无效,可使用硬膜外充填血疗法。80%~85%脊麻后头痛患者,5天内可自愈。②低血压:单纯腰麻后并发低血压的发生率高于硬膜外阻滞,其机制与处理原则同前所述,麻醉前进行预扩容,麻醉后调整患者的体位可能改善静脉回流,从而增加心排血量,防止低血压。进行扩容和调整体位后血压仍不升,应使用血管加压药,麻黄碱是最常用的药物,它兼有 α 及 β 受体兴奋作用,可收缩动脉血管以升高血压,也能加快心率,一次常用量为 5~10 mg。③平面过广:腰麻中任何患者都可能出现平面过广,通常出现于脊麻诱导后不久。平面过广的症状和体征包括:恐惧、忧虑、恶心、呕吐、低血压、呼吸困难、甚至呼吸暂停、意识不清,治疗包括给氧、辅助呼吸及维持循环稳定。④穿刺损伤:比较少见。在同一部位多次腰穿容易损伤,尤其当进针方向偏外侧时,可刺伤脊神经根。脊神经被刺伤后表现为1根或2根脊神经根炎的症状。⑤化学或细菌性污染:局麻药被细菌、清洁剂或其他化学物质污染可引起神经损伤。用清洁剂或消毒液清洗脊麻针头,可导致无菌性脑膜炎。使用一次性脊麻用具既可避免无菌性脑膜炎,也可避免细菌性脑膜炎。而且局麻药的抽取、配制应注意无菌原则。⑥马尾综合征:通常用于腰麻的局麻药无神经损伤作用,但是目前临床有腰麻后截瘫的报道。表现为脊麻后下肢感觉及运动功能长时间不恢复,神经系统检查发现鞍骶神经受累、大便失禁及尿道括约肌麻痹,恢复异常缓慢。

由于腰麻的并发症多且严重,近年来单独腰麻应用得较少。

3.连续腰麻

随着微导管技术的出现,使得连续腰麻成为可能。连续腰麻的优点主要是使传统的腰麻时间任意延长;但是连续腰麻不仅操作不方便,而且导管置入蛛网膜下腔较费时、腰麻后头痛的发生率也随之增加,目前在临床上还很少应用。

4.腰麻-硬膜外联合麻醉(CSEA)

(1)腰麻-硬膜外联合麻醉的特点:CSEA是近年来逐渐受欢迎的一种新型麻醉技术,其优点如下。①起效快、肌松满意、阻滞效果好、镇痛作用完善。②麻醉药用量小,降低了药物对母体和胎儿的不良影响。③可控性好,灵活性强,可任意延长麻醉时间,并可提供术后镇痛。④笔尖式穿刺针对组织损伤小,脑脊液外漏少,头痛发生率低。

(2)腰麻-硬膜外联合麻醉的方法:常用的 CSEA 有两种。①单点法(针内针法):左侧(或右侧)卧位,选择 $L_{3\sim4}$ 进行穿刺,穿刺针进入硬膜外隙后,将腰麻针经硬膜外针内腔向前推进直到出现穿破硬脊膜的落空感,拔出腰麻针芯,见脑脊液流出,将局麻药注入蛛网膜下腔,然后拔出腰麻针,再经硬膜外针置入导管。其不足之处是当发生置管困难时,可能在置管时其麻醉固定于一侧或放弃置管则会出现麻醉平面不够。②双点法:常用 $T_{12}\sim L_1$ 间隙行硬膜外穿刺置管,$L_{3\sim4}$ 间隙进行腰麻。优点在于麻醉平面易控性好,硬膜外穿刺和腰穿不在同一椎间隙,减少硬膜外注入的局麻药进入蛛网膜下腔的量及导管进入蛛网膜下腔的机会。

(3)常用局麻药及浓度选择:常用局麻药的比重、浓度与药量同腰麻所述。

(4)腰麻-硬膜外联合麻醉在临床应用中的地位及注意事项:①由于其阻滞快速、肌松完善等特点,使 CSEA 优于 CEA,尤其在紧急剖宫产时。②由于其头痛发生率、局麻药的用量、低血压发生率均低于 SA,使 CSEA 的临床应用多于 SA。③CSEA 在临床中应用的比例越来越高,但应注意硬膜外导管可经腰麻针穿破的硬脊膜孔误入蛛网膜下腔,硬膜外给药进行补充阻滞范围或进行术后镇痛时均应先注入试验量。④鉴于 CSEA 的患者有截瘫等神经损伤的发生率,建议选择 $L_{3\sim4}$ 间隙实施腰穿。

(五)全身麻醉

1.全麻的特点

剖宫产全身麻醉最大的优点是诱导迅速,低血压发生率低,能保持良好的通气,便于产妇气道和循环的管理。其次,全身麻醉效果确切、能完全消除产妇的紧张恐惧感、产生理想的肌松等都是区域麻醉无法比拟的,尤其适用于精神高度紧张与椎管内麻醉有禁忌的产妇。其不足在于母体容易呕吐或反流而致误吸,甚至死亡。此外,全麻的操作管理较为复杂,要求麻醉者有较全面的技术水平和设备条件,麻醉用药不当或维持过深有造成新生儿呼吸循环抑制的危险。

在我国,全麻在产科剖宫产术中应用不多,但近几年随着重症产妇的增多,为确保产妇与胎儿的安全,在全麻比例上升的同时,全麻的质量也逐渐在提高。

择期剖宫产采用全身麻醉的适应证:①凝血功能障碍者。②某些特殊心脏病患者,因心脏疾病不能耐受急性交感神经阻滞,如肥厚型心肌病,法洛四联症,单心室,Eisen-menger 综合征,二尖瓣狭窄,扩张型心肌病等。③严重脊柱畸形者。④背部皮肤炎症等不宜行椎管内麻醉者。⑤拒绝区域麻醉者。

全身麻醉对胎儿的影响主要通过以下 3 条途径。

(1)全麻药物对胎儿的直接作用:目前所用的全麻药物几乎都会对胎儿产生不同程度的抑制作用,其中镇静、镇痛药的作用最明显。决定全麻药物对胎儿影响程度的关键因素除了用药种类和剂量外,主要是麻醉诱导至胎儿娩出时间(I-D Intervals)的长度。Datta 等认为,全麻下 I-D 时间>8 分钟时就极有可能发生低 Apgar 评分,因此,应尽量缩短麻醉诱导至胎儿娩出时间,提高手术者的操作水平以缩短切皮至胎儿娩出时间,使全麻对胎儿的影响降到最低点。

(2)全麻引起的血流动力学变化特别是子宫胎盘血流的改变对胎儿氧供的影响:在全麻时,尽管低血压发生率较低,但我们也应该意识到 90% 的临产产妇平卧时子宫都会对腹主动脉、下腔静脉造成压迫,我们在手术前应考虑到体位的问题,避免仰卧位低血压综合征的发生,减少血管活性药物的使用,因为这些药物虽然可以维持血流动力学的稳定但是他们却减少了子宫胎盘的血流。

(3)全麻过程中通气、换气情况的改变所致的酸碱变化及心排血量的变化对胎儿的影响:因产妇的氧耗量增加,功能残气量减少,氧储备量下降,在麻醉诱导前先用面罩吸纯氧或深吸气 5 分钟,以避免产妇及胎儿低氧血症的发生。而且在全麻中应维持动脉二氧化碳分压在 4.3~4.5 kPa(32~34 mmHg),在胎儿娩出前避免过分过度通气,因由此产生的碱血症会使胎盘和脐带的血流变迟缓,并使母体的氧离曲线左移,减少氧的释放,影响母体向胎儿的氧转运。

2.麻醉方法

产妇进入手术室后,采取左侧卧位或垫高右侧臀部 30°,使之稍向左侧倾斜。连续监测血压、心电图、脉搏血氧饱和度,开放静脉通路,准备吸引器,选择偏细的气管导管(ID 6.5~7.0 mm)、软导丝、粗吸痰管及合适的喉镜,做好困难插管的准备。同时手术医师进行消毒、铺巾等工作准备,开始诱导前,充分吸氧去氮 3~5 分钟。静脉快速诱导,硫喷妥钠(4~6 mg/kg)或丙泊酚(1.0~2.0 mg/kg)、氯琥珀胆碱(1.0~1.5 mg/kg)静脉注射,待产妇意识消失后由助手进行环状软骨压迫(用拇指和中指固定环状软骨,示指进行压迫),待咽喉肌松弛后放置喉镜行气管内插管。证实导管位置正确并使气管导管套囊充气后才可松开环状软骨压迫,此法可有效减少呕吐的发生。麻醉维持在胎儿娩出前后有所不同,胎儿娩出前需要浅麻醉,为满足产妇与胎儿的氧供可以吸入 1:1 的氧气和氧化亚氮,并辅以适量吸入麻醉药(恩氟烷、异氟烷、七氟烷),以不超过 1% 为佳,肌肉松弛剂选用非去极化类(罗库溴铵、维库溴铵、顺阿曲库铵),这些药通过胎盘量少。阿片类药对胎儿异常敏感,宜取出胎儿,断脐后应用以及时加深麻醉。娩出胎儿后静脉注射芬太尼(100 μg)或舒芬太尼(10 μg),同时氧化亚氮浓度可增至 70%。手术结束前 5~10 分钟停用吸入药,用高流量氧"冲洗"肺泡以加速苏醒。待产妇吞咽反射,呛咳反射和神志完全恢复后才可以拔除气管内导管。

总之,剖宫产全麻应注意的环节:①仔细选择全麻药物及剂量。②有效防治仰卧位低血压综合征。③断脐前避免过度通气,以防止子宫动脉收缩后继发胎盘血流降低,对胎儿造成不利影响。④认真选择全麻诱导时机(待消毒,铺巾等手术准备就绪后再诱导),以尽力缩短 ID 时间。通过注意各环节,全麻对胎儿的抑制是有可以避免的。

3.全身麻醉的并发症及处理

(1)插管困难:由于足月妊娠后产妇毛细血管充血,体内水分潴留,致舌、口底及咽喉等部位水肿;另一方面脂肪堆积于乳房及面部。这些产妇特有的病生理特点使困难气管插管的发生率大为提高。产妇困难插管的发生率约为 0.8%,较一般人群高 10 倍,Mallampati 气道评分Ⅳ级和上颌前突被认为是产妇困难气道的最大危险因素。产妇死亡病例中有 10% 没有进行适当的气道评估,随着椎管内麻醉比例的增加,产妇总的病死率有所下降,但全麻病死率几乎没有改变。1979—1990 年的一项麻醉相关的产妇死亡的研究显示,因气道问题死亡占全麻死亡的 73%。问题在于:没有足够时间评估气道;意料外的气道水肿;急诊手术;操作者水平所限;对插管后位置确认不够重视等。对策:根据实际情况尽可能全面的评估气道;除常规备齐各型导管、吸引器械等设施外,可能尚需备气道食管联合导管、喉罩等气道应急设施,并做好困难插管的人员等准备,当气管插管失败后,使用面罩正压通气,或能使口咽通畅的仪器保证通气,如果仍不能通气或不能使患者清醒,那么就应该实施紧急气管切开了。

(2)反流误吸:反流误吸也是全麻产妇死亡的主要原因之一,急诊手术和困难插管时更容易出现。不做预防处理时,误吸综合征的发生率为 0.064%。在美国,大多数医院碱化胃液已作为术前常规。尽管没有一个药物能杜绝反流,但 30 mL 的非颗粒抗酸剂可显著降低反流后的风险。H_2 受体阻滞剂(如雷尼替丁)虽能碱化胃液但不能立即起效,需提前 2 小时服用,其余对策包括:术前严格禁食水;麻醉前肌内注射阿托品 0.5 mg;快速诱导插管时先给小剂量非去极化型肌肉松弛药如维库溴铵 1 mg 以消除琥珀胆碱引起的肌颤,避免胃内压的显著升高;诱导期避免过度正压通气,并施行环状软骨压迫闭锁食管;给予 5-HT 受体拮抗剂如格拉司琼预防呕吐。

(3)术中知晓:术中知晓是产科全身麻醉关注的另一个问题,部分全麻剖宫产者主诉术中做梦或能回忆起术中的声音,但全麻剖宫产术中知晓的确切发生率目前尚无统计。术中知晓并不一定导致显性记忆,但即便是在没有显性记忆的情况下,隐性记忆也可产生不良影响,甚至是创伤后应激反应综合征(PTSD)。有研究发现,单纯 50% 的氧化亚氮(笑气)并不能提供足够的麻醉深度,术中知晓的发生率可高达 26%。有学者对 3 000 例孕妇辅以低浓度的强效挥发性麻醉药(如 0.5% 的氟烷、0.75% 的异氟烷或 1% 的恩氟烷或七氟烷),可使知晓发生率降至 0.9%,同时不增加新生儿抑制。娩出后适当增加笑气和挥发性麻醉药的浓度,给予阿片类或苯二氮䓬类药物以维持足够的麻醉深度也可降低知晓的发生率。

(4)新生儿抑制:除某些产前急症外,很多原因都可导致新生儿抑制,已证实,臀位和 ID 时间延长是导致全麻下剖宫产新生儿抑制和窒息的重要因素。有研究显示,全麻和椎管内麻醉下行择期剖宫产时,新生儿酸碱状态、Apgar 评分、血浆 β 内啡肽水平、术后 24 小时和 7 天行为学均无明显差异,但全麻下 ID 时间与 1 分钟 Apgar 评分存在显著相关。ID 时间<8 分钟,对新生儿的抑制作用有限;ID 时间延长,可减少 Apgar 评分,但只要防止产妇低氧和过度通气、主动脉压迫和低血压或是控制 ID 时间<3 分钟,新生儿的酸碱状态可不受影响。

(5)宫缩乏力:挥发性吸入麻醉药呈浓度相关性抑制宫缩,这在娩出前是有益的,但术后可能导致出血。有学者分别用 0.5 MAC 的异氟烷和 8 mg/(kg·d)丙泊酚持续输注维持麻醉(两组都合用 67%N_2O 和 33%O_2),结果异氟烷组产妇宫缩不良比例较高。如果能将挥发性吸入麻醉药浓度控制在0.8~1.0 MAC 以下,子宫仍能对缩宫素有良好的反应。氧化亚氮对子宫张力无直接影响。氯胺酮对宫缩的影响各家报道不一。

(6)产妇死亡和胎儿死亡:尽管全麻下剖宫产的相对危险度较高,但考虑到全麻在高危剖宫产术中的地位,全麻剖宫产母婴病死率高居不下也不足为奇。美国麻醉护士协会(AANA)对1990—1996年有关产科麻醉的内部资料进行回顾:新生儿死亡和产妇死亡是最常见的严重并发症,分别占27%和22%,产妇死亡病例中有89%是在全麻下实施剖宫产的,不能及时有效控制气道是导致产妇死亡最主要原因。

二、紧急剖宫产麻醉

紧急剖宫产是指分娩过程中母体或胎儿出现异常紧急情况需快速结束分娩而进行的手术,是产科抢救母胎生命的有效措施之一。常见原因为胎儿宫内窘迫、前置胎盘、胎盘早剥、脐带脱垂、忽略性横位、肩难产、子宫先兆破裂、产时子痫等,以急性胎儿宫内窘迫因素手术者为多见。由于手术是非常时刻临时决定的,以最快的速度结束产程、减少手术并发症、降低新生儿窒息率、保证母婴安全,高质量地完成手术是最终目的。故急诊剖宫产麻醉的选择非常重要。

紧急剖宫产时通常选择全麻,或静脉麻醉辅助下的局麻,也可通过原先行分娩镇痛的硬膜外导管施行硬膜外麻醉。美国妇产科学会(ACOG)指出,对于因胎心出现不确定节律变化而行剖宫产者,不必要将椎管内麻醉作为禁忌,腰麻-硬膜外联合麻醉使麻醉诱导时间缩短,镇痛及肌松作用完全,内脏牵拉反应少,避免了应用镇静镇痛药对胎儿造成的不良影响,减少新生儿窒息和手术后并发症,提高了剖宫产抢救胎儿的成功率,对减少手术后并发症起到很大的作用,是多数胎儿宫内窘迫可选择的麻醉方式。而且如果事先已置入硬膜外导管,通过给予速效的局麻药足以应付大多数紧急情况。如遇到子宫破裂、脐带脱垂伴显著心动过缓和产前大出血致休克等情况仍需实施全麻。

注意要点:①对急诊或子痫昏迷患者需行全麻时,宜按饱胃处理,留置胃管抽吸,尽可能排空胃内容物。术前给予 H_2 受体阻滞药,如西咪替丁以减少胃液分泌量和提高胃液的 pH,给予5-HT 受体拮抗剂如格拉司琼预防呕吐。②快速诱导插管时先给小剂量非去极化型肌肉松弛药以消除琥珀胆碱引起的肌颤,避免胃内压的显著升高,插管时施行环状软骨压迫闭锁食管,以防反流误吸。③常规备好应对困难气道的器具,例如小号气管导管、管芯、喉罩、纤支镜等。④由于氯胺酮的全身麻醉效应及其固有的交感神经兴奋作用,故对妊娠高血压综合征、有精神病史或饱胃产妇禁用,以免发生脑血管意外、呕吐误吸等严重后果。

三、特殊剖宫产麻醉

(一)多胎妊娠

一次妊娠有两个或两个以上的胎儿,称为多胎妊娠。多胎妊娠属高危妊娠,与单胎妊娠相比较,具有妊娠并发症发生率高、病情严重等特点,并易导致胎儿生长受限,低体重儿发生率高,其围产儿病死率是单胎妊娠的3～7倍,随着辅助生育技术的提高和广泛开展,多胎妊娠发生率近年来有上升趋势,故如何做好多胎妊娠的分娩期处理十分重要。而多胎妊娠的分娩方式选择又与新生儿窒息密切相关,所以选择正确的分娩方式尤为重要。分娩方式对新生儿的影响:研究表明,第一胎儿出生后新生儿评分在剖宫产与阴道分娩两组间并无差异,而第二、三胎经阴道分娩组新生儿窒息率显著高于剖宫产组。因此,对于手术前已明确胎位不正、胎儿较大、产道狭窄或阴道顺产可能性不大的多胎妊娠以及前置胎盘、妊娠高血压综合征、瘢痕子宫及有母体并发症的产妇等应以剖宫产为宜。

1.多胎妊娠,妊娠期和分娩期的病理生理变化

(1)心肺功能易受损:多胎患者,宫底高,可引起腹腔和胸腔脏器受压,心肺功能受到影响,血流异常分布。胎儿取出后腹压骤减,受压的腹部脏器静脉扩张,双下肢血流增加,循环血容量不足引起血压下降;或胎儿取出后腹压骤减使下肢淤血回流,血压上升加重心力衰竭。因此在取胎儿时严密观察血压、心率、呼吸的变化,进行补液和使用缩血管药或扩血管药维持循环稳定。

(2)易并发妊娠高血压综合征:由于子宫腔过大,子宫胎盘循环受阻造成胎盘缺氧,如合并羊水过多,使胎盘缺血更甚,更易发生妊娠高血压综合征,比单胎妊娠明显增多,发生时间更早,而且严重并发症如胎盘早剥、肺水肿、心力衰竭多见。

(3)易并发贫血:多胎妊娠孕妇为供给多个胎儿生长发育,从母体中摄取的铁、叶酸等营养物质的量就更多,容易引起缺铁性贫血和巨幼红细胞性贫血;另外,多胎妊娠孕妇的血容量平均增加50%～60%,较单胎妊娠血容量增加10%,致使血浆稀释,血红蛋白和血细胞比容低、贫血发生程度严重,使胎儿发育受限。贫血不及时纠正,母体易发贫血性心脏病。

(4)易并发早产:多胎妊娠子宫过度膨胀,宫腔内压力增高,易发生胎膜早破,常不能维持到足月,早产儿及低体重儿是围产儿死亡的最主要因素,也是多胎妊娠最常见的并发症之一。

(5)易并发产后出血:多胎妊娠由于子宫腔容积增大,压力增高,子宫平滑肌纤维持续过度伸展导致其失去正常收缩功能,且多胎妊娠有较多的产前并发症。妊娠高血压综合征者因子宫肌层水肿,及长期使用硫酸镁解痉易引起宫缩乏力导致产后出血。此外,多胎妊娠子宫肌纤维缺血缺氧、贫血和凝血功能的变化、胎盘附着面大,使其更容易发生产后出血。准备好常用的缩宫剂:如缩宫素、卡孕栓等,以及母婴急救物品、药品;术中建立两条静脉通道,做好输血、输液的准备。

2.多胎妊娠的麻醉处理要点

(1)重视术前准备:合并心力衰竭者一般需经内科强心、利尿、扩血管、营养心肌等综合治疗以改善心功能。妊娠高血压综合征轻、中度者一般不予处理,重度者给硫酸镁等解痉控制血压,以提高麻醉和手术耐受性。

(2)椎管内麻醉是首选方法:因其止痛效果可靠,麻醉平面和血压较易控制。宫缩痛可获解除,对胎儿呼吸循环几乎无抑制。

(3)充分给氧:妊娠晚期由于多胎子宫过度膨胀,膈肌上抬可出现呼吸困难等压迫症状。贫血发生率达40%,还有严重并发症如心力衰竭。氧疗能提高动脉血氧分压,对孕妇和胎儿均有利,故应常规面罩吸氧。

(4)合适体位:仰卧位时手术床应左倾20°～30°,以防仰卧位低血压综合征的发生。有报道90%产妇于临产期取平卧位时出现仰卧位低血压综合征。多胎妊娠发生率更高。

(5)加强术中监护:常规监测心电图、血压、脉搏血氧饱和度、尿量,维持术中生命体征平稳。血压过低、心率过缓者,给麻黄碱、阿托品等心血管活性药。心力衰竭、妊娠高血压综合征者,随着硬膜外麻醉起效,血管扩张,血压一般会有所下降,只有少数患者才需降压处理。注意补液输血速度,特别是重度妊娠高血压综合征者,往往已使用大量镇静解痉药及降压利尿药,注意预防术中、术后循环衰竭的发生。

(6)促进子宫收缩减少产时出血:多胎妊娠剖宫产中最常见并发症是产后出血,主要原因是子宫收缩力差。子宫肌层注射缩宫素10 U,静脉滴注缩宫素20 U,多能获得理想的宫缩力量,促进子宫收缩减少产后出血。

(7)重视新生儿急救处理:由于双胎妊娠子宫过度膨胀,发生早产可能性明显增加,平均孕期

260 天,有一半胎儿体重<2 500 g。多胎妊娠的新生儿中低体重儿,早产儿比例多,应做好新生儿抢救保暖准备,尽快清除呼吸道异物。重度窒息者尽早气管插管,及时建立有效通气。心率过缓者同时胸外心脏按摩,并注射血管活性药物和纠酸药品等。

(8)术后镇痛:适当的术后镇痛可缓解高血压,心力衰竭,有利于产妇康复。

(二)畸形子宫

畸形子宫类型有双子宫、纵隔子宫、双角子宫、单角子宫、弓形子宫等。畸形子宫合并妊娠后,在分娩时可发生产程延长,胎儿猝死以及胎盘滞留等。为挽救胎儿,畸形子宫妊娠的分娩方式多采用剖宫产。但就麻醉而言,无特殊处理,一般采用椎管内麻醉均可满足手术。

(三)宫内死胎

宫内死胎指与孕期无关,胎儿在完全排出或取出前死亡。尽管围产期病死率下降,宫内死胎的发生率一直持续在 0.32%,宫内死胎稽留可引起严重的并发症——"死胎综合征",这会引起潜在的、渐进的凝血障碍,纤维蛋白原浓度下降<120 mg/dL,血小板减少<100 000/μL,aPTT 延长大多在纤维蛋白原浓度下降<100 mg/dL 时才出现。凝血障碍发生率(平均 10%～20%)首先取决于死胎稽留的时间:在宫内胎儿死亡最初 10 天内这种并发症很少出现,时间若超过 5 周,25%～40%的病例预计发生凝血障碍病。因为从胎儿死亡到开始治疗的时间大多不明,确诊死胎后,为排除凝血障碍的诊断必须立即进行全套凝血检查:纤维蛋白原浓度、抗凝血酶Ⅲ浓度、血小板计数、aPTT、凝血活酶值以及 D-二聚体。对血管内凝血因子消耗有诊断意义的是纤维蛋白原浓度下降至 120 mg/dL 以下,抗凝血酶Ⅲ的明显下降,血小板减少至100 000/μL 以下,aPTT延长以及 D-二聚体浓度升高。治疗应在止血能力降低时(如纤维蛋白原<100/dL),及时给予新鲜冰冻血浆,给予浓缩血小板的绝对适应证是血小板降至 20 000/μl 以下。凝血障碍严重者均采用全麻完成手术。

(四)产妇脊柱畸形

产妇脊柱畸形,伴随不同程度的胸腔容量减小,加上妊娠中晚期膈肌上抬,严重者可出现肺纤维化、肺不张、肺血管闭塞或弯曲等,引起肺活量降低和肺循环阻力增加,导致肺动脉高压和肺源性心脏病。如发生肺部感染,更增加通气困难,易致心肺功能不全。此外,妊娠期血容量比非孕时血容量增加约 35%,至孕 32～34 周达高峰,每次心排血量亦增加 20%～30%,心脏负荷明显加重。因此脊柱畸形合并妊娠常引起呼吸循环衰竭,严重者威胁母儿生命。脊柱畸形孕妇对自然分娩的耐受力极低,一旦胎儿成熟,应择期行剖宫产终止妊娠,以孕 36～37 周为宜。临床麻醉医师应依据脊柱畸形部位、严重程度以及自身的麻醉技术水平来选择麻醉方式。

(刘建波)

第三节　妊娠合并糖尿病妇女手术的麻醉

妊娠可引起机体能量代谢复杂变化,包括胰岛素分泌过多和抗胰岛素效应增加、空腹血糖低、对酮体易感等。胰岛素通过调节血糖、脂肪和蛋白质代谢对母婴健康起关键作用。妊娠糖尿在妊娠妇女中发病率高达 2%～4%,其中 90%的病例是妊娠期糖尿病(GDM)。GDM 被分为两型:A1 型糖尿病空腹和餐后 2 小时血糖分别低于 5.2 mmol/L 和 6.67 mmol/L,可通过控制饮食治疗,不需要胰岛素。A2 型糖尿病空腹治疗和餐后 2 小时血糖分别高于 5.2 mmol/L 和 6.67 mmol/L,需要胰岛素治疗。

非妊娠期糖尿病分为 1 型和 2 型,其中 1 型糖尿病由于自身免疫破坏胰腺胰岛细胞引起,该类型患者依赖外源性胰岛素。2 型糖尿病与 GDM 相似,都是由于胰岛素抵抗引起的。90% 以上的 GDM 产妇在分娩前病情会有所发展,30%～50% 的 GDM 产妇在未来 7～10 年可能发展成为 2 型糖尿病。

一、糖尿病对妊娠的影响

(一)对孕妇的影响

GDM 主要由于对胰岛素抵抗增加引起胰岛素分泌相对不足,糖不能进入外周组织及糖利用下降,糖原分解增多,血糖增高。脂肪降解增多,游离脂肪酸释放过多引起酮体增多,酮体在体内聚集到一定程度会发生代谢性酸中毒如酮症酸中毒。另外,高血糖还可引起细胞内外渗透压发生变化,继发于尿糖的渗透性利尿使体内水分和电解质丢失增加,如果不及时治疗将引起血容量减少、酮体聚集、酸中毒和电解质紊乱。血浆高渗状态还可使细胞内钾外流,酸中毒加重细胞内钾外流。高血糖同时还可以使机体对感染的抵抗力下降,不利于伤口愈合。

在糖尿病孕妇中,高血压和先兆子痫的发生率高于正常人群,有肾病和高血压的糖尿病孕妇更易患肺水肿和左心室功能不全。

(二)对胎儿及新生儿的影响

糖尿病产妇所生新生儿病死率增加的主要原因有先天发育异常、胎儿宫内窘迫、巨大儿、早产和新生儿低血糖等。

巨大儿在糖尿病产妇中很常见,可能的机制是在糖尿病未控制的产妇存在胎儿高血糖症和高胰岛素血症。其确切机制还不清楚。糖尿病产妇的胎盘因绒毛扩大而稠密,这些扩大的绒毛通过减少绒毛内间隙使子宫胎盘血流减少 35%～45%,合并有心血管病变和肾功能不全的糖尿病产妇其子宫胎盘血流减少更加明显,宫内生长迟缓和新生儿代谢并发症同样与脐动脉血流减少有关。糖尿病未控制产妇还可引起胎儿血糖的慢性波动,由于葡萄糖胎盘通过率大于胰岛素,加上胎儿的胰岛素抵抗性,可引起新生儿低血糖。

二、麻醉前准备

对不同类型与不同阶段的患者采用不同的治疗措施,包括饮食疗法,口服降糖药和胰岛素治疗等,改善全身状况,增加糖原贮备,提高患者对麻醉、手术的耐受性。

(一)择期手术患者的麻醉前准备

糖尿病产妇理想的饮食控制为 126～209 J/kg(30～50 cal/kg)。糖类食物应占总热量的 40%～50%,剩余的热量由脂肪和蛋白质提供。

麻醉手术前对糖尿病产妇血糖控制标准:①空腹血糖控制在 5.6 mmol/L 或更低,餐后 2 小时血糖低于 7.8 mmol/L。②无酮血症、尿酮体阴性。③尿糖测定为阴性或弱阳性 (+或++)。患者经过饮食控制疗法及口服降糖药物达上述标准,为避免术中发生低血糖,术前不要求血糖降到正常水平。已用长效或中效胰岛素的患者,最好术前 2～3 天改用普通胰岛素,以免麻醉与手术中发生低血糖。对酮症酸中毒患者,术前应积极治疗,纠正酮症酸中毒,待病情稳定后再进行手术。同时注意心、肝、肾等重要器官功能及各项化验检查结果。

(二)急诊手术的术前准备

糖尿病产妇行急诊手术时,首先应急查血糖、尿糖、尿酮体,做血清钾、钠、HCO_3^-、pH 等测定。如患者血糖高伴有酮血症时,权衡酮症酸中毒的严重性和手术的紧迫性,如果非紧迫性急诊应先纠正酮症酸中毒。酸中毒的主要原因是胰岛素的分泌不足所致,因此应以补充胰岛素为主纠正酸中毒。如血糖>16.6 mmol/L、血酮增(++++)以上,第 1 小时给普通胰岛素100 U,待血糖下降至13.8 mmol/L时,每小时给普通胰岛素 50 U,静脉注射葡萄糖 10 g。同时严密监测血糖和尿糖;每4~6 小时给普通胰岛素 10~15 U,维持血糖8.3~11.1 mmol/L。pH<7.1 时应给 5%碳酸氢钠250 mL,根据血气及 pH 结果调整剂量。最好待尿酮体消失、酸中毒纠正后再行手术,如果是紧迫性急诊可边手术边纠正酮症酸中毒。

三、麻醉方法的选择

尽可能选择对糖代谢影响最小的麻醉方法和麻醉药物。硬膜外阻滞对糖代谢影响小,可部分阻滞交感肾上腺系统,减少母体儿茶酚胺的分泌,有助于对血糖的控制,还可能有利于胎盘灌注,对糖尿病产妇尤为有利,应作为首选方法。但对糖尿病产妇剖宫产实施硬膜外阻滞容易引起低血压,糖尿病产妇的胎儿比非糖尿病产妇的胎儿更易发生低氧血症及低血压,这对胎儿宫内生长迟缓和胎儿宫内窘迫者有很大危害。低血压的预防比治疗更为重要,可在麻醉前预防性快速输注林格液 1 000 mL,麻醉完成后将手术台左倾15°使子宫左侧偏移可有效预防低血压的发生。治疗低血压可通过快速输注液体和血管加压药。如果糖尿病产妇能很好地控制或分娩前不用含糖液体充分扩容,避免发生低血压,对于糖尿病产妇剖宫产实施腰麻也是安全的。全麻对机体的代谢影响较大,且该类患者可能出现插管困难,故不作为首选麻醉方法。对需要全麻的产妇应选择对血糖影响最小的全麻药如安氟醚、异氟醚、氧化亚氮及麻醉性镇痛药,麻醉深度适宜,麻醉期间加强对循环、呼吸、水电解质及酸碱平衡的管理。不论选用何种麻醉方法,应避免使用肾上腺素等交感兴奋药,局麻药中不加肾上腺素,可用麻黄碱代替。

四、围术期处理

(一)术中葡萄糖和胰岛素的应用

术中血糖、尿糖的监测应作为常规监测项目,一般术中每 2 小时测定一次,以控制血糖在5~6.94 mmol/L,尿酮阴性、尿糖维持在(±)的程度为宜。

术中一般应用短效普通胰岛素。应根据血糖及尿糖结果给予胰岛素。糖尿病产妇分娩时,小量的胰岛素就可以维持血糖接近正常水平。

椎管内麻醉患者清醒时诉心慌、饥饿感、眩晕、出冷汗可考虑有低血糖。全麻期间患者出现不明显原因的低血压、心动过速、出汗、脉压增大或全麻停药后长时间不苏醒,也应考虑有低血糖可能,最好及时抽血查血糖,如低于 2.7 mmol/L,可明确诊断。治疗通过静脉注射 50%葡萄糖20~40 mL 即可。

(二)麻醉管理

在麻醉与手术期同应尽量避免严重缺氧、CO_2 蓄积、低血压等可使儿茶酚胺释放增加、导致血糖升高的不利因素。加强对呼吸管理,维持适宜的麻醉深度,保持血流动力学稳定,对糖尿病患者尤为重要。糖尿病患者胃排空时间延迟,术中注意预防呕吐误吸的发生。糖尿病患者对感染的抵抗力较差,在应用局麻或椎管内麻醉时,穿刺应严格无菌操作,如穿刺部位有感染应改其他麻醉方法,或避开感染部位,以防感染扩散。围术期感染的防治很重要,除生殖道感染外,术后留置导尿易发生泌尿道感染,应常规应用抗生素 3～5 天,使母婴安全渡过围术期。术后由于胎盘排出后胰岛素的抵抗激素迅速下降,因此需根据血糖监测结果、调整胰岛素用量、同时注意酮症酸中毒、电解质平衡,防止低血钾。

(刘建波)

第四节　妊娠合并心脏病妇女手术的麻醉

一、概述

妊娠合并心脏病的发病率高达 0.4%～4.1%,是产妇死亡的第二大原因。妊娠及分娩过程中机体发生了一系列病理生理改变,心血管系统的变化尤为显著。因此,妊娠合并心脏病产妇的麻醉选择和实施,对于麻醉医师来说是一个巨大的挑战。麻醉医师必须通晓妊娠期心血管系统、血流动力学的变化,掌握心脏病的本质特别是不同心脏病的病理生理特点,了解各种麻醉药物对心血管系统的影响以及处理各种术中并发症的常用方法。

(一)妊娠期心血管系统的变化

首先,血容量增加,在妊娠晚期可增加 50% 左右。第二,体循环阻力(SVR)进行性下降,虽然心排血量增加 30%～40%,但平均动脉压仍维持正常,收缩压略下降。第三,心脏做功增加,在分娩过程中,由于疼痛及应激,心排血量可增加 40%～50%,对于有病变的心脏可能发生严重后果。而且,强烈的子宫收缩可导致"自体血液回输",使心排血量再增加10%～15%。第四,产妇往往处于高凝状态,对于一些高血栓风险的患者(瓣膜修补术后)容易导致血液栓塞。

(二)妊娠合并心脏病的分类

1.风湿性心脏病

随着医疗技术的发展,风湿性心脏病的发病率有所下降。但是风湿性心脏病仍然是妊娠期间最常见的心脏病。主要是瓣膜性心脏病,包括二尖瓣狭窄、二尖瓣关闭不全、主动脉瓣狭窄、主动脉瓣关闭不全以及三尖瓣病变。

2.先天性心脏病

大部分先天性心脏病在妊娠前都已实施了心脏手术,只有少部分患者未进行手术。先天性心脏病主要分为左向右分流(房间隔缺损、室间隔缺损、动脉导管未闭);右向左分流(法洛四联症、艾森曼格综合征);先天性瓣膜或血管病变(主动脉瓣狭窄、主动脉瓣关闭不全、肺动脉狭窄)等。

3.妊娠期心肌病

妊娠期或产后 6 个月内出现不明原因的左室功能衰竭被称为妊娠期心肌病(也有学者称为围产期心肌病)。其发病率有上升趋势,有报道称 7.7% 的妊娠相关性孕妇死亡是妊娠期心肌病所致。

4.其他

冠状动脉性心脏病、原发性肺动脉高压、不明原因性心律失常。

(三)麻醉的总体考虑

1.术前评估

对妊娠合并心脏病的孕妇实施麻醉前必须进行充分的评估,包括心脏病的类型、心脏病的解剖特点、病理生理改变特点。重点评估心功能状态以及对手术、麻醉的耐受程度。必要时联合心血管专家、产科专家一同会诊,以便作出正确的判断。

目前对妊娠合并心脏病的功能状态及风险等级评估常采用 Siu 和 Colman 推荐的方法。

2.麻醉选择

麻醉医师在选择麻醉方式时,除了重点考虑心脏病性质和风险分级,还应考虑以下问题:①患者对手术过程中疼痛的耐受程度。②子宫收缩引起的自体血液回输对患者的影响。③子宫收缩剂的影响。④胎儿娩出后解除了下腔静脉的受压所引起的血流动力学急剧改变。⑤产后出血。到目前为止尚没有一种麻醉方法是绝对适用或不适用的。常用的麻醉方法及其优缺点如下。

(1)全身麻醉:能提供完善的镇痛和肌松;保证气道通畅及充分的氧和;避免椎管内麻醉所致的体循环血压下降等。但也存在一些缺点:若麻醉深度不当,气管插管和拔管过程易导致血流动力学剧烈变化;麻醉药物对心功能的抑制作用;增加肺循环阻力;增加肺内压,导致右心后负荷增加;插管困难发生率高;易发生反流误吸;全身用药对新生儿的影响等。

全身麻醉可用于绝大多数妊娠合并心脏病,特别适用于右向左分流的先天性心脏病如法洛四联症和艾森曼格综合征、原发性肺动脉高压、肥厚型心肌病等。而对于其他类型心脏病患者,全身麻醉不如连续硬膜外麻醉更理想。

(2)椎管内麻醉:连续硬膜外阻滞麻醉是目前妊娠合并心脏病的主要麻醉方法,在高风险的心脏病患者中也有应用。若采用间歇、缓慢追加局麻药,能保持较稳定的血流动力学状态;避免全麻所致的各种不良反应等优点。但是,硬膜外阻滞也存在阻滞不全的可能,以及神经损伤、全脊髓麻醉和椎管内出血等风险。

虽然对于一些病变较轻而且代偿完全的心脏病患者,单次蛛网膜下腔阻滞(腰麻)也可应用,但大多数学者并不主张单次腰麻用于妊娠合并心脏病患者,因为其可导致剧烈的血流动力学变化。

近年来较时髦的方法是连续腰麻,通过留置蛛网膜下腔微导管分次加入微量局麻药,从而达到镇痛完善、血流动力学扰乱轻的效果。已有较多的文献正面报道了该方法在妊娠合并心脏病患者中的应用。

(3)局部麻醉:目前已很少采用。只有在一些麻醉设施较差的小型医院偶尔被采用。

3.术中麻醉管理

(1)妊娠合并心脏病患者的麻醉管理的基本原则:①维持血流动力学稳定,避免或尽量减少交感神经阻滞。②避免应用抑制心肌功能的药物。③避免心动过速或心动过缓。④根据心脏病的不同类型,选择合适的血管活性药物。⑤避免腹主动脉、下腔静脉受压,保证子宫胎盘的血液灌注。⑥预防反流误吸。⑦对产妇和胎儿实行严密监护。

(2)术中监护首选无创性的方法,常规的检测项目包括血压、心电图、脉搏血氧饱和度、呼吸等。至于是否需要进行有创性监测取决于患者心脏病的类型及其严重程度。如患者心功能较差、临床症状明显者可施行有创监测。但有些类型的心脏病,如右向左分流、严重的主动脉瓣狭窄、原发性肺动脉高压等,即使症状不明显或没有症状也有必要进行有创监测。包括中心静脉压(CVP)、桡动脉置管测压等。肺动脉导管测压需要较高的技术,而且有较高的风险,但在严重的心脏病患者进行此项监测还是很有必要的。但近来有学者对肺动脉监测提出异议,认为此项监测风险过大,得不偿失。故建议使用无创性的经食管心脏超声作为首选的监测方法。

(3)术中应用子宫收缩剂的问题:对于妊娠合并心脏病患者,如果子宫收缩尚可,应尽可能避免使用缩宫素。即使有时必须使用,也应通过静脉缓慢滴注,切忌静脉注射。因为缩宫素能降低体血管阻力和血压,减少心排血量,增加肺血管阻力,外周血管总阻力的下降可引起快速性心律失常。合成的 PGF2α 是一个强效子宫平滑肌收缩剂,可引起严重高血压、支气管痉挛、肺血管和体血管收缩等,因此也禁用于妊娠合并心脏病患者。米索是 PGE1 的类似物,已成功用于产后出血。但对于有冠心病或高血压患者应慎重,因为它可导致血压的剧降。近来有学者建议使用一种称为 B-Lynch 的压力缝合器缝合子宫切口来避免使用子宫收缩剂。

(4)术中应用血管活性药物的问题:术中有许多情况都需要使用血管活性药物。但对于心脏病患者,合理选择血管活性药物尤为重要。麻黄碱、肾上腺素因兼有 α 受体和 β 受体激动作用,可引起心动过速、增加心脏做功,同时增加肺血管阻力。因而不适用于大多数心脏病患者。纯 α 受体激动剂如去氧肾上腺素、间羟胺可引起反射性心率下降,可用于多数心脏病患者特别是有瓣膜狭窄或肥厚型梗阻性心肌病的患者,但对于有反流性病变的患者可能不利。

4.术后管理

产后头 3 天内,由于子宫收缩缩复,胎盘循环不复存在,大量血液从子宫回输至体循环,加之妊娠期过多的组织间液的回吸收,使血容量增加 15%～25%,特别是产后 24 小时内,心脏负荷增加,容易导致心脏病病情加重,甚至发生心力衰竭或心脏停搏。因此,妊娠合并心脏病的患者在产后 72 小时内必须予以严密监护,对于合并有肺动脉高压者需持续监护到术后 9 天。

另外,有效的术后镇痛对于妊娠合并心脏病患者极为重要。可优先选择患者自控硬膜外镇痛(PCA)。

二、各种类型心脏病的麻醉要点

(一)瓣膜性心脏病

瓣膜性心脏病分为先天性或继发性,风湿热是继发性病变的主要病因。总体上说,妊娠期间由于血容量增加及体循环阻力降低,反流性瓣膜性心脏病患者对妊娠的耐受性高,而狭窄性瓣膜病变因为不能随着前负荷的增加同步增加心排血量,对妊娠的耐受性差。

1.二尖瓣狭窄

二尖瓣狭窄占妊娠期风湿性心脏病的 90%,大约 25% 的患者在妊娠期间才出现症状。二尖瓣狭窄可以是独立性病变也可伴有其他瓣膜病变。

(1)病理生理改变:二尖瓣狭窄的最主要病理生理改变是二尖瓣口面积减小导致左房向左室排血受阻。早期,左房能克服瓣膜狭窄而增加的阻力,但随着疾病的发展,左室充盈负荷不足,射血分数降低,同时左房容量和压力增加,并导致肺静脉压和肺毛细血管楔压升高,从而发生肺间隙水肿、肺顺应性下降、呼吸功增加。最终可发展为肺动脉高压、右心室肥厚扩张、右心衰竭。妊娠能加重二尖瓣狭窄,解剖上的中度狭窄可成为功能性的重度狭窄。而且妊娠合并二尖瓣狭窄发生肺充血、房颤、室上速的发生率增加。

(2)麻醉注意事项。妊娠期合并二尖瓣狭窄患者麻醉时应重点关注:①避免心动过速。因为心动过速时,舒张期充盈时间缩短较收缩期缩短更明显,导致心室充盈减少。若术前存在房颤,尽量控制室率在 110 次/分以下。②保持适当的血容量和血管容量。患者难以耐受血容量的突然增加,术中过快过量输液、强烈子宫收缩等都可导致心脏意外如右心衰竭、肺水肿、房颤等。③避免加重已存在的肺动脉高压。正压通气、CO_2 蓄积、缺氧、肺过度膨胀、前列腺素类子宫收缩剂等都可增加肺动脉阻力,应予以重视。④保持体循环压力稳定。对于重度二尖瓣狭窄,全身血管阻力下降时可被心率增快(每搏输出量固定)所代偿,但这一代偿很有限。所以,术中应及时纠正低血压,必要时用间羟胺静脉滴注。

至于术中监护,足月妊娠而无症状者,一般不建议有创监护。对于症状明显的高风险患者,可给予有创监护包括 CVP、PAWP 等。

(3)麻醉选择:经阴道分娩者,建议优先选择连续腰段硬膜外阻滞镇痛,能较好保持血流动力学稳定。但近年有学者认为腰麻-硬膜外联合阻滞也是较好的镇痛方法。药物可采用局麻药加阿片类药,加用阿片类药能降低局麻药浓度又不增加交感神经阻滞。在产程早期,可硬膜外或蛛网膜下腔单独应用阿片类药物,也能取得很好的镇痛效果。对于椎管内麻醉禁忌者还可采用阴部神经阻滞的方法。

剖宫产麻醉的选择应考虑麻醉技术导致的体液转移、术中出血等问题。优先选择是硬膜外麻醉,通过缓慢注药来避免血流动力学波动。切忌预防性应用麻黄碱和液体预扩容。对于有症状者,术中补液应根据有创监测结果慎重进行。有些患者术前限制补液、应用β受体阻滞剂和利尿剂等,硬膜外麻醉时可发生严重低血压,此时可小心使用小剂量去氧肾上腺素(不增加心率、不影响子宫胎盘血流灌注)及适当补液来维持血压。房颤患者若出现室率过快,可予以地高辛或毛花苷 C 控制室率在 110 次/分以下,也可使用电复律(但在胎儿娩出前慎用),功率从 25 W/s 开始。窦性心动过速者可用普萘洛尔或艾司洛尔静脉注射。

某些重度二尖瓣狭窄者、或硬膜外阻滞禁忌者需行全身麻醉。只要麻醉深度适当,较好抑制喉镜置入、气管插管、拔管等操作所致的应激反应,全麻能够维持较稳定血流动力学。诱导药物避免应用对血流动力学影响较大的药物,建议使用依托咪酯。诱导前最好预防性应用适量β受体阻滞剂如艾司洛尔及阿片类镇痛剂。避免使用能导致心动过速的药物如阿托品、哌替啶及氯胺酮等。瑞芬太尼也是值得推荐的麻醉维持药物。缩宫素应慎用。

2.二尖瓣关闭不全

二尖瓣关闭不全在妊娠合并心瓣膜病变中位居第 2 位。年轻患者中,二尖瓣脱垂是二尖瓣关闭不全的主要原因。单纯的二尖瓣关闭不全患者能很好耐受妊娠。但后期容易出现房颤、细菌性心内膜炎、体循环栓塞以及肺动脉充血。

(1)病理生理学改变:二尖瓣关闭不全,左室收缩期血液反流入左房,导致左房扩大,由于左房顺应性好,早期不易出现肺充血的表现。但随着病程进展,左房心肌受损,以及左房和肺毛细血管楔压升高及肺充血。由于左室慢性容量负荷过多,一部分血液反流入左房,心室需要通过增加做功才能泵出足够的血液进入主动脉,会导致左室心肌肥厚,晚期左室扩大。另外,通过主动脉瓣的前向血流可减少 50%～60%,这取决于血流通过主动脉瓣和二尖瓣之阻力的比率。因此,降低左室后负荷可增加二尖瓣关闭不全患者射血分数。

在妊娠期,左室受损的患者难以耐受血容量增加,容易发生肺充血。不过妊娠时的外周血管阻力降低可增加前向性血流,相反分娩时或麻醉不完善时的疼痛、恐惧以及子宫收缩都可增加儿茶酚胺的水平而导致体循环阻力增高。

(2)麻醉注意事项:妊娠合并二尖瓣关闭不全麻醉时应重点关注:①保持轻度的心动过速,因为较快的心率可使二尖瓣反流口相对缩小。②维持较低的外周体循环阻力,降低前向性射血阻抗可有效降低反流量。③避免应用能导致心肌抑制的药物。

(3)麻醉选择:分娩时提供有效镇痛能避免产痛所致的外周血管收缩,从而降低左室后负荷。连续硬膜外阻滞和腰硬联合阻滞是首选的镇痛方法。

剖宫产麻醉也优先选择连续硬膜外或腰硬联合阻滞麻醉,因为这种麻醉能阻滞交感神经,降低阻滞区域的外周血管阻力,增加前向性血流,有助于预防肺充血。但需缓慢注药,避免血流动力学剧烈波动。

如果选择全麻,氯胺酮、泮库溴铵是值得推荐的药物,因为两者都能增加心率。如果术中出现房颤应及时处理。其他注意事项及术中监护也同二尖瓣狭窄。

3.主动脉瓣狭窄

主动脉瓣狭窄是罕见的妊娠合并心脏病,发病率仅 0.5%～3.0%。临床症状出现较晚,往往需经过30～40 年才出现。因正常主动脉瓣口面积超过 3 cm²,只有当瓣口面积<1 cm² 时才会出现症状。但一旦出现症状,病死率高达 50% 以上。妊娠不会明显增加主动脉瓣狭窄的风险。

(1)病理生理学改变:主动脉瓣狭窄导致左室排血受阻,使左室慢性压力负荷过度,左室壁张力增加,左室壁向心性肥厚,每搏输出量受限。正常时心房收缩提供约 20% 的心室充盈量,而主动脉瓣狭窄患者则高达 40%,因此保持窦性心律极为重要。左室心肌肥厚及心室肥大导致心肌缺血,加之左室收缩射血时间延长降低舒张期冠状动脉灌流时间,最终发生左室功能不全,肺充血。

主动脉瓣狭窄的风险程度取决于瓣膜口的面积及主动脉瓣口两端的收缩期压力梯度。收缩期压力梯度>6.7 kPa(50 mmHg)表明重度狭窄,风险极大。妊娠期由于血容量增加及外周阻力下降可增加收缩期压力梯度。

(2)麻醉注意事项:妊娠合并主动脉瓣狭窄的麻醉应重点关注以下几点。①尽量保持窦性心律。避免心动过速和心动过缓。②维持充足的前负荷,特别要避免下腔静脉受压,以便左室能产生足量的每搏输出量。③保持血流动力学稳定,只允许其在较小的范围内波动。

对于收缩期主动脉瓣口两端的压力梯度>6.7 kPa(50 mmHg)者或者有明显临床症状者,建议给予有创监护。

(3)麻醉选择:经阴道分娩者建议行分娩镇痛。连续硬膜外阻滞或腰硬联合阻滞用于分娩镇痛存在争议。因为主动脉瓣狭窄患者不能耐受交感神经阻滞引起的前负荷和后负荷的下降。尽管有文献报道成功地将 CSEA 用于主动脉瓣狭窄产妇的分娩镇痛,但并不主张其作为常规应用。蛛网膜下腔或硬膜外单纯注射阿片类镇痛药用于分娩镇痛值得推荐,因为其对心血管作用轻,不影响心肌收缩,不影响前负荷,不降低 SVR 等。

对于合并主动脉瓣狭窄患者行剖宫产的麻醉,区域麻醉和全身麻醉都可谨慎选用。但到底哪种麻醉方式更适合,存在争论。最近有研究认为区域阻滞特别是椎管内麻醉存在深度的交感神经阻滞引起低血压、心肌和胎盘缺血的缺点。故有学者提出,传统的硬膜外麻醉禁用于此类患者,但国内外大多数学者认为可谨慎使用。而全身麻醉可避免这些不良反应,提供完善的镇痛,而且在发生临床突发心脏意外时,保证气道通畅、充足氧供、使紧急心脏手术成为可能。因此,相对而言,全身麻醉更可取。全身麻醉的注意点参照二尖瓣狭窄。药物可选择对血流动力学影响较轻的依托咪酯联合适量阿片类药物及肌肉松弛药琥珀胆碱。应避免使用挥发性麻醉剂,但可应用氧化亚氮。同时尽量避免使用缩宫素。术中低血压可用间羟胺或去氧肾上腺素。

4.主动脉瓣关闭不全

主动脉瓣关闭不全可以先天性或后天性的。约75%的病例是由风湿热所致。该类患者往往有较长的潜伏期,因此常在40~50岁才出现症状。大部分主动脉瓣关闭不全的患者都能安全度过妊娠期,但仍有3%~9%的患者可能出现心力衰竭。

(1)病理生理学改变:主动脉瓣关闭不全时,左心室长期容量超负荷,产生左室扩张、心肌肥厚、左室舒张末期容量(LVEDV)降低以及射血分数降低等。病变程度取决于反流口的面积、主动脉与左心室间的舒张压梯度以及病程的长短。随着疾病的进展,可发生左心衰竭,肺充血及肺水肿等。妊娠可轻度增加心率,因此可相对缓解主动脉瓣关闭不全的症状。

(2)麻醉注意事项:妊娠合并主动脉瓣关闭不全的麻醉应重点关注以下几点。①避免体循环阻力增加。需要提供完善的镇痛,避免儿茶酚胺增加而导致SVR上升,术中可用硝普钠或酚妥拉明来降低SVR。②避免心动过缓。该类患者对心动过缓耐受性很差,因心动过缓延长心室舒张期的持续时间,主动脉的反流量也增加,应维持心率在80~100次/分。③避免使用加重心肌抑制的药物。

(3)麻醉选择:经阴道分娩者建议优先选择硬膜外或腰硬联合行分娩镇痛。因为其降低后负荷、预防SVR上升和急性左室容量超负荷。

剖宫产的麻醉选择及处理与二尖瓣关闭不全基本相同。

5.瓣膜置换术后

随着经济的发展和医学技术的提高,妊娠合并瓣膜性心脏病患者有许多都在产前施行了瓣膜置换术。对于此类患者,应了解是否有血栓形成、瓣膜流出口大小、有否心内膜炎及溶血等情况。但重点应关注抗凝剂的使用情况。为了避免双香豆素对胎儿的致畸作用,妊娠期间应用肝素代替进行抗凝治疗。因此,对此类患者实施椎管内麻醉时应评估凝血功能,以免硬膜外血肿、蛛网膜下腔出血等不良反应的发生。近来,也有学者应用低分子肝素来抗凝。由于低分子肝素的半衰期长,除非停用12~24小时,否则对此类患者不得使用硬膜外或蛛网膜下腔阻滞麻醉。

(二)先天性心脏病

1.左向右分流心脏病

主要有房间隔缺损(ASD)、室间隔缺损(VSD)及动脉导管未闭(PDA)等。

(1)室间隔缺损。发病率占成人先天性心脏病的7%。病情严重程度取决于缺损口的大小及肺动脉高压的程度。大部分无肺动脉高压者都能很好耐受妊娠。但少数较大缺损合并有肺高压者,病死率高达7%~40%。妊娠期间血容量、心排血量增加可加重左向右分流及肺动脉高压。

病理生理学改变:血液从左室分流至右室,增加肺血流,早期可通过代偿性肺血管阻力降低而保持正常的肺动脉压。晚期,特别是较大缺损的VSD,分流量大,肺血管阻力不能代偿,可导致肺动脉高压,加上左室做功过度而发生左心功能衰竭,肺动脉高压加剧,最终致右心衰竭,当左右心室压力相等时,可出现双向分流或右向左分流。

麻醉注意事项:①避免体循环阻力增加。但对于伴有肺高压者,也不应过度降低体循环阻力。②避免心率过快。③避免肺循环阻力升高。以免发生分流反转。关于麻醉选择,剖宫产和分娩镇痛都可优先选择硬膜外或腰硬联合阻滞麻醉。必要时也可选择全身麻醉。

(2)房间隔缺损:最常见的先天性心脏病。病情进展缓慢,即使存在肺血流增加,也能较好耐受妊娠。但妊娠引起的血容量、心排血量增加可加重左向右分流以及右室做功增加,心力衰竭发生率增加。其病理生理学改变也类似于 VSD。ASD 患者麻醉时应重点关注：①避免体循环阻力增加。②避免肺循环阻力下降，但对于肺动脉高压者应避免肺循环阻力增加。③防止并及时纠正室上性心律失常。麻醉选择可参照 VSD。

（3）动脉导管未闭：较大分流的 PDA 患者往往已接受手术治疗。而较小者临床发展缓慢，能较好耐受妊娠。①病理生理改变：主要是主动脉血液直接向肺动脉分流。增加肺血流量，最终形成肺动脉高压、右心衰竭。严重者也可致右向左分流。②麻醉注意事项：基本与 ASD 患者的麻醉相同。

2.右向左分流的心脏病

（1）法洛四联症：对妊娠的耐受性很差，孕妇合并该心脏病的病死率高达 30%～50%。这种心脏病包括右心室流出道梗阻、室间隔缺损、右心室高压及主动脉骑跨等 4 个解剖及功能异常。

病理生理改变：右心室流出道梗阻导致通过室间隔缺损的右向左分流，分流程度取决于室缺的大小、右室流出道梗阻的程度及右室收缩力。因此保持右室收缩力对于保持肺动脉血流和外周血氧饱和度很重要。但对于存在有动脉圆锥高压者，增加心肌收缩力可加重梗阻。另外，体循环压下降可加重分流及发绀。妊娠增加肺血管阻力、降低体循环阻力而加重分流。

麻醉注意事项：①保持血流动力学稳定，避免体循环阻力下降。②避免回心血量减少。③避免血容量降低。④避免使用能引起心肌抑制的药物。

麻醉选择：阴道分娩者建议分娩镇痛。可以选择阿片类药物全身用药、椎管内应用阿片类药物及谨慎使用连续硬膜外阻滞（如果 SVR 能很好维持的话）。第一产程椎管内单纯应用阿片类镇痛药是最安全的方法。第二产程骶管阻滞较硬膜外安全。小剂量氯胺酮在产钳术中应用被证明是安全的。剖宫产麻醉应优先选择全身麻醉，虽然小剂量低浓度的硬膜外麻醉也可谨慎使用，甚至近来有学者报道了成功地使用连续腰麻，但血流动力学变化难以预料，风险较大。麻醉诱导应缓慢，避免过剧的血压下降，可复合采用阿片类药、依托咪酯及肌肉松弛药。术中维持可采用瑞芬太尼、卤族类吸入麻醉剂（如异氟烷可维持正常或轻微升高右心室充盈压）。建议行有创监护，一旦出现体循环压下降，应予以及时处理。

（2）艾森曼格综合征：约占先天性心脏病的 3%。该病包括肺动脉高压、原有的左向右流出道由于肺动脉高压而发生右向左分流、动脉低氧血症。各种左向右分流的心脏病晚期都可发展成艾森曼格综合征。该病的病死率极高，达 50% 以上。其病理生理学改变与法洛四联症相似，右向左分流程度取决于肺动脉高压程度、分流孔大小、体循环阻力、右心收缩力等。妊娠可显著加重分流程度。麻醉注意点同法洛四联症。

（三）妊娠期心肌病

妊娠期心肌病又称围产期心肌病（peripartum cardiomyopathy，PPCM），是指既往无心脏病史，又排除其他心血管疾病，在妊娠最后一个月或产后 6 个月内出现以心肌病变为基本特征和充血性心力衰竭为主要临床表现的心脏病。该病发病率 1:3 000 到 1:15 000 不等。其病因不明，可能与病毒感染、自身免疫及中毒有关。高龄、多产、多胎、营养不良的产妇中发病率较高。随着治疗技术的提高以及心脏移植的开展其病死率有所下降，但仍然在 15%～60%，更有报道其病死率高达 85%。

1.病理生理学改变

主要是心肌受损，心肌收缩储备能力下降。分娩和手术应激都可增加心脏做功如心率增快、每搏输出量增加、心肌收缩加强等，导致心肌氧耗增加，进一步加剧心肌损害，舒张末期容量增加、心排血量下降,最终导致心室功能失代偿。

2.麻醉注意事项

PPCM 患者麻醉时应重点关注:①避免使用抑制心肌的药物。②保持窦性心律和正常心率。③避免增加心肌氧耗的各种因素。④谨慎使用利尿剂和血管扩张剂,注意控制液体输入量。⑤注意预防术中血栓脱落。

3.麻醉选择

经阴道分娩的产妇行分娩镇痛时可优先选用连续硬膜外阻滞镇痛。该方法有助于避免产痛所致的后负荷增加。对有心功能失代偿的患者,可缓慢注射局麻药加或不加阿片类镇痛药以降低心脏前后负荷。不主张硬膜外阻滞前常规给予预防性扩容或预防性使用血管活性药物。第二产程避免过度使用腹压,必要时可采用产钳或头吸器助产。产后慎用缩宫素。

剖宫产麻醉全身麻醉和区域阻滞麻醉都可选用。虽然全身麻醉具有完善的气道管理、充分的氧供和完善的镇痛,但多种全麻药物都有加重心肌抑制的作用以及全麻插管和拔管过程增加心脏负荷。因此,PPCM 患者选用全身麻醉的比例正在下降。若区域阻滞禁忌,可谨慎选用全身麻醉。全麻时可选用氧化亚氮、依托咪酯、瑞芬太尼等对心血管影响较小的药物。有学者主张用喉罩来代替气管插管,以避免插管所致的过剧应激反应。区域阻滞可优先选择硬膜外麻醉,但需避免过快建立麻醉平面,导致血流动力学过剧改变。另外,腰硬联合麻醉也非常适用于该类患者,但需控制腰麻药物剂量。近年报道较多的、也被多数专家接受的方法是连续腰麻(CSA),采用小剂量局麻药加阿片类镇痛药缓慢注射,从而避免血流动力学过剧波动,又有较完善的镇痛和麻醉效果。术中若出现明显的心力衰竭,可使用血管扩张剂硝酸甘油和利尿剂如呋塞米,谨慎使用强心剂毛花苷 C。若哮喘症状明显,必要时使用沙丁胺醇(舒喘灵)。

总之,该疾病风险较大,需做好充分的术前准备,必要时联合心内科医师会诊,做出正确判断,制定合理预案。严密术中监护,特别是有创监测。

(刘建波)

第五节　分娩期合并肝炎妇女手术的麻醉

病毒性肝炎为多种病毒引起的以肝脏病变为主的传染性疾病,目前已发现甲肝病毒(HAV)、乙肝病毒(HBV)、丙肝病毒(HCV)、丁肝病毒(HDV)、戊肝病毒(HEV)以及新的肝炎病毒庚肝病毒(HGV)、输血传播性病毒(TTV)、微小病毒 B19 等均可引起病毒性肝炎,但以 HAV、HBV、HCV、HDV 为常见。我国属于乙型肝炎的高发国家,同时妊娠合并病毒性肝炎有重症化倾向,是我国孕产妇死亡的主要原因之一。

一、妊娠与病毒性肝炎的相互影响

(一)妊娠分娩对病毒性肝炎的影响

由于妊娠期肝脏可发生一些生理变化,如由于母体胎儿的营养及排泄,母体新陈代谢旺盛,肝脏负担增大;肝血流从非孕期占心排血量的 35% 降到 28%,胎盘激素阻碍肝脏对脂肪的吸收转运及胆汁的排泄;肝功能也与非孕期略有变化,如血清蛋白降低、α、β 球蛋白升高、A/G 比值下降、甘油三酯可增加 3 倍、胆固醇增加 2 倍、血浆纤维蛋白原升高 5％、ALT 增高 2 倍等,这些生理变化可改变病毒性肝炎的病理生理过程和预后,如出现黄疸、肝功能损害较重,比非孕期容易发展为重症肝炎和肝性脑病,其病死率很高。

(二)病毒性肝炎对母体的影响

慢性肝炎者妊娠可使肝炎活动,诱发为慢性重型肝炎。慢性肝炎合并肝硬化的孕妇则18％～35％发生食管静脉曲张出血,病死率高。早孕期病毒性肝炎可加重妊娠反应,常与正常生理反应相混淆而延误诊断,妊娠晚期的病毒性肝炎患者由于醛固酮的灭活能力下降,妊娠高血压综合征发病率增高,而且由于凝血因子合成障碍致产后出血,增加其病死率。在肝衰竭的基础上,以凝血功能障碍所致的产后出血、消化道出血、感染等为诱因,最终导致肝性脑病和肝肾综合征,直接威胁母婴安全。

(三)病毒性肝炎对围生儿的影响

妊娠早、中期肝炎患者流产率为 20％～30％;妊娠晚期肝炎患者早产率为 35％～45％,死产率为 5％～20％,胎膜早破达 25％,新生儿窒息率高达 15％,而正常妊娠组上述各病的发生率均明显低于肝炎组。多重感染(即有两种或以上病毒复合感染)者比单一感染者预后更差。目前,尚无病毒性肝炎致先天性畸形的确切证据。母婴传播致宫内及新生儿肝炎病毒感染,乙、丙型肝炎多见,甲、戊型肝炎少见,围产期感染的婴儿有相当一部分转为慢性病毒携带状态,以后容易发展为肝硬化或原发性肝癌。

二、病毒性肝炎的分类与诊断

病毒性肝炎按临床表现可分为急性、慢性和重症肝炎 3 种类型,此外还有一特殊类型,即妊娠急性脂肪肝(acute fatty liver of pregnancy,AFLP)。各型诊断标准:①急性肝炎,近期内出现消化道症状和乏力,血清丙氨酸氨基转移酶(ALT)升高,胆红素升高,病原学检测阳性。②慢性肝炎,肝炎病程超过半年,或原有乙型、丙型、丁型或 HBsAg 携带史,本次又因同一病原再次出现肝炎症状、体征及肝功能异常。本型中根据肝损害程度,可分为轻度、中度和重度肝炎。轻度患者临床症状体征轻微或缺如,肝功能指标仅 1～2 项异常。重度患者有明显或持续肝炎症状,如乏力、食欲缺乏、尿黄、ALT 持续升高、血清蛋白降低,A/G 比值异常,血清胆红素升高≤正常值5 倍,凝血酶原活动度＜60％,胆碱酯酶＜2 500 U/L。③重症肝炎,起病 2 周内出现极度乏力、消化道症状和精神症状,黄疸急剧加深,血清胆红素≥正常值 10 倍,或每天上升≥10 μmol/L,凝血酶原活动度＜40％。④妊娠急性脂肪肝,为多发生于妊娠晚期的特殊类型肝损害。病因不甚明确,主要临床表现具重症肝炎的特点,不同的是病原学检查均阴性,病情发展更为迅速和凶险。

妊娠合并肝病的临床表现和预后主要取决于肝细胞损害程度。轻度慢性肝炎肝细胞损伤轻,孕期提高认识,加强监测,注意保肝和营养治疗,预后一般均较好,多数临床无明显症状,在严密观察肝功能、凝血指标及胎儿生长发育下继续妊娠,多数可达到妊娠晚期或足月自然临产,有阴道分娩条件者阴道分娩是安全的。重度或重症以及 AFLP 临床症状明显,多数有消化道症状,如恶心、厌食、上腹部不适及萎靡不振,临床上易当成一般的不适。尤其是重症或 AFLP 患者,病情多在 2 周内迅速恶化,其中 AFLP 由于无肝炎病史,血清学检查阴性,往往更不易得到及时认识,在出现胃肠道症状时多错当成胃肠炎治疗,影响早期诊断和治疗,这类患者应根据病情及时或尽早终止妊娠,终止妊娠的指征如下:黄疸重,血清胆红素持续升高＞100 μmol/L 或每天上升≥10 μmol/L。转氨酶进行性升高,胆酶分离。凝血指标变化,PT、APTT 延长,血小板减少,凝血酶原活动度<40%,纤维蛋白原下降等出血倾向。此三项指征中任一项明显加剧,均可为终止妊娠的指征。

三、合并重症肝炎产妇剖宫产的麻醉处理

(一)麻醉选择

在妊娠合并重症肝炎剖宫产的麻醉方式选择时,应根据患者的凝血功能及血小板综合考虑。麻醉要点在于维持呼吸循环的稳定,改善凝血功能及尽量应用对肝功能损害少的药物。

目前,一般的观点认为,在血小板数>60×10^9/L,PT<20 秒,APTT<60 秒,PT 和 APTT≤1.5 倍正常值情况下,可慎重选用椎管内麻醉,它能减少全麻用药,在无血压下降的情况下,对肝脏无明显影响。

当血小板数<60×10^9/L 时,则选用全身麻醉。因肝功能损害严重,在麻醉用药中应尽量选用对肝功能和肝血流影响小的药物,剂量也应酌减。此外还应考虑用药的时机,即药物对胎儿的影响。丙泊酚和氯胺酮可以应用于重症肝炎孕妇。琥珀胆碱脂溶性很低,且易被胆碱酯酶迅速分解,难以快速通过胎盘,在常用剂量时极少向胎儿移行,破宫前给予适量的琥珀胆碱,可使子宫充分松弛,有助于胎儿的快速取出。阿曲库铵通过 Hofmann 降解,代谢不依赖于肝肾功能,有利于术后拔管。有报道对重症肝炎孕妇采用氧化亚氮与异氟烷维持麻醉,术前后肝功能改变未发现显著性差异,说明上述药物在短时间内对肝功能的影响不大。

(二)麻醉管理

术前避免加重或诱发肝性脑病的因素,保护尚存的肝功能及胎儿,治疗肝性脑病,保护肾功能,补充凝血因子、血小板、新鲜血,防止出血及纠正低蛋白血症等,维持循环稳定,纠正低血压。术中管理应保持呼吸道通畅和持续给氧,维持循环稳定,避免发生低血压,因为缺氧和低血压可造成肝细胞损害加重。术中酌情使用血小板及纤维蛋白原和凝血酶原复合物,改善凝血机制障碍与 DIC。有分析认为胎儿娩出后子宫大出血,行子宫切除不仅能有效制止子宫出血本身,同时也减少了子宫内促凝物质继续释放入血,是治疗 DIC 的有效措施。人工肝支持系统是近年来出现的新技术,即用人工的方法清除血液循环中因肝衰竭而产生有害物质的一系列装置,可使肝代谢功能得到一定代偿,从而为肝细胞的再生赢得时间,度过危险期获得康复。

(刘建波)

第六节 免疫功能紊乱妊娠妇女手术的麻醉

免疫系统导致免疫损伤时通过四种经典途径实现:速发型超敏反应;细胞毒反应;循环免疫复合物性疾病;迟发型超敏反应。以下就常见的免疫疾病进行探讨。

一、速发型超敏反应

速发型超敏反应的临床症状取决于个体对抗原的易感性、接触抗原的量和暴露的情况,症状可以轻微,也可能危及生命,炎症介质可引起血管舒张和通透性增加,导致低血压和组织水肿;刺激呼吸道平滑肌收缩导致支气管痉挛;刺激神经导致瘙痒、皮肤红肿。

变态反应的处理首先要终止接触致敏原,保持气道通畅、支持呼吸和循环。气道必须能够满足呼吸的需要。如果上呼吸道阻塞并伴有喘鸣与发绀,应立即行气管内插管或气管切开术。对于非心源性肺水肿和支气管痉挛的患者,人工通气时应延长通气时间并加用 PEEP。胎盘屏障使胎儿避免暴露于炎症介质,因此变态反应对胎儿的影响限于胎盘灌注和氧和不足,严重的低血压和低氧能够引起胎儿窒息。对产妇低血压和支气管痉挛可以使用最小有效剂量肾上腺素同时纠正子宫右倾并快速补液。幸运的是,在严重的过敏病例中大剂量使用肾上腺素,由于立即分娩胎儿,母体与胎儿的病死率也未见升高。肾上腺素的常用剂量是每次 $1\sim2\ \mu g/kg$ 或每次 $200\sim500\ \mu g$,肌内注射,每 $10\sim15$ 分钟重复一次直至静脉通道建立,如果症状持续,则需要静脉内滴注 $1\sim4\ \mu g/min$。抗组胺药对血管神经性水肿和荨麻疹特别有效,皮质醇可以减少复发和变态反应延长的危险,沙丁胺醇和氨茶碱可用于治疗顽固性支气管痉挛。

如需行剖宫产,患者血流动力学稳定,无胎儿宫内窘迫征象,可采取局麻。但局麻后患者可能产生严重的咽喉水肿,这就使全麻变得困难。

二、特发性血小板减少性紫癜

特发性血小板减少性紫癜(ITP)是自身免疫机制使血小板破坏过多的临床综合征。文献报道大多数妊娠使病情恶化或处于缓解期的 ITP 病情加重,但不影响其病程和预后。ITP 对妊娠的影响主要是出血和围生儿血小板减少。

由于胎儿可能有血小板减少,经阴道分娩有发生颅内出血的危险,因此 ITP 产妇剖宫产的指征如下:产妇血小板数$<50\times10^9/L$;有出血倾向;胎儿头皮血或胎儿脐血证实胎儿血小板数$<50\times10^9/L$。ITP 产妇剖宫产的最大危险是分娩时出血,选择常规全麻,术前应用大剂量肾上腺皮质激素减少血管壁通透性,抑制抗血小板抗体的合成及阻断巨噬细胞破坏已被抗体结合的血小板,备好新鲜血和血小板悬液。

三、风湿性关节炎

风湿性关节炎是一种累及活动关节的慢性疾病,常合并有其他系统器官功能不全,多见于女性且可发生于任何年龄阶段,病因不明。通常先累及手足部小关节,由关节轻微炎症、滑膜增厚至关节软骨破坏、关节强直活动受限,任何活动关节都可受累,包括颈椎、颞下颌关节、寰枢关节、腰椎的椎间关节等。

术前应测定关节的活动范围,评价椎管内穿刺和全麻气管插管的困难程度。一些患者因皮质醇治疗和缺乏活动引起骨质疏松,应特别小心发生骨折。对病情轻微无复合型畸形或无须药物治疗者,分娩止痛的方法同正常产妇一样。对服用非甾体抗炎药者产后出血率增加,应准备好静脉通路并备血。对上呼吸道和颈椎畸形患者首选椎管内麻醉。严重上呼吸道畸形患者行全麻时,气管插管困难程度很大,可以考虑清醒插管、纤支镜等辅助插管,确保呼吸道通畅。如果条件允许,诱导前头颈部应放在合适的位置以避免神经系统后遗症。

四、系统性红斑狼疮

系统性红斑狼疮(SLE)是一种多发于青年女性,累及多脏器的自身免疫性结缔组织病。国外报道孕妇发病率为 1/5 000。

一般认为妊娠不改变 SLE 患者的长期预后。妊娠后母体处于高雌激素环境,可诱发 SLE

活动,10%～30%的 SLE 患者在妊娠期和产后数月内病情复发或加重,合并胸膜炎、心包炎、狼疮肾炎、凝血功能障碍、关节炎和神经系统病变等。SLE 不影响妇女的生育能力,但对胚胎和胎儿会产生不良影响,反复流产、胚胎胎儿死亡、胎儿生长受限、围生儿缺血缺氧性脑病发生率均较高。

SLE 麻醉前应重点关注重要脏器的累及情况,如肾功能、心功能、凝血功能等。而且,SLE患者往往长期服用肾上腺皮质激素,应注意其肾上腺皮质功能及有无骨质疏松等情况。在无凝血功能异常及骨质异常时,可优先选择椎管内麻醉用于剖宫产。否则,选用全麻。SLE 患者血浆内存在多种抗体会引起交叉配血异常,应提前准备好几个单位的相容性血。加强监测呼吸和循环功能。

(刘建波)

第七节　先兆子痫手术的麻醉

先兆子痫是在世界范围内引起母亲严重并发症甚至死亡和胎儿死亡的主要原因,在第三世界国家尤其突出。引起孕产妇死亡的原因包括:脑血管意外、肺水肿和肝脏坏死。

先兆子痫最重要的特征是在妊娠 20 周后初次发生的高血压和蛋白尿,可进一步分为轻度、中度和重度。轻度先兆子痫的定义是既往血压正常的女性其舒张压>12.0 kPa(90 mmHg),蛋白尿<0.3 g/24 h。重度先兆子痫是指满足如下条件中至少一项者:①间隔 6 小时以上的两次测压,收缩压大于 21.3 kPa(160 mmHg)或舒张压>14.7 kPa(110 mmHg)。②迅速升高的蛋白尿(>3 g/24 h)。③24 小时尿量<400 mL。④脑激惹或视觉障碍症状。⑤肺水肿或发绀。此外,不论高血压的程度如何,只要有惊厥发生就应诊断为子痫。

一、病因学

先兆子痫的潜在机制目前仍未做出定论。一个主要理论是母体对胎儿组织出现了免疫排斥,最终引起子宫胎盘缺血。

二、病理生理学

许多研究已表明,先兆子痫中缺血胎盘释放的子宫肾素、血管紧张素能广泛地影响全身小动脉,这将导致其闭塞性痉挛,特别是直径 200 μm 以下的小动脉更易发生痉挛,从而引起高血压、组织缺氧、内皮受损。同时血管内物质如血小板,纤维蛋白等通过损伤的血管内皮而沉积,进一步使小动脉管腔狭小,外周血管阻力增加,使血液浓缩,血容量不足,全血及血浆黏度增高及高脂血症,可明显影响微循环灌流,促使血管内凝血的发生。血管紧张素介导的醛固酮分泌增加可增加钠的重吸收与水肿。这些病理变化必将导致重要脏器相应变化和凝血活性的改变。涉及的系统如下。

(一)中枢神经系统

中枢神经系统激惹可表现为头痛、视觉障碍、反射亢进甚至惊厥。其病因学更倾向于建立在血管痉挛和缺氧的基础上,而非原先认为的大脑水肿。与高血压脑病不同的是,惊厥并非与血压的升高直接相关。

(二)心血管系统

尽管先兆子痫常伴有水钠潴留,但液体与蛋白从血管内转移至血管外可导致血容量不足。先兆子痫产妇平均血容量较正常产妇血容量低 9%,在重度病例中可低至 30%～40%。外周血管收缩导致的体循环阻力增高和左室每搏功指数升高,易导致左室劳损,由此可能出现与中心静脉压和肺毛细血管楔压无甚关联的左室舒张功能障碍。因此容量治疗时应在 MAP、CVP 的监测下、在合理应用扩血管的药物下小心进行。

(三)凝血系统

血小板附着于内皮损伤处导致消耗性凝血病,使多达 1/3 的患者罹患血小板减少症,某些严重病例其血小板计数可急剧下降。此外还可能存在血小板功能的异常。严重病例可能进展为先兆子痫的特殊类型——HELLP 综合征,即溶血,转氨酶升高,血小板数降低,而高血压和蛋白尿反而是轻微的。

(四)呼吸系统

可表现为肺水肿和上呼吸道(特别是喉)水肿,它可造成呼吸窘迫和气管插管困难,临床中应特别注意,但在病程末期以前很少出现肺的受累。肺水肿最常见于分娩之后,多是由于循环负荷过重、心力衰竭或惊厥时吸入胃内容物造成。

(五)肝脏

肝功能实验室检查显示转氨酶水平升高而活性降低,在 HELLP 综合征中尤为突出,这可能是由肝血流降低导致不同程度和范围的缺血或坏死引起。肝破裂是一项罕见但常可致死的并发症。

(六)肾脏

在肾脏肾小球内皮细胞水肿和纤维素沉积,造成毛细血管收缩,肾血流和肾小球滤过率降低,出现少尿和蛋白尿的特征性症状。在伴有低血压和 HELLP 综合征时,疾病常常进展到急性肾衰竭,不过,肾脏的预后通常良好。

(七)胎儿胎盘单位

胎盘灌注减少普遍会导致胎儿宫内发育迟缓,胎盘早剥和早产也有很高的发生率。通常需要提早分娩,从而导致胎儿不成熟。

三、围术期处理

先兆子痫的处理包括手术和非手术两方面。因为重症监护技术特别是心血管监控以及疼痛管理领域的专门技术均会起到重要的作用,所以严重先兆子痫病例的两方面处理都应有麻醉医师的参与。

减少母体和胎儿并发症的目标:处理高血压、预防与控制惊厥、提高组织灌注、液体疗法与少尿的处理、决定何时分娩、凝血功能异常的处理。在严重病例治疗应持续至分娩后 24～48 小时。

(一)高血压的控制

先兆子痫患者在降低血压的同时维持甚至提高组织灌注很重要,因此把高血压降至正常水平低限并不恰当,将平均动脉压控制在 13.3～18.7 kPa(100～140 mmHg)较合适。轻度先兆子痫可能只需要卧床休息,以避免主动脉和腔静脉受压。扩血管应在扩容之后进行,以避免血压下降。

1.肼屈嗪

静脉注射,每次给药5 mg,随后以5～20 mg/h的速度持续静脉滴注以控制血压。该药物是直接生效的血管扩张药,是用于控制先兆子痫性高血压的最常用药物,它可增加子宫胎盘和肾血流。双肼屈嗪起效缓慢(约15分钟),重复给药应该间隔20分钟。如果间隔时间不够可能会发生严重的低血压。低血压和心动过速通常对补液有良好的反应。

2.甲基多巴

通常是有一定慢性因素的高血压患者的用药。标准剂量也可引起嗜睡、抑郁和直立性低血压。长期用药经验表明,孕妇分次用药,每天剂量1～3 g是安全的。

3.硝苯地平

硝苯地平虽然是个合理的选择,但对于在先兆子痫患者中的应用尚未得到广泛研究。它的主要用途是对超高血压的紧急处理,常用剂量为10 mg口服。短效硝苯地平的剂型为嚼服胶囊的形式,这种服药方法和广泛应用的舌下含服相比要有效和可靠得多。

4.β受体阻滞剂

由于β受体阻滞剂对妊娠中晚期胎儿有毒性作用,出于担心β受体阻滞剂对胎儿的影响,在妊娠危重患者使用这类药物是不明智的。然而有学者报道拉贝洛尔已在小部分患者中成功使用。

5.硝普钠/硝酸甘油(持续泵入)

硝酸甘油主要作用于静脉容量血管,在扩容之后疗效会降低。硝普钠,一种强效的阻力和容量血管扩张剂,具有起效快和持续时间短的特点,看似理想的降压药,然而出于其代谢产物——氰化物对胎儿毒性的担心,限制了该药的临床应用。

6.静脉液体疗法

有学者报道扩充血浆容量可从本质上促使血管扩张,降低血压,改善局部血流,优化血管扩张药物的效果。然而在严重的特别是产后发生的先兆子痫中,血浆胶体渗透压降低伴有左室功能障碍,可导致肺水肿和脑水肿的高发率。因此,如果对严重病例进行扩容,就必须监测肺毛细血管楔压。中心静脉压的绝对值对预测肺水肿的风险并无价值,但是通过观察CVP的反应谨慎地静脉滴注补液,也是判断心室处理新增容量能力的有用手段。

(二)惊厥管理

目前硫酸镁已被确立为预防反复的子痫惊厥的特效药。在先兆子痫患者惊厥的预防中,静脉注射镁剂的地位也是明确的。

1.硫酸镁

既是有效的脑血管扩张药,又是强有力的儿茶酚胺受体拮抗剂。治疗血药浓度位于2～4 mmol/L。有两种普遍应用的给药方法:①肌内加静脉注射法,指的是静脉注射4 g硫酸镁,静脉注射时间要超过20分钟;加上一次肌内注射10 g,随后每4小时在每侧臀部各肌内注射5 g。②静脉注射法则给予4 g的负荷剂量,然后每小时1～3 g持续静脉泵入以维持治疗血药浓度水平。

镁剂注射的主要不良反应是神经肌肉阻滞,它和血浆镁浓度成线性关系。通过每隔1小时检查膝反射的方法进行神经肌肉监测是判断早期毒性的标准手段。如果发生反射减退,应停止输液直至反射恢复。因为镁通过降低运动神经末梢乙酰胆碱释放,降低终板对乙酰胆碱敏感性和抑制骨骼肌膜兴奋性而增强去极化和非去极化肌肉松弛药作用时间和作用强度,在全麻应用肌肉松弛剂时最好有神经肌肉监测。肾脏是镁剂的唯一排泄途径,因此肾功能受损是使用镁离子的相对禁忌证。

2.地西泮

仍是广泛用于终止惊厥发作的一线药物,每次给药 5～10 mg,重复给药直至起效。可预防性使用地西泮 10 mg/h 持续泵入,但可能导致过度镇静从而给气道带来危险。对胎儿特别是早产儿产生抑制是导致该药应用减少的主要原因之一。目前更倾向于使用硫酸镁。

3.苯妥英钠

虽然该药在过去广泛用于子痫惊厥的预防和控制,但最近的证据并不支持这一用法。

惊厥的预防应该从出现头痛、视觉障碍、上腹痛或反射增强等大脑激惹征象时开始。单独的高血压并不一定是抗惊厥治疗的指征,惊厥也有可能在血压中度升高时发作,因此仅血压一项并非为预测惊厥发作可能性的可靠指标。

决定分娩:产科医师通常在母亲的疾病极其严重时采取择期剖宫产。这往往取决于母亲疾病和胎儿存活力之间的平衡。

四、麻醉与镇痛

(一)术前准备

1.详细了解治疗用药

包括药物种类和剂量,最后一次应用镇痛药和降压药的时间,以掌握药物对母胎的作用和不良反应,便于麻醉方法的选择和对可能发生不良反应的处理。

2.临床观察

应常规观察硫酸镁用药后的尿量,有无呼吸抑制,检查膝反射、心率和心电图,有无房室传导阻滞,如有异常应查血镁离子浓度。一旦有中毒表现应给予钙剂拮抗治疗。

3.术前停用降压药

应用 α、β 受体阻滞剂;血管紧张素转换酶抑制剂,应在麻醉前 24～48 小时停药。该类药与麻醉药多有协同作用,易导致术中低血压。

总之,麻醉医师必须确保血容量、肾功能以及高血压的控制和抗惊厥治疗是否已达到最佳状态。

(二)分娩镇痛

可以允许轻到中度先兆子痫患者继续正常分娩。如果凝血功能正常,及早进行硬膜外阻滞不仅有助于控制血压和扩张血管,还能减轻由疼痛引起的应激反应和儿茶酚胺释放,往往对患者的管理有所裨益。

(三)麻醉选择

先兆子痫剖宫产手术时怎样选择麻醉技术,是全身麻醉还是区域阻滞,母亲和胎儿的利益以及麻醉医师的相关技能都应被考虑在内。

全身麻醉是用于意识程度降低患者的唯一推荐方法,比如子痫、刚刚有惊厥发作或存在以下问题之一的患者:濒临子痫、严重凝血障碍、妨碍区域阻滞进针的解剖学问题、拟行区域阻滞的穿刺部位有感染。

1.全身麻醉的实施

(1)气道评估:气道水肿并非总是可预见的,但是喘鸣或面部水肿的存在可作为线索。

Mallampati 评分可能在分娩中产生显著变化,所以应在立刻要实施全麻之前进行评分。惊厥发作后期、舌或黏膜破裂口也可作为困难插管的警示征象,这类病例可能需要在清醒时行经鼻气管插管。然而,由于这些患者困难气道的不可预见性,麻醉医师应针对不同病例准备相应的器具(比如管芯,喉罩,手术开放气道等)以及有经验的麻醉医师慎重对待困难或失败的插管。

(2)诱导:预充氧气至少 3 分钟后予快速诱导剂;硫喷妥钠 4～5 mg/kg 或丙泊酚 2 mg/kg 或依托咪酯 0.2 mg/kg(不用氯胺酮),加琥珀酰胆碱(1.0～1.5 mg/kg)。

不过在这段时间必须用一定的方法减轻喉镜和插管带来的血流动力学反应。有些方法已证实对胎儿健康有害,比如利多卡因、β 受体阻滞剂和长效阿片类药物等。有学者使用血管扩张药(硝酸甘油和硝普钠),但是对胎儿氰化物中毒和母亲颅内压变化的担心限制了其应用。在使用琥珀酰胆碱前给予阿芬太尼 10 μg/kg 能缓解升压反应,而且由于其作用时间短,只引起最小限度的胎儿抑制。

硫酸镁既有血管扩张作用,又有抗儿茶酚胺的作用。诱导后予 40 mg/kg 静脉推注既能缓和升压反应又不会导致随后的血压过低(在清醒时给药会导致疼痛)。MgSO₄ 和阿芬太尼可合并用于严重病例从而减少各自的剂量(30.0 mg/kg＋7.5 μg/kg)。但如果孕妇高危(MAP 达 24.0 kPa(180 mmHg),也可使用更高的剂量(60 mg/kg＋30 μg/kg)。

不推荐使用肌肉松弛药,尤其是在使用硫酸镁之后,因为前者可能在诱导前导致严重的肌无力。需注意的问题是在给予硫酸镁之后,琥珀酰胆碱应带来的肌束颤动可能不出现,给予琥珀酰胆碱后应计时 60 秒再尝试插管。

考虑到异氟烷可能引起脑血管痉挛或脑水肿或两者兼有,最好用中低浓度(0.5～1 MAC)维持麻醉,并且在断脐后使用适当的阿片剂。

(3)拔管:拔管引起的过度心血管反应常常被忽视,但它可能和插管时的心血管反应一样严重且具有灾难性。此时使用 MgSO₄ 和阿芬太尼是不合理的,可以使用血管扩张药物(β 受体阻滞剂,特别是艾司洛尔),或者也可使用利多卡因。

2.区域麻醉的实施

长期有学者坚持认为除了最轻微的高血压以外,脊髓麻醉并不适合用于先兆子痫患者,因为可能会导致急剧的低血压。然而最近有学者研究脊髓麻醉在严重妊娠高血压综合征的应用后得到了乐观的结论:虽然在考虑到保守补液时低血压仍然是个问题,但是已经发现子宫胎盘血流并未减少甚至有可能增加,推测其可能的原因是小动脉扩张。

通过临床实践可知,正在使用血管扩张药(甲基多巴,硝苯地平,肼曲嗪等)治疗的稳定高血压患者是采用脊髓麻醉的合适候选病例,且术前药物管理得越好(液体加上血管扩张药),低血压的问题就越少,与未经治疗的患者相比较越不容易发生血压降低。对于血压未控制、新近诊断或严重的高血压病例,如果没有快速分娩的必要(胎盘早剥,严重胎儿心动过缓),硬膜外阻滞因具有起效慢、可控性好而成为先兆子痫患者的最理想选择。

3.硬膜外麻醉和蛛网膜下腔阻滞的实施

(1)蛛网膜下腔阻滞:建议使用 26 G 或更细的笔尖式穿刺针,根据患者的身高和腹围用 1.0～1.6 mL 的重比重(加上葡萄糖)0.5％布比卡因进行麻醉。较高的患者需用较大的剂量,而体重较重的患者因其有较高的蛛网膜下腔压力,故而需要的量较少。阻滞平面高度的理想目标是 T₆。

(2)硬膜外麻醉:选择 L₁～₂ 或 L₂～₃ 的间隙实施硬膜外腔穿刺置管,使用标准试验剂量。负荷剂量应分次给予而非一次大量注入,从而使阻滞平面的高度缓慢上升,目标也是达到 T_6 的感觉平面。我们在实施蛛网膜下腔阻滞时给予芬太尼的主剂量是 10 μg,硬膜外麻醉则是 50~100 μg,这会使感觉阻滞更加彻底。

不能仅仅应用扩容疗法简单处理低血压。更为理想的做法是使用合成胶体液(500 mL 琥珀酰明胶溶液或羟乙基淀粉溶液)和晶体液(1 000 mL 乳酸钠林格液)扩容的同时,必要时分次静脉给予 5 mg 麻黄碱,因为后者不会对子宫血流产生不利影响,维持血流动力学平稳。

五、术后监护

先兆子痫中 70% 的惊厥和肺部并发症在术后发生。喉水肿可能在术中恶化,拔管后也可能发生气道窘迫,严重时需要再次插管。只要有临床指征,抗高血压治疗就应继续;只要患者有症状,抗惊厥药物也应维持。如果在术中使用了有创监测,术后就应在重症监护环境下继续使用。良好的术后镇痛可使这类病例的管理变得容易些。在少尿的情况下必须不断地密切关注液体平衡并加以纠正。

(刘建波)

第十章　烧伤科麻醉

第一节　烧伤患者的麻醉

烧伤在日常生活和工农业生产过程中以及战时均可发生,可由热水、火焰、电流、化学物品以及放射性物质等引起。小面积烧伤麻醉处理无特殊性;大面积严重烧伤除局部组织遭受严重的破坏以外,身体受强烈刺激,引起血流动力学、代谢及内脏功能发生显著的改变,患者在整个治疗过程中病情变化复杂,给麻醉带来了一些困难;一些特殊原因和特殊部位烧伤则对麻醉有特殊要求。本节主要介绍烧伤患者的麻醉处理。

一、烧伤患者的术前访视与评估

烧伤患者的术前访视与评估与一般患者既存在共性,又有特殊要求。这些特殊要求主要包括了解烧伤面积、烧伤严重程度、烧伤部位、烧伤患者所处病程阶段及手术方法、有无并发症、是否有并存疾病等,据此对患者循环、呼吸及肝肾功能等做出正确评估,从而制定相应的个体化麻醉方案,确保患者安全接受麻醉和手术,并利于患者的恢复。

(一)烧伤面积、深度及严重程度

烧伤面积和烧伤深度是确定烧伤严重程度的两个最重要因素,麻醉处理的难易程度在很大程度上取决于烧伤面积的大小和烧伤深度。因此麻醉前访视时首先要了解患者的烧伤面积和深度,从而对烧伤的严重程度做出评估。Ⅲ度烧伤>10％体表面积,Ⅱ度烧伤成人>30％,为重度烧伤。严重烧伤可刺激各种介质的释放如白细胞介素、肿瘤坏死因子等,进入血液循环,导致免疫抑制、高代谢、蛋白分解代谢、感染和脏器功能损害。一般烧伤手术的大小与病情严重性一致,烧伤面积越大,手术切痂、植皮范围越广,对患者创伤越大,出血多,同时伴随的循环和呼吸系统的病理生理改变也越剧烈。

(二)烧伤部位

不同部位烧伤对麻醉选择和处理产生不同的影响。腰背部、臀部、下肢后部等需要在俯卧位下进行手术,如同时伤及身体的前面部位术中还需翻身。肢体的烧伤可能会影响血压监测,胸部烧伤及焦痂形成会影响呼吸运动。头面部及颈部烧伤,常伴有吸入性损伤,引起呼吸道梗阻、呼吸困难等。即使不伴有吸入性损伤,也可因头面部、颈部肿胀可致麻醉时建立气道困难。当单纯的面部或头部烧伤,而有发声困难或声嘶、咳嗽,口腔或鼻腔有吞咽困难,即使患者没有呼吸困

难,也要高度怀疑有上气道(通常)和下气道(偶尔)损伤。在上气道,声门、舌周等水肿和浓稠分泌物可引起气道梗阻,这种情况即使没有明显吸入性损伤,患者也可因液体的复苏而加重。下气道烧伤降低了表面活性物质及黏液纤毛的功能,黏膜坏死和溃疡形成、水肿、组织脱落和分泌物产生可引起气管阻塞、支气管肺炎。烧伤后1~5天可发展成急性呼吸窘迫综合征。

(三)烧伤病程

患者处于烧伤的不同病程阶段,其烧伤局部、重要脏器功能及全身状态存在很大差异,手术方法及其对麻醉的要求也不同。根据病理生理过程,将烧伤分为体液渗出期、感染期和康复期,各期之间有密切关系,互相交错,有时很难截然分开。

体液渗出期对小面积烧伤患者影响不大,而大面积烧伤,因大量体液的丢失可引起休克。体液丧失的速度一般以伤后2~3小时最为急剧,8小时达高峰,至48小时渐趋恢复,最长可持续至烧伤后72小时。丢失的大部分为血浆,发生低血容量性休克,表现为低血容量、血浓缩、低蛋白血症、低钠血症、代谢性酸中毒等;常伴有急性肾衰竭、肺部并发症(肺水肿、急性肺功能不全等)、脑水肿、缺氧、应激性溃疡等,如伴有吸入性损伤,情况更严重。这一时期的治疗措施着重在补充血容量、纠正水和电解质紊乱、防治肾功不全、镇痛和保暖等。此期进行的手术主要是清创术、焦痂切开减压和/或早期坏死组织清除。清创、切痂越早,越有利于患者的康复,减少并发症的发生。另外,烧伤早期需要特别注意有无一氧化碳中毒。一氧化碳的吸入总是与烟雾吸入相伴随,可通过详细了解烧伤经过,判断有无一氧化碳吸入。同时要了解有无一氧化碳中毒症状:血中碳氧血红蛋白<20%,表现为头痛、头晕;20%~40%可有恶心、呕吐,定向障碍和视觉受损;40%~60%则出现躁动、幻觉、昏迷和休克;>60%可致死。如怀疑有一氧化碳中毒,应即给予尽可能高浓度的吸氧,并及时检测碳氧血红蛋白。

感染期出现于渗出期后或交错在渗出期内。烧伤患者局部和全身的防御能力下降,容易出现局部和/或全身感染,甚至是暴发性的全身感染,可能引起多个脏器的功能或器质性损害,如心律失常、肺部感染、肝肾功能障碍、水电解质紊乱等。脓毒症即脓毒血症,是指化脓性病原菌侵入血流并在其中大量繁殖,随血流向全身扩散,导致其他组织器官新的多发性化脓性病灶。一般烧伤48小时后即可发生创面感染,伤后1~2周,烧伤创面的细菌毒素和组织分解的毒素随时都可吸收入血液循环而产生毒血症。毒血症的产生与烧伤程度或创面的严重感染成正比。烧伤2~3周,感染机会多,特别是深度烧伤创面,可随时产生菌血症。当机体抵抗力降低,细菌数量多,毒力强,血中的细菌可大量繁殖而产生败血症。早期败血症可发生在伤后10天内。如创面长期不愈,患者抵抗力极度低下,败血症也可发生在伤后一个月以后。此期(伤后5~7天)进行切痂植皮,一般在2周左右将Ⅲ焦痂切完,以异体皮覆盖创面,以后根据情况逐渐移植自体皮。此期常需要进行多次手术,术中渗血较多。术前访视时要了解每次麻醉情况,患者对麻醉及麻醉恢复的评价,做好每次麻醉以及术后镇痛,尽可能消除或减少患者痛苦,以避免患者产生惧怕麻醉和手术的心理。

康复期包括残余创面或残余肉芽创面的修复,后期创面愈合后产生不同程度的瘢痕增生、挛缩,使肢体及其他功能障碍。此手术主要包括瘢痕切除和植皮术。

(四)是否有并存疾病

烧伤患者是否有并存疾病及并存疾病的种类和严重程度对患者麻醉的风险有很大影响,如冠心病,高血压,糖尿病,哮喘,肝、肾功能不全等。有些情况下并存疾病则成为烧伤患者麻醉的主要风险,如糖尿病可因烧伤引起酮症昏迷。因此,术前访视时,除了解烧伤病情并进行相应术前准备,还必须询问有无并存疾病、病情严重程度、治疗及用药情况,并按相应的并存疾病进行术前准备。急症患者有时无法直接从患者获得有关信息,也应向其直系亲属或护送人员了解情况,可能会获得一些有益的信息。

(五)循环功能评估

严重烧伤的体液渗出期,患者常处于低循环血流动力学状态,甚至休克。随着体液的复苏治疗及病程的病理生理变化,一般烧伤后 48 小时后,患者处于高代谢及高血流动力学状态:心脏指数增加,外周血管阻力降低,呈现高排低阻,肝、肾及其他内脏血流量增加。通对烧伤病情及是否有心血管系统并存疾病了解,结合临床症状及辅助检查,从而对患者的心血管功能进行因全面评估。

(1)循环血容量主要通过血压、心率、中心静脉压、脉搏、皮肤弹性、颈静脉张力、尿量、神志、口渴等作出判断。其中血压和脉搏是观察循环代偿功能最简便的方法。

(2)患者既往有无心脏疾病和高血压等病史及其严重程度和治疗情况。

(3)心电图监测有助于发现心律失常、心肌缺血。超声心动图检查有助于心功能的判断。严重患者甚至通过有创血流动力学监测评估循环功能。

(六)呼吸功能评估

(1)患者有无明确的吸入性损伤。无明确吸入性损伤,但有头面、颈部的烧伤仍要高度警惕有无吸入性损伤。有无上呼吸道或下呼吸道梗阻、水肿、痉挛和感染等呼吸系统并发症。

(2)严重烧伤,尤其头面部烧伤及昏迷患者,还需判断是否有中枢性通气功能障碍,中枢性通气功能障碍主要反映在呼吸节律和频率的变化,麻醉中易发生呼吸暂停。

(3)判断是否有外周性通气功能障碍,外周性通气功能障碍包括限制性和阻塞性,前者主要为胸部焦痂的形成限制胸廓运动,后者主要为吸入性损伤和呼吸道并发症。通过肺部听诊、简易肺功能测定如屏气试验、吹气试验、血气分析和胸部 X 线片等可评估呼吸功能情况。

(4)判断麻醉时建立气道的难易程度。面部、颌颈部烧伤引起的水肿,焦痂及瘢痕形成等都会引起气管插管、置入喉罩等气道建立的困难。应根据建立气道的难易程度制定相应的应对方案。

(5)对于有呼吸道烧伤或头、面、颌颈部烧伤而有气道水肿或梗死,以及大面积严重烧伤等,难以维持有效自主呼吸时,应及时气管切开,吸氧或辅助通气治疗。

(七)其他脏器功能评估

大面积烧伤患者,尤其并发严重感染,易引起多脏器功能障碍。术前要注意患者尿量、血浆肌酐水平的变化以了解肾功能变化。如合并肝功能障碍可能会影响麻醉药物的代谢。烧伤患者容易出现水电解质酸碱平衡的失调,术前要调至最佳状态。大面积烧伤患者早期由于创伤、低血容量等的影响可能存在精神障碍。

(八)术前准备

(1)烧伤早期及时进行液体复苏,并纠正电解质及酸碱平衡紊乱。

(2)胸部环周性深度烧伤降低胸壁顺应性,可导致低氧血症和呼衰,需急诊焦痂切开。面部、上呼吸道烧伤,及伴有吸入性烧伤,常在 2～3 天发生气道水肿,严重者应在气道水肿发生前,尽快行气管内插管或气管切开,否则可迅速发生软组织继续肿胀和扭曲,从而使气道处理更加困难。后期进行整形手术的患者,常合并有小口畸形、颈胸粘连等,术前应充分评估插管困难的可能性,准备好可能需要的器具,如喉罩、喉罩引导型插管、纤维支气管镜等,必要时可先在局麻下处理好畸形问题,保障气道安全。

(3)严重烧伤或电烧伤时,常伴有肌红蛋白和血红蛋白尿,导致急性肾功能不全,应注意碱化尿液。

(4)烧伤患者处于高代谢状态,所需能量可能是正常人的两倍,如患者不能进食足够的热量,常通过管饲补充能量。有研究认为在严密监测胃残余容积情况下,麻醉前1小时停止管饲是安全的。同时麻醉前应将胃内容物吸干净,患者完全清醒后恢复管饲。对于能口服进食的患者,禁食时间同常规手术。在某些患者可能存在消化系统功能紊乱,胃排空时间延长,胃肠蠕动减慢甚至麻痹性梗阻,应延长禁食时间,必要时放置胃管。

(5)大面积烧伤病程长,能量消耗大,分解代谢加速,出现负氮平衡。患者常有低蛋白血症、贫血、营养不良及水、电解质紊乱。术前均应积极纠正,提高患者耐受力。

(6)术前用药种类及用量视麻醉方法及病情而定。一般患者可常规术前用药,患者因疼痛明显应加用镇痛药。对高热、心动过速者不宜用阿托品,可选用东莨菪碱或新的抑制唾液分泌药物长托宁。现在有学者主张术前不用抗胆碱类药物。吗啡可释放组胺导致支气管痉挛,有时产生呼吸抑制,在大面积烧伤及伴有吸入性损伤者不宜使用。病情严重及体质差者少用或不用术前药。在我院除疼痛明显需用镇痛药外,其他患者均不用术前药,患者于麻醉开始前或麻醉中根据需要静脉用药。

(7)大面积烧伤患者的输液通道和监测的建立常存在困难,术前访视时应予以注意。

二、常用麻醉方法

烧伤患者麻醉方法和药物的选择由多种因素决定,如烧伤部位、烧伤面积、严重程度、是否有并发症、手术方法及性质、麻醉者技术及条件等,然而详细而准确的术前评估则是选择的主要依据。

(一)局部和区域麻醉

如果患者气道安全未受到威胁,血流动力学状态稳定,在满足手术需要的情况下,可选用局部麻醉和区域阻滞。前者适用于单一部位创面小而浅的手术。常用普鲁卡因和利多卡因加肾上腺素来完成。上、下肢小面积烧伤,如穿刺部位及其附近皮肤完好,可用区域、臂丛、神经或椎管内阻滞,尤其适用于这些部位烧伤晚期的整形手术,麻醉方法及管理与常规无明显差别。

(二)麻醉监护

麻醉监护的定义随着麻醉的发展也在发生变化。开始对麻醉监护的定义是清醒镇静至全麻开始之间的一种麻醉状态,包含了意识消失(意识消失)和肺反射消失。现在认为清醒镇静、患者保留了对话和自主呼吸能力更符合麻醉监护的临床情况。根据美国医师协会麻醉(ASA),麻醉监护是一种计划的过程,在这个过程中患者接受局部麻醉并辅助应用镇静和镇痛药,麻醉医师负责患者重要生命体征的平稳和患者所关心的问题,是一种特定的麻醉服务。麻醉监护概念提出之前,国内已经广泛开展的"局麻监测",并辅助镇静镇痛与麻醉监护有很大相似。麻醉监护不仅在门诊手术、诊断性检查和治疗等有广泛应用,在烧伤患者的应用也越来越广泛,如用于烧伤换药、小面积烧伤清创。另外,大面积烧伤患者常因疼痛剧烈而不敢活动,甚至换衣都疼痛难忍,麻醉监护可用于大面积烧伤患者,以达到连续镇静、镇痛的目的。尽管四肢的切痂、植皮和整形等手术可在局麻下进行,但无论用什么局部麻醉技术都不足以保证患者的舒适,因此需要采用平衡的麻醉监护,通过正确的应用药物来控制镇静、镇痛和紧张焦虑,提高患者的满意度,并对高龄或高危患者具有一定的优越性。

麻醉师需要与患者进行交流,但也要对患者进行正确的监测,并备好心肺复苏的所有设备及药品;控制患者紧张焦虑、遗忘和降低应激;通过局部麻醉或镇痛药控制患者疼痛。然而清醒镇静、深度镇静和全身麻醉之间并没有明确的界线,而是一个连续的过程。只有对这种连续过程有明确的认识和准确的判断,才能更好地实施麻醉监护。1999 年 ASA 定义了这一过程,镇静由最轻微镇静开始,进展到中度镇静、镇痛,深度镇静、镇痛,最后进展到全身麻醉。镇静催眠、麻醉药和阿片类镇痛药均抑制自主通气,应用不当可导致严重的中枢神经系统损害和死亡。有研究比较了麻醉监护、全麻或区域麻醉下患者各种损害的发生率,得出了惊人的结论,根据永久性脑损害或死亡发生率,进行选择性门诊手术患者,麻醉监护的危险性并不比全麻小。发生这种危险很大程度上取决于麻醉和手术人员态度。大多数进行麻醉监护的患者 ASAI-II 级,手术相对小而时间短,常被认为需要简单、低风险麻醉监护;有时将低资质麻醉医师安排做麻醉监护。麻醉监护用的药物是麻醉后监护室或其他需要患者或多或少保持清醒和自主呼吸的地方常规应用的药物,麻醉和手术医师容易忽视。因此,麻醉监护应代表着最大的麻醉警惕性,而不是最小的麻醉监护。为此 ASA 对麻醉监护期间已建立了标准监测:一是必须有符合资质的麻醉医师进行麻醉监护;二是在整个过程中患者的氧合、通气、循环和体温必须连续监测。除了基本监测外,麻醉监护期间最重要的评估是患者镇静水平和意识状态,从而能够合适地对指令作出回答,并能够保护气道;否则,如果患者意识和目的性反应消失,则是一种全身麻醉状态。为了达到这一目的,可以用临床评估的方法及脑电图,尤其是 BIS 的监测。

麻醉监护期间有许多客观评分对患者的镇静水平作出临床判断。为了降低麻醉医师评分的主观性,镇静警觉评分是较为常用的评分系统。根据镇静警觉评分,3~4 分意味中度镇静镇痛水平,而 1~2 分意味着无意识。为了达到麻醉监护,评分需高于 3 分,当评分低于此点时则被认为进入全麻状态。

表 11-1 镇静警觉评分(OAA/A scale)

反应	语言表达	面部表情	眼	评分
对正常声音叫名字迅速反应	正常	正常	清晰、无眼睑下垂	5
对正常声音叫名字反应迟钝	说话开始减慢	轻度松弛	轻度上睑下垂(<半个眼球)	4
只对大声或反复叫名字产生反应	粗钝或说话显著减慢	明显松弛(下颌松弛)	明显眼睑下垂(>半个眼球)	3
只对轻针刺或摇动产生反应	只能说出很少无法理解的词			2
没有反应				1

几乎所有静脉麻醉和镇痛药呈多室分布,药物消除的速度不仅取决于 $t_{1/2}\beta$,还取决于输注的持续时间,即药物的时-量半衰期。药物时-量半衰期短的药物如异丙酚和瑞芬太尼,可使麻醉监护具有更好的调控性,在保证患者安全的同时获得理想的镇静镇痛效果。这种药物的首选给药方式是单次静脉注射+连续输注。一般可通过三种给药方式达到麻醉监护,即连续输注、静脉目标输注和患者自控镇静。

(三)静脉麻醉

静脉麻醉包括建立气道管理和未建立气道管理两种方式。呼吸道通畅,无明显呼吸抑制是保证未建立气道管理静脉麻醉安全的关键。头、颈、面及伴吸入性烧伤,长时间、大面积、饱胃、病情严重及俯卧位手术等均不应进行未建立气道管理的静脉麻醉。建立气道管理(喉罩、气管插管、气管切开等)可用于各种烧伤患者。静脉麻醉通常采用复合用药,复合方式为镇静催眠+镇痛药,镇静催眠和/或静脉麻醉药+镇痛药,镇静催眠和/或静脉麻醉药+镇痛药+肌肉松弛药。给药方式可间断静脉注射、连续静脉注射或静脉目标输注。没有一种静脉麻醉药物可满足理想麻醉的要求,临床极少采用单一药物进行静脉麻醉,而是根据手术时间长短、患者情况、药物的药代和药效学特点等进行静脉复合麻醉。尽管一些作用时间短、调控性好的药物(如异丙酚、瑞芬太尼、米库氯铵)及静脉目标输注在临床上已得到广泛应用,但由于静脉麻醉药基本由体内代谢而消除,以及严重烧伤患者病理生理变化引起的药代和药效学改变,使得静脉麻醉的可调控性降低,即使是静脉目标输注给药,实际血药浓度与预测血药浓度可能存在较大差异。因此,对于短小手术,选择静脉复合麻醉,可达到安全、舒适、安静平稳的麻醉,又能迅速清醒。但长时间手术,不主张单纯静脉复合麻醉。

(四)静吸复合麻醉

静吸复合麻醉是目前最常用的方法,可用于各种烧伤患者,尤其适用于长时间手术。目前临床常用的静脉和吸入麻醉药均可应用。采用静脉麻醉药进行诱导插管或喉罩,吸入麻醉药、镇痛药和肌肉松弛药维持麻醉,麻醉结束前停用吸入麻醉药,改用静脉麻醉药(如异丙酚)维持麻醉,以排出吸入麻醉药,使麻醉平稳,清醒舒适、迅速。停用吸入麻醉药的时间主要取决于所用吸入麻醉药的特性及麻醉时间的长短。2～3小时手术,手术结束前停用吸入麻醉药的参考时间为:安氟烷25～30分钟,异氟烷和七氟烷15～20分钟,地氟烷10～15分钟,随着手术时间的延长,停用吸入麻醉药时间也相应提前。

三、麻醉管理与监测

小面积烧伤患者的麻醉管理并无特殊。严重烧伤患者因创面广泛,加之切痂取皮时手术野范围大,出血多及监测困难等,给麻醉管理带来很大的难度。

(一)建立有效监测

严重烧伤患者因创面广泛,加之切痂、取皮时手术野范围大,有时难以进行正常的血压、脉搏、心电图监测,术中心电图监测也因创面渗出等因素受到干扰,有时需使用有创性手段进行监测,过去对于侵入性监测,为了避免并发全身性感染,采取比较慎重的态度。目前由于抗生素的应用进展及监测条件与技术的改进,有条件应积极进行。

(二)建立有效输液通道

广泛性烧伤由于浅表静脉损伤,常给静脉穿刺带来困难,然而烧伤患者大面积切痂手术创面暴露大、渗血多、止血困难,尚需加压输液、输血,才能及时得到容量补充,术前应尽量开放足够数量和流量的静脉。深静脉穿刺置管常是建立静脉通路的有效方法,如所有适当部位均被烧伤,只得在消毒后将静脉通路建立在烧伤创面处。既可保证术中输液的需要,同时可用于监测容量负荷状态。

(三)呼吸管理

(1)在非气管插管全麻患者,要保证呼吸道通畅,需要时可用口咽、鼻咽通气道和喉罩;选用对呼吸抑制轻的药物,保证有足够的通气量,并常规吸氧。

通常面罩通气时用单手持面罩,手指以下颌骨为支撑点将面罩压紧,而不是软组织,以免引起患者不适,或由于舌部加压而导致呼吸道梗阻。其基本手法为将面罩向下加压,将下颌骨向上抬和使头后伸。对于一些气管插管困难患者往往需用两手持面罩,由助手行辅助通气。

对肥胖、口鼻腔炎症和感染的患者,面罩通气往往非常困难,有的需要用面罩加压带。如果面罩加压带不能维持气道通畅,应放置口咽通气道将舌与咽后壁分开,以解除上呼吸道梗阻,但有些患者当置入坚硬的口咽通气道后会引起作呕反射,使患者咳嗽、呕吐、喉痉挛,甚至支气管痉挛。为此可选用较软的鼻咽通气道,其刺激作用较少,但对凝血功能紊乱、怀疑有颅底骨折、鼻腔感染或畸形者禁用。置入前应先用利多卡因行鼻腔表面麻醉,用去甲肾上腺素滴鼻使血管收缩,以减少出血。也可在鼻咽通气道表面涂以利多卡因软膏,以减少刺激。

喉罩是将喉入口处密闭用于行自主呼吸和控制呼吸的装置,正压通气的压力可达 0.15 kPa,目前已有从小孩至成人各种型号。给予适当麻醉后,将喉罩表面涂抹润滑剂后即可插入,插入时将喉罩开口对着舌体向下插入,直至碰到阻力,然后将套囊充气,阻力出现表示其顶端已到达食管上括约肌。插入后应仔细听诊及观察呼吸气流,以确定位置是否准确。禁忌证包括一切能增加误吸危险的情况。

喉罩可用于替代传统的面罩通气,以解放麻醉医师双手,并可避免对颌面部手术干扰。此外还可用于紧急情况下建立气道,如患者侧卧位或俯卧位时。也可用于面罩通气或气管插管困难的患者。

(2)严重烧伤患者尤其是头、面、颈,以及呼吸道烧伤患者,均有不同程度的呼吸功能受损。术前就应了解患者呼吸功能受损的程度,以及术前已进行的呼吸治疗的情况,如氧分压和流量、是否需要辅助呼吸、人工通气的参数等。头、面、颈部烧伤,严重烧伤即使无头面部烧伤,也可有头、面、颈部水肿;晚期焦痂形成和挛缩,很难找到合适的面罩及通气道,此外气管内插管也十分困难;因此要准备好普通喉罩、可插管喉罩、纤维支气管镜等,必要时经气管造口术。其中纤维支气管镜下进行气管插管具有一定的优越性,对于急诊患者,通过纤维支气管镜不仅可以方便地建立人工气道,更重要的是还可以观察口、咽、声门、气管及下呼吸道等情况,了解有无呼吸道烧伤,有无水肿、坏死组织、小气道阻塞,同时还可进行治疗,如清除坏死组织、解除小气道阻塞等。

(3)下呼吸道烧伤,坏死物脱落堵塞而导致单叶或多叶肺不张及肺水肿,需及时行气道吸引,必要时在纤维支气管镜下行支气管内坏死物清除。

(4)烧伤患者可能存在中枢性或外周性呼吸功能障碍,手术时间较长的全麻患者基本上采用气管插管或喉罩,有益于呼吸管理,保障患者安全,又方便手术进行和麻醉深度的调节。术中人工通气应根据患者呼吸功能受损的类型和程度,调节呼吸机参数,维持通气和换气功能。除了术后仍需呼吸支持的患者,术后均应待麻醉恢复、清醒拔管后送回病房。

(四)循环管理

(1)烧伤 24～48 小时,主要是渗出引起低血容量,术中继续术前的补液方案,并补充因麻醉导致的血管扩张和术中失液、失血。维持血流动力学稳定,使组织有足够的血流灌注,保持术中尿量 >0.5 mL/(h·kg)～1 mL/(h·kg)。

(2)烧伤初期可发生心排血量和动脉压降低,与循环中抑制心肌收缩力的因子及低血容量有关;烧伤后 36～72 小时毛细血管的完整性可重建,从间质间隙中进行液体重吸收,减少对输液的需要;烧伤后期患者营养不良、毒素吸收甚至脓毒血症等。因此,术中输液需在有效循环功能监测(如血压、中心静脉压、尿量等)下进行,必要时用心血管活性药物。

(3)烧伤切痂术常范围较大,创面渗血多,需及时补充。

(4)烧伤手术时,常因创面或取皮等原因,麻醉中需要变换体位,常以矢状轴为中心180度转身。虽然对循环的影响比较小,但仍是潜在的危险因素,常在翻身后出现血压下降,对体质衰弱的患者要特别注意。预防措施包括翻身前纠正血容量不足,翻身后出现血压下降一般都有绝对或相对的容量不足。其次,翻身前血压和心率应维持在比较稳定的状态,血压过低或波动过大,心率过快或过缓应作相应处理,查找原因。在翻身前的短时间内,不能过度抑制患者的循环,尤其在大面积烧伤患者。翻身前后应密切观察患者的呼吸循环状态。变换体位前注意把静脉通道、监护仪导线理顺,防止脱落。变换体位的动作应力求迅速又要轻柔。

(五)其他器官功能的维护

严重烧伤患者的病程长,在整个治疗过程中需经受多次手术和麻醉,烧伤面积越大,手术次数可能越多。多次反复手术麻醉,患者对麻醉药物的耐受性、耐药性产生变化,还可能发生变态反应。此外,多次麻醉和手术,患者对麻醉和手术产生恐惧和厌恶。大面积严重烧伤及多次手术使患者机体处于严重消耗状态,可能存在多个器官功能异常,代偿能力下降,对麻醉和手术的耐受力差,麻醉危险性明显上升。术前应积极纠正患者的病理生理改变,最大限度地改善患者的一般情况,提高对麻醉和手术的耐受力。术中应加强监测,及时发现和处理病情变化。

(六)术中失血和输血的管理

烧伤切削痂或取皮等手术,出血多而迅速,1%体表面积的清创术就会造成200 mL的快速血液丢失,而且烧伤手术常是两组以上医师同时多处进行,因此大面积烧伤患者血液丢失迅速,很容易造成低血容量。此外,烧伤手术中,失血常隐藏在纱布、铺巾等上,难以确切判断失血量,肾上腺素止血纱布的应用又使血压升高,掩盖了低血容量的情况。术中应根据多项监测及时发现和判断血容量情况,及时予以补充。

(七)术中体温的变化及处理

大面积烧伤患者由于皮肤功能的丧失,体温受环境温度的影响较明显。加之麻醉后血管扩张,手术暴露面积大,体温大量丧失,以及大量输液、输库存血均可使体温下降,小儿患者更加明显。体温过低容易导致心律失常,影响组织灌注,术中要注意保温,所输液体或血液均应加热。需要大量输液、输血时,最佳的方法就是应用快速加温输液器,如无条件也应将输液体和血液加温后再输入。

(八)术中监测

术中常规基本监测包括血压、脉搏氧饱和度、心电图、体温监测,全麻醉还应监测呼气末二氧化碳分压。另外,还应根据病情、手术大小及时间选择其他监测,如尿量,中心静脉压、血气及电解质等。心脏功能异常、持续低血压等危重患者,必要时可放置肺动脉导管监测心排量、血管阻力、肺动脉压力、肺小动脉楔压等。由于烧伤患者其创伤的特殊性,尤其是严重烧伤者,很多通过体表获得信息的临床常规监测无法应用,因此,常通过多指标监测,进行综合分析,以及早发现病情变化。

1.血压

血压是术中最重要的监测指标之一,对于判断血容量、麻醉深度等都有重要意义。但在大面积烧伤,有时四肢无创测压部位均为烧伤,或位于取皮消毒范围内,无法进行无创血压监测。必要时可采用有创动脉压监测,不仅可连续监测血压,还方便取血进行血气及电解质检测等,动脉穿刺部位取决于可用的未烧伤区域,如足背动脉、腋动脉、颞动脉等。在一个机械通气周期中,收缩压最大值和最小值之差正常为1.1～1.3 kPa,如差值增大则表示存在血容量不足。如无法建立血压监测,可根据患者失血情况、心率、尿量、脉搏氧饱和度波形等,结合麻醉深度间接判断患者循环状态。有条件也可利用 Doppler 超声血流仪对末梢动脉搏动进行测压。

2.脉搏氧饱和度

常规使用末梢脉搏氧饱和度监测患者氧合情况,无法由手指或足监测脉搏氧饱和度时,可用特定探头自耳垂、嘴唇等部位监测脉搏氧饱和度。如患者在术中存在低氧血症,需查找原因并积极处理。脉搏氧饱和度不仅监测氧合情况,还可作为判断血容量和灌注的参考指标,如脉搏氧饱和度波形的波幅随呼吸周期的呼与吸而发生变化,则表明循环血容量不足。为了更明确判断循环血容量,可采用手控呼吸,吸气末保持 2.7～4.0 kPa 压力使肺持续膨胀,此期间波形幅度明显减少,可判定血容量不足。脉搏氧饱和度波形的大小还可间接反映组织灌注情况,波形高大则灌注良好,波形低平,在排除低温及干扰等因素,则提示组织灌注不良。将脉搏氧饱和度波形的面积作为灌注指数,通过多普勒研究灌注指数与内脏血液灌注的关系,以及麻醉药和心血管活性药的影响,结果提示灌注指数与内脏灌注存在高度相关性。

3.心电图

对于烧伤患者,心电图监测时常存在放置电极困难,无法按标准部位放置,经常以能引出心电图波形即可,而不考虑电极的放置部位,有时需要用针形电极刺入皮下或组织以获得心电波形。因此,常无法获得标准的各导联心电图波形。尽管如此,术中心电图监测,仍可获得心率、心律、ST-T 等多项指标,可及时发现心律失常、ST-T 改变,在分析心电图时必须动态观察和比较,才更具临床意义。心率改变是烧伤手术中用于判断循环状况的重要指标,尤其在无血压监测的情况下,心率监测和判断尤为重要。麻醉状态下,患者的心率增快,如能排除心脏本身因素,通常由麻醉较浅或血容量不足所致。因此凡在麻醉中心率增快而又能排除浅麻醉时,必须仔细估计和纠正血容量。如手术过程中,麻醉深度和手术刺激强度没有变化时,出现心率加快,应考虑为血容量不足。

4.中心静脉压

中心静脉置管既可用于输液,也可监测中心静脉压,有助于血容量的判断,并能反映是否有心力衰竭、输血补液过量等其他异常。应作为大面积严重烧伤及危重患者的常规监测。

5.尿量

烧伤患者术中尿量监测较一般患者更为重要,有时因无法进行血压监测,尿量监测成为循环功能判断的重要参考指标之一。一般情况下,每小时尿量＞0.5 mL/kg 则表示组织的血流灌注满意。麻醉中常应用影响周围血管阻力的药物,应用该类药物时尿量保持每小时＞1 mL/kg。在麻醉手术过程中,判断尿量是否足够需考虑以下两个因素。

(1)由于麻醉手术时应激增强,尤其抗利尿激素分泌增加,即使血容量足够,也可出现少尿。此时应用小量利尿药例如呋塞米 5 mg,若 30 分钟尿量显著增加,表明血容量足够;如尿量增加有限,表明血容量不足。

(2)大面积烧伤患者手术时常需大量输液输血,而在麻醉状态下,或烧伤引起的病理生理变化特点,使输入的液体呈二室模型分布,大部分转移分布至组织间隙,术后再重新回到血液循环。因此,对于大面积烧伤手术患者,麻醉手术开始时就应用小剂量呋塞米(5 mg),以保持输入液体排除通畅,使输入液体分布模型由二室向一室转变,减少输入液体向组织间隙分布。

6.体温监测

大面积烧伤患者,常因手术创面大、体表暴露广及出血多,使血丢失多,或同时输入容量大而又未能很好地加热,使患者手术中易发生低温。因此,术中应监测体温。对于烧伤休克或危重患者可以同时监测口和食管或肛门温度,口温代表外周温度,而食管或肛温则代表中心温度。体温下降时,外周温度先下降,然后中心体温下降,两者逐渐达到平衡。同时监测外周和中心温度,还可辅助判断循环状况,正常情况下,外周温度与中心温度一般相差不超过 0.3 ℃,如两者温差过大,则表明外周循环灌注不良,提示需补充容量及应用扩血管药,改善循环功能和组织灌注。

7.呼气末二氧化碳浓度或分压

呼气末二氧化碳浓度或呼气末二氧化碳分压属于无创性监测方法,不仅可监测通气,也可反映循环功能和肺血流情况,应成为烧伤患者全麻的常规监测,ASA 将其作为 5 个常规监测之一。气管插管后,如无二氧化碳波形出现,常表示气管导管未进入气管内,尤其在咽喉部解剖异常的时候很有帮助,此外如存在严重支气管痉挛也可能无波形出现。呼气末二氧化碳分压波形的监测临床应用广泛,应观察基线、高度、形态、频率、节律等方面。动态观察可迅速发现血流动力学的急剧变化,如麻醉过程中呼气末二氧化碳浓度或呼气末二氧化碳分压突然升高或降低,提示肺血流的突然增加或减少,血压升高或降低。反映急剧血流动力学变化,呼气末二氧化碳浓度或呼气末二氧化碳分压有时比血压更为敏感,结合心率变化,是判断血容量的有效指标。如术中突然出血,即使血压仍可维持正常,肺血流就已减少,呼气末二氧化碳浓度或呼气末二氧化碳分压即降低,此时即补充容量,可减少血流动力学的波动。此外,呼气末二氧化碳浓度或呼气末二氧化碳分压波形每次呼吸即可发生变化,而无创血压监测常间隔 5 分钟,这也是呼气末二氧化碳浓度或呼气末二氧化碳分压较无创血压更能及时发现血流动力学急剧变化的原因之一。临床常先发现呼气末二氧化碳分压下降而后发现大出血。另外,如呼吸参数、血流动力学参数无明显变化的情况下,如出现呼气末二氧化碳分压渐升高,常提示肺水含量增加,有间质性肺水肿,应利尿、强心、扩血管等治疗。在自主呼吸状态下,呼气末二氧化碳监测可反应呼吸频率、呼吸幅度、呼吸节律等,有助于呼吸恢复的判断,也是拔管指征之一。

8.血气分析

大面积及严重烧伤患者术中应监测血气和电解质,及时纠正电解质和酸碱平衡紊乱。血气分析还可以监测血色素的变化,为输血提供依据。血中氧分压和二氧化碳分压的动态变化可为肺通气和换气功能的变化提供依据,如氧分压和呼吸参数没有改变,而血氧分压渐下降,常提示发生了早期间质性肺水肿,如同时伴有二氧化碳分压渐升高,表示已发展到较严重的间质性肺水肿,如不及时处理,可进一步发展成急性肺水肿。通过血气分析的动脉血二氧化碳分压与呼气末二氧化碳分压差值的动态观察,也是判断肺气体交换膜有无水肿,并为及早发现急性呼吸窘迫综合征提供参考。碱剩余的动态监测,是判断烧伤患者液体复苏效果,是否存在低灌注的有效指标。研究表明,即使按血流动力学指标及尿量,判断液体复苏效果良好,如碱剩余仍在增加,说明体内仍存在低灌注而引起酸中毒,碱剩余的变化与体内各组织器官灌注状态存在高度相关性。

9.肌肉松弛监测

由于烧伤患者对非去极化类敏感性降低,患者对其需要量增加,同时由于大面积严重烧伤,尤其合并严重感染,肝、肾受损,肌肉松弛药的代谢和排除受到影响,使药效延长,使肌肉松弛药的药动和药效学在烧伤患者变得更为复杂。因此,肌肉松弛监测以指导肌肉松弛的合理应用比一般患者更显得重要。

10.内脏灌注监测

内脏血流灌注监测有直接和间接的方法。激光多普勒可直接监测肝、肾等内脏的血流量,但此方法难以在术中应用,而且其监测的只是内脏血液灌注量的动态变化,而不能反映此灌注量是否能满足内脏代谢的需要。间接监测方法则是通过灌注是否能满足内脏代谢需要引起的代谢变化指标而间接反映内脏血液灌注情况。胃黏膜 pHi 监测是目前临床用于反映内脏灌注的较方便指标之一,尤其适用于严重烧伤及危重患者的监测,连续动态观察还可预测病情转化。其他如氧供需平衡、碱剩余动态变化及尿量等可间接反映内脏灌注状态。

11.其他监测

对于有烟雾吸入的急诊患者或怀疑有一氧化碳中毒的患者需及时监测碳氧血红蛋白。对于危重患者可放置肺动脉漂浮导监测心排量、肺动脉压力、肺小动脉楔压等血流动力学指标。现在也有报道各种无创循环及心功能监测仪用于烧伤患者的监测。血乳酸监测可了解组织灌注代谢状况及预测病情的转化。气道阻力、肺顺应性、压力-容量环等呼吸力学监测,可及时了解呼吸功能的变化。

四、围术期器官功能的保护

大面积严重烧伤患者易并发多器官功能衰竭,其基本诱因是严重烧伤及其引起的广泛组织坏死和继发感染,以及在此过程中出现的低血容量休克和再灌注损伤、脓毒症、全身炎症反应、大量蛋白与热量丢失等。自烧伤发生至烧伤康复的不同阶段均存在引起器官损害的因素,器官保护的各种措施贯穿于整个治疗过程中。手术是烧伤患者的重要治疗手段,但麻醉和手术期间的一些因素如麻醉药物的循环功能抑制、术中大出血等,可进一步损害器官功能。因此,器官功能的保护是麻醉管理的重要内容之一。

(一)维持循环功能稳定

只有维持循环功能稳定,才能保证各组织器官的灌注,是器官功能保护的前提和基础。维持循环功能稳定要点如下。

(1)急诊患者,根据术前液体复苏情况,继续液体复苏治疗。

(2)及时补充术中失血、失液,以及因麻醉因素引起的相对容量不足。

(3)避免或减少麻醉药对循环功能的抑制,休克期患者选择无循环抑制或抑制轻的麻醉药。

(4)纠正水电解质及酸碱平衡紊乱。

(5)必要时辅助心血管活性药物。

(二)维持有效肺气体交换

循环功能稳定和有效肺气体交换是维持组织器官氧供的基本保证。对于大面积烧伤休克期及危重患者,麻醉手术期间应建立气道进行人工通气,以保证有效的气体交换。如有肺水肿、低氧血症或发生急性呼吸窘迫综合征,则以呼气末正压呼吸模式。术后根据患者具体情况,如危重、急性呼吸窘迫综合征、吸入性损伤及自主呼吸难以维持有效通气,应继续维持呼吸支持治疗。

(三)维持器官灌注和氧供

大面积严重烧伤患者手术期间维持了循环功能并不完全等于维持了器官的灌注和氧供。如脏器血管痉挛、微血栓形成、血红蛋白过低及一氧化碳中毒等,器官仍不能得到很好的灌注或氧供。因此,纠正休克或术中大量失血时,应以补充容量为主,避免依靠缩血管药来维持血压而牺牲器官灌注。在补充容量基础上可用扩血管药物以解除血管痉挛,动物试验和临床均证实,山莨菪碱能使严重烧伤时胃肠道减少的血流恢复,表现为胃黏膜 pH 迅速升高。维持胃肠灌注与肝肾灌注同样重要,因为维持胃肠灌注对于维护胃肠黏膜屏障功能特别重要,如胃肠黏膜屏障受损,则大量内毒素产生并进入血液循环产生内毒素血症,进一步诱发多器官功能障碍综合征。有研究证实,在进行容量复苏时,不能仅以循环功能及尿量作为指标,应以能保证器官氧供需平衡为目标。要达此目标,不仅要保证器官的灌注,还必须使血液具有足够携氧能力(如血红蛋白＞70 g/L,无一氧化氮中毒)。

(四)减轻再灌注损伤

休克时组织器官灌注减少,存在不同程度缺血,容量复苏后出现再灌注。有研究显示,在严重烧伤患者,烧伤后2周内可反复出现缺血再灌注。再灌注后产生大量活性氧自由基,引起氧化性损害。当内皮细胞受损使血管渗透性增加,使得大量液体渗透至组织间隙,引起组织水肿,同时使容量减少,低容量又反过来导致自由基的产生,从而形成恶性循环。因此,对于烧伤患者要避免反复的缺血再灌注。现研究显示其关键是容量复苏时,不能仅以血压、心率和尿量达到正常而终止,而应以组织得到良好灌注,不再发生无氧代谢为容量复苏的终止指标。无氧代谢使酸性代谢产物增加,使碱剩余增加,当监测碱剩余恢复并维持正常,则表示组织灌注良好;或直接监测血乳酸的变化以判断有无组织灌注不良而存在无氧代谢。可应用氧自由基清除剂、抗氧化剂以减轻再灌注损害。在羊40％体表面积全层皮烧伤后1～48小时的容量复苏的研究中,维持相同的血流动力学状态,应用大剂量维生素C,可减少液体需要量达30％～50％,同时也显著减轻了组织水肿的形成。其原因是维生素C的抗氧化作用减轻了再灌注损害,改善血管渗透性,减少了液体向组织间隙的转移。

(五)减轻组织水肿的形成

烧伤患者不同阶段手术时对液体的需要量不同,休克期内进行手术,不仅要补充术中的血液和液体丢失,还需继续容量复苏,并且补充的液体大量进入组织间隙,而形成组织水肿。当烧伤后36～72小时毛细血管的完整性逐渐重建后,输入的液体向组织间隙的转移减少,从而对液体需要量减少。由于组织水肿的形成不仅本身可造成器官功能的损害,又可影响组织器官的血液灌注。因此,减轻组织水肿的形成是器官功能保护的重要措施之一。应尽快进行容量复苏恢复组织灌注、减轻再灌注损伤,降低血管渗透性,同时要维持血液的胶体渗透压也是减轻组织水肿不可忽视的,其中应用血浆或清蛋白维持血液胶体渗透压,而不会增加术中创面的渗血。有报道应用小量甘露醇,使输入的液体向组织转移减少,并可将组织间隙的液体转移至血液循环,从而可减轻组织水肿的形成。在全麻状态下进行大量液体补充时,由于全麻及手术应激刺激通过抗利尿激素增加等因素抑制液体自肾排除,使输入的液体呈二室分布而向组织间隙转移,因此,应使用小剂量利尿,增加液体自肾排除,使输入的液体主要呈一室分布,既可维持有效循环容量,又减少向组织间隙转移,以减轻组织水肿的形成。

(六)清除坏死组织和抑制感染

坏死组织及其分解产物、创面或痂下感染、肠道细菌繁殖等产生的毒素,是引起多器官功能障碍综合征的重要原因。因此,需尽早清除坏死组织并有效控制感染是器官功能保护的前提因素。研究表明大面积烧伤患者,在休克期即施行切痂,可减少坏死组织对机体的毒性作用,能提高治愈率,减少内脏并发症。近年研究认为肠源性脓毒症是造成器官功能的损害的重要原因之一。烧伤或休克都可以削弱或破坏局部黏膜屏障和全身及局部免疫功能,使空腔脏器内正常的寄生菌侵入血流而发生细菌移位。其中,肠道是最主要的内源性感染源,肠道的细菌和内毒素进入血液,引起肠源性菌血症和内毒素血症,进而启动全身炎症反应,直到发展成多器官功能衰竭。因此,保证肠道血液灌注,促进肠功能恢复,是减少内源性感染重要途径。围术期避免应用抑制肠运动的药物,危重患者,尤其是有中毒性肠麻痹者,不宜用一氧化二氮,以免引起胀气,加重肠麻痹。

(七)抑制过度炎症反应

烧伤、休克、感染的应激状态可使大量内毒素,尤其是肠源性内毒素侵入血液循环而形成内毒素血症。引起机体广泛的炎性反应,释放各种炎性介质,而调动机体抗病能力和促进损伤修复,但过度炎性反应又损伤自身细胞。因此,抑制炎症的治疗具有两面性,在减轻或消除炎症介质损害的同时,也可能消除其有益的作用。其次,炎症反应是炎性介质综合作用的结果,其效应不仅取决于介质的种类,而且还取决于它们之间的数量比和参与的先后。另外,靶细胞对介质的应答以及释放次级介质的能力,也将决定次级介质的效应。有研究显示致炎和抗炎的任何一方面的不平衡均可导致多器官功能障碍综合征。因此对于炎症反应的治疗更强调对休克、烧伤、感染的早期处理,以消除产生过度炎症反应的条件。只有在炎症反应过于强烈时才短时间应用炎症抑制剂如糖皮质激素。

(八)麻醉药与器官功能保护

研究表明很多麻醉药具有器官功能保护作用。异丙酚具有强抗氧化及抗炎作用,可减轻再灌注损害,同时丙泊酚还具有直接扩张小血管作用而改善组织灌注。吸入麻醉药如七氟烷、异氟烷和地氟烷,以及阿片类镇痛药如瑞芬太尼等均可减再灌注损害。此外,麻醉药还可降低组织代谢,以减少对氧的需求而改善其供需平衡。对于已有肝肾功能损害的患者,术中应避免进一步损害其功能的药物。心力衰竭患者避免用心功能抑制药物。

五、术后镇痛

烧伤手术部位主要在皮肤,浅表刺激大,术中、术后镇痛要求高,同时烧伤患者对镇痛药的敏感性降低,需要量增加,麻醉需要完善的镇痛和足够深度,必要时术中可辅助使用心血管活性药物维持血压脉搏的稳定。烧伤患者手术面积大,又常是多次手术,术后往往需要多次大换药,使患者对疼痛产生恐惧,因此,不仅要保证术中无痛苦,还应做好术后的镇痛,尽量减轻患者的痛苦和恐惧,同时注意镇痛药物对呼吸的抑制。

(一)手术后疼痛治疗的意义

过去,人们对手术后疼痛治疗的意义无认识或认识不足,所以对手术后疼痛的治疗未引起外科医师和麻醉医师的足够重视,患者也往往将手术后切口疼痛视为一种不可避免的经历。随着对手术后疼痛病理生理认识的提高,特别是近几年来人们已将手术后疼痛治疗视为提高患者安全性、减少并发症、促进手术后早日康复的重要环节,所以手术后疼痛治疗已成为麻醉学的重要组成部分。临床实践表明手术后疼痛治疗不仅能减轻患者的痛苦,而且更重要的是可预防或减少患者手术后由疼痛引起的并发症。比如胸部切痂手术后由于创伤大,手术后患者疼痛较剧烈,由于疼痛患者不敢咳嗽,甚至不敢呼吸,结果使小肺泡萎陷甚至处于不张状态,气道分泌物形成的痰不能咳出,长时间存留于呼吸道,易于导致肺部感染。手术后疼痛治疗可减少手术后患者体内的儿茶酚胺和其他应激性激素的释放,预防手术后高血压,尚可防止心动过速,减少心肌做功和氧耗量,这对冠心病患者特别重要。在慢性稳定型心绞痛的患者,手术后镇痛治疗可使其左心室射血分数和左心室壁顺应性明显改善。

(二)术后镇痛常用的措施

1.口服给药

口服给药简单易行,患者容易接受,但是对于手术后中、重度急性疼痛的患者不宜采用口服给药,主要是因为口服给药难以确定合适的剂量,且起效缓慢,特别是胃肠道功能异常及消化道手术的患者无法实行。口服给药适合于烧伤后无消化道并发症的表浅手术、轻度疼痛以及慢性疼痛的治疗。

2.皮下给药镇痛

皮下给药镇痛是一种良好的给药方法,镇痛效果确切起效快,又可以分为单次注射和连续输注,适合于各种手术的镇痛,缺点是单次注射维持时间短,连续给药又易形成局部皮肤的肿胀、感染、药物延迟吸收等不良反应。

3.肌内注射镇痛

肌内注射镇痛是目前常用的术后镇痛方法之一,药物注射后起效快,可迅速产生峰作用,易于实施。缺点是注射部位容易产生疼痛,大部分患者对注射容易产生恐惧感,药物的吸收依据药物的脂溶性和患者体质情况变化极大,血浆药物浓度的差别可达 3～5 倍,药物作用峰效应时间为 5～100 分钟,对于年老体弱的患者容易产生呼吸和循环的抑制,尤其对于疼痛时间较长的大手术患者,反复多次的注射不仅大大增加了术后护理的工作量,患者也难以接受,药物的蓄积作用和阿片类药物的成瘾性更是需要密切关注的问题。

4.静脉给药镇痛

静脉注射给药起效迅速,药物直接入血不受胃肠道的影响,血浆药物浓度易于维持稳定。适用于各种手术后的疼痛治疗,尤其是大手术、多处切口手术后的疼痛治疗。可以用于静脉镇痛的药物十分广泛,可以多种药物组合,利用药物的协同作用以减少单一药物的不良反应。静脉给药又分为单次给药和连续给药方法,单次给药由于药物进入体内之后迅速再分布,镇痛的效果和时间大幅度缩减,且易在药物刚入血时产生严重的呼吸和循环抑制,所以目前常用连续给药的方法,尤其是将在下面讲述的患者自控静脉镇痛技术,大幅度改善了镇痛的效果,也减轻了医护的负担。

5.神经阻滞镇痛

神经阻滞镇痛技术是一个古老而在近几年又迅速发展的镇痛技术,神经阻滞是麻醉实施时的基本技术之一,从疼痛学开始发展,神经阻滞就是进行疼痛治疗的主要手段。神经阻滞镇痛的优点是只需要少量的药物即可达到镇痛的效果,镇痛的范围局限,对全身各系统的影响较小,通常使用非阿片类的局麻药物或只复合少量阿片类药物来进行,基本消除了对患者阿片类药物成瘾性的顾虑,尤其是近年来逐步发展和应用的神经刺激器引导下神经阻滞患者自控镇痛技术,较好地解决了不能长时间给药以及单次给药局麻药物容易过量的问题,尤其对四肢手术后需要进行长时间功能锻炼的患者非常有利。缺点是需要专门的技术和一定的仪器,部分部位难以定位和实施。目前常用的方法如下。

(1)肋间神经阻滞:适用于胸腹部手术后的切口疼痛,通过阻滞支配切口区域及其相邻的肋间神经达到有效的止痛,进行肋间神经阻滞的患者能进行深呼吸,并能有效地排痰,由于不能阻止深部脏器的疼痛,所以常常需要结合应用其他镇痛技术。

(2)臂丛神经阻滞:臂丛神经阻滞被认为是目前上肢手术镇痛最好的方法之一,尤其对断肢(指)再植的患者,不仅可以镇痛,而且可以解除吻合血管的痉挛,对于上肢手术后需要进行功能锻炼的患者也极为有利。可在肌间沟、锁骨上以及腋窝部位置管,分次或者采用自控镇痛技术给药。

(3)椎旁阻滞:除头部外,身体其他部位的疼痛均可采用椎旁阻滞来进行止痛,此法可以阻滞除迷走神经以外的所有疼痛感觉神经纤维,缺点是定位较困难,药物容易误入血管而产生局麻药物中毒,胸部的椎旁阻滞尚有发生气胸的可能。腰丛、坐骨神经及股神经联合阻滞。联合神经阻滞技术是近几年发展起来的用于下肢手术麻醉和镇痛的新技术,利用神经刺激器或其他辅助工具确定神经丛或神经的位置后,注入适量局麻药物即可达到麻醉或镇痛的效果,结合手术的部位可以选择两处联合或三处联合的方式,镇痛效果确切,对全身各系统影响小,适合于下肢的各种手术后镇痛,尤其适合于术后需功能锻炼的镇痛;缺点是需要多点注射,同时要注意控制多处注药后的总药量。

(4)椎管内注药镇痛

硬膜外间隙注药镇痛:硬膜外间隙给药镇痛可用于除头部之外的几乎所有部位的麻醉和镇痛,是目前应用范围最广、应用时间最长、经验最多的麻醉和镇痛方式,易于管理和操作,结合硬膜外麻醉后留置的硬膜外导管,可以单次、分次、连续或患者自控硬膜外镇痛,可以用于硬膜外镇痛的药物很多,主要包括如下几类:①局部麻醉药物是最常应用的药物,镇痛时可以选择低毒性、低浓度、酰胺类和酯类复合应用的方式,可以单独应用,也可复合其他药物;②阿片类、硬膜外应用阿片类药物产生镇痛效果的原理依据药物的不同特性而有所不同,亲水性的阿片类药物(如吗啡)主要是进入脑脊液产生广泛的镇痛效果,其镇痛的范围主要取决于其用量;而亲脂性阿片类药物(如芬太尼)主要与脊髓结合产生阶段性的镇痛效果,其镇痛的范围主要与注射的部位的脊髓节段有关。阿片类药物也可单独或复合应用于硬膜外镇痛;③α_2肾上腺素受体激动剂,可乐定是目前唯一用于硬膜外镇痛的 α_2 肾上腺素受体激动剂,其原理是通过在脊髓后角水平抑制伤害性刺激的传导而实现,并与阿片类药、局麻药及胆碱能激动剂在脊髓内具有协同作用。除硬膜外给药外,可乐定还可通过口服、黏膜下、静脉及肌内注射给药。可乐定对脊髓无任何神经毒性,其24 小时临床应用剂量为 2～12 mg/kg。可乐定与舒芬太尼、芬太尼、吗啡或盐酸丁丙诺非合用可使效能增强,同时阿片药剂量减小,主要不良反应为低血压、心律失常、过度镇静。不可单独用于镇痛,主要用作辅助药物;④胆碱能激动剂,此类药物镇痛的原理尚未完全清楚,研究表明其镇痛作用与胆碱能受体(M 型受体)的激动有关,而与毒蕈碱样受体(N 型受体)无关,常用药物为新斯的明;⑤镇静安定类,此类药物原则上不属于镇痛药物,但可以作为局麻药物和阿片类药物的辅助药物,发挥其协同作用并减轻相关并发症,常用的有氟哌利多等。

虽然硬膜外镇痛的药物很多,但在应用时应注意不可过多过滥地应用,最好选择两种最多三种药物复合,且应用时最好选用药物间不良反应互相抑制的药物组合,如局麻药＋阿片类药、阿片类药＋氟哌利多等。

骶管阻滞镇痛:骶管阻滞适合于会阴部的手术后镇痛,由于骶管留置导管不便,所以多采用单次给药的方式,使用的药物与硬膜外基本相同。

蛛网膜下腔阻滞镇痛术:蛛网膜下腔阻滞镇痛起效快、镇痛效果确切,适用于中下腹部及下肢的手术后镇痛。但是由于药物在蛛网膜下腔内的脑脊液中扩散迅速,不易控制局麻药物作用的平面,而使用阿片类药物患者又容易出现延迟的呼吸抑制,尤其是老年患者表现更加明显,所以虽然已有蛛网膜下腔置管连续给药的方式出现,但在临床上并不常用。

6.冷冻镇痛术

主要应用于开胸、季肋下及腰部的手术后切口镇痛,多由手术医师在手术时暴露肋间神经,使用专门的冷冻传感器探头将肋间神经冷冻处理,使其发生暂时的疼痛信号传递受阻,疼痛感觉消失,经过一段时间后肋间神经的功能将逐渐恢复。该方法效果确切,结合手术时操作方便,缺点是需要昂贵的仪器,应用范围较局限。

7.吸入镇痛术

笑气吸入镇痛术由来已久,最早应用于分娩时的镇痛,50%的笑气和氧气混合气体面罩吸入10分钟,相当于肌内注射 10 mg 的吗啡。但是由于笑气的吸入需要特殊的装置,为预防笑气吸入浓度过高而造成缺氧,又必须使用费用昂贵的氧浓度检测装置,所以笑气吸入麻醉镇痛并不宜用于长时间的术后镇痛,而适合应用于如换药、导尿等有疼痛的操作,如在有麻醉机和专门挥发装置的情况下,具有芳香气味的七氟烷镇静效果更佳。

8.患者自控镇痛技术

患者自控镇痛技术的出现代表着疼痛治疗的一大进步,为临床疼痛治疗带来了新气象。从患者自控镇痛技术的有效性、科学性、安全性、不良反应发生率等方面看,患者自控镇痛技术具有与传统镇痛方式对比明显的优点,目前已成为应用最普遍的术后镇痛方式。

(1)患者自控镇痛技术的临床分类:患者自控镇痛技术可分为 4 类。①硬膜外患者自控镇痛术;②静脉患者自控镇痛术;③外周神经阻滞患者自控镇痛术;④皮下给药患者自控镇痛术。其中以前两类最为常用。

(2)患者自控镇痛技术给药模式:①单纯患者自控镇痛技术;患者完全自控,感觉疼痛时自行按压启动键。②持续给药＋患者自控镇痛技术,持续给药可以维持一定量的基础药物,感觉疼痛时自行按压启动键。③负荷剂量＋持续剂量＋患者自控镇痛技术(又称 L 患者自控镇痛技术),先给一个负荷剂量,再给持续剂量,患者感觉不适时,再按压启动键。④神经阻滞＋患者自控镇痛技术,手术开始前或结束时先行区域性神经阻滞,然后使用上述模式的患者自控镇痛技术。

(3)患者自控镇痛技术的用药时机。①超前镇痛:在手术之前即开始使用患者自控镇痛技术泵,如进行联合麻醉患者,先行硬膜外 L 患者自控镇痛技术,然后进行全麻诱导。②术后镇痛:手术结束患者无痛时连接患者自控镇痛技术泵或手术结束后间隔一段时间当患者感疼痛时连接患者自控镇痛技术泵。

(4)患者自控静脉镇痛技术:此方法操作简单,可单一也可以两种药物联合使用。起效快,效果可靠,适应证广泛,但其用药针对性差,对全身影响较大,镇痛效果略逊于患者自控硬膜外镇痛,适用于所有需要镇痛的手术患者。

(5)患者自控硬膜外镇痛:虽然目前关于患者自控硬膜外镇痛是否优于患者自控静脉镇痛技术的问题尚存在争论,但临床上仍认为其是最佳的手术后镇痛方式,尤其是其良好的镇痛效果和对镇痛区域近乎完全的应激抑制效应,以及可以不使用或较少使用阿片类药物的特点,已成为其独特的优势,临床使用时最担心的是硬膜外穿刺置管后的相关并发症,由于硬膜外一旦发生感染、出血等并发症将导致非常严重的后果,所以使用时必需严格无菌技术操作、严格把握适应证和禁忌证,并应建立规范的术后访视制度。

(6)外周神经阻滞患者自控镇痛术:外周神经阻滞患者自控镇痛术主要应用于四肢的手术后镇痛,将药物注射到臂丛、腰丛、椎旁神经丛、坐骨神经、股神经旁,不仅可以达到镇痛的效果,而且可以不影响患肢的运动,所以在四肢手术的术后康复训练中非常有利,而且对断肢(指)再植后的血管痉挛的缓解非常有效,由于部分患肢在制动的情况下疼痛不明显,所以可以采用单纯患者自控镇痛技术的模式。

9.其他镇痛方式

由于疼痛是在组织损伤的基础上的一个主观过程,所以有学者研究通过转移注意力等方式来缓解疼痛,如在小儿中经常应用的认知和想象的方法、皮肤刺激和放松的方法等,给药的方法还有经皮肤给药、经口腔黏膜给药、经鼻腔黏膜给药等,以及经皮肤电刺激止痛的方法等,这些方法的效果和实施细节虽在进一步的研究中,但无疑丰富了疼痛治疗的手段和内容。

六、术中并发症的处理

(一)持续性低血压

持续性低血压的原因有 4 个方面:即合并出血、张力性气胸、神源性休克和心脏损伤。

1.合并出血

其中最常见的为出血,原因为合并颅脑或肢体血管的损伤或破裂,也可以由于胸腔、腹腔或盆腔损伤造成。处理包括早期诊断、控制出血和给予液体复苏。液体复苏可用快速输注系统并含有加温装置。乳酸钠林格液是最常用的晶体液,但其缺点为略低渗(273 mmol/L)、酸性(pH 5.1)、含 Ca^{2+},后者可与库血中的枸橼酸抗凝剂发生反应。应用生理盐水则不会出现上述问题,但如大量应用可以导致高氯血症。血浆代用品由于在血液中存留时间长和具有减少水肿发生的倾向。因此,可选择性的应用于合并脑外伤或由于炎性反应而导致水肿的患者,常用的胶体液为 5% 或 25% 的人体清蛋白和羟乙基淀粉。要注意大量应用羟乙基淀粉可造成稀释性血小板和凝血因子减少而发生凝血功能异常。这对合并颅脑外伤患者可造成致命性颅内出血。因此,其推荐的安全剂量为 20 mL/kg。

2.张力性气胸

张力性气胸合并低血压往往可以危及生命,因此,需早期诊断,及早处理。

3.神源性休克

神经源性休克的原因是合并脊髓损伤,开始往往容易被忽略,尤其是在神志不清的患者。对这类患者的术中处理是给予液体复苏,必要时应用血管活性药物。

4.心脏损伤

心源性低血压的原因包括心脏挫伤、心脏压塞、心脏瓣膜损伤和心脏穿孔。手术中用 TEE 可行鉴别诊断。心肌挫伤往往是有心室受累,如同时合并肺血管阻力增加(伴有肺挫伤),则表现为右室压力升高、右室排出量减少、中心静脉压升高。右室压力高使室间隔左移,致使左室顺应性下降、左室舒张压上升,最终的结果为心排血量下降。另外,TEE 还可观察心室壁的异常活动情况、室间隔的移位情况、左室血流动力学的改变以及提供心脏充盈压升高的可能解释。在没有TEE 时,肺动脉导管也可以提供一些诊断依据。如舒张期跨心室腔压力相等提示有心脏压塞,这一表现还可见于严重心肌挫伤,此时鉴别诊断较难,可以行心包穿刺术。

(二)低体温

休克、环境温度低、液体复苏以及体温调节机制受损可使患者发生低体温,其死亡率也会随之增加。严重低体温的定义为:体温<32 ℃,有研究表明其死亡率为100%,而体温在32~34 ℃时,死亡率为40%~69%。

低体温可以使心排血量下降、心脏传导系统功能异常、脑和肾血流减少、使氧解离曲线左移、改变血小板的功能、导致 K^+ 和 Ca^{2+} 平衡异常。

对低体温患者应给予积极而迅速地治疗,将体温恢复至正常,这有助于减少血液的丢失、液体的需要量、器官功能衰竭的发生和死亡率。可应用空气加温及加温毯将空气加温至 43 ℃及将加温毯覆盖于身体暴露处,但该方法对严重低体温者效果并不好。用加温输注液体的方法是最为有效的治疗低体温的方法,即将输注的液体加温至 40 ℃ 以后再输用。

(三)凝血机制异常

该类患者凝血机制的异常可因输血、输液引起稀释性血小板和凝血因子减少,创伤及其他因素也可造成凝血机制的异常,其中包括低温、酸中毒、组织低氧、组织凝血激酶释放。低体温和组织灌注减少可加重凝血功能异常,低温时即使血小板和凝血因子无异常,也可造成凝血异常,低温可使血小板形态和功能发生改变,引起血小板隔离、血小板酶活性下降,使血小板和凝血功能的启动和放大均迟缓。体温下降还有助于纤溶。

围术期对凝血功能异常的诊断可以通过观察伤口及针刺部位的出血情况,加上实验室的检查而定。要鉴别是消耗性还是稀释性原因引起的出血,需借助实验室检查,但这往往需要时间。该两种原因引起的出血开始的治疗相似,然而,对弥散性血管内凝血的诊断由于涉及病因治疗和预后,因此,鉴别诊断十分重要。应立即将一份不含肝素的血样送检。测定循环中的纤维蛋白降解产物,如纤维蛋白降解产物＞10 μg/L,应怀疑弥散性血管内凝血;当纤维蛋白降解产物＞40 μg/L,弥散性血管内凝血诊断成立。对尚未输注血液制品的患者,应同时测定纤维蛋白原、血小板计数和凝血酶原时间,有助于弥散性血管内凝血的诊断,如纤维蛋白原含量＜150 mg/L、血小板计数＜150×10^9/L(1.5×10^5/mm^3),凝血酶原时间＞15 秒则提示弥散性血管内凝血可能。如三项中有两项异常,应检查纤维蛋白降解产物。

一旦发生凝血功能异常,应立即输注血小板,每单位浓缩血小板含 550 亿个血小板,可提高血小板计数 5 000～10 000/μL。如果有手术野活动性出血,则应先控制手术出血,然后再用血小板。否则,造成血小板的浪费。输注新鲜冰冻血浆和冷沉淀物的指征并未十分清楚,有证据表明,对选择性手术的患者,应用浓缩红细胞导致凝血因子的下降早于血小板的下降。所以,对于烧伤急诊手术,可以同时应用新鲜冰冻血浆、冷沉淀物和血小板。新鲜冰冻血浆的成人最小剂量为 2 U,1 小时内输完。纤维蛋白原＜0.8 g/L,是应用冷沉淀物的指征,10 U 可增加血浆纤维蛋白原 1 g/L 以上。

在没有异常出血的情况下,预防性应用血小板、新鲜冰冻血浆和冷沉淀物属不必要,即使是实验室检查表明有血小板和凝血因子缺乏。然而,一旦开始输注浓缩红细胞或输液量超过机体的 1 个血容量,即使不存在低温、休克的病理情况下,也可发生临床病理性凝血功能紊乱。因此,对烧伤患者接受 1～2 个血容量的输血后,应给予补充血小板和凝血因子。而对合并低体温的患者,保温和恢复体温要比补充血小板和凝血因子更为重要。

(四)电解质和酸碱平衡紊乱

该类患者手术可出现高钾血症,原因如下:①由于有些不可逆性细胞膜损坏,导致细胞膜对钾离子的通透性改变,使细胞内大量钾离子外流,造成严重高血钾;②当血管修复后,组织发生缺血后再灌注,可造成血钾突然升高;③给合并酸中毒和低血容量的患者输血速度超过每 4 分钟 1 U,可引起血钾明显增高。所以,术中应监测血清钾浓度,如发现血清钾升高,治疗可用胰岛素 10 U,加 50％糖 50 mL,以及碳酸氢钠 50 mmol;如出现心律失常,则应给予 CaCl$_2$ 500 mg,必要时高糖胰岛素液可间隔 30～45 分钟重复应用 2～3 次。

烧伤患者的组织低灌注可导致代谢性酸中毒,正常情况下,肝脏可以清除中等数量的乳酸盐。合并低血容量性休克时,测定碱剩余有助于其代谢功能异常作出评估。碱剩余－5～－2 mmol/L 提示轻度血容量下降,碱剩余－14～－6 mmol/L 提示中度血容量不足,碱剩余＞－14 mmol/L 表示严重血容量不足。测定动脉血乳酸盐有助于直接对低灌注引起的代谢紊乱作出评估:正常时血乳酸盐含量为 0.5～1.5 mmol/L,如乳酸盐含量增加,尤其是超过 5 mmol/L,表示存在乳酸盐增多性酸中毒。乳酸盐的半衰期为 3 小时以上,因此,乳酸的积聚是一个逐渐的过程。如果乳酸盐增多性酸中毒在 24～48 小时难以纠正,提示死亡率较高。

代谢性酸中毒的治疗涉及纠正引起的原因,包括治疗低氧血症,恢复血容量和理想的心功能,治疗一氧化碳中毒等。用 5% 碳酸氢钠液进行症状性治疗的缺点是可以引起氧解离曲线左移,导致氧释放减少及高渗状态,使血流动力学进一步受损,如通气不足还可加重细胞内酸中毒。但是,临床上由于严重的酸中毒本身可导致心律失常、心肌收缩力下降、低血压以及对外源性儿茶酚胺不敏感,因此,当血 pH<7.2 时,为赢得处理原发病的时间,可应用碳酸氢钠液治疗。但临床实践中并未发现其确切的治疗作用。在合并心脏停搏的患者,如胸壁心脏按压、除颤和肾上腺素注射无效时,可应用碳酸氢钠液治疗。

七、吸入性损伤的麻醉

吸入性损伤是指吸入热气体、蒸汽、高温粉尘、烟雾或化学毒性物质等引起的呼吸道乃至肺实质的急性损伤。可伴有全身中毒,严重者可引起缺氧、一氧化碳中毒、呼吸困难、酸碱失衡以及急性窒息等。吸入性损伤的发生率高,据统计烧伤患者合并吸入性损伤占 5%～10%,重度吸入性损伤的死亡率高达 80% 以上,是烧伤早期主要死亡原因之一。

对烧伤患者的病史了解,尤其是了解烧伤时情况有助于病情的判断,如近距离或密闭空间的火焰烧伤可以导致气道损伤,车祸、空难或工业灾害可以合并其他脏器的损伤,电击引起的体表损伤较小,但可伴有严重的骨折、血肿、内脏损伤、肌肉和心肌损害,引起疼痛、肌红蛋白尿、心律失常和/或其他心电图异常。因此烧伤患者应及时对是否合并呼吸道烧伤作出评估,只有早期诊断和处理方能获得较好疗效。

(刘成彪)

第二节 吸入性损伤的麻醉

一、吸入性损伤的致病因素及病理生理

(一)吸入性损伤的致病因素

吸入性损伤的主要致伤因素是烟雾和非热力,将呼吸道烧伤更名为吸入性损伤更为贴切。这是因为呼吸道散热能力大,吸入干热大都仅能损伤上呼吸道,仅 5% 下呼吸道烧伤可能因干热所致;而火焰中烟雾的成分非常复杂,物质不完全燃烧会产生大量有毒物质,如松木燃烧则可产生 250 种有毒物质,因此吸入烟雾可发生不同的化学损伤和中毒。更由于燃烧物质不同,燃烧的温度与时间不同,产生的毒性物质差别大;加以烟雾中有大量颗粒物质,直径<1 μ 的炽热颗粒,可进入肺泡,使下呼吸道烧伤;同时颗粒携带化学物质,引起损伤,所以临床所见重度吸入性损伤,其主要致伤因素是烟雾。另外致伤现场氧浓度低和一氧化碳浓度高,也是吸入性损伤的重要致伤因素。

1.烟雾

由一些大小不等的悬浮颗粒或毒性颗粒所组成的固体气溶物。其成分多达数百种,烟雾中的颗粒主要是为化学性质稳定的碳粒,除带有余热外,还吸收许多有害物质,例如一氧化碳、氢化物、醛、苯、氨等有害气体和有机酸,以上物体对局部和全身均有损害作用。

2.热力

热力是吸入性损伤的主要致病因素之一,可引起组织细胞脱水,蛋白变性和炎症反应,其损伤程度与吸入气体的温度、湿度、流速以及吸入时间的长短有关,湿热的热容量高、穿透力强,比同温度干热损伤重。

3.一氧化碳中毒

一氧化碳是一种无色、无味的气体,由于含碳物质燃烧不完全所产生。一氧化碳主要危害是阻碍血红蛋白分子与氧结合。虽然两者都与血红蛋白的 α-链相结合,但一氧化碳的亲和力是氧气的 230～270 倍;因此,一氧化碳在很低的分压下即占据了氧气的结合位点。例如,动脉血二氧化碳分压在 0.1 kPa 可使碳氧血红蛋白饱和度超过 40%。此外,一氧化碳从血红蛋白中解离速度非常慢,高浓度的碳氧血红蛋白可引起氧解离曲线左移,因此一氧化碳中毒后导致组织尤其是脑和心肌缺氧。

虽然一氧化碳中毒的症状可以不同,但与碳氧血红蛋白的浓度呈正相关,典型的表现为脸呈樱桃红色,这有助于诊断,但并非每个患者都出现。诊断依据包括有暴露于与吸入烟尘雾的历史,直接测定一氧化碳饱和度有助于诊断。由于这类患者动脉氧分压正常,从而容易造成误诊。一氧化碳中毒时动脉氧分比可以在正常范围,由于动脉血氧饱和度是由血氧分压推算出来的,因此,血氧饱和度与实际情况不符。

(二)吸入性损伤的病理生理

1.上呼吸道损伤

吸入超过 150 ℃的气体便可立即损伤口、咽喉部黏膜,使之充血、水肿和溃破,除热力外,烟雾的毒性产物也可损伤上气道。由于下咽部、会厌和会厌皱襞覆盖的黏膜都很疏松,因此极易发生水肿;声带围以软骨环,水肿难以扩展,声带水肿向内突,使气道狭窄,若水肿使声带宽度增加超过 8 mm,则可致气道完全阻塞,一般伤后 4～5 天上气道水肿可逐渐消退。

2.下呼吸道损伤

除热力与化学损伤外,窒息也引起下气道损伤。吸入性损伤后气管支气管树常见水肿、充血、部分区域可见黏膜脱落和黏膜纤毛活动丧失,很快发生炎性渗出和间质水肿。肺间质水肿主要是肺微血管通透性增高所致,研究发现吸入性损伤后支气管血流量增加 10 倍,支气管循环也参加吸入伤后肺水肿的发病。

3.肺实质损害

支气管痉挛和气道阻塞致肺泡缺氧和血管收缩;吸入化学物质,刺激肺泡巨噬细胞、血管内皮细胞等释放炎症介质,使粒细胞游走、聚集,灌洗液中检出大量肺泡巨噬细胞;伤后肺泡巨噬细胞释放的白三烯 B4、血小板活化因子、肿瘤坏死因子和氧自由基等均增多,从而启动失控炎症反应。

4.窒息引起的损伤

早期窒息原因主要因现场吸入空气中氧浓度低和一氧化碳浓度高,还可能有氰化氢。一氧化碳与血红蛋白的结合力比氧强 200 倍。模拟火灾现场烟雾分析结果表明于开放环境,一氧化

碳浓度达 3.57×10^{-3}，于相对闭合的环境则高达 5.714×10^{-3}。烟雾中一氧化碳仅增至 0.1%，吸入后血液运输氧的能力即下降 50%，一氧化碳还可降低周围组织的氧供，抑制细胞呼吸和心血管功能。氰化氢也能抑制细胞代谢，中枢神经系统和心脏对氰化物特别敏感。

5.皮肤烧伤的作用

体表烧伤与吸入性烧伤有累加作用。有统计表明，单纯吸入性损伤呼吸功能衰竭的发生率仅 12%，而伴体表烧伤者高达 62%，单纯吸入伤死亡率仅 7%，而伴体表烧伤者达 20%~40%。

(三)吸入性损伤的发病机制

吸入性损伤常发生于密闭或不通风的环境中，当物质未被完全燃烧时(如坑道中的瓦斯、火药爆炸、舰艇船舱、楼房、车辆内等火灾时)，因空间小、温度高、烟尘浓度大，不宜扩散，伤员未及时脱离火区，容易吸入，造成呼吸道损伤。即便不在密闭的环境中，吸入易挥发的强刺激性的化学物质，如氨水、硝酸等也可致吸入性损伤。

损伤的病理特点是急性渐进性过程。肺间质水肿是病理生理学基础，可由于水肿、大量分泌物堆积、坏死黏膜脱落及出血致呼吸道梗阻窒息。

也可由于急性化学中毒窒息。一氧化碳和血红蛋白的结合力比氧的结合力强 200 倍，如烟雾中一氧化碳增至 0.1% 吸入后血液运输氧的能力下降 50%，同时一氧化碳还可降低周围组织的氧供，抑制细胞呼吸和心血管功能，如估计不足或采取措施不及时、不到位，致死率极高。

二、吸入性损伤的处理及气道管理

(一)气道损伤的常用治疗措施

吸入性烧伤的治疗主要是支持治疗，所有患者均应在确保气道通畅情况下用面罩给予氧吸入，且应给予尽可能高浓度氧吸入，使一氧化碳从碳氧血红蛋白中释出。早期经鼻气管插管有助于缓解声门以上水肿引起气道完全梗阻。对存在或即将发生气道梗阻以及气道保护性反射受抑制的患者应早期给予气管插管，以确保气道通畅。对此类患者应用直接喉镜窥视经口气管插管，对严重上呼吸道梗阻的患者以及面颈部深度烧伤的大面积烧伤并有气道梗阻危险的患者则应给予气管切开或经环甲膜穿刺置管；但由于气管切开术后可造成肺感染气管狭窄等并发症，因此，一般只有在其他维持气道通畅的措施无效时选用。在保证气道通畅后应给予低水平的呼气末正压通气，以防止肺水肿。这种肺水肿一般是在气管插管前由于气道梗阻所造成的肺丧失自主性 PFEP 的结果。对有指征的患者应给予气道湿化、支气管扩张药和促使肺分泌物排出的措施。对于因有毒烟雾和气体烧伤的患者需给予密切的呼吸监测和治疗，以防发生危及生命的严重并发症。可应用物理治疗及通过吸入湿化气体以清洗气管、支气管，排出分泌物，也可借助纤维支气管镜去除毁损的黏膜。如呼吸道反复出现梗阻的临床表现，则应予以气管切开。

一氧化碳中毒的处理要点是从肺中排出一氧化碳。一氧化碳从血红蛋白的氧结合位点解离出来很慢，这是由于肺泡表面的一氧化碳压力梯度很小。假设肺泡中一氧化碳分压为零，如动脉一氧化碳分压为 0.266 kPa，那么只有 0.3 kPa 一氧化碳梯度促使一氧化碳从血红蛋白分子中解离出来。由于一氧化碳与二氧化碳竞争血红蛋白的 α-链结合位点，因此可以用提高动脉氧分压的方法来竞争已被一氧化碳结合的位点。研究表明，吸入空气时碳氧血红蛋白的半衰期为 5 小时，如吸入纯氧则半衰期缩短为 1 小时。所以，吸入纯氧是最简单而有效地促使一氧化碳排出的方法。对怀疑有一氧化碳中毒或分光光度计测定碳氧血红蛋白含量超过 20%，则应给予非复吸入性纯氧治疗。如患者反应迟钝或意识不清，应给予气管插管以确保气道通畅，并应用氧治疗,直至碳氧血红蛋白浓度低于 15％～20％。应绝对休息,给予心电图监测。

对于肺泡损伤伴有低氧血症的肺顺应性差的患者,理论上可应用持续气道正压通气和呼气末正压呼吸,但往往可因肺泡残气量增加出现肺泡气流受阻情况,因此,应用这一治疗方法时要十分小心。

小儿气道由于其直径小,即使很轻微水肿也可造成气道梗阻,因此,对怀疑有吸入性损伤可能造成气道梗阻的患儿,即使未形成呼吸窘迫也应给予预防性气管插管。除给予密切临床观察外,应进行胸片、纤维内镜和肺功能检查。开始时胸片基本正常,即使是有肺部并发症的患者起初肺部胸片也表现不出来。然而,基础胸片非常重要,可以作为以后病情变化时的对照。烧伤后 24 小时血管周围的渗出性改变和支气管周围模糊提示有吸入性损伤可能。烧伤后前 5 天胸片表现逐渐加重表明肺水和肺内分流加重、肺顺应性下降。肺水肿的范围越大肺功能受损越重。对大气道的评估,纤维支气管镜检查最为有效。对可疑有吸入损伤的患者,有条件时在第一个 12 小时应每 3～4 小时行纤维支气管镜检查一次。对合作的患者,可给予肺功能检查以协助评估气道梗阻情况。肺功能流速/容量环呈锯齿状、扁平状及胸外梗阻波形,提示上呼吸道梗阻。呼气峰流速、用力肺活量及肺顺应性下降,以及气道阻力增高则提示下气道受损。

(二)吸入性损伤的其他治疗措施

尽管对吸入性损伤的发病机制有较清楚认识,但近 20 年来吸入性损伤的治愈率并无明显提高,治疗状况无根本改善,待进一步研究。虽然如此,但其治疗概念,已有明显进展,也提出不少新措施。以往治疗重度吸入性损伤,比较被动,大都于出现临床病象时,才采用相应的支持措施。如上气管梗阻时行气管切开,气道分泌物多时予以吸痰,持续低氧血症时应用机械通气等。而现在认识到,重度吸入损伤的治疗应注意防止发生并发症,于出现明显症状前采取有针对性的措施。

1.伤后立即吸高浓度氧

烟雾吸入性损伤患者,特别是在密闭空间致伤者,一氧化碳中毒是伤后早期缺氧和死亡的主要原因,有条件应立即吸高浓度氧(70％以上),尽快使碳氧血红蛋白降至接近正常,吸高浓度氧时间以 13 小时为宜;碳氧血红蛋白下降后,应吸 40％浓度氧。

2.清除气道分泌物和气管、支气管灌洗

这是临床常用的有效措施,但以往是在气道内充塞水肿液、纤维蛋白炎性渗出液和脱落坏死黏膜后才采用,而且灌洗量较少;现在研究发现伤后大量带化学物质的颗粒吸入肺泡,可继续造成损伤,同时肺泡支气管液内有大量的炎症介质,为此主张吸入伤后即使气道内分泌物不多时,也要尽早行气道灌洗,有助于清除残留致伤物及气道内炎症介质,减轻气道内炎症。

3.气管内注入肺表面活性物质

肺表面活性物质(PS)的作用日益受到重视。动物试验显示气管内补充外源性肺表面活性物质,能减轻肺损伤,改善肺功能。临床试用有一定疗效,值得研究。

4.补液治疗

以往主张限制体表烧伤伴吸入性损伤患者的休克补液量。近年的临床及动物试验结果均表明,限制休克期补液,将使休克不能及时纠正,反而促进或加重肺水肿。而按公式补液,不会加重肺水肿。有的学者还认为补液量应多于单纯体表烧伤者。但补液的安全范围小,补液不足易并发肾衰竭,逾量会发生"休克肺"、急性腹腔间隙综合征。

近年来在应用补液公式的基础上,根据目标个性化补液,能提高严重烧伤后早期补液的疗效,减少并发症的发生。但是目前对补液治疗的终极目标尚不清楚,更缺乏监测指标,根据血压、尿量、血流动力学指标、氧释放量以及碱剩余、乳酸和细胞 pH 等进行监测,尚难准确快速地获知缺氧和氧利用情况。补液靶点的研究,可能有助于早期复苏。但单纯依靠补液难以完全避免早期缺血缺氧。早期复苏欲取得突破性进展,必须从被动补液转至主动防止渗液,从抗休克转为防休克。

以下几个方面值得研究:①防止血管通透性改变;②采用内源性或外源性细胞保护措施,减轻烧伤后早期复苏过程中的缺血缺氧性损害;③支持心功能。

5.呼吸机治疗

以往主张出现呼吸功能衰竭、有明显低氧血症时,应采用机械通气。而现在主张在出现明显呼吸障碍之前,即可采用机械通气。由于吸入性损伤后,低氧血症主要因肺通气/灌洗比率失衡所致,所以采用呼气末正压。但呼气末正压过高可致肺损伤和减少静脉血回流量和心排血量。因此有学者研究用反比通气,吸气与呼气比<1,能使功能残气量增加,称为自动呼气末正压,较之呼气末正压,其优点在于提高平均气道压而不伴吸入气峰压增高,可减少发生肺气压伤。一般反比通气常与压力控制通气合并应用,可减少肺气压伤,减轻氧中毒,有利于较早恢复肺泡-毛细血膜的损伤,提高动脉血氧分压。

6.气管切开的时机

由于气管切开与气管插管均易发生并发症,以往临床应用均较谨慎,出现较明确适应证时才采用。但近来认为,吸入性损伤后上气道梗阻发展迅速,俟出现症状则需紧急解除梗阻,而此时面颈部肿胀明显,行气管插管或气管切开均非易事,常加重梗阻或发生严重并发症,因此临床预测可能发生气道梗阻或需要呼吸支持的患者,最好于伤后 48 小时前水肿不明显前行气管插管(插管困难,则行气管切开),待水肿回收,上气道梗阻消失后,再行拔管,此时若需呼吸支持或长期吸引和灌洗,则改行气管切开。

7.人工膜肺

临床应用不普遍,疗效也不满意,仅有个别报道疗效较好。虽然如此,因目前对用一般呼吸支持治疗无效的呼吸功能衰竭患者,几无有效措施。从理论上讲,人工膜肺借助于体外换气,让损伤肺休息,使之愈合,不失为理想措施,因此仍值得研究。

8.其他探索性治疗措施

实验研究表明,吸入一氧化氮能降低伤后肺高压,改善肺功能;应用氟碳溶液行液体通气能有效维持氧的交换;应用粉防已碱、人参皂甙、三七皂甙等中药制剂有一定疗效;

应用抗氧化剂、血栓素拮抗剂、PAF 受体拮抗剂、Ca^{2+} 通道阻滞剂等均有一定疗效。

吸入性损伤后气道黏膜的修复是一个复杂的病理生理过程,有资料表明,肝素可以抗凝、增强纤溶活力、抗血栓形成、抑制炎症反应、抗过敏、抗补体、降低气道阻力、改善微循环、保护血管内皮细胞、恢复局部血供保护脏器功能等作用。尤其是低分子量肝素的平均分子质量为 3～10 KU,它是肝素经肝素酶或化学降解得到的低分子量片段,因此更容易渗入组织中。有观察表明低分子量肝素对烧伤吸入性损伤患者气道有促进修复作用,证明低分子量肝素具有明显抗氧自由基损伤作用,通过抑制脂质过氧化反应,升高抗氧化酶 SOD 以提高肺脏抗氧化应激能力,对血管及细胞具有保护作用;并恢复毛细血管通透性,改善微循环,促进局部血管新生,使气道损伤黏膜愈合加快,不失为一种治疗吸入性损伤的有效方法。吸入性损伤外源性的给药方式有多种,如雾化吸入、气道滴注、支气管肺泡灌洗等,治疗效果都较明显,但用药剂量及用药时间差异较大。但由于参与烟雾吸入性损伤发病的炎症介质多达数十种,如何恰当地应用拮抗剂,尚存在问题,目前未能较好地应用于临床。

(三)气道的管理要点

1.相对净化的环境

提供一个相对净化的环境是救治吸入性损伤的先决条件。人工气道的建立使气管直接向外界开放,失去了正常情况下呼吸道对病原体的过滤和非特异性免疫保护作用。吸入性损伤后,由于气道黏膜损伤,局部免疫功能下降,加上体表皮肤第一屏障作用的破坏,患者随时有发生各种感染而危及生命的可能,尤其是肺部感染并发症的发生。使用紫外线空气净化机,注意病室的清洁消毒,保持空气流通、新鲜,严格陪护探视制度,可避免院内感染的发生且缩短住院天数。

2.保持呼吸道的通畅

保持呼吸道的通畅是降低吸入性损伤死亡率的条件之一。烧伤患者渗出高峰期在伤后48小时内,尤其是吸入性损伤患者通常伴有头面颈部烧伤,肿胀更明显。而且吸入性损伤的气道内分泌物多,纤毛破坏,排痰不畅,坏死黏膜脱落。因此早期行气管切开,建立可靠的人工气道,可避免因窒息而死亡的危险。护理中注意患者的体位、气管切开管道的在位通畅,鼓励患者咳嗽排痰、深呼吸,定时翻身叩背,从而使呼吸道保持通畅,避免并发症的发生。

3.合理的氧供应及气道湿化

合理的氧供应及气道湿化是做好气道管理的重要环节。早期高浓度、高流量给氧是纠正低氧血症的有力措施,但高浓度给氧一般控制在3小时之内,避免导致氧中毒。正常情况下,吸入气体通过鼻腔、口腔、咽喉后,由于上呼吸道黏膜的水分蒸发使气体得到湿化,而机械通气时,人工气道的建立,失去了气道的屏障加温湿化作用,使黏膜干燥,气道大量水分丧失,分泌物干结,易形成痰栓阻塞气道。因此,必须强调充分的气道湿化管理,进行持续的气道湿化,湿化量应根据痰液情况进行增减,正确的气道灌注法可达到清除残留致伤物及气道内炎症介质,利于痰液和分泌物的排出。

三、吸入性损伤手术的麻醉处理要点

中重度烧伤者多伴有不同程度的吸入性损伤,麻醉前必须对呼吸道情况以及呼吸功能进行全面了解。综合临床表现、血气分析、X线摄片、电解质检查等多方面可判断患者有无吸入性损伤。上呼吸道梗阻是吸入性损伤早期的主要威胁,发展迅速,数小时可并发危及生命的梗阻。因此,对预计可能发生上呼吸道梗阻或已出现梗阻征象者,如声嘶加重、吸气时出现哮鸣声、呼吸困难,或已明确诊断为重度吸入性损伤,很快并发呼吸衰竭的患者,应及早施行气管切开。气管切开可减少气道无效腔,降低气道阻力,有利于分泌物引出,使患者通气功能改善,保证气道通畅,降低能量消耗,麻醉安全性大为提高。对此类患者,一般不选择气管插管,因张口困难,舌、咽、喉肿胀,气管插管不仅十分困难,且不易被患者耐受,而且拔管时机掌握不当,拔管后呼吸道梗阻可更为加剧。

中重度烧伤多伴有全身大面积烧伤,因烧伤组织毛细血管通透性增高,创面渗出大量血浆超滤液,在伤后24~48小时达高峰,使有效循环血量锐减,也可发生低血压容量休克。因此患者入院后应立即快速补液进行抗休克治疗。补液以先晶体后胶体,晶体与胶体并用为主。少输或不输全血,但在烧伤严重损害多量红细胞时应输入全血。早期清创应在休克被控制后进行。

（一）术前访视的特点及准备

1.术前气道评估

烧伤患者，尤其是合并呼吸道烧伤患者，在切痂植皮手术各期的麻醉处理中，往往会出现气管插管困难，其原因是气道变形、狭窄，使喉镜窥视暴露声门困难，因此需要麻醉医师对之有足够的认识，在麻醉诱导前作好充分准备。

术前应了解有无肥胖、颈部有无颈圈或牵引装置、有无外伤及呼吸困难症状，如喘鸣。如存在颈部的先天性异常，提示有气管插管困难的可能。如计划行经鼻气管插管，则应了解鼻孔的大小、有无鼻中隔偏曲或鼻腔阻塞等。

缺齿对气管插管的影响不大，但上切牙前突可造成喉镜窥视困难或暴露声门时引起牙齿损伤。义齿在气管插管前应先取下，以免插管时损伤。非常松动的牙齿也应先拔除，以免气管插管时脱落误入气管。

要了解张口度情况，其中颞颌关节的活动度对其影响最大。正常时成人张口时上下切牙的距离应达到 40 mm（约两指宽）。烧伤引起小口畸形可造成喉部结构窥视困难。

口腔检查的目的是为发现有无长而窄高腭弓，该类患者有气管插管困难的可能。如舌体与口腔的比例过大，则可造成喉镜窥视困难。患者坐位时让其伸出舌，如不能看见咽柱或悬雍垂预示可能气管插管困难。

还应了解下颌骨至舌骨的距离，成人应至少两指宽，如该距离过窄，暴露声门时有可能困难。下颌骨小或发育不全可造成"前置喉或高喉"。有气管插管困难可能。

颈部检查应包括脂肪组织多少、颈部运动尤其是后伸程度，短脖会引起面罩去氮和气管插管困难。暴露喉需低位颈椎的屈曲和上位颈椎后伸，尤其是寰枕关节活动应良好。因此，对没有颈椎损伤的患者，应让患者最大程度屈伸颈部，如下颌骨至甲状软骨切迹的距离<9 mm（三指宽），则提示暴露声门困难。如患者有声音嘶哑、有气管插管困难和气管切开的病史，麻醉医师应警惕有气管狭窄可能。

2.术前用药

对多数合并复合创伤的患者（如颅脑外伤）一般可不用术前药。如认为有必要，对于术前意识清楚、血容量适当的患者可经静脉给术前药，如吗啡 1～2 mg 或芬太尼 25～50 μg，镇静药地西泮 2.5 mg 或咪达唑仑 0.5～1 mg，但应密切监测生命体征，必要时可重复应用，以达到理想的镇痛和镇静效果。对于合并肌肉损伤的手术患者，还可应用区域阻滞以提供镇痛，例如股神经阻滞可为股骨中段和下 1/3 段骨折提供良好镇痛，为上 1/3 段骨折提供部分镇痛。

3.麻醉诱导前期准备

在患者到达手术室前，麻醉医师必须进入临战状态，准备好各种所需设备和急救药品，同时与其他相关科室密切而快速的配合，如护士、输血科、放射科和临床实验室。此外，还应准备快速输液系统和血液回收系统。

烧伤患者，尤其是合并呼吸道烧伤患者在运往手术室的途中要密切监测血压、心率、脉搏、血氧饱和度和呼气末二氧化碳分压。对气管插管患者应确定气管插管位置是否正确，运输途中不应中断氧治疗，在进入手术后应立即给予氧吸入，对于合并胸部外伤的患者更应如此。进入手术室后应检查两肺的呼吸音，了解胸部 X 线片，测血气作为基础对照，以便与术中变化比较，根据血压、脉搏和伤口渗血情况估计血管内容量情况，以确定输液速度。了解有无直立性低血压，以避免调节手术床的位置不当造成血压进一步下降，试验的方法：先测定患者仰卧位时的血压和心率,然而将手术床头侧抬高 45°～60°,1 分钟后再测定心率和血压,如患者失血量小于总血容量的 20%,则舒张压应保持不变或轻度升高(0.66 kPa),收缩压不变或轻度下降(1.33 kPa),心率增加 10～15 次/分;如失血量超过总血容量的 20%,则收缩压下降超过 10%～15%。

(二)机械通气时生理指标的监测

烧伤患者的机械通气治疗是一项系统工程,需通过各种指标的监测和治疗效果的不断反馈来修正治疗方案和判断预后。

1.临床生命体征监测

(1)神志:机械通气过程中的神志变化反映治疗效果的好坏,缺氧、二氧化碳潴留会使患者烦躁不安,直至意识不清。因此,一旦出现神志方面的恶化,应及时寻找氧合、通气方面的原因,加以分析解决。

(2)呼吸频率:辅助通气时自主呼吸频率是判断组织氧供和气体交换是否满意的指标之一。呼吸频率由慢到快,一般超过 30 次/分,提示呼吸功能不全。机械通气撤离前后的呼吸频率是脱机的重要指标。

(3)皮肤:皮肤干燥、红润、温暖,提示患者组织灌注、氧供良好,机械通气效果满意;相反,皮肤苍白、湿冷、发绀,说明组织灌注不良,氧合欠佳。

(4)体温:影响患者体温的因素很多,呼吸道散热面积远远大于皮肤,如室温与皮肤温差太大,易造成体温不升,会掩盖感染和代谢因素导致的体温变化。目前大多数通气机均有加温湿化功能,减轻了机械通气对体温的影响,并可通过呼吸道对体温进行调控。

2.气体交换功能监测

(1)血氧监测:方法有动、静脉血气分析、经皮氧分压和氧饱和度监测,临床工作中可根据各种方法的不同特点灵活应用。动脉血气所测氧分压是反映肺氧合状况最明确、可靠的指标,但必须同时对照氧分压才能正确评估呼吸功能。动脉血氧分压/氧分压的比值简单易行,正常范围在 430～560,低于此范围,反映肺氧合功能欠佳、混合静脉血氧分压是帮助进一步分析机体氧合状况和组织灌注的指标。透皮氧饱和度提供无创、连续的脉搏氧饱和度监测,操作简便,能连续动态观察患者的氧合和组织灌注情况。

(2)二氧化碳监测:动脉血二氧化碳分压是反映机械通气时通气功能的最直接指标,动脉血二氧化碳分压的高低与体内二氧化碳的生成成正比,与肺泡通气量成反比。机械通气时动脉血二氧化碳分压一般控制在 4.0～5.3 kPa,动脉血二氧化碳分压＞6.0 kPa,提示通气量不足,可造成呼吸性酸中毒和意识障碍;动脉血二氧化碳分压(＜3.3 kPa)过低可造成呼吸抑制和呼吸性碱中毒。

(3)其他呼吸指标的监测。①通气量的监测:通常以分钟通气量和潮气量表示,分钟通气量正常值为 6～10 L/min,潮气量为 7～12 mL/kg。通气量会因气道压增高而减少。通气量还可作为能否脱机的指标,如自主呼吸潮气量＜7 mL/kg,脱机后即可出现通气不足。②气道压监测:气道压是机械通气时患者吸气相所需克服的气道阻力,气道阻力是气流流入肺内的非弹性阻力,来自通气机管路、人工气道、患者呼吸道和胸廓的弹性回缩力,造成气道阻力增加的原因有支气管痉挛、气管分泌物增加、肺不张、人工气道阻塞等。应用定容型通气机时,必须监测气道压力,过高的气道压可增加肺损伤的机会。有学者认为,维持正常的气道压比维持正常的动脉血气更为重要。③肺顺应性的监测:肺的顺应性指一定压力下肺容积的变化幅度。肺顺应性有静态和动态之分。静态肺顺应性正常值为 0.166～0.246 L/cmH$_2$O。静态肺顺应性降低表示肺膨胀需更高的压力。动态肺顺应性受气道阻力的影响较静态肺顺应性大,正常值为 0.23～0.35L/cmH$_2$O。④呼吸形式的监测:机械通气中还应监测呼吸动度、呼吸频率、呼吸节律、吸气时间分数等。脱机前后自主呼吸时的胸腹动度的协调性也是判断预后的指标之一。

(三)围术期麻醉处理要点与机械通气治疗特点

1.麻醉处理要点

(1)头面颈重度烧伤,病情重,手术范围大、时间长,术中常有体位变动,为确保呼吸道通畅,便于手术者操作,防止术中意外,宜行气管内插管全麻。气管插管后麻醉维持以静脉复合麻醉为主,如呼吸道无急、慢性炎症,也可用吸入麻醉。此类手术并不需要肌肉松弛,但肌肉松弛可使患者安静,减少全身麻醉用药量。

(2)吸入性损伤者,应监测气道峰压、呼气末二氧化碳分压以及脉搏氧饱和度,随时了解呼吸道以及呼吸功能情况。有条件者还应行血气分析及电解质检查等,从多方面判断患者病情。

2.机械通气的应用

(1)通气机的选用:合并呼吸道烧伤患者或严重烧伤患者合并急性呼吸窘迫综合征时需要通气支持的时间较长,对通气机的要求较高,所用通气机应具有下列特性:①应具有压力支持通气、压力调节容量性控制通气和同步间歇指令通气等功能;②具备压力、容量、流速等多种切换模式;③完备的监测和报警;④气道的加温和湿化、氧分压的无级调节、触发的高灵敏度;⑤电子控制系统的安全稳定。

(2)通气模式的选择。

气道压力控制:机械通气过程中直接对气道压力进行调节的模式可分为两大类:吸气相气道压力峰值控制和维持呼气相气道正压。前者有间歇正压通气、压力控制通气、压力支持通气、压力调节容量性控制通气等,后者有呼气末正压、持续气道正压通气、反比通气、气道压释放通气和高频通气等模式。限制气道峰压是为防止气压伤,减小机械通气对循环的影响。临床研究证实,气压伤发生率与气道峰压密切相关,气道峰压长时间超过 4.0 kPa,气压伤几乎不可避免地发生,而气道压低于 2.45 kPa,则罕有发生。对治疗过程中气压伤发生率较高的患者可应用压力标限通气,通过减小潮气量来限制气道峰压,允许因通气量不足而逐步产生的高二氧化碳血症,最终达到减少并发症、提高存活率的目的。维持呼吸相气道正压又称呼吸加压技术,主要目的是改善肺的氧合。呼气相加压可以在不增加通气量和提高给氧浓度的情况下改善氧合,避免了气压伤和氧中毒的危险。一般认为当常规通气的给氧浓度(40%～70%)不能纠正患者的低氧血症,或氧分压=1.0 时,P(A-a)>40 kPa 而动脉血二氧化碳分压正常,是选用呼气末正压的指征;当呼气末正压增加至 2.5 kPa 氧合仍不满意时,有条件可选用反比通气、气道压释放通气或高频通气。

保证通气量:对存在限制性通气功能障碍或自主呼吸浅快的患者,可选用分钟指令通气、容量支持通气、压力调节容量性控制通气等通气模式。保证通气量的部分辅助通气模式中以分钟指令通气最为常用,但呼吸浅快时有可能产生有效通气不足。容量支持通气具有压力支持通气的特点,能随顺应性和气道压力的变化自动调整压力支持通气以保证潮气量恒定。压力调节容量性控制通气则以压力切换方式通气,在保证潮气量恒定的情况下,通过吸气流速的递减,降低气道峰压,减少吸气阻力。

减少呼吸做功:根据通气机完全或部分取代患者的呼吸做功,通气模式可分为完全通气支持和部分通气支持。完全通气支持可理解为无须患者自主通气的控制性通气,模式有间歇正压通气、压力控制通气、容量支持通气。完全通气支持虽能暂时全部代替患者呼吸做功,但机械通气治疗的最终目的是恢复患者的呼吸功能。因此,当患者具备部分呼吸能力时,应及时改为部分通气支持。部分通气支持可分为静态和动态支持,前者有辅助通气、辅助-控制通气,后者有间歇指令通气、同步间歇指令通气、压力支持通气、分钟指令通气、气道压释放通气、反比通气、压力调节容量性控制通气等。临床应用中动态支持能更好地顺应患者的自主呼吸,减轻对循环系统的影响,避免气压伤,防止通气不足或通气过度,便于最终撤机。

辅助自主呼吸:对自主呼吸进行辅助,要求通气模式具有良好的同步性、可调节性和有效性。压力支持通气与辅助通气的区别在于虽同是患者吸气触发,但触发后提供的呼吸辅助程度不同,辅助通气按预设条件患者的吸气压力、吸气流量和吸气时间完全由通气机控制,而压力支持通气仅提供吸气压力辅助,其他方面由自主呼吸控制。间歇指令通气与压力支持通气的不同点在于间歇指令通气是按一定频率间歇提供通气辅助,压力支持通气则是每次自主呼吸均有做功辅助。分钟指令通气和间歇指令通气均不干预自主呼吸,区别在于前者通过插入间歇通气以补充分钟通气量,后者按预设指令间歇插入正压通气。

(3)通气参数的调节:通气参数的预设主要根据患者的体重、病因、病情和已选定的通气模式来确定,各参数尽量设在安全范围内,然后根据血气、通气疗效和病情的演变加以调整。①潮气量或分钟通气量:潮气量一般设为 7 mL/kg~15 mL/kg,小儿高于成人,分钟通气量由潮气量乘以呼吸频率而得。潮气量设定时要考虑无效腔量的大小。部分通气机可直接通过潮气量调节钮设定,有的定容型通气机则需通过设定每分通气量和呼吸频率来控制潮气量。定压型通气机潮气量的设定主要取决于预设的吸气压力,并不会由于气道阻力或肺顺应性的改变在一定范围内波动。以自主呼吸为主的辅助呼吸模式由于通气频率和辅助呼吸强弱不断变化,无法精确设置通气量,更多情况下由患者的自主呼吸调节而决定。②频率:常用的通气机均可设定呼吸频率,成人一般预设为 12~20 次/分,儿童应为 20~25 次/分。③吸呼比:正常呼吸周期中吸气时间为 0.8~1.2 秒,I:E 为 1:(1.5~2)。预设吸呼比应综合考虑通气对患者血流动力学、氧合及自主呼吸的影响。吸气时间越长、气体流速越慢、气道阻力相对越小,肺膨胀时间延长,平均气道压升高,对改善氧合有利,但对血流动力学影响较大。在自主呼吸较强的患者,应尽量采用接近生理状态的 I:E,对气道阻力较大的患者可增加吸气时间,即加大 I:E,反比通气近年来用于急性呼吸窘迫综合征等严重低氧血症的治疗,通过延长吸气时间,减低吸气流速,降低气道峰压,使得气道保持稳定的压力,防止肺泡萎陷或使已萎陷的肺泡重新开放。④氧浓度:氧分压通常设在 40%~70%,以后根据患者血气情况加以调节,在保证氧合满意的情况下减低氧分压,一般认为 <70% 的氧分压是安全的,不会造成肺损伤。对顽固性低氧血症持续应用 100% 的氧分压不应超过 1 小时,可采用呼气末正压、补吸气量、提高气道压或增加通气量来改善肺的氧合功能。较科学的方法是开始 15 分钟内氧分压设为 100%,然后根据动脉血气计算 A-a 氧释放量,如基本正常,即可将氧分压降至 50%。这样做的目的是尽早对患者的气体交换功能和通气机应用的效果作出判断,而不会造成患者长时间缺氧。⑤触发灵敏度:对有自主呼吸的患者,触发灵敏度的大小十分重要,不敏感的触发可增加患者的呼吸功耗,妨碍人机呼吸同步。多数通气机以呼气末气道压作为触发契机。近年来先进的通气机改用了流速触发方式,比压力触发更敏感,通气机反应时间缩短、更易实现人机协调同步。

3.术后处理

(1)气道管理:术后舌后坠、咽喉部肿胀、面颈部的敷料包扎等常不利于呼吸道保持通畅。因此要求麻醉尽早苏醒,拔管后使患者自理呼吸道,否则在患者未清醒前拔管很易发生气道梗阻。但对于大面积严重烧伤者,有学者认为术后不宜过早拔管。因烧伤早期机体处于应激状态,持久和/或过度的应激反应对机体十分有害,拔管本身就是对患者的一种刺激,加之严重烧伤即使无吸入性损伤,气管黏膜受体液炎症介质的作用也存在水肿,拔管势必加重气道损伤。因而此类患者应带管回 ICU,待 3~5 天后气道水肿回收消退,无阻塞危险时拔除气管导管。

（2）术后镇痛:对疼痛剧烈者,应进行术后镇痛,降低其应激反应,减少术后并发症。

（刘成彪）

第三节　小儿烧伤手术的麻醉

由于儿童缺乏自我保护能力,其烧伤发生率远高于成人,烧伤程度也较成人严重,加之各器官代偿功能差,引起患儿的生理干扰远大于成人,因此更容易引起休克、器官功能障碍,甚至器官功能衰竭,死亡率高于成人。术前对患儿病理生理变化、损伤的严重程度进行充分评估,术中密切监测患儿病理生理变化,积极纠正和治疗,以最大限度防治麻醉和手术相关并发症。由于患儿心理承受能力差,在经历严重的烧伤或数次手术后,对麻醉和手术产生恐惧,更易引起意外发生,因此应注意对其进行心理沟通和疏导。手术后注意镇痛,避免心灵的创伤,提高患儿愈后的社会适应能力。

一、小儿烧伤病理生理特点

（一）体温调节系统和中枢神经系统

1.体温调节系统

中枢神经系统发育不完善,对外界的温度刺激反应调节能力差,加上小儿体温调节中枢系统发育不成熟,不能依环境温度变化发挥血管舒缩和颤抖等自身调节性反应,因此体温易受环境温度影响,容易出现体温过低和高热,新生儿更为明显。

婴幼儿体表面积与体重的比例大,由于烧伤患儿手术过程中暴露的较大面积,反复消毒,体温下降是最常见的问题。一般情况下,体温调节系统在冷刺激下启动其调节功能;婴儿通过肌颤和非肌颤产生热量;而早产儿体温调节系统发育不成熟,且皮肤菲薄,皮下脂肪少,对冷刺激的防御能力很差。

麻醉状态下降低体温调节系统冷刺激的反应能力,更易造成体温下降。

体温下降常导致凝血功能和心肌收缩力下降,严重体温下降引起心排血量下降,心率减慢,甚至导致心搏骤停,影响手术的预后。因此,积极对手术患儿保温具有极其重要的意义。

麻醉和手术期间造成温度下降的原因很多,因此,在加强体温监测的同时,保温措施的实施应从多方面入手:升高手术室温度;对手术床垫加温;尽可能多的覆盖患儿裸露部位,包括头部;对消毒剂加温;使用塑料膜减少皮肤失水;有条件可使用气体加温和对输入的液体加温;注意转运过程中的保温。

同样,由于患儿的发汗功能不健全,中枢神经系统难以有效调节血管的舒张而散热。如包扎过紧、面积过大会引起患儿高热,甚至惊厥,尤其在炎热的夏季更易发生。因此,夏季应注意包扎的松紧,并注意观察患儿的体温、精神状态,遇到体温升高应及时降温处理,避免高热发生。

2.中枢神经系统

小儿神经系统发育尚不完善,对各种药物耐受性与成人不同,如吗啡对呼吸中枢有明显抑制作用,而对巴比妥钠的耐受性比成人大。

(二)呼吸系统

1.小儿呼吸系统的特点

(1)呼吸频率快:新生儿 40～60 次/分,1～5 岁:25 次/分,8～12 岁才达到成人相同的频率,20 次/分。当患儿发生缺氧时,代偿机制为增加频率而增加分钟通气量,快速的呼吸使患儿能量消耗过多,氧需要量增加。不仅如此,由于肌纤维发育不成熟,特别是 2 岁以下的小儿,因此容易引起呼吸肌疲劳导致呼吸功能衰竭。

(2)完成胸-腹式呼吸的转变:1 岁以内为腹式呼吸,1 岁以后逐渐过渡为胸式呼吸,至 4 岁时逐渐以胸式为主。因此,对腹式呼吸为主的患儿,应避免胃肠胀气,腹部包扎不宜过紧,否则可能限制小儿呼吸做功,导致潮气量下降。

(3)肺泡发育不全:小儿肺泡发育至 2 岁时健全,肺容量发育至 5 岁时才与成人相同。发生缺氧时,患儿难以通过增加潮气量而增加气体交换量。而增加呼吸频率成为增加分钟通气量的有效方法。

(4)气道发育不全,导致呼吸做功增加:小儿气管的长度短(<1 岁患儿气道仅 5～9 cm),气管口径也较小,导致气流阻力增加。气道顺应性高,缺乏周围组织的支撑,胸壁顺应性高,因此,每次呼吸均伴有功能性气道关闭。小儿的这种解剖结构导致呼吸做功增加,呼吸运动的氧耗量是成人的 3 倍。

(5)容易出现插管困难:①小儿舌体较大,导致气管暴露困难;②喉头较高;③会厌短而肥,且与咽喉成角,造成放置喉镜困难;④声带成角,易阻塞气管导管;⑤喉成漏斗状,最狭窄之处在环状软骨处。这些解剖的特点,容易造成患儿插管困难。

2.烧伤后肺功能变化

(1)继发性功能变化,无吸入性肺损伤:烧伤后患儿代谢率增加,需氧量随之增加,患儿呼吸频率增快,通气量增加。

(2)吸入性肺损伤:上呼吸道损伤主要表现为咽部黏膜出血和水肿,声门水肿,严重者可引起上呼吸道阻塞。下呼吸道烧伤主要表现为气管支气管壁毛细血管通透性增加,有大量渗出液积聚在管腔,柱状上皮细胞坏死、脱落。临床上可出现典型肺水肿症状,伴呼吸困难、发绀。

对于呼吸道损伤的患儿,仔细询问病史,充分评估呼吸道情况和肺功能尤其重要(必要时需紧急行气管插管或气管切开,以保持呼吸道通畅与及时抽吸气道内的痰液或坏死脱落物)。

(三)循环系统

1.心脏

婴儿心肌处于生长发育中,因此具有收缩功能的心肌显著小于成人,导致婴儿心功能曲线左移,心脏顺应性下降,对容量负荷敏感,对后负荷增加的耐受力差,容易发生双心力衰竭。心排血量增加依赖于心率。

婴儿心肌肌浆网的不成熟,心脏钙储备低下,因此婴儿更依赖于外源性钙,强效吸入麻醉药可能通过钙通道阻滞作用,造成的心肌抑制作用更加敏感。

新生儿心率安静时波动于 110～140 次/分,哭闹时可达 180～190 次/分,8～10 岁时降至

70～100次/分,已接近成人。小儿心率易受进食、哭闹、运动、发热、烧伤应激反应、疼痛、惊吓等因素影响,短时间内心率可能更快,故应在安静时测定心率。小儿心动过速多为生理性改变,而心动过缓则可能是心肌缺氧、酸中毒等严重功能障碍或危险征兆,应引起特别重视。

2.循环

血流动力学变化明显。新生儿全身血量约300 mL,为体重的10%,2～3岁降至8%。由于总血量少,因此少量出血便可出现血流动力学明显改变,甚至引起休克。

婴幼儿细胞外液量较大,可占体重的25%～50%,并随年龄增长而降低。小儿皮肤不显性失水量大,婴儿每天失水约为30 mL/kg,大汗时可达120 mL/kg,故需水量较多,其耐受脱水及维持体液平衡能力较差。

新生儿血液分布是内脏多,四肢躯干少,所以肝、脾较大,四肢受寒冷刺激时常呈发绀状。婴儿对酸碱平衡的调节能力较差。婴幼儿血清电解质含量及晶体渗透压与成人大致相同,但氯离子浓度较高,易发生高氯性酸中毒。

烧伤对小儿心血管功能的影响与烧伤面积及严重程度相关。小面积轻度烧伤对心血管系统功能影响较小,大面积重度烧伤导致血管通透性增加,有效循环血容量急剧下降,心排血量降低及外周血管阻力增加,应及时补充水、电解质及血浆,恢复有效循环血容量,否则易引起休克,器官功能衰竭,甚至死亡。

(四)泌尿系统

婴儿肾小球和肾小管功能发育不成熟,灌注压也较低,导致肾血流量和肾小球滤过率低,尿稀释和浓缩功能低,处理容量负荷的能力不足。如输入过多钠,肾小管不能有效发挥其浓缩功能,从而容易引发高血钠、肺水肿和脑水肿。

新生儿排泄钠和氯的能力差,而精氨酸血管升压素分泌较少,肾小管对其敏感性差,导致排水多于排钠。故在发热、呕吐、腹泻等情况下易造成高渗性脱水。

由于婴儿肾排泄能力不足,通过肾脏排泄的药物,其半衰期将延长。

烧伤患儿年龄越小,烧伤面积越大,越难维持体内水、电解质平衡。烧伤后由于大量液体的渗出,导致有效循环血量急剧下降。机体通过收缩肾血管和降低肾小球滤过率而恢复血容量,导致尿量减少甚至无尿。若肾血管收缩时间过长,导致肾组织缺血性坏死,肾功能不全或肾衰竭。

Ⅲ度烧伤能引起肌肉坏死,红细胞破坏,导致大量肌红蛋白和血红蛋白释放。两者经肾脏排泄,尿液可呈暗红色。排泄过程中,两者可形成管型,特别在酸性条件下阻塞肾小管,造成少尿或无尿。不仅如此,血红蛋白和肌红蛋白也可直接刺激肾血管收缩,加重肾血管痉挛,诱发肾衰。因此在小儿烧伤患者应观察尿量变化,及时补足血容量,确保肾脏血流灌注,防止酸血症,减轻肾脏损害,减低肾衰竭发生率。

(五)消化系统

1.肝脏

新生儿出生后,酶系统的发育迅速成熟,肝脏血流量增加,更多的药物被输送至肝脏进行代谢,因此肝脏药物代谢能力迅速增加。但细胞色素P450系统出生时活性约为成人的50%,因此,经P450代谢的药物,半衰期可能延长。婴儿体内其他某些特异性细胞色素酶与药物发生结合反应的能力也较弱,可导致某些药物如吗啡和苯二氮䓬类药物半衰期延长。

婴儿烧伤后由于大量蛋白液的渗出,容易出现低蛋白血症。清蛋白水平的下降导致结合型药物的减少,游离型药物水平增高,容易产生药物过量和毒性反应。

2.胃肠道

小于5个月的患儿,吞咽和呼吸的协调功能差,容易发生反流误吸,因此诱导插管时应注意保护气道。

小儿肠壁薄,各种消化酶分泌少,抗感染能力低,黏膜血管丰富,渗透性和吸收率高。一旦发生胃肠道感染,肠麻痹或黏膜损伤等,毒素易吸收入血,导致中毒性腹泻和肠功能紊乱。

大面积严重烧伤引起的强烈刺激容易诱发患儿发生消化道应急性溃疡、出血,病理可见黏膜水肿、糜烂、出血。小儿发生率高于成人。尽管发生率很低,但一旦出现,死亡率很高,因此应对其进行早预防、早诊断、早治疗。

(六)其他病理生理特点

(1)新生儿的免疫系统发育不完善,调理素和补体不足、中性粒细胞不能有效趋化、细胞免疫能力差,故易发生感染且炎症不易局限。

(2)小儿皮肤嫩薄,皮肤附件少,同样条件下,小儿烧伤的深度比成人深。

(3)小儿体表面积与体重之比较成人大,心排血量、基础代谢、潮气量、血容量、肾小球滤过率等均与体表面积关系密切。

(4)小儿代谢率高,各种营养,特别是蛋白质需要量大,烧伤后更明显,因此应注意增加小儿蛋白质摄入量。

(5)小儿对药物耐受性差。故小儿用药剂量应慎重。根据小儿体重、体表面积和成人用药剂量可按下列公式计算小儿用药剂量:

小儿用药剂量=小儿体表面积(m²)/1.73(成人体表面积,m²)×成人用药剂量

二、小儿烧伤的伤情估计

(一)小儿烧伤面积的估计

烧伤面积估计错误十分危险,特别对于需要液体复苏的患儿,因为烧伤面积的大小决定了液体复苏的剂量,过高或过低估计均会引起严重的不良后果。目前常用的小儿烧伤面积估计方法有伦-勃法和中国九分法。

1.伦-勃法

见表11-2。

表 11-2　伦-勃法估计不同年龄小儿身体各部位体表面积的比率

年龄(岁)	<	1	5	10	15
头颈(%)	19	17	13	11	9
一侧大腿(%)	5	6	8	8	9
一侧小腿(%)	5	5	5	6	6
躯干(同成人)(%)	37	37	37	37	37
双上肢(同成人)(%)	18	18	18	18	18
臀、会阴(%)	6	6	6	6	6

此法较准确,但不便记忆,目前国外应用较广泛。

2.中国九分法

1961 年,九分法被普遍接受,使用于烧伤面积的估计。其方法是将患者的手指并拢,所占面积为全身的 1%,以此作为测量标准。这种方法简单、方便、实用,尤其在测量小面积、散发性烧伤时具有其独特的优点。然而,这种方法准确性差。

1970,我国学者提出"中国九分法",目前已被广泛接受。这种方法是根据中国人实际的体表面积所制定,具有简单、方便、实用,且精确性高于"九分法"。见表 11-3。

表 11-3　中国九分法估计身体各部位所占体表面积的比率

部位	成人体表面积(%)	小儿体表面积%
头颈	(3+3+3)	
头发	3	
面部	3	9+(12−年龄)
颈部	3	
双上肢		
上臂	7	7
前臂	6	6
手	5	5
躯干		
前	13	13
后	13	13
会阴	1	1
下肢	(5×9+1)	
臀部	5*	
大腿	21	
小腿	13	(5×9+1)−(12−年龄)
脚	7*	

注:*成年女性,臀部和脚均为 6%。

三、小儿烧伤休克以及围术期处理

(一)小儿烧伤性休克的临床特点

烧伤对小儿循环系统的影响与烧伤面积及严重程度相关。小面积轻度烧伤影响较小,大面积重度烧伤常可导致水、电解质及血浆大量丢失,有效循环血量急剧减少,严重时发生休克,如诊断和治疗不及时,常引起严重低血压,导致多脏器功能不全,甚至死亡。因此,掌握小儿休克病理生理变化过程和休克发生的临床特点,早诊断、早治疗,对于阻断休克的变化进展过程,减少相关并发症发生率和死亡率具有极其重要的意义。

1.小儿休克的病理生理变化

(1)血管通透性增高,体液渗出:烧伤的主要改变为皮肤毛细血管扩张,通透性增加,血管壁丧失了半透膜的功能,导致血管和组织间的液体交换异常,血管内的血浆蛋白渗入到组织间隙或渗出创面,形成组织水肿、渗出液或水疱。严重烧伤患儿,即使在非烧伤区域,特别是重要器官如脑、肺、消化道等的毛细血管通透性也增加,组织间隙的渗出液增多,导致血管内体液的大量丧失,有效循环血容量迅速减少。

体液渗出的速度与烧伤时间和严重程度相关。一般是烧伤后 6～12 小时最快、最多,至伤后 24～36 小时逐渐减少、停止,此后毛细血管通透性逐渐恢复正常,渗出液开始返回,水肿逐渐消退。但在严重烧伤患儿,渗出时间可达 48 小时以上。如烧伤面积高达 40％以上,肺水含量即会增加,肝、脾、肾和肌肉水含量也会有不同程度的增加。

毛细血管通透性改变与烧伤后多种递质的释放有关。研究表明,烧伤后患者血浆内组胺、5-羟色胺、缓激肽、前列腺素、氧自由基、血小板活化因子、溶酶体酶等多种化学递质浓度增高,参与了烧伤区域及非烧伤区域组织毛细血管通透性改变的病理过程。

(2)血浆丢失:血浆丢失量和丢失速度与补液速度密切相关。烧伤早期即出现血浆量迅速减少。烧伤面积在 40％时,伤后 12 小时内血浆量可减少 25％。小儿体表面积与体重比值大,细胞外含水量高,烧伤后更易发生血浆容量丢失。当烧伤面积＞10％时,如不及时充分补液,即可能因有效循环血量减少而导致休克。

(3)心排血量与外周血管阻力改变:严重烧伤可引起心排血量迅速、明显下降:心排血量或心脏指数在伤后 30 分钟降至 40％左右,每搏输出量减至伤前的 50％左右,左室做功指数降低更明显,达到伤前的 30％以下。临床观察也证实,烧伤早期大部分患者的心脏指数、每搏指数降低,全身血管阻力增加,并伴有肺动脉高压现象。

烧伤后血浆容量减少和心排血量的下降,引起血液浓缩,微循环内血流速度减慢、血液淤滞,红细胞在毛细血管内聚集,直接增加了外周血管阻力。如心脏的微循环也呈淤滞样改变,可对心肌能量与氧的供应产生不良影响,使心肌收缩力下降,心排血量进一步下降。

资料表明,烧伤后 1 小时外周阻力增至伤前值的 182％,此时心排血量减至伤前的 32％,但平均动脉压却能维持正常。伤后 4 小时,心排血量进一步减少,外周阻力开始降低,平均动脉压显著下降,有效循环血容量严重不足,机体难以依靠增加心率而维持心排血量,即可出现休克状态。

(4)神经-内分泌反应:烧伤后可引起一系列神经-内分泌反应。交感-肾上腺髓质反应最为迅速,烧伤的强烈疼痛刺激可引起交感兴奋,肾上腺髓质分泌增多,血浆儿茶酚胺,如去甲肾上腺素和肾上腺素浓度,显著高于正常,持续时间与烧伤严重程度有关。儿茶酚胺分泌增加是机体的重要防御反应,它不仅引起心率加快,心肌收缩力增强,每搏输出量、心排血量及外周阻力均增加,以维持有效的冠状动脉和脑循环血液灌注。儿茶酚胺还能促进糖原分解,增加血浆脂肪酸含量,以保证机体的能量需求。儿茶酚胺还能促进其他一些激素的分泌,如胰高血糖素、生长激素、甲状腺素与甲状旁腺素,发挥广泛的生理效应。

烧伤后肾上腺皮质分泌的糖皮质激素也显著升高,持续时间可达 5 周以上。糖皮质激素的分泌对增强机体抗损害能力,促进蛋白质分解和糖原异生、稳定溶酶体膜等具有十分重要的意义。

应激状态下,肾素-血管紧张素-醛固酮系统也被激活。醛固酮使肾脏产生保钠排钾效应。抗利尿激素的分泌受血浆晶体渗透压和血容量的双重调节,血管紧张素也可刺激其分泌。两者浓度的升高能减少尿液排出,有利于恢复有效循环血容量。

烧伤后,神经-内分泌反应的结果导致有效循环血容量得到部分恢复,心、脑的血液供应因血液分布的调整而得到保证,但其他器官的血供仅能维持正常状态时的 1/3。肾血管强烈收缩,使肾血流量减少显著减少。皮肤血流也明显减少。持续血流量的下降可能引起器官缺血性损伤。

(5)小儿烧伤后器官功能变化:肺循环阻力小,组织疏松,血流丰富,烧伤后由于大量炎性介质的分泌,可能引起肺毛细血管通透性增加,大量血浆漏出,肺泡呼吸膜增厚,患儿出现呼吸困难,即急性呼吸窘迫综合征,严重者可危及患者生命。

小儿肾功能发育尚不健全,很易受损。烧伤后由于有效循环血量降低,神经-内分泌反应的激活,使肾血管代偿性收缩,肾小球滤过率下降,临床表现为少尿或无尿。若肾血管收缩时间过长,即可发生缺血性坏死,产生肾衰竭。

严重烧伤后引起血红蛋白血症和肌红蛋白血症,不仅可直接刺激肾血管收缩,加重肾血管痉挛,而且在酸性条件下极易沉积阻塞肾小管,诱发肾衰竭。

2.小儿烧伤性休克的临床特点

(1)休克发生早且严重:由于小儿总血容量较少,细胞外液含量丰富,而各器官发育尚未成熟,对循环血容量下降的调节能力差,因此对体液丧失的耐受性较成人差。烧伤后由于脱水、血浆成分丢失等造成的内环境紊乱远较成人严重,烧伤性休克发生率也较成人高。小儿烧伤面积>10%者就有可能发生休克。

(2)头面部烧伤更容易发生休克:由于小儿头部面积相对较大,组织较疏松,血运丰富,渗出较其他部位多,因此血容量变化迅速。头面部肿胀也易引起呼吸道不畅,如出现呼吸功能障碍,则缺氧加重对循环的抑制,使休克更早出现,且难以纠正。

(3)年龄越小,休克发生率和死亡率越高:机体的代偿能力与年龄有明显相关性,年龄越小,代偿能力越差。研究表明,年龄在4岁以上和年龄在4岁以下的小儿休克发生率明显不同,年龄越小休克发生率越高。

3.小儿烧伤性休克的临床诊断

由于小儿的以上特点,对于烧伤性休克的诊断不仅包括循环状态,而且还应包括呼吸状态,并注意监测内环境情况和病程变化情况。

(1)烧伤病史,包括烧伤的时间、地点(如室内、室外)

(2)循环状态:四肢厥冷,面色苍白或发绀,毛细血管充盈迟缓,严重者全身皮肤蜡黄、并有花纹出现。脉搏快而细弱,可以增至每分钟180～200次,严重低血压甚至测不出来,心音变钝。最后可出现心率减慢,循环衰竭。

(3)评估呼吸道烧伤的情况,如出现面部和/或颈部水肿、呼吸短促、吞咽困难、分泌物难以清除,可能并发呼吸道烧伤。

(4)每15分钟评估一次尿量,直至达到目标参数,然后每1小时观察一次尿量,直至多尿期开始,或维持平稳的静脉输注情况下,静脉尿量超过目标参数。

每小时评估以下指标,直到多尿期开始:①神志(口渴、烦躁不安、甚至谵妄或惊厥);②毛细血管充盈程度;③气道是否通畅;④外周脉搏。⑤每天观察体重,以监测多尿情况。⑥前72小时内,每天取血检测全血细胞计数、钠、钾、二氧化碳、尿素氮、肌酐、血糖和动脉血气。

烧伤后前24小时可能出现以下异常指标:pH下降、血细胞比容升高或降低、血钠下降、血钾升高或降低。

总之,小儿烧伤休克的诊断主要依据临床表现,如尿量、精神状态和皮肤颜色的变化等,其次是参考血压、脉搏,但同时应动态观察休克的病程变化。在观察精神状态时,应注意不同年龄的患儿,临床表现也不相同:1岁以内多表现嗜睡;1～4岁多兴奋、躁动不安或反常的安静,以后逐渐转入昏睡;4岁以上者则异常兴奋,多表现紧张和多话。

(二)小儿烧伤休克的围术期处理

由于目前仍无法改善烧伤后血管通透性增加,防治烧伤休克的主要措施仍是静脉输液,其目的是维持重要的器官功能,防止烧伤后出现的烧伤性休克和低血容量性休克。一般来讲,小儿烧伤面积占全身体表面积的10%以上即需要立即的容量复苏,容量复苏的速度应与漏出的速度相等。复苏过程中应避免液体不足或过量引起的并发症。

国外总结了许多输液公式,如20世纪50年代出现的Evans公式,继而Blook'S公式。20世纪70年代出现了Parkland公式,并一直沿用至今。

1.容量复苏中液体量和输液速度的控制

(1)小儿烧伤补液疗法brooke公式:第一个24小时补液量:婴幼儿=2 mL×面积×kg+生理需要量;儿童=1.5 mL×面积×kg+生理需要量。①先补充晶体液后补充胶体液。晶体液即等渗含钠液,常用生理盐水和林格液;胶体液包括全血及其衍生物和扩张血浆量的各种合成制剂,血液衍生物包括血浆和血清蛋白等,常用血浆。②晶体液/胶体液应视烧伤面积和深度而定,中小面积浅表烧伤,可单纯给予电解质溶液,较重者晶体液和胶体液比例以1.5:1为宜;大面积烧伤,特别是三度烧伤面积大的患儿,晶体液和胶体液比例以1:1为宜。③上述补液量的1/2在8小时内输入,其余在以后16小时内输入;第二个24小时补液量是第一个24小时补液量1/2再加上生理需要量。④不应盲目套用公式,烧伤面积>50%时,应按照50%计算,否则可导致补液量过多。⑤小儿头面部烧伤输液量相对较其他部位多。⑥大面积烧伤,红细胞大量破坏,深度烧伤时还有大量肌肉坏死,可出现血红蛋白尿或肌红蛋白尿,二者都可引起肾血管痉挛,并在酸性环境下析出,堵塞肾小管引起肾衰竭。应加快输液速度,碱化尿液,必要时可用溶质性利尿剂。⑦调节输液量的指标:尿量(每小时1 mL/kg)、周围循环情况、心率(140次/分以下),一般情况,安静不烦躁无烦渴。

小儿烧伤补液疗法,虽可以根据公式确定,但这只是一大概范围,具体应用时,应根据患儿具体情况和输液调节变化并作必要实验室检查,调节输液量和输液速度。

(2)24~48小时:患儿的死亡主要由于水、电解质的紊乱、脱水和器官功能障碍,因此,精确的液体复苏将会避免这种不良的预后。使用烧伤记录表格并严密监测液体复苏效果,对于每一位患者的生存和恢复十分重要。

(3)48~72小时:1/2张生理盐水,必要时加钾。

(4)复苏液体的选择:Parkland公式认为输液需要扩张整个细胞外液才能维持血容量,而细胞外液主要为含钠离子的溶液,因此第一个24小时输入含钠的晶体液如乳酸林格氏液进行扩容更为合理。但是,近年来研究认为,输入晶体液有使患者负荷过大,发生低蛋白血症和组织水肿难以消退,增加感染易感性的弊端,主张第一个24小时内适量补给胶体。一般认为胶、晶体的调整系数为1.5较为合适。

2.液体复苏有效性评价

(1)充足液体复苏的体征包括以下几个参数:①具有三维定向能力;②尿量:<12岁患儿或体重<30 kg;烫伤或化学损伤:1 mL/kg/hr,尿液颜色清亮或呈黄色;电烧伤:2 mL/kg/hr,直至尿液清亮或呈黄色,然后维持1 mL/kg/hr。③心率:5~10岁:110~130 bpm;1~5岁:130~150 bpm;<12月:160~180 bpm。④血压:12~18岁:12.0~21.3 kPa/6.7~12.0 kPa;6~12岁:10.7~18.7 kPa/6.7~12.0 kPa;<6岁:10.7~17.3 kPa/6.0~12.0 kPa。

（2）液体复苏不佳的体征：①尿量少于设置的量持续 1 小时以上；②静脉输入速度高于计算量，以维持尿量参数；③烦躁不安，定向能力障碍；④烧伤后代谢性酸中毒持续 72 小时；⑤心率超过以上生理参数；⑥血压低于生理参数；⑦电烧伤患儿出现肉眼肌红蛋白血症，持续 12 小时以上；⑧肺动脉楔压＜2.7 kPa；⑨中心静脉压＜0.8 kPa。

四、小儿烧伤的麻醉

（一）小儿烧伤患者的术前访视特点

严密细致的术前访视是保证安全、顺利完成麻醉的关键。术前应认真评估患儿全身情况、烧伤情况及对麻醉手术的耐受程度，了解病史、查体、实验室检查等资料，根据评估结果选择适当的麻醉方法和用药，并决定麻醉前用药。

1.与患儿及家属交流

意外伤害及疼痛严重影响患儿及家属的心理。患儿年龄小，自控能力低，对疼痛的耐受力差，容易烦躁、哭闹。麻醉医师访视时和蔼的态度和耐心的解释能够稳定家属情绪，防止家长的不良情绪影响患儿，进而争取家长的理解和支持，取得患儿的信任和合作，增加患儿的安全感和信心，使其配合医务人员做好术前准备工作。

2.病史及体检

（1）核查患儿基本资料，详阅病历，包括诊断、查体、实验室检查结果、术前小结，注意有无药物过敏史，或家族中有无变态反应史及出血倾向，小儿有无手术史及对麻醉药物的变态反应。询问烧伤病史：烧伤部位、面积、程度，注意有无呼吸道吸入性烧伤。

（2）体格检查：①患儿营养、发育、体重等是否与年龄相符，有无营养障碍、贫血、腹泻、脱水、发绀、发热等，为术前用药与麻醉用药提供依据。②气道情况：头面部是否烧伤，牙齿有无松动，扁桃体是否肿大，鼻咽腔是否通畅，有无气道炎症及肺部感染等。③呼吸循环系统：观察患儿的呼吸频率、幅度，胸壁损伤时有无焦痂形成限制呼吸，仔细听诊肺部确定有无肺部炎症、肺水肿、肺不张等情况。测定心率和血压，注意皮肤黏膜的颜色，有无下肢水肿、颈静脉怒张、毛细血管充盈时间异常等。如术前存在严重的心肺功能不全、水和电解质紊乱、呼吸道或消化道炎症、高热及低蛋白血症造成的中、重度贫血等，均应于术前纠正，以改善组织器官功能。当小儿机体能耐受麻醉和手术时，方可考虑择期手术。

3.了解手术情况

了解手术部位、范围、术式、估计术中出血量及手术时间，为麻醉方式选定提供依据。

4.术前禁食、禁水

小儿术前应禁食、禁水 6～8 小时，以保持麻醉诱导前的胃排空状态，减少呕吐及反流误吸而导致支气管痉挛、呼吸困难等的发生，保证麻醉及手术过程的安全，婴幼儿禁食时间最好不要超过 12 小时，以免发生低血糖。

5.实验室检查

重点了解血常规、凝血功能（出凝血时间、血小板计数等）、血气分析、电解质、肝功能、肾功能等，必要时应进一步了解重要脏器的功能状况。

6.麻醉前用药

目的在于使小儿术前镇静，抑制呼吸道黏膜分泌和唾液分泌，阻断迷走神经反射，减少或避免麻醉及手术引起的有害反射，提高痛阈，增强麻醉效果及减少麻醉用药量。恰当的术前用药可使麻醉管理平顺,明显消除心理和精神方面的干扰,为麻醉诱导、术中管理、特别是呼吸道管理提供帮助。给药量应以千克体重为依据,并根据不同情况确定给药时间和给药途径,使患儿充分镇静,减少精神紧张和恐惧心情,防止患儿因饥饿、口渴等所致的烦躁不安,并使患儿易于和医务人员合作。

(1)常用的麻醉前用药。①镇静催眠药:目的是消除患儿精神紧张。苯巴比妥类具有镇静、催眠及抗惊厥作用,并可提高机体对局麻药的耐受及预防局麻药中毒。以苯巴比妥钠最为常用,小儿剂量为2~4 mg/kg。因婴儿代谢苯巴比妥盐缓慢,故6个月以内小儿不用。苯二氮䓬类,主要有地西泮、咪达唑仑等,对大脑边缘系统有抑制作用,可有效消除患儿恐惧紧张和疼痛应激反应,同时有抗惊厥和遗忘作用,使之容易接受麻醉面罩诱导法。咪达唑仑起效快、作用确实、半衰期短,剂量为0.1~0.2 mg/kg肌内注射。地西泮0.1~0.4 mg肌内注射。②抗胆碱药:以阿托品和东莨菪碱最为常用,目的是抑制腺体分泌,干燥呼吸道,防止因喉刺激、缺氧和芬太尼等引起的心动过缓。阿托品还具有解除血管壁张力、松弛支气管平滑肌等作用,0.01~0.02 mg/kg皮下或肌内注射。东莨菪碱还有中枢镇静作用,不引起基础代谢率、体温和心率增高,适用于心动过速和发热的患儿,但有烦躁不安和谵妄等不良反应,用量为0.015 mg/kg皮下或肌内注射。1岁以下的小儿术前用药仅用阿托品,0.015~0.02 mg/kg皮下或肌内注射,1岁以上的小儿术前除用阿托品外,还需配合使用镇静催眠药以强化术前用药效果。③麻醉性镇痛药:镇痛作用强,有催眠作用,降低基础代谢率,有助于麻醉诱导平稳,减少麻醉用药量。常用的镇痛药有吗啡、哌替啶,这些药物有呼吸抑制作用,尤其在静脉快速给药时抑制作用更明显。故对术前呼吸抑制、缺氧患者应禁用,一般不做5岁以下小儿的麻醉术前药。哌替啶常用剂量为1 mg/kg或吗啡0.08~0.1 mg/kg肌内注射。

(2)注意事项:①麻醉前用药应按时给予。吗啡抑制呼吸和降低代谢作用,阿托品抑制唾液腺分泌和干燥呼吸道作用,都在皮下或肌内注射1小时出现高峰,故宜在麻醉前1小时给药。②急症手术、休克和循环差的患者,因皮下或肌内注射吸收较差,采用静脉途径给药,但应注意快速静脉推注容易造成呼吸抑制。③危重、呼吸困难患者以及呼吸代偿功能差的患者禁用吗啡和哌替啶。④高热患者一般不用阿托品,以给东莨菪碱为宜。小儿因呼吸道分泌旺盛,阿托品用量可适当加大。

(二)小儿烧伤手术的麻醉用药特点

麻醉药选择的原则是安全、止痛完善、生理干扰小、清醒迅速、术后反应少,对生理功能无严重影响,患儿易于接受、无痛苦记忆,操作要尽可能简便。多数情况下不需要肌松。目前还没有最佳的烧伤麻醉药。优选快速代谢的麻醉药,患儿能够尽快苏醒、活动和进食。

1.小儿药效动力学特点

(1)含水量高,水溶性药物的分布容积大,通常需要更大的首次剂量才能达到理想的血药浓度,如大多数抗生素和琥珀胆碱。

(2)脂肪含量少,依赖在脂肪内二次分布而降低血药浓度的药物,其药效将延长。

(3)肌肉少,在肌肉中再分布的药物,药效延长,如芬太尼。

(4)肝、肾功能不完善,药物与蛋白结合率低,导致药物药效增强,代谢时间延长。而2~10岁小儿,肝、肾功能成熟,肝、肾重量占体重的比例大,且血流丰富,因此,大多数药物的半衰期比成人短。

2.全身麻醉

烧伤患儿手术大多数是在全身麻醉下完成,并根据具体情况决定是否行气管内插管以保证呼吸道通畅。麻醉方法包括全凭静脉、静吸复合麻醉、局麻或神经阻滞复合全麻等。

(1)麻醉诱导:静脉诱导较简便,如静脉通道不易建立,可以使用吸入诱导。①静脉麻醉诱导:可使用静脉注射咪达唑仑 0.1～0.2 mg/kg,必要时追加丙泊酚 1～2 mg/kg 诱导,芬太尼可引起肋间肌痉挛,一般在非去极化肌肉松弛药使用后再推芬太尼,然后行气管内插管。如患儿通气与换气功能正常,头颈面部无严重烧伤,张口不受限,手术体位采取平卧位,可不行气管内插管,但应准备好麻醉机、吸引器及气管内导管等急救用具,必要时放胃管,使用口咽通气道面罩吸氧。对于严重烧伤、创面较大、通气功能不足、手术时间较长、头面颈部烧伤不易维持呼吸道通畅者、张口困难、俯卧位手术等患儿,均需行气管内插管,以保证呼吸道通畅。小儿气管内插管后应特别注意妥善固定、防止术中滑脱。术中应行辅助或人工呼吸,防止缺氧及二氧化碳蓄积。对不需插管者,开放静脉后即可在呼吸循环监测下,分次给予氯胺酮(2 mg/kg),可加用地西泮或咪达唑仑,患儿可很快进入麻醉状态。②吸入麻醉诱导,将面罩连接麻醉机以二氧化氮-氧-七氟烷吸入,待患儿完全入睡后适当辅以安定类药物即可行气管插管。

(2)麻醉维持:可采用吸入麻醉、全凭静脉麻醉、静吸复合麻醉。①吸入麻醉维持:多采用二氧化氮-氧-七氟烷(异氟烷或地氟烷),间断辅以小剂量芬太尼(<50 μg/kg),氟烷因对循环抑制作用显著,目前已很少使用。吸入的优点是麻醉深浅的可控性好、术后苏醒较快、便于较早拔管和术后管理。②全凭静脉麻醉维持,目前多采用丙泊酚静脉持续泵注维持麻醉,根据麻醉深浅调节丙泊酚速度。由于丙泊酚无镇痛作用故常间断加入芬太尼或持续泵注瑞芬太尼。给药更加方便、简捷,像吸入麻醉一样易于调控麻醉深浅。靶控输注技术可根据麻醉的需要及麻醉医师确定的给药剂量和方式平稳地控制麻醉深浅。丙泊酚的最大优点是停药后苏醒快,对于小儿术后护理非常有利。采用氯胺酮静脉滴注或静脉注射维持麻醉。氯胺酮常以 0.1% 浓度点滴维持。为加强镇痛、遗忘和催眠效应,减少氯胺酮用量,可酌情追加芬太尼和安定类。该方法的缺点是术后苏醒较慢,增加全麻后护理难度。静吸复合麻醉维持:采用丙泊酚为主的静脉麻醉,适当复合吸入二氧化氮及七氟烷(异氟烷或地氟烷)等吸入麻醉药,平稳维持麻醉,调控深浅,术后苏醒较快,便于术后及早拔管及术后护理。若麻醉机性能优良,可采用低流量吸入麻醉则更为经济。

3.其他麻醉方法

烧伤患儿手术较少应用局部麻醉和区域阻滞麻醉。对上肢或下肢广泛烧伤,如患儿合作或配合基础麻醉,可应用臂丛阻滞、脊麻或硬膜外麻醉。如上肢手术可采用臂神经丛阻滞麻醉,下肢手术可选用连续硬膜外麻醉,对全身影响较小。

4.特殊烧伤患者的麻醉

大面积严重烧伤,特别是伴有头、面部、呼吸道等特殊部位的烧伤,麻醉处理十分困难,此类患者常伴有低血容量、严重贫血、低蛋白血症、水电解质与酸碱失衡,难以维持气道通畅。对于这些患儿,术前不仅要纠正贫血和内环境紊乱,以提高耐受麻醉的能力,并充分评估气道情况,确保气道通畅。除此之外,还应注意以下问题。

(1)术前应充分止痛,缓解患儿疼痛,获得患儿配合。

(2)麻醉前必须对呼吸道情况及呼吸功能进行较全面了解,对面颈部极度肿胀患者,为确保气道通畅,术前可行气管造口术。

(3)对肢体烧伤无法测量血压,脉率的患者,应借助观察尿量、中心静脉压、心率、心电图等变化,了解循环情况。

（4）大面积烧伤后,患儿常需多次手术和麻醉,每次手术不仅出血多,时间长,机体消耗严重,患儿常难以承受深麻醉对呼吸、循环等的抑制作用。

（5）大面积烧伤后,常无法行静脉穿刺,外套管针的广泛应用有利于实施液体治疗及静脉给药。

5.术后镇痛

镇痛有助于提高小儿烧伤的治疗效果,减轻疼痛对患儿的不良刺激,提高愈后的生活质量。

烧伤的疼痛非常剧烈,并将发展成慢性疼痛。因此,应尽可能联合多种手段进行术后镇痛,如对乙酰氨基酚、非甾体抗炎药、局部麻醉药和阿片类药。阿片类药是强有力的有效镇痛药物,但是它有急性不良反应如呼吸抑制,还有耐受、依赖和痛觉增敏(尤其是大剂量使用后)。非甾体类药物可以减轻疼痛和炎症,不良反应有肾脏损害。高选择性的 COX-2 拮抗剂可以在一定程度内减轻疼痛增敏。氯胺酮是广泛应用的镇痛药,由于发生激惹和谵妄的可能,不是镇痛首选,但可与安定类和阿片类药物联用。新型药物如抗抑郁药和抗惊厥药、加巴喷丁应用于急、慢性疼痛可预防急性疼痛向慢性疼痛的发展。

局部阻滞具有不良反应少,安全性高等优点。近年来,局部阻滞在疼痛治疗中取得了较好的效果,但是烧伤的部位和感染限制了局部阻滞的使用。

心理治疗也不可忽视。儿童看待疾病的方式和成人不同。应多对患儿进行关爱,也可加强镇痛药的作用。

（三）小儿烧伤患者的术中补液特点

小儿术中补液具有极其重要的作用:①补充术前因禁食水而造成的体液及能量不足;②提供维持体内化学反应及酸碱平衡必需的电解质;③补充不显性失水量和维持必要的尿量;④维持正常输液量;⑤补充因手术创伤而引起的细胞外液和蛋白质丢失。补液种类也多种多样:通过平衡盐液补充细胞外液,维持晶体渗透压;全血或血浆补充蛋白质等,维持胶体渗透压;葡萄糖液提供能量供代谢所需,减少术中蛋白质和糖原分解,满足有效循环血容量和维持必需的尿量。

1.根据术前访视,评估液体治疗情况

重点了解手术时距烧伤发生的时间,入院后补液、抗休克治疗措施,了解术前补液种类、补液量、晶胶体比例、补液治疗的效果等详细情况,着重参考术前实验室检查(血红蛋白与血细胞比容)和临床表现,估计术前的液体治疗是否充足适当。麻醉医师根据术前小儿补液计划的实施以及疗效和体液平衡情况,做出大致判断,指导术中补液。

2.选择合适的补液方式

术中通畅的输液是麻醉和手术安全进行的保障。烧伤小儿选择合适的穿刺静脉较困难,特别是四肢烧伤或浅表静脉损伤的小儿,所以术前在病房中即应选择至少一个输液通道,穿刺局部及邻近关节处用自粘式绷带加以固定,防止患儿躁动时静脉留置针脱出血管,确保术前或术中输液及用药的需要。对于难以选择浅静脉穿刺的小儿,可术前静脉切开置管或进行深静脉套管针穿刺置管,后者还可进行中心静脉压监测,以动态了解心脏负荷状态,调整和稳定循环功能,指导术中输液量及速度等。

3.补液量

（1）每天需要量:小儿处于生长发育阶段,全身各个系统和器官尚不成熟。新陈代谢比较旺盛,年龄越小其体液总量所占体重的比例越高,组织间液差别越大,如按单位体重计算,婴儿体液总量比成人多,年龄越小,需水量越多,2岁以上小儿体液总量与成人近似。

人体的细胞外液量均相当稳定,约为 6 000 mL/m²。组织间液总量决定细胞外液总量,所以细胞外液总量间接地与体表面积成正比。

儿童静脉补液必须考虑到代谢率高、体表面积与体重的比例较高。小儿每天的液体需要量与代谢直接相关,每消耗 100 卡能量需要 100 mL 水。小儿体重在 10 kg 以内,液体需要量为 4 mL/(kg·h);体重在 10~20 kg,额外增加液体量 2 mL/(kg·h);>20 kg,额外再增加液体量 1 mL/(kg·h)。

(2)手术创伤引起的额外丢失量:①除日需液体量之外,麻醉前应适当以稍快速度输入,补充术前禁食、水的丢失量,以提高麻醉诱导前后患儿的耐受力。②额外丢失在烧伤小儿更明显,且与烧伤面积大小、是否有呼吸道烧伤、环境温度过高导致的出汗等有关,有时难以估计,适当的小容量试探性补充,观察血压、心率、尿量及中心静脉压的情况进行调整。③小儿往往细胞外液显著减少,手术创伤的大小,手术时间的长短等影响着细胞外液丢失量的多少,术中必须及时补充。④较大面积烧伤小儿应通过尿量、血压、神志状态及中心静脉压监测等,即可于术前大致估计输液量及输液成分。根据病情考虑术前已有血容量不足的患儿,则补液量估算还应增加。⑤还应注意麻醉方法的不同和术中失血等对体液丢失的影响,尤其是较大面积烧伤伴有明显水与电解质紊乱或酸中毒等,必须在休克期内麻醉手术的小儿,更应注意评估输液量及电解质成分,既要使术中输液量适中,以保证有效循环血容量,满足肾脏灌注。⑥预防因输液逾量加重心脏负担及造成肺、脑水肿。对手术范围大、麻醉时间长的烧伤及整形手术,为维持循环功能的稳定,掌握循环动态,可考虑借助中心静脉压或肺动脉压监测,把握术中输液量和速度,以避免各种并发症的发生。

术中丢失量以胶体为主。胶体液可选明胶和羟乙基淀粉,必要时补充清蛋白或新鲜血浆,晶体液以乳酸钠林格液为主。也应防止晶体输注过多使血液过度稀释,加重水肿。选择液体种类时应根据化验结果,并注意电解质及酸碱平衡。

4.纠正低清蛋白血症、贫血和凝血功能障碍

(1)维持胶体渗透压:小儿血浆蛋白水平相对成人为低,加之术中创面失血和渗出,蛋白质的丢失更多,一般的切削面手术每 1%的烧伤切削面积失血 30~50 mL,甚至远超过此数值。面部和躯干部切削痂的失血量要比四肢约增加 1 倍左右。此外大面积烧伤后,大量红细胞破坏、烧伤后超高代谢消耗及经创面的血浆性大量渗出液等,均会使小儿发生低蛋白血症。除术前适当补充血浆或蛋白质外,术中也应酌情补充,预防胶体渗透压明显下降,促进术后恢复和创面愈合。

(2)红细胞的输注:术中输血应根据创面出血情况而定,当估计手术出血低于 10%的总血容量时,可以暂不输血;失血量在总血容量的 10%~15%时可据情输血,同时应输注葡萄糖酐等胶体及平衡盐;失血量大于总血容量 15%时必须输血,以防组织细胞严重缺氧和失血性休克的发生,改善组织灌流,保护内脏器官、维持胶体渗透压、改善心、肺、肾等器官功能,稳定患儿血流动力学及内环境。

(3)新鲜冰冻血浆:已知有凝血因子缺乏的患者,如大面积烧伤,可能在丢失 1 倍血容量之前即需要输注新鲜冰冻血浆,补充新鲜冰冻血浆普遍适用于输注压缩红细胞的患者。输全血的患者,即使在丢失数倍血容量血量的时候,也不必输注新鲜冰冻血浆。

失血量超过 1~1.5 倍血容量(完全以压缩红细胞、晶体、清蛋白或其他非血液制品代替),通常需要输新鲜冰冻血浆,但应根据凝血障碍及凝血酶原时间、凝血激活酶时间的延长情况作出输

注新鲜冰冻血浆的决定。

与儿童病理性出血相关的凝血酶原时间和凝血激活酶时间值到何种水平才足以说明需要输注新鲜冰冻血浆以补充凝血因子尚无针对儿童的研究。但在出现异常出血、凝血酶原时间超过15秒或凝血激活酶时间超过60秒（＞1.5基础值）的情况下必须紧急纠正。在检查结果正常但手术区域有渗血的情况下，可继续观察，不要输新鲜冰冻血浆。

用于纠正凝血酶原时间及凝血激活酶时间延长的新鲜冰冻血浆的输注量，取决于凝血因子的缺乏程度以及是否存在消耗性凝血障碍。一般情况下，新鲜冰冻血浆治疗需要置换30％或更多的血容量。新鲜冰冻血浆的输注速度超过 1.0 mL/（kg·min）有时会导致严重的低钙血症及心肌抑制和低血压，尤其同时吸入强效麻醉药。因此，应当在快速输注新鲜冰冻血浆时给予氯化钙（2.5～5 mg/kg）或葡萄糖酸钙（7.5～15 mg/kg）。

5.加强对烧伤患儿的监测

麻醉医师应根据术前液体治疗和血流动力学稳定程度，结合血常规、电解质和血气分析等化验结果制定术中补液方案，并根据术中出血及各项监测结果随时调整补液种类和输液速度，达到最佳治疗效果。术中综合分析判断各方向的情况，必要时采取试验性补液观察机体反应情况，并根据监测结果调整输液种类和速度，合理补液总量（必要时采用输液泵控制输液速度），宁少勿多，均匀补液，避免超负荷或短时间内补液过量，防止发生心肺及脑部并发症，这是保证小儿烧伤手术期间液体治疗取得最佳效果的重要原则。

6.麻醉期间常用输液制剂

（1）晶体液：最常用晶体液包括维持液、补充液和治疗类液体。维持性液体多为供应机体不显性失水如呼吸、出汗及排尿和大便失水，故多为低张钠盐溶液或不含钠的葡萄糖溶液。补充液多用于补充机体丢失细胞外液或由细胞外液转移至第三间隙而成为的非功能性细胞外液，如烧伤后水疱和创面渗液，组织间质水肿、腹水、胸腔积液等，故补充液应为近似细胞外液的等渗含钠溶液。治疗性液（也属补充液）以碳酸氢钠常用，主要用于治疗代谢性酸中毒。

（2）胶体液：输入大量晶体液可显著降低胶体渗透压，导致体液分布不均，不能持久维持血容量，需要补充适量胶体液以稳定血浆胶体渗透压。①清蛋白：血液制品，分子量大小均匀，平均分子69 000，不易经肾小球滤过。在循环中消除半衰期为18～20天，占人体血浆中蛋白总量的70％～80％。临床用5％清蛋白溶液胶体渗透压峰值可达2.7 kPa，多用于低血容量患者。25％清蛋白溶液胶体渗透压峰值可 1.3 kPa，多用于脑水肿、新生儿及低血容量并有水肿的患者。清蛋白是最理想的天然血浆胶体和胶体溶液，但价格昂贵且作为异体蛋白可能导致过敏；作为血制品可能经血传播疾病。麻醉医师应根据化验结果和临床情况在必要时予以适量补充，但在麻醉手术期间大多数以补充人工合成胶体羧甲淀粉为主。②明胶类制剂：为第一代羧甲淀粉。明胶是哺乳动物如牛的大分子蛋白，可长期储存不易降解且具有抗原性，在体内可被酶裂解，易于代谢或排泄，但在低温时呈胶冻状态影响临床使用。③琥珀明胶：由牛胶原经琥珀酰化而成胶体液，平均分子量 35 000，定数平均分子量 22 000。是多分散型胶体溶液，说明其分子大小不均，其优点是其中较小分子（分子量 50 000 以下的微粒）易从肾小球中滤过，输入初期有利尿作用。较大分子具有较多的开放型螺旋肽链，并带有电荷结构滞留在血管内，延长扩容效应。该制剂不引起血小板聚集，不影响交叉试验，大剂量（24 小时 10～15 L）输入也不影响凝血功能。对肾功能不全者，因清除快不在体内蓄积。④羟乙基淀粉。高分子羟乙基淀粉：是化学结构类似糖原的合成胶体溶液。平均分子量 45 000，常用 6％羟乙基淀粉（0.9％氯化钠溶液），胶体渗透压可达

4.0 kPa,扩容效应类似 5％清蛋白,输入后可维持扩容 24～36 小时,分子量在 50 000 以下的微粒可在 48 小时内自尿排出输入量的 40％～50％,大分子量微粒被 α 淀粉酶降解。对凝血机制的干扰随剂量增加而出现,故临床上限制用量在 20 mL/(kg·d)。中分子羟乙基淀粉:平均分子量 20 000,常用为 10％经乙基淀粉溶于 0.9％氯化钠溶液中,胶体渗透压 5.3 kPa。扩容效果较佳。不良反应类似高分子经乙基淀粉,但对凝血影响较轻,临床限制用量 33 mL/(kg·d)。羟乙基淀粉(130/0.4):具有良好的扩容效果(容量效应及持续时间);血浆中无蓄积;完全经肾脏排泄;组织内无蓄积;良好的安全性(对凝血功能和免疫系统影响小;无抗原性;无毒、无致畸性与致突变性;耐受性好等)。可大剂量用于婴幼儿,临床限制量为 50 mL/(kg·d)。⑤新鲜血浆,因其成分和人体血浆完全一致,所以理论上补充血浆最为适宜。但输血的潜在危险多可能发生在血浆输入时,故对经输血传播疾病应保持足够警惕。目前临床上多使用其纠正凝血功能障碍。

五、小儿烧伤的麻醉并发症及其处理

(一)低渗性脑水肿及其处理

烧伤后低渗性脑水肿是烧伤后常见神经系统并发症,常由多种病因引起,发病机制复杂。目前的研究结果表明,烧伤越严重,脑水肿发生率越高,但小面积烧伤(11％)也可发生脑水肿,尤其小儿头、面、颈部烧伤。遗憾的是,临床只有 1/4 的患者作出诊断,而 3/4 的患者漏诊,应引起重视。

1.病因和病理生理

(1)体液渗出:严重烧伤后,炎性细胞因子大量释放,血浆内毒素也急剧升高,导致全身器官毛细血管壁通透性增高,液体渗入组织间隙。另外,头面部深度烧伤直接影响脑膜和脑组织,使之充血水肿,头颈部严重水肿而致脑静脉回流受限导致脑实质水肿的发生。

(2)补液不当:烧伤后由于血容量不足,过多过快地补液,特别水分补入过多,或患儿口渴烦躁而饮进大量不含盐的水分,血清钠的浓度稀释性下降,细胞外液张力降低,短时间内水分迅速转移至脑细胞内,导致脑水肿。

小儿各器官发育尚未成熟,其血管床与细胞外间隙较成人小,水分更迅速转移至组织间隙和细胞内。

(3)酸中毒:烧伤休克、缺氧及电解质紊乱等原因均可引起酸中毒,血液 H^+ 浓度增高。机体为缓解酸中毒而启动 Na^+-H^+ 交换,使过多钠离子、水进入细胞内,导致脑水肿。呼吸性酸中毒时,由于二氧化碳蓄积,进一步增加血-脑屏障通透性,蛋白质等通过毛细血管壁,进入脑组织间隙,并携带过量水分,促使脑水肿发生。

(4)缺氧:休克、吸入性损伤、肺部感染、呼吸道不畅、气体弥散障碍等多种因素均可引起患儿缺氧,导致脑内能量迅速消耗,细胞钠泵作用降低,钠及水分难以排出细胞外,脑细胞水肿发生。

(5)其他:代谢紊乱,如低钠血症、低蛋白血症、尿毒症及严重溶血等因素都可造成缺氧,脑细胞膜通透性增强,而致脑水肿发生。

由此可见,烧伤后低渗性脑水肿由多种因素造成,发生原因复杂。水分聚集在细胞外间隙和血管周围腔隙叫细胞外水肿或血管源性脑水肿,因缺氧等因素水分聚集细胞内称为细胞内水肿或细胞毒性脑水肿,与烧伤后早期热力致组织水肿,输液不当和休克缺氧有关。研究认为,烧伤6 小时之后,脑水肿即可凸现。

2.临床表现与诊断

(1)意识障碍是脑水肿患者的主要表现:早期多表现为嗜睡、表情淡漠,反应迟钝或谵妄、烦躁不安和恶心、呕吐。可表现浅昏迷,虽意识不清,但生理反射多正常;进一步为深昏迷,生理反射消失,出现病理反射。

(2)生命体征改变:脑水肿引起颅内压增高,心动过缓,心律不齐,高热,呼吸不规则、变慢,血压升高,肌肉抽动或抽搐,严重者可出现脉细弱,心率快、不齐,呼吸不规则,甚至呈叹气式呼吸或呼吸骤停,血压下降。

(3)瞳孔改变:提示脑伤形成或脑干严重受压,可有双侧瞳孔散大或缩小或变化不定。眼底检查除偶有静脉充血外,并可见轻重不等的视盘水肿。也可出现眼球结膜水肿。婴幼儿囟门未闭者可触诊到囟门饱满,张力增高。

3.早期诊断与及时治疗

(1)病因治疗:及时处理引起脑水肿的各种原因,如纠正休克、缺氧、感染、中毒及水与电解质紊乱,防止补液过多过快或较长时间内持续补给单纯水分等。病因治疗是防治脑水肿的关键,应在脱水疗法的同时进行。

(2)保持呼吸道通畅,预防肺部感染和纠正缺氧:消除缺氧的病因,保持呼吸道通畅。有吸入性损伤呼吸道梗阻者,尽早进行气管切开,以减少解剖无效腔,增加通气量,便于给氧和清除呼吸道分泌物。未行气管切开的患儿,可口罩给氧,仅用鼻饲管给氧常不能达到纠正缺氧的要求。有条件时采用高压氧治疗,改善脑缺氧,通过改善血管通透性及血-脑屏障的通透性,减少或阻止钠、氯、水分进入脑细胞内。

(3)激素治疗:糖皮质激素可以降低毛细血管通透性,恢复血-脑屏障的正常功能,减少渗出,通过抑制垂体后叶分泌抗利尿激素,达到利尿排水的目的,与脱水利尿药配合应用时效果更明显。常用地塞米松 5～10 mg 或氢化可的松 200～300 mg,静脉注射,每天 2～4 次,逐渐减量,一般 3～5 天停药。用药期间注意预防消化道溃疡、出血和感染扩散。

(4)促进细胞代谢药物的应用代谢,给予必要的维生素、腺嘌呤核苷三磷酸,有利于脑细胞功能的恢复。

(5)对症处理:给予烦躁患儿镇静止痉药,常用药有安定、苯巴比妥钠等。高热可用物理降温,降温疗法包括头部用冰帽或全身用冬眠药物,可降低颅内压和减低代谢,是防治脑水肿的有效方法。呕吐者及时清除呼吸分泌物,防止误吸。为促进脑细胞功能的恢复,可给予能量合剂和神经营养剂等。

(6)脱水疗法:诊断一经确立,应立即行脱水疗法,但首先应纠正血容量不足,否则会使体液更处低张状态而加重脑水肿。①药物:常用的脱水药物为溶质性利尿剂。20％甘露醇,每次 0.5～1 g/kg,静脉注射,每天 2～4 次。浓缩人血清蛋白 50 mL,静脉注射,每天 1～2 次,可提高血浆胶体渗透压,有明显脱水作用,特别适用于水肿伴低蛋白血症者。出现明显中枢神经症状者,"水中毒"者或血清钠低于 120 mmol/L 可给予 3％～5％高渗盐水,一般用量为 5～10 mL/kg。开始先给 1/3,根据神经系统及生命体征变化,酌情输入剩余部分。②对有心功能不全或心力衰竭患者可使用利尿性脱水剂。呋塞米每次 5～10 mg,肌内注射或静脉注射,并根据小儿体重和尿量调整。口服氢氯噻嗪每次 10～25 mg,每天 2～3 次,作用强,毒性低,但要注意会引起低血钾。③脱水时的注意事项:脱水疗法同时要限制液体尤其水分输入。脱水过程中,应注意调整电解质和水的平衡。有严重休克时,应先或在脱水过程中维持正常血容量,以免加重休克,不利于脑水肿治疗或加重脑水肿。合并少尿型的急性肾功能不全的患儿,要限制液体补给,不宜采用利尿剂,不仅不起作用,而且还会加重肾损害。必要时可采用透析疗法或用泻剂以促使体内脱水。有心功能不全或心力衰竭的患儿,一般不采用溶质性利尿剂,以免增加心脏负担,应采用呋塞米、依他尼酸钠等。待生命体征恢复正常,临床症状改善或消失后,可逐步减量至撤除脱水剂,以免出现"回跳"现象。

(二)高热的处理

婴幼儿神经系统发育尚未完善,皮下中枢兴奋性较高,自身调节功能差,体温调节中枢不稳定,加之发汗功能不完善,特别是在烧、烫伤情况下,容易出现高热。

烧伤后一般均有不同程度的发热。烧伤小儿体温超过 39 ℃者也十分常见,一般不需要特殊处理。如体温持续在 39.5 ℃以上,可能出现水、电解质紊乱、精神状况异常、胃肠道功能异常、惊厥等并发症,需要积极寻找发热原因,紧急处理。

1.病因

(1)渗出液的吸收热:发生于水肿回吸收期。烧伤 48 小时后毛细血管的张力和通透性逐渐恢复,渗出液在组织间的液体和电解质开始回收,作用于机体而产生回收热。水肿回收期大量创面毒素随组织间液回吸收进入血液循环,溶痂期组织发生坏死液化,细菌容易繁殖致感染机会增多。

(2)创面感染,脓毒败血症:烧伤后创面组织坏死是细菌繁殖的良好培养基,创面边缘炎症浸润明显,大量化学炎性介质刺激作用于下丘脑,使之释放内源性致热原,引起该处前列腺素的合成和释放,使下丘脑体温调定点升高,从而引起发热。这是烧伤后引起发热的主要原因。

(3)败血症前期:由于创面感染,大量细菌入血,且产生外毒素及内毒素,患儿多为持续高热,血培养可帮助确诊。

(4)环境温度、湿度影响:由于创面的原因存在一定程度发热,尤其是在干燥炎热的环境,持续的烤灯下,更易发热,或因衣着过多,敷料包扎过厚或室温过高所致。小儿尤其是婴幼儿体表面积相对较大,室温过高(>30 ℃)时,大面积包扎散热不良极易导致高热,2 岁以下婴幼儿及头面部烧伤患儿容易出现。

(5)脱水热:主要由于高钠血症引起脑脱水所致。除高烧外,有时可伴有惊厥或昏迷。纠正脱水后,症状可以缓解,体温下降。

(6)其他感染:小儿易发生肺部感染,产生高热。患儿烧伤后抵抗力低,免疫力差,患儿可出现体温升高及相应消化系统及呼吸系统疾病,胃肠功能下降或饮食不当引起胃肠道感染,或合并上呼吸道或肺部感染,也可因输注血制品或输液反应及其他药物反应均可引起发热。

(7)医源性:滥用抗生素,如 β-内酰胺类抗生素在杀菌过程中能诱导 G-杆菌释放大量内毒素,刺激体内单核-巨噬细胞系统产生内生致热原,作用于体温调节中枢引起高热;二重感染;静脉穿刺留置时间过长;过敏性反应以及输血输液反应。

(8)其他:合并颅脑外伤引起中枢性高热。在换药的过程中由于坏死物质分解产生内源性致热源或疼痛、寒冷的刺激,换药后引起毒素吸收过多,均可导致高热,此种高热多为一过性,持续时间 3~5 小时。

2.治疗

重点在于预防,针对引起高热的各种原因积极采取措施。

(1)对症治疗,控制环境温度:体温 38.5~39 ℃者停用灯烤,松解衣被,让其有效散热,自然降温,适于婴幼儿。患儿体温 39.5 ℃以上要及时进行有效处理,首选物理降温。物理降温使用安全,对患儿生长发育影响较少。如头面部皮肤完好患儿可选用冰袋行头部尤其是前额外敷最为理想,可以降低并减少脑组织耗氧量。对恢复期患儿可使用对身体创伤性小的擦浴法,如温水、酒精擦浴降温,用湿热毛巾擦洗,用冰袋置于大血管处或用酒精擦浴至皮肤发红为止,可获得良好降温效果。同时防止寒冷刺激引起产热过多,包扎疗法的患儿注意室内温度和湿度。对冷敏感者不宜使用任何方式的物理降温,因任何冷刺激都会使患者出现寒战,使产热增加而影响降温效果。3 岁以上烧伤面积较小的患儿还可用 34～35 ℃的温水或 30 ℃ 25％～30％酒精擦浴健康皮肤,加快蒸发散热。体温 40 ℃以上或持续在 39 ℃以上者,应行紧急处理,防止发生惊厥,昏迷等并发症。口服泰诺口服液或复方氨基比林、柴胡注射液肌内注射,使皮肤毛细血管扩张出汗,通过汗液蒸发带走热量,并配合头部冰敷以使患者体温较快地下降。如体温仍不能有效控制者,包扎疗法患儿应立即拆除敷料,采用大血管处冰敷降温或冷盐水灌肠。冰敷时应注意每 10分钟左右更换部位 1 次,防止局部冻伤。冷盐水灌肠每次量 50～100 mL,可加用与口服量相同的水合氯醛,应用阿司匹林、安乃近、复方氨基比林等药物退热。

(2)对因治疗。①合理输液:电解质、胶体、水分交替输入,防止短时间内大量输注水分引起的低钠血症。②适当镇静止痛:清创换药前可给予适当镇静止痛剂,如苯巴比妥钠肌内注射;换药时动作应轻柔,尽量缩短换药时间,减少因换药引起的高热。③加强创面处理:及时引流或手术消灭切面,积极治疗败血症,及时纠正水、电解质平衡失调。加强创面处理是控制烧伤患儿发热的根本措施。保持创面清洁、干燥,及时封闭创面,定时给患儿翻身,避免受压创面潮湿或腐烂,对大面积烧伤或痂下积脓患儿尽早去除坏死焦痂和脓性分泌物,及时更换污染被服,医护人员接触患儿创面时要戴无菌手套,做好保护性隔离。清创应在血容量得以补充,休克纠正之后进行,且清创前给予适量的镇静剂。换药动作要轻柔,尽量缩短清创或换药时间。避免创面毒素入血,引起换药热。④控制感染,合理使用抗生素,避免引起二重感染。行创面培养或血培养选用敏感抗生素,控制感染。由于创面滥涂药,形成病原微生物良好的培养基,增加创面及全身感染概率,故创面不能滥涂药。

(三)惊厥及其处理

小儿烧伤惊厥是小儿烧伤中常见的并发症之一,据统计,其发病率为 6.6％～9.9％。惊厥是大脑功能暂时失调的现象。一般认为是大脑神经元异常放电所致,小儿各器官尤其是神经系统发育尚未成熟,神经髓鞘未完全形成,神经活动过程很不稳定,兴奋过程占优势,皮质的抑制机制不健全,皮质下中枢的兴奋性较高,兴奋易扩散。严重烧伤后各种刺激作用于大脑神经元,使神经细胞的兴奋性增高而产生易化,临床表现为惊厥。

惊厥易发生于婴幼儿,且年龄越小越多见。如持续较长,可加重机体缺血、缺氧及酸中毒,引起脑损害,甚至引起窒息而呼吸心跳停止,危及生命。故应积极处理。

1.病因

(1)高热:以 3 岁～6.5 岁小儿多见。一般在发热开始时发生惊厥,为大发作,持续数分钟即可自行缓解,较长时间可达数分钟,甚至 30 分钟以上。惊厥缓解后,神志恢复正常。无神经系统的症状和体征。发作次数一般不超过 3 次,烧退惊止。

(2)败血症:患儿机体抵抗力差,机体对感染的变态反应,创面长时间暴露,未及时进行处理,导致创面发生脓毒血症,败血症,或回吸收毒血症,导致中毒性脑病而发生惊厥。惊厥发作之前有发热,谵妄或狂躁不安等感染症状,发作后多有昏迷,同时伴有全身肌肉强直或阵发性大发作,并在昏迷中不断反复发作抽搐,重复可持续数天不止。同时伴有其他败血症的中毒表现,如神志昏迷、谵妄、烦躁不安等。

(3)脑缺氧与脑水肿。

(4)水、电解质、酸碱平衡紊乱:小儿心肺代偿功能及肾脏调节功能差,在休克期经过大量补液及感染等一系列因素的影响下,很容易引起体内电解质紊乱及酸碱平衡紊乱。电解质及酸解平衡紊乱是引起或加重烧伤后惊厥的重要原因。主要见于高血钠高渗性脱水、低血钠水中毒。

小儿的肾功能对电解质的调节较差,易发生代谢性酸中毒或合并呼吸性碱中毒:烧伤休克期血容量降低,组织灌注不良,细胞缺氧,无氧代谢增强酸性代谢物增加。加上少尿、肾功能不全,肾小管排泄氢离子的功能减退等。肺调节和缺氧引起的过度呼吸,也可合并呼吸性碱中毒;输入过多的生理盐水,致体液氯离子过多,导致高氯性酸中毒。纠酸后因血浆 pH 升高,导致血浆中离子钙含时降低;同时抗休克时输大量血浆、全血及清蛋白,使结合钙增高而离子钙减少,低钙使神经肌肉的应激性增高而导致抽搐。

2.临床表现

多数患儿发生于烧伤后 4 小时至 5 天,发作 1～2 次。惊厥发生前,患儿均有不同程度的烦躁或嗜睡,部分出现频繁呕吐症状。通常发作与年龄及烧伤面积成正相关。

从临床上可将惊厥分为全身性发作和局限性发作,前者临床表现为突然意识障碍或昏迷,两眼上翻或斜视、双手握拳、口吐白沫、呼吸困难,皮肤苍白后发绀、肢体强直性痉挛。后者表现为眼肌、口角、面肌抽动或手指、脚趾抽动,或一侧肢体抽动,意识可以不丧失。持续短到几秒,长至数十分钟至数小时。

3.处理及预后

(1)维持呼吸道通畅:保持呼吸道通畅,吸氧。迅速将患儿口腔打开,放上牙垫,并尽可能地将气道开放,保持呼吸道通畅,加大吸氧流量。

(2)迅速镇静止痉:因为长时间惊厥加重脑缺氧,脑水肿危及生命,在烧伤治疗处理的基础上对惊厥先采用单一的镇静药物,多用安定、苯巴比妥或水合氯醛。安定为首选药物,作用快,症状可于数分钟内控制,其镇静作用时间长,但该药有抑制呼吸的不良反应,用药总量应控制。静脉注射安定,每次剂量 0.5 mg/kg 静脉注射(或肌内注射),一般用药后 1～3 分钟惊厥停止,可 6 小时重复1 次。惊厥易复发,为防止惊厥复发,可在病情稳定期静脉点滴安定 20 mg 安定溶于 250 mL 葡萄糖中缓慢静脉点滴,可弥补静脉推注安定药效时间短的缺点,从而预防惊厥复发。对抽搐持续状态患儿给予安定静脉滴注 0.25～0.5 mg/kg。惊厥难以控制时,可加用苯巴比妥钠(每次 5～7 mg/kg)或水合氯醛:苯巴比妥钠使用:①静脉推注或侧管滴入,速度 25 mg/min,一般在 15 分钟内惊厥停止,如无效 30 分钟后可重复 1 次;②肌内注射起效慢,常用于安定止惊后巩固治疗。

(3)脑保护:20%甘露醇和肾上腺皮质激素,可减轻脑水肿,提高脑供氧量。对持续或频繁发作的惊厥应采用综合治疗,包括吸氧、头部降温、应用激素、能量合剂等。在休克控制的情况下,则适当应用脱水剂。

(4)积极寻找病因,去除引起惊厥的因素。①积极处理高热。②积极控制感染,预防脓毒败血症。除大量联合应用敏感的抗生素外,及时去除感染源,对深度创面应早期切痂植皮,清除坏死组织,减少毒素吸收,封闭创面,从根本上控制引起惊厥的原因,减少惊厥的发生。③防治水、电解质、酸碱紊乱。注意抗休克过程中使用液体的"量"和"质",预防张力过高导致高渗性脱水及脑细胞脱水,以及张力过低导致的低血钠性水中毒。临床上以采用平衡盐溶液为宜,输液过程中应及时作血电解质检查及血气分析。当血钠低于 120 mmol/L 伴惊厥时除迅速给予止惊药物外，还应迅速静脉补给 3%～5%氯化钠液或利尿剂，以迅速改善体液的低渗状态和减轻脑细胞肿胀。在滴注过程中应严密观察神志、精神状态、心肺功能、尿量及血钠情况，随时调节剂量及滴速。纠酸后注意补钙。静脉补钙时注意推注速度不能快，过快会引起呕吐、心率减慢，甚至心脏停搏。钙离子增高能使库血产生凝血反应，应注意钙不能与输血浆或输全血同时进行。合理补镁。胃肠道功能紊乱、大量创面渗出及各种原因引起的多尿等均可引起低镁血症，主要表现为神经肌肉兴奋性增高，并可伴有惊厥和昏迷等。由于缺镁患者往往同时伴有钙和钾等其他电解质紊乱及缺镁的患者可能不出现症状，因此缺镁的临床表现有时难以确定，有的缺镁所致手足抽搐伴有低钙，因而难以确定抽搐与缺镁的关系。血清钙正常的抽搐患儿，按低钙治疗无效，可因给镁试验治疗而使症状明显好转。当血清镁低于 1.5 mmol/L，并有临床症状和有产生低血镁的病因时，即应考虑有镁的缺乏。但血清镁不能完全反映细胞内镁的情况，必要时可测量尿中镁离子量以助诊断，如果 24 小时内尿中镁离子低于 3 mmol，一般即被认为有缺镁。轻度缺镁治疗以口服等量氧化镁和枸橼酸镁混合液为主（每天 1 mmol/kg）。也可每次给 25%硫酸镁 0.1～0.2 mL/kg，深部肌内注射，每天 2～3 次。重度缺镁可每天给予硫酸镁 0.5～1.0 mmol/kg 加5%葡萄糖溶液 500 mL 缓慢静脉滴注。25%硫酸镁不能静脉注射，因它有使血压下降、心脏停搏和呼吸停止的危险，应予以注意。④纠正休克，防治脑缺氧、水肿。⑤维持正常血糖。烧伤患儿一般有应激性血糖升高，但某些患儿合并有代谢异常或营养不良、伤后喂食不足、呕吐等也可致低血糖导致惊厥。如血糖低于 2.2 mmol/L，先静脉注射 25%葡萄糖每次 2～4 mL/kg，随即滴入 10%葡萄糖液，速度为 5～8 mg/(kg·min)至血糖值稳定。

(5)积极治疗其他合并症：惊厥可为小儿烧伤后消化道应激性溃疡出血的前期表现之一。头面部烧伤的患儿应适当行预防性抑酸治疗，从而防止并发症的发生。

多器官功能衰竭，预后不良。积极寻找病因，早期对因治疗，及时纠正休克，改善组织缺血、缺氧，有效抗生素治疗，抗自由基药物防治再灌注损伤，积极纠正酸中毒及纠正离子紊乱等。

(四)消化道并发症及处理

1.消化道溃疡

烧伤引起的强烈应激反应易发生消化道应激性损害。可波及胃、十二指肠、食道下段、小肠及结肠。小儿烧伤并发消化道出血的发病率较成人高，尤其重度烧伤患儿更易发生，发生时间主要在伤后 2 周内，与休克和感染密切相关。严重者可致消化道大出血，危及患儿生命，应早诊断、早预防、早治疗。

(1)临床表现与诊断：小儿烧伤并发消化道出血的发病率较成人高，重度烧伤患者更容易发生，因此，烧伤后要尽快恢复胃肠道功能，注意隐性休克，并主张早期进食，以减少胃肠应激性损伤及增加口服营养，但如口服过多，不易消化吸收，常导致腹泻。小儿消化功能的特点是对碳水化合物及蛋白质消化吸收较好，而对脂肪处理能力较差，故饮食中营养成分搭配应与其生理特点相符。

年龄越小，烧伤面积越大，消化道应激性溃疡发生率越高，出现柏油便或呕血，少数患者溃疡穿孔，出现急腹症。并发创面脓毒症、败血症等严重感染，多脏器功能衰竭。本并发症常隐匿存在，在大出血和穿孔发生前诊断较困难，一旦出现大出血和穿孔，死亡率又很高，临床上要仔细观察，注意大便颜色、潜血实验，若出现烦躁不安、口渴、大汗、尿少等与临床病情不相符合的体征应迅速查明情况，必要时可做肛门指诊，有便血和呕血即可诊断。此外，血红蛋白等化验指标的变化也是重要的诊断依据。必要时行纤维胃镜检查确诊。有穿孔时腹部 X 射线平片检查发现腹腔内游离气体,可作为诊断依据。

(2)预防和治疗。①预防:预防为主。积极预防休克。严重烧伤患者入院后常规用 H_1 受体拮抗剂,能有效抑制胃酸分泌,控制胃液 pH,保护胃黏膜。有肝功能损害和白细胞下降者可口服奥美拉唑钠 20 mg,每天 1 次,或氢氧化铝凝胶 20~40 mL,每 8 小时 1 次。改善胃肠道循环灌注,提高胃肠黏膜的屏障功能,早期少量多次口服肠道营养,如牛奶或要素饮食有利于胃肠功能恢复,防止应激性溃疡、胃肠出血和肠道毒素或细菌移位。加强创面处理,防止创面侵袭性感染,从而最大限度地防止消化道溃疡的发生。②治疗。内科治疗:补液输血,胃部降温,给予止血药。应用冰盐水 20~40 mL,加去甲肾上腺素或云南白药注入,使胃黏膜出血区小动脉收缩,减少胃酸分泌。静脉注射止血药,如维生素 K 150 mg 加生理盐水 250 mL,静脉滴注,每天 1~2 次,直至凝血酶原时间正常。酚磺乙胺促进血小板生成、聚集与黏附,减少微血管的通透性,增强其抵抗力,每次 0.25~0.5 U,静脉注射,每天 1~3 次。手术治疗:以上保守治疗不能有效控制出血,发生休克;大量输血又难以纠正;或有胃肠穿孔时,应考虑手术治疗。多采用大部胃切除或部分胃切除加选择性迷走神经切除术。有研究施行胃周血管缝扎术治疗 12 例胃十二指肠应激性溃疡出血,不必行胃大部切除,均取得满意效果,值得采用。

2.消化道功能紊乱

消化功能紊乱在小儿烧伤中较常见,其临床表现为胃肠道症状、大便次数增多及质、量的改变,同时可伴有不同程度的水电解质紊乱及全身中毒症状。

(1)病因:小儿消化系统发育不成熟,生理性免疫低下状态,胃液酸度较低,抗感染能力低下,毒素的吸收影响机体调节功能,各种消化酶分泌少,活性低,对食物耐受性差,进入胃内的细菌杀灭能力减弱,故小儿易于发生消化功能紊乱。另外,小儿不断生长发育,营养需要量大,消化系统负担较重,消化道负荷较大。婴幼儿正常肠道菌群对入侵的致病微生物有拮抗作用,使用不洁食具,食物病原进入消化道,或长期使用广谱抗生素,导致菌群失调等。一旦肠内感染,肠内毒素极易进入血液循环。创面感染、败血症、上呼吸道感染都可引发小儿腹泻等。

(2)症状:轻者食欲缺乏、恶心、呕吐、腹泻,大便次数增加呈黄绿色,稀糊状,酸臭,无脓血;重者大便每天 10 次以上,呈水样,混有少量黏液,可出现肠麻痹,伴有脱水、中毒等一系列水、电解质平衡紊乱。由于肠道内毒素的吸收,小儿常呈现中毒症状,如精神萎靡,嗜睡或躁动不安,甚至谵妄、昏迷。

(3)治疗:重点在于预防,加强小儿的喂养和饮食护理,注意饮食卫生,积极控制感染,及早消灭创面,预防脓毒症发生。对于腹泻轻者可减少饮食量,口服补液,停止喂不易消化的食物;重者应禁食,减轻胃肠道负荷,同时给予静脉补液以保证热量的供应,如丙种球蛋白、人血清蛋白,5% 复方氨基酸 250 mL、10% 脂肪乳剂 250 mL 隔天静脉滴注。根据病情先从流质饮食开始,逐步增加饮食量,并注意纠正酸中毒、水和电解质平衡紊乱,合理补充钾、钙等。出现创面脓毒症及肠道菌群失调时,应积极清理创面、停用广谱抗生素,使消化功能紊乱得到不同程度的改进,为手术封闭创面创造条件。

3.肝功能不全

烧伤后肝功能损害很普通。由于肝脏的代偿能力强,一般的功能损害症状不明显,常被忽视。

(1)病因:①烧伤后儿茶酚胺增高,门静脉阻力增大,肝血流量减少。②烧伤后肝脏的网状内皮吞噬功能减弱,细菌易于入侵引起感染,诱发急性肝功能不全,多发生于伤后 7 天左右。③化学物质烧伤后吸收中毒,如苯可直接损害肝脏。使用对肝脏有损害的药物。④大面积深度烧伤成电击伤后,红细胞破坏,胆红素增多;输入大量库存血,红细胞破坏也产生一定的胆红素;同时输血可引起肝炎的发生,都可加重肝脏的损害。

(2)临床表现和诊断:患者自觉症状常被烧伤临床症状遮掩,表现不明显。也可出现食欲缺乏、乏力、厌油、恶心等症状。黄疸是其特征性表现,早期红细胞破坏或输血引起,多为可逆性,预后较好;如为晚期肝细胞性或胆管性,可有黄疸进行性加重,血清转氨酶和胆红素增高,预后较差。对可疑患者要全面检查,综合分析,排除其他疾病引起的化验异常,才能正确诊断。针对引起肝功能不全的病因采取相应措施预防和治疗。

(3)治疗:①早期正确抗休克补液,保持肝组织血液灌注,减少肝组织缺血、缺氧,保护肝功。②早期切痂、手术植皮,合理使用抗生素,减少全身感染和毒素吸收。③避免使用对肝脏有害的药物。如红霉素、磺胺、四环素、苯丙酸诺龙、氯丙嗪、巴比妥类、氟烷等。④应用葡醛内酯、二异丙胺等保肝药物。⑤加强营养:口服要素饮食和多种维生素;静脉注射人体清蛋白;给以能量合剂,25%葡萄糖水 500 mL,辅酶 A 100 U,肌酐 0.4,水乐维他 1 支,加氨基酸 250~500 mL,每天1 次,静脉注射。

(贾晓菁)

第四节　孕期烧伤手术的麻醉

一、孕期烧伤的病理生理及其特殊性

妊娠合并烧伤是一个棘手的难题。妊娠使母体发生了特殊的生理变化,导致烧伤后会发生一系列与常人烧伤不同的病理生理变化,为已产生较大变化的各系统带来更大的负担,常常危及孕妇和胎儿的生命,在处理上有共性。

妊娠后的早孕反应,频繁恶心呕吐、食欲低下使营养摄入困难,胎盘产生孕激素使胃肠平滑肌张力减弱,活动减弱,引起消化吸收困难,影响营养的摄取。烧伤后机体多种生理平衡破坏,在营养代谢方面超高代谢是其特点,营养物质的大量消耗,随之而来的是免疫力下降,感染的危险因素升高,在全身炎性反应综合征的基础上极易并发脓毒血症危及生命。同时胎儿的发育也需要大量的营养物质,加之妊娠母体本身的基础代谢率提高了 15%~20%,更加速营养的缺乏,进而使感染的危险因素极大地升高,因此保证营养全面、均衡的摄入是救治成功的根本保证。

妊娠期孕妇血液系统处于高凝状态,烧伤后由于细胞因子的释放激活了凝血和纤溶系统,且烧伤患者抗凝血酶的缺乏都会使妊娠期的高凝状态进一步加重。同时由于烧伤后血管活性物质释放使毛细血管通透性增加,创面大量渗出,体液丢失,血液浓缩。因此烧伤早期应及时足量地补充液体,以维持正常的生命体征和血管灌注,否则患者极易出现低血容量休克,并增加血栓形成的危险。低血容量还可能导致胎盘灌注不足出现胎儿缺血缺氧和酸中毒。因此对于大面积烧伤合并妊娠患者在休克早期可考虑预防性应用低分子量肝素抗凝治疗,而药物葡萄糖酐、阿司匹林等,由于其既可扩充血容量、稀释血液、降低黏滞度,又能防止血小板凝聚,可作为辅助治疗方法。

此外,孕妇呼吸道黏膜充血水肿,易发生呼吸道感染,有吸入性烧伤者感染更易发生,且发生后难以控制。泌尿系统肾脏体积增大,葡萄糖滤过增多,容易出现糖尿,为细菌生长提供有利条件,易发生泌尿系统感染;且妊娠中期肾盏、肾盂和输尿管扩张,使尿潴留,易患急性肾盂肾炎。妊娠后期由于水游离,加之下肢静脉压升高,下肢出现水肿和静脉曲张,使移植的皮片难以成活。孕妇循环系统血容量增多、心率增快,使补液量和补液速度受到限制,在早期抗休克补液时尤应注意。

总之,合并妊娠使重度烧伤患者的并发症增多,危险因素加大,增加了治疗的困难程度。治疗既要考虑母亲的情况,又要兼顾对胎儿的影响,而母亲的病情和胎儿可能有不同的医学需要。对于母亲来说,烧伤使皮肤和不同深度皮下组织凝固坏死,大量体液渗出及剧烈的炎症反应都将对其他系统的器官造成严重后果。为了提高母亲生存机会,改善症状和外观,局部抗微生物制剂、营养支持、全身抗感染治疗以及审慎的外科手术等的应用是确保较大面积烧伤患者治疗成功所必需的。

与母亲的需要相反,胎儿(尤其在早孕期)最好避免用药和麻醉,以减少和降低流产及发生出生缺陷的危险。胎龄与药物致畸关系密切,受精至 12 周,胚胎和胎儿各器官处于高度分化、迅速发育和形成阶段,对药物敏感性极高,用药极易发生严重畸形。至 12 周以后,胎儿对药物的敏感性降低,但仍有部分器官在发育,某些组织结构对药物敏感,用药会导致其发育迟缓。因此在妊娠全程药物对胚胎及胎儿的发育均有影响,即使选用影响较小的药物,其不良后果也难以完全避免,使烧伤患者的用药发生困难,影响救治,故适时终止妊娠是较理想的选择。

流产和早产是妊娠期烧伤的严重合并症之一,且多发生于烧伤一周之内,胎儿的死亡并非只决定于母体死亡,烧伤创面感染及败血症是导致流产的最重要原因。由于创面疼痛刺激,毒素吸收及患者精神紧张,患者大都有不同程度的宫缩出现,并有部分发生早产或流产。

研究表明,烧伤后早期妊娠流产率高,晚期妊娠易引起早产或死胎,中期妊娠则流产率较低。

早孕患者烧伤后出现流产的原因主要为烧伤后生殖系统功能受到抑制,黄体功能低下,极易诱发流产。同时疼痛刺激,休克及合并的感染、高热等因素均可导致子宫剧烈收缩,引发流产。中、晚期妊娠烧伤后的患者,由于黄体酮主要来自胎盘,黄体功能虽因烧伤受到抑制,但并不会终止妊娠。

妊娠晚期烧伤后容易出现早产和死胎的原因:①妊娠后期血液凝固性增高。烧伤后更加剧了血液流变性和血流动力学变化,使孕妇抗休克能力下降,循环障碍更加突出。②烧伤后因组织水肿致胎盘组织细胞和毛细血管间距增宽,影响氧的弥散,使胎儿缺血、缺氧。同时,黄体酮分泌下降和胎盘功能降低,孕、雌激素合成减少或比例失调,子宫应激性增高。③烧伤毒素其毒性更甚于内毒素,使孕妇的各脏器包括妊娠的子宫和胎盘功能受损,同时烧伤毒素还可直接损害胎儿脆弱的脑、心、肝、肾等重要器官,严重威胁胎儿的存活。④重度烧伤休克,致乏氧代谢增强,组织灌注不良,引起酸碱平衡失调,使孕妇内环境紊乱,致使羊水及胎儿的 pH 显著改变。胎儿处于一种严重失去平衡的内环境中,必然引起胎儿本身电解质和酸碱平衡的紊乱导致死胎和早产。⑤烧伤后由于人体应激而大量释放促皮质激素,同时,烧伤的皮肤中也有大量的 PGE2 释放,它们对妊娠的子宫都有强烈的促进收缩作用。若大面积烧伤,上述激素对子宫的影响更强,胎儿伤后最初几天内流产或早产的可能性极大。

中期妊娠烧伤后由于神经机制和体液机制稳定,子宫对宫缩物质不敏感,从而使烧伤后的流产率较低。

妊娠合并烧伤报道较少,也无固定的处理方案,但妊娠时期和烧伤面积是决定治疗方案的2个主要因素。对孕12周前严重烧伤的情况,在制定治疗方案时,应以母体的康复为中心,而不过多考虑胎儿,尽量采取有效的正规烧伤治疗方法。因为母体与胎儿需要不同的治疗手段,母体烧伤后全身病理生理的变化将严重影响胎儿的生长发育,且不利于合理用药和实施麻醉及手术,不利于优生优育,若胎死宫内,将是一严重感染病灶,并可危及患者生命。统计数据也表明孕12周内,孕妇烧伤面积(体表面积)在 25%~50% 时胎儿死亡率是 53%,对烧伤面积>50%的孕妇,往往在伤后最初数天便以流产告终。

当妊娠至第13周以后,情况则有不同。若烧伤面积<50%时,创伤对母体和胎儿的影响相对较小,胎儿有可能成活。因此,应该在努力保证母体和胎儿都成活的前提下进行治疗。为了防止烧伤后流产及早产,应适当应用抑制宫缩药物,因硫酸镁对心血管和代谢的影响比其他药物小可作为首选。深度烧伤以手术切除为宜,如任其蚕蚀脱痂,将加重创面感染,延长感染期,对母体和胎儿均不利。同时,尽早焦痂切除既可降低血中 PGE2 水平,又可减少烧伤毒素的释放,对减少流产及早产的发生非常重要。在手术过程中应选用对胎儿无影响或影响较小的麻醉方式,局麻手术一般对胎儿无威胁。在治疗过程中也要考虑治疗措施对胎儿的影响,除注意补充孕激素有助于保胎外,还应选择对胎儿无影响或影响较小的药物,同时加强产前监护,随时采取保胎措施。

若烧伤面积>50%时,母亲多有全身性创伤,不能俯卧,背侧创面会因长期受压而感染和加深,甚至引起全身性感染,危及生命,而娩出胎儿后,母亲能交替翻身,能较好地抵挡各种烧伤并发症,也可正常地实施烧伤治疗。从另一个角度看,由于全身性用药较多,势必影响胎儿的正常发育,此时也不宜保留胎儿。

若烧伤发生于足月妊娠,应及时终止妊娠,以便采取规范的烧伤治疗方法,提高疗效。在一般情况允许的条件下及时行剖宫产术,其后用药及麻醉均以疗效较好为原则。孕晚期特别要加强产前监护,若无产科指征,阴道分娩仍为主要的分娩方式。但对于出现胎儿宫内窘迫等产科情况以及合并上腹及会阴部严重烧伤的患者,仍需考虑剖宫产结束妊娠。由于烧伤部位24小时后常有病原微生物入侵,故切口的选择应尽量避开烧伤区域。

局部用药也是烧伤治疗的一项重要措施,可有效预防烧伤创面引起的败血症。但要注意避免局部使用聚维酮碘清洗烧伤伤口,防止大量碘通过伤口吸收。磺胺嘧啶银作为烧伤最常用的局部用药,也只能应用于严重烧伤或Ⅲ度烧伤局部区域,因有报道这些制剂中的磺胺部分的吸收与胎儿核黄疸有关。尽量根据伤口培养的结果选用合适的抗生素,这不仅对母亲有利,也可减少新生儿并发症的发生,因为母亲的严重感染是导致早产和胎儿宫内窘迫的重要因素之一。

二、孕期烧伤的麻醉

(一)麻醉处理原则

1.妊娠<12周孕妇的麻醉处理原则

(1)如果可能应推迟手术至妊娠3~6个月时进行手术。

(2)术前应由产科医师对孕妇的妊娠状态进行评估。

(3)术前讨论病情。

(4)用非特异性抗酸药预防误吸。

（5）监测并维持母体氧合、CO_2 分压、血压和血糖于正常范围。

（6）如果病情允许，应尽可能采用局部麻醉。

（7）全麻中尽量避免使用高浓度 N_2O（仍有争议）。

（8）术前和术后记录胎儿心音。

2.妊娠＞12 周孕妇的麻醉处理原则

（1）术前讨论病情。

（2）与产科医师讨论保胎药的预防性使用。

（3）选择预防误吸的措施。

（4）术前、术中和术后保持子宫于左侧位。

（5）监测并维持母体的氧合、CO_2 分压、血压和血糖于正常范围。

（6）在可能的情况下，术中采用胎儿监测，以保持满意的子宫内环境。

（7）术后监测子宫收缩。

（二）术前用药与术前访视

术前评估中，麻醉医师和手术医师应讨论手术对胎儿的危险性和流产的可能性，应保证所用麻醉药物或方法对胎儿的危险性最低。满意的术前用药可消除焦虑，使患者更为舒适，并能预防内源性儿茶酚胺升高。焦虑和儿茶酚胺升高均能降低子宫灌注。妊娠早期，可安全使用阿片类药物或巴比妥类药物。

烧伤后常伴有低血容量、低蛋白血症、贫血和水电解质紊乱，术前需积极纠正，以提高机体耐受力；烧伤患者胃肠道功能常发生紊乱，胃排空时间延长，胃肠蠕动减慢，故手术的禁食时间应适当延长。事先放置胃管，可防止麻醉过程中误吸，减轻腹胀，改善呼吸功能；广泛的烧伤创面以及包扎敷料所限，建立外周静脉通道存在较大难度，可考虑做留置针深静脉穿刺；因为插管失败在烧伤患者和妊娠患者中更为常见，所以术前应仔细评估气道状况，对张口程度和颈部活动度受到限制的患者，气管插管和呼吸管理可能会非常困难，应在麻醉前先施行气管切开插管或用纤维支气管镜引导插管。

术前用药中应包括预防误吸的药物，如联用非特异性抗酸药、H 2 受体阻滞药和/或甲氧氯普胺等。为减少气管支气管黏液的分泌、降低迷走神经应激性，麻醉前用药可常规应用阿托品或东莨菪碱，尽管阿托品和东莨菪碱对胎儿均有影响，但东莨菪碱在母体无中枢作用，所以应首选东莨菪碱。

产科医师可能主张预防性应用保胎药物，吲哚美辛栓最常用，且对麻醉无影响。但是，如果选用 β 受体兴奋药或硫酸镁，必须考虑血流动力学效应及其与麻醉药物的相互作用。应教导患者熟知早产的症状如背痛，以利于术后早期诊断。另外，如果孕期超过 24 周，在向手术室转运途中应保持侧卧位，以防下腔静脉受压。

（三）麻醉处理

1.全身麻醉

全麻开始前应予吸氧去氮，以防止快速动脉脱氧饱和。为减少胎儿损害，特别在早期妊娠的 1～3 个月，应优先选取安全应用多年的药物，如硫喷妥钠、吗啡、芬太尼和非去极化肌肉松弛药等。硫喷妥钠和依托咪酯都能用于麻醉诱导，如果选用氯胺酮作为麻醉诱导药，在早期妊娠患者的用量应＜2 mg/kg，以防子宫张力增加；在妊娠末期，氯胺酮则不增加子宫张力。快速静脉麻醉诱导中压迫环状软骨能降低发生误吸的危险性。

麻醉维持中,通常使用的吸入麻醉药能降低子宫张力和抑制其收缩,但尚无研究证实应用吸入麻醉药可降低早产的发生率。在＞2.0麻醉监护时,吸入麻醉药能降低血压和心排血量,从而导致胎儿缺血缺氧。因为N_2O可降低子宫血流和抑制蛋氨酸合成酶活性,一些人认为在早期妊娠的1～3个月内应避免使用N_2O。麻醉中应持续吸入高浓度的氧。

除因合并症需行胸腹部手术,或需作气管插管进行辅助或控制呼吸外,烧伤手术,大多不需要肌肉松弛。当烧伤面积超过40%时,对非去极化肌肉松弛药如箭毒、潘库溴铵、维库溴铵、阿曲库铵等的敏感性降低,用量需增大5倍。此现象自伤后2周开始,持续可长达1年。去极化类肌肉松弛药琥珀酰胆碱极易使烧伤患者产生一过性高血钾,当血钾高于8mmol/L时,可引起心搏骤停。高血钾的程度与药物剂量、烧伤面积及深度以及肌肉损伤程度等有关。高血钾反应自烧伤后数天开始,可持续伤后2年时间,故烧伤患者禁用去极化类肌肉松弛药。

非去极化肌肉松弛药的拮抗药新斯的明、吡斯的明和依酚氯胺均是四价化合物,不能通过胎盘或引起胎儿心动过缓。但是,从理论上讲,拮抗药通过增加乙酰胆碱释放可间接增加子宫张力,所以应缓慢使用,并最好与抗胆碱药物,如东莨菪碱联用。总之,妊娠合并烧伤患者采用全麻时,应使用快速麻醉诱导、吸入高浓度的氧以及合理联用阿片类药、吸入麻醉药和非去极化肌肉松弛药。

2.局部麻醉

采用局部麻醉方法时,胎儿的药物接触最小,此对妊娠前3个月内实施手术的孕妇具有明显的优点,因此上肢手术时,原则上应优先考虑臂丛神经阻滞。椎管内麻醉常因背部穿刺点或其附近的皮肤已经烧伤或感染而不宜采用,并且术中容易导致低血压,在烧伤早期选用的机会较少,一般仅限于烧伤晚期的整形手术,或全身情况良好,下肢中小面积的烧伤。麻醉前满意的液体预充和保持子宫左侧移位可减低低血压的发生率。

在妊娠1～3个月时,局麻药的需要量明显降低。如果发生低血压,应及时使用麻黄碱,以更好的维持子宫血流。

3.监测

麻醉中必须监测患者的血压、氧分压、氧合、通气、尿量和体温。

四肢烧伤无法常规测定血压时,可行动脉直接穿刺测压。一般选用桡动脉、尺动脉、足背动脉、颞动脉穿刺。避免使用无吻合支的肱动脉、股动脉,一旦栓塞,后果严重。必要时可通过创面进行穿刺,并可保留1～2天。

烧伤休克期后,即转入较长时期的高代谢状态,表现为心排血量显著高于正常,心动过速,呼吸增快,氧耗增加,负氮平衡,体重下降。麻醉时应提高吸入氧气浓度和分钟通气量,促使二氧化碳排出。同时为避免母体过度通气造成子宫血流降低,围术期应常规监测动脉血气或呼气末二氧化碳分压。

监测尿量可了解肾脏灌注状况,并可间接反映全身灌注情况。术中应保持尿量在每小时0.5～1 mL/kg,若低于此值,说明灌注不良,应加快输血输液速度。

由于烧伤及手术创面蒸发失热,全身麻醉使机体代谢降低,产热减少,术中输入大量液体和库存血液,因此,广泛切削痂术后常引起体温降低,术后清醒期延长。体温下降可引起全身血管收缩,寒战或心律失常,而且容易导致肺部并发症。因此,术中应常规监测患者的体温,保持室温在25 ℃以上,并尽可能利用其他保温措施,包括输血加温、使用电热毯等。

在孕期16～20周后,在不影响手术野的情况下,手术时应采用体外多普勒装置监测胎儿心率,用分娩力计监测子宫收缩。通过监测胎儿能够及时了解子宫内环境是否满意,例如胎儿心率减慢常提示术中意外性母体缺氧,吸入高浓度氧和调整气管内导管位置可得以纠正。胎儿心率减慢也可预示子宫灌注不良,进一步左移子宫、输液和应用血管加压药可使胎儿心率恢复。需要注意的是,应用阿片类药物、巴比妥类药物和其他麻醉药后,胎儿心率的变异程度降低,使其不能敏感反映子宫内环境的变化,该作用可持续至术后母体恢复且胎儿完全将药物排除后,从而可能使术后期的胎儿监测发生困难。

(四)术后期

手术结束进入恢复室后,应持续监测胎儿心率和子宫活动。因残余麻醉药或术后镇痛药可消除或减轻术后子宫收缩性疼痛,故子宫监测应至少持续 24 小时,以早期发现和治疗早产。术后硬膜外间隙或蛛网膜下间隙应用阿片类药物不仅能获得良好的术后镇痛作用,而且无明显母体镇静作用,对胎儿心率也无明显影响。

总之,妊娠合并烧伤患者的麻醉必须极为谨慎,但并不可怕,麻醉药的致畸危险性极低或无。手术时,最重要的方面是安全、熟练的麻醉处理,而非采用任何特殊的药物或方法。

(宋瑞华)

第五节　特殊原因与特殊部位烧伤的麻醉

一、电烧伤

人体是电流的良好导体,触电机体可致损伤。电烧伤有 3 种类型。①电弧烧伤:高电压的电流与人体皮肤之间产生的电弧,其温度可高达 2 500~3 000 ℃,从而引起烧伤;②电火花烧伤:电弧或电火花引起衣服燃烧致伤。这两种电烧伤的特点与一般烧伤相同。③电击伤:也叫电接触伤,电流通过了机体,形成了电路,损伤严重,有特殊的规律,有一定的死亡率和致残率,是本节将要讨论的电损伤。

(一)电烧伤机制

1949 年 Kouwenhoven 提出电流对人体致伤作用有六种因素,即电流的种类、电压的高低、电流强度、身体对电流的阻力、电流通过身体的途径、身体接触电流的时间。电流的电能可转化为热能、机械能和化学能。电流的功即电压×电流×时间。电流的效应是热、磁和化学多种效应。磁场伴电流而存在。电流对盐、酸、碱等溶液进行分解产生化学能。机体接触电时,以上综合因素引起组织损伤。

1.电流的种类和频率

电流分为直流电和交流电,后者指电流方向呈周期性变化。同为 380 V 以下电流,交流电比直流电的危险性大 3 倍。因交流电的方向不断变化,细胞内离子的平衡随着交流电的往复运动发生紊乱,细胞受到破坏,因此机体对交流电的耐受性差。此外,不同频率交流电对人体的影响也不同。50~60 Hz 低压电流最易产生致命性室颤,而>20 000 Hz 电流的损害作用则较轻。

2.电压

根据欧姆定律:电流＝电压/电阻,电压越高,流经机体的电流量越大,机体受到的损害越严重。电工学一般以36伏以下电压为安全电压,但根据环境不同,有学者将此值定为24 V。12 V为绝对安全电压,1 000 V以上为高电压,60～65 V、60 Hz的交流电就可致死。高压电时多见烧伤肌肉坏死和大肌群的痉挛性收缩所致骨折,以及由于呼吸肌强直性收缩致呼吸暂停或呼吸中枢受损,呼吸麻痹-窒息或持续性缺氧可产生继发性心脏停搏。电接触烧伤时,除了电流对组织的特殊作用外,尚可因电流通过组织时产生高热,而致严重的深度烧伤。这种严重的深度烧伤可以波及皮肤以下的各层组织,甚至引起整个肌群、骨骼坏死或整个肢体的坏死。多见于1 000 V以上的高压电烧伤。

3.电流强度

根据Joule定律:Q＝0.241×I²×R×T(Q＝热量;I＝电流强度;R＝组织电阻;T＝接触电流时间),热量的产生与电流强度,组织的电阻和接触时间成正比,部分电流在皮肤组织内转化为热能,使皮肤凝固炭化。皮肤凝固炭化后,电阻减小,继续进入肌体的电流则进一步造成损伤。低电压(380 V以下)时,＞10 mA电流可引起肌肉痉挛收缩;25 mA电流通过心脏可使心肌细胞内离子紊乱而产生致命性心室颤动,心脏停搏危及生命。不同的电流强度对人体损伤的结果差异明显。

4.身体对电流的阻力

人体的皮肤由于干、湿、厚、薄的不同,所产生的电阻也就不同,例如一般皮肤的电阻是5 000 Ω/cm²,潮湿后,降至800～1 000 Ω/cm²。而角质层较厚的手掌和足底可达1 000 000 Ω/cm²。人体各组织的电阻也有所不同,电阻最大的为骨骼、脂肪、肌腱、皮肤、肌肉、血管和神经则依次递减。皮肤和接触的电极面积的大小,通过电流的种类对电流的阻力也有重要影响。比如1 cm手指皮肤对直流电电阻为50 000 Ω,而对交流电的电阻为15 000 Ω;15 cm皮肤对直流电电阻为6 000 Ω,而对交流电电阻为2 000 Ω。因此1976年Hunt提出容积导体的概念,即组织截面积越小,通过电流密度越大,单位体积产热也越多。通过组织的电流强度(即电流密度)决定了损伤的程度,电流对人体的损伤与电流密度的平方与通电时间成正比。由于皮肤下的深部组织结构起着容量导体的作用,所以深部组织的截面积大,电流密度相对就小些,而电流出口处,由于截面积小,电流密度骤增,所以出口处的损伤往往又是十分严重的。同样道理,肌体与电流接触面积的大小,也影响到损伤的程度。接触电源面积小,局部的电流密度就大,转变产生的热能就多,局部损伤就严重。但必须指出,接触电源面积过大时,进入人体的电流就有可能足以致死。例如躺在浴缸中洗澡时,不慎接触电源者,因水就是导体,使触电面积过大,可立即死亡,但体表并无明显伤痕迹。

5.电流从人体通过的途径

在机体触电时,电流必须先克服皮肤的电阻,才有电流通过其他组织,这些组织构成并无严格绝缘关系,串并联相混杂的电路。因此电流经过人体的径路不仅取决于各组织电阻,而且和机体形成电路时的最高电位(入口)和最低电位(出口)之间的位置,以及身体是否接触其他低电位的导体有关。电流的行径是沿着最低的电阻处进行,故当其穿过皮肤后,很快地沿着血管和神经前进,可使血管内膜细胞崩解,发生栓塞,继发缺血和区域性坏死。若无栓塞形成,以后则可能发生严重的继发性出血。根据电流在机体传导途径中引起的肌肉收缩,神经传导功能障碍,可判定电流的通过途径。

6.人体接触电流的时间

电流对人体的损害程度与电源接触时间长短有关,通电时间越长,对机体的损害越严重。在高压电路中,一般都有自动开关及断电等保护装置,当发生短路时即会自动断电。因此人体触电受伤时真正触电时间以秒计算,遭雷击者的触电时间甚至只有几十毫秒。

(二)电烧伤临床特点与并发症

1.电烧伤的临床特点

电流对机体组织的损伤主要表现为电流所致的热损伤,特别是高压电造成的组织烧伤非常显著。触电后,电流通过人体的"入口"及"出口"烧伤最重,肢体的皱褶处(如肘、腋等处)也常有烧伤。临床检查电烧伤患者时要区别三种因素造成的烧伤:一是接触性电烧伤;二是电火花(电弧)烧伤;三是触电后衣服及环境易燃物燃烧造成的烧伤。第一种是真正的电烧伤,后两种是热烧伤,但接触性电烧伤常伴有后两种烧伤。接触性电烧伤从大多数临床病例受伤当时情况来分析,并不是真正接触(特别是高压电烧伤时),而是伤员和高压电流的强大电场接近到一定距离时,人体和电源之间的空气绝缘层及高电阻的皮肤角质层分别被电离,产生电弧放电和击穿,在此瞬间可产生 2 500～5 000 ℃的高温。在电场影响下,身体各部位如有电位差存在,可有瞬间的电流通过身体相应部位。电流"入口"及"出口"处可视为原发的电弧放电高温烧伤,而肘、腋等处可视为继发的电弧放电烧伤。由于各部位组织结构及导电性、对热损伤耐受的不一致,以及触电时身体各处电场分布的差异等,造成电烧伤的"多发性""节段性""跳跃性"及肌肉的"夹馅状"坏死,骨周围"套袖状"坏死等复杂多样化表现。

(1)全身性损害的特点。①电烧伤休克:人体触电时,如电流强度和电压达到一定强度,特别是电流通过头部时,可立即发生神志丧失,甚至呼吸、心跳停止处于"假死"状态。如及时抢救则多可恢复。继之可表现有意识不清、抽搐躁动、瞳孔缩小、呼吸急促而不规律、血压升高、脉搏缓慢有力或稍快。这是触电时神经系统受到强烈刺激,大脑皮质处于抑制状态,皮质下失去正常调控,释放超量神经介质,自主神经系统处于亢奋状态。电休克的症状可持续数分钟、数小时而自然恢复。如伴有较大面积烧伤,可出现血容量不足的表现,以至转入典型的烧伤休克。②心脏和呼吸系统:电流可引起心血管系统的紊乱,产生心室纤维颤动而致早期死亡,也可以发生心律变化和传导阻滞,如右束支阻滞,异位灶性心律不齐,室上性心动过速或急性冠状动脉供血不全等。一般说来,高电压易引起呼吸麻痹,伤员呼吸停止,发绀,但仍可扪及动脉跳动,听到心音,而低压电易引起心室纤维颤动或心搏骤停,表现为血压迅速下降、失去知觉、苍白、听不到心音,仍有呼吸,但数分钟后停止。若及时使用人工呼吸和心脏按压维持呼吸循环,可以免于死亡。③神经系统:在高压电烧伤时,往往有暂时性中枢神经功能失调,如昏迷、定向障碍、偏瘫、语言困难等。若电流通过的方向是从一侧上肢到另一侧上肢,则常损害颈部及胸椎部的脊髓神经,若从一侧下肢到另一侧下肢时,则多损害腰部的脊髓神经,甚至可以发生横断性脊髓炎。周边神经也常有损害,较常见于尺、桡神经。在早期受损害的神经有传导消失和供血减少。由于神经周围坏死组织的脱落和纤维化,往往使神经再生受阻。组织学上变化见周边神经呈断片状和雪旺氏鞘的破坏。脑部可发生毛细血管出血和脑水肿。④腹部的电烧伤可导致肠穿孔、局灶性膀胱坏死、胆囊坏死穿孔、腹膜后肌肉坏死伴局灶性胰腺坏死,脾局灶性坏死,肝脏局灶性凝固坏死、暂时性肠麻痹等。胸部可并发气胸、肺挫裂伤、横膈局灶性坏死等。因此,对电烧伤波及胸腹部损害者必须进行定期而细致的全面检查以防漏诊与误诊。⑤电流引起深层组织的大片坏死,大量肌红蛋白进入血液循环后,可导致肾小管填塞和急性肾衰竭。

(2)局部损害的特点:局部损害可以从皮肤波及骨骼。在皮肤所见,由小的圆形的电流进入口到大面积的炭化状烧焦。被电流接触的皮肤处是黄白色或炭化的组织凝固,在其周围有充血的红晕或称电弧标记,出口较小,干燥而呈圆形。36 小时以后,病变的周围皮肤,开始潮红,深部组织水肿,但压之无凹陷,并且肿胀逐渐发展。由于血管的痉挛和栓塞,在无感染的情况下,在伤后一星期左右开始进行性广泛的组织坏死,波及的范围由被损伤血管所供养的区域而定。往往有成群的肌肉坏死或骨骼的破坏。因此在电烧伤的早期难以肯定其深度和广度。

接触点在左臂应考虑心肌损伤,在头部则经常合并脑、脊髓和眼球晶状体损伤,并可伴有头盖骨板的坏死。严重的"内部"热损伤后继发的组织水肿,呈进行性加重。这种第三间隙体液的大量积聚,在计划液体复苏需求量时应给予充分的估计。四肢的电损伤,作为容量导体其截面直径小,因此损伤严重。此外,肢体的肿胀,不论是否有活力,都受筋膜的限制,因此由于水肿而产生的继发性筋膜腔综合征,可进一步扩大坏死区域,最后导致缺血性挛缩,临床上必须予以高度重视。电流经皮肤进入体内,即沿电阻小的血液运行,当电流达到一定程度,可损害管壁。内皮细胞释放第Ⅵ凝血因子促进血细胞的凝集和血栓的形成,引起肌肉进行性坏死。

2.电烧伤的并发症

(1)急性肾功能不全是电烧伤后较常见的并发症。原因如下:①电流直接通过肾脏或使肾血管受损。②受损害组织释出大量毒性物质,异性蛋白等,如肌红蛋白,使肾脏受损。颇类似大量肌肉受损的"肢体挤压综合征"。③严重休克:其防治方法与一般烧伤者相同。

(2)继发性出血:是电烧伤后最常见的并发症之一。出血时间多在伤后1~3周,有时也可长至4周以上。在清创过程中,应注意对已有损伤的血管结扎,清创后,仍应在伤员床旁放置止血带。医护人员应提高警惕,经常巡视检查。一旦发现出血,立即上止血带或用手直接压迫止血。止血的方法,一般采用在出血近侧正常组织下切开皮肤寻找动脉结扎。对深部创面或截肢残端,可作预防性的近心段的血管结扎。

(3)气性坏疽:在各种原因引起的烧伤中,电烧伤并发气性坏疽者最多。及早进行坏死组织的清除,是预防气性坏疽最有效的措施。如怀疑有气性坏疽时,应将创面开放,彻底清除坏死组织,用双氧水洗涤创面。若已明确诊断,应及时处理。处理方法同一般气性坏疽。清除坏死组织后,如有条件,可应用高压氧治疗,对控制厌氧菌感染的效果较好。

(4)白内障:原因不明。在颅骨和胸部的电烧伤,常并发有白内障和视神经萎缩。目前尚无特殊治疗方法。小的白内障在2~3年后可以吸收,但大部分难以恢复。

二、化学烧伤

某些物质和皮肤接触后,通过氧化、还原、脱水、腐蚀等化学反应,引起皮肤甚至深部组织的损害,即化学性烧伤。化学烧伤的致伤因子与皮肤的接触时间往往比热烧伤长,因此某些化学烧伤可以是很深的进行性损害,甚至通过创面等途径吸收,导致全身各脏器的损害。

(一)化学烧伤的特点及致伤机制

化学物质侵及人体后,可产生局部与全身损害。其损害的程度依药物的性质、剂量、浓度、接触的时间长短与面积大小,以及急救措施是否及时有效等有关。

1.局部损害

化学物质的性能不同,局部损害的方式也不同,例如酸凝固组织蛋白,碱则皂化脂肪组织;有的则毁坏组织的胶体状态,使细胞脱水或与组织蛋白结合,有的则因本身的燃烧而引起烧伤,如磷烧伤,有的本身对健康皮肤并不致伤,但由于大爆炸燃烧致皮肤烧伤,进而引起药物从创面吸收,加深局部的损害或引起中毒等。局部损害中,除皮肤损害外,黏膜受伤的机会也较多,尤其是某些化学蒸气或发生爆炸燃烧时更为多见。因此,化学烧伤中眼及呼吸道的烧伤较一般火焰烧伤更为常见。

化学烧伤的严重程度,除与浓度及作用时间有关外,更重要的是取决于该化学物质的性质。例如一般酸烧伤,由于组织蛋白凝固后,局部形成一层痂壳,可以防止酸的继续损害。而有的化学烧伤则有一继续加深的过程,例如碱烧伤后所形成的皂化脂肪或可溶性的碱性蛋白,以及磷烧伤后所形成的磷酸等,都可继续使组织破坏加深。对这些致伤机制的了解,有助于化学烧伤的局部处理。

有一项研究观察了当皮肤遭受酸或碱烧伤时,在水中冲洗的同时,对皮肤的 pH 进行连续的检测时,pH 恢复正常所需的时间。实验结果表明,50%氢氧化钠引起的皮肤烧伤,要使皮肤 pH 恢复正常至少需冲洗 12 小时;而 30%的各类酸引起的皮肤烧伤,只需要冲洗 2 小时,提示碱烧伤对组织损伤比酸烧伤严重,在水中冲洗所需的时间比酸烧伤要长得多,从而揭示碱烧伤是进行性的损伤。有学者曾设想在实验设计中用 H^+ 透入深层组织,以期阻止碱损伤向深部组织扩展,但未能获得满意效果。

2.全身损害

化学烧伤的严重性不仅在于局部损害,更严重的是有些化学药物可从创面、正常皮肤、呼吸道、消化道黏膜等吸收,引起中毒和内脏继发性损伤,甚至死亡。有时烧伤并不太严重,但由于合并有化学中毒,增加了救治的困难,使治愈率较同面积与深度的一般烧伤明显降低。更由于化学工业迅速发展,能致伤的化学药品种类繁多,有时对某些治伤物品的性能一时不易了解,更增加了抢救的困难。

虽然致伤物质的性能各不相同,全身各重要内脏器官都有被损伤的可能,但多数化学物质系经由肝、肾而排出体外,故这 2 个器官的损害较多见,病理改变的范围也较广,常见的有中毒性肝炎、局灶性急性肝出血坏死、急性重型肝炎、急性肾功能不全及肾小管肾炎等。肺水肿也较常见,除了由于化学蒸气直接对呼吸道黏膜的刺激与呼吸道烧伤所致外,不少挥发性化学物质多由呼吸道排出,可刺激肺泡引起肺水肿。此外,尚有些化学物质如苯等可直接破坏红细胞,造成大量溶血,不仅使伤员贫血,携氧功能发生障碍,而且增加肝、肾功能的负担与损害,有的则与血红蛋白结合成异性血红蛋白,发生严重缺氧,有的则可引起中毒性脑病、脑水肿、周边或中枢神经损害、骨髓抑制、心脏损害、消化道溃疡及大出血等。

3.常见化学烧伤的特点

(1)酸烧伤:酸烧伤是化学性烧伤中较多见的一种类型,而硫酸、硝酸、盐酸是酸烧伤的主要致伤物质,尤以硫酸、硝酸最多见。酸性化学物质与皮肤接触后,引起细胞脱水、组织蛋白变性凝固、形成痂皮,不出现水疱。高浓度酸能使皮肤角质层蛋白凝固坏死,呈界限明显的皮肤烧伤。临床通过局部颜色的改变和痂皮的柔软度作为判断酸烧伤深浅的方法,痂皮色深、较韧、如皮革样,脱水明显而内陷者,多为Ⅲ度烧伤。由于酸烧伤后形成薄膜,末梢神经得以保护,故疼痛一般较轻。酸烧伤创面肿胀较轻,很少出现水疱,创面渗液极少,因此不能以有无水疱作为判断烧伤深度的标准。硫酸、硝酸、盐酸可以呈液态或气态状,后者可引起吸入性损伤。浓硫酸有吸水的特性,含有三氧化硫,在空气中形成烟雾,吸入后刺激上呼吸道,最小致死量为 4 mL。浓硝酸与空气接触后产生刺激性的二氧化氮,吸入肺内与水形成硝酸和亚硝酸,易致肺水肿。而盐酸可引起气管-支气管炎、脸痉挛和角膜溃疡。

氢氟酸是氟化氢的水溶液,在某些广泛使用氢氟酸的工业领域,尤其是电子工业单位,氢氟酸烧伤时有发生,且多累及手指,损伤严重,应予以重视。其有两方面的致伤作用,其一为强烈的腐蚀脱水;其二由于氟离子强大的渗透力,引起组织液化坏死,骨质脱钙,甚至骨骼坏死。因此其临床表现为烧伤区域皮肤凝固,变厚,迟发性深部组织剧痛,进行性组织坏死,可形成经久不愈的溃疡,坏死深达骨骼。而严重的氢氟酸烧伤可引起氟离子全身性中毒,导致致命性的低钙血症,而且可在伤后迅速发生。氟化物神经毒的临床表现为手足搐搦、心律失常、嗜睡、呕吐、腹泻、流涎、出汗,以及以各种酶活力下降所引起的低氧血症,低钙血症是其主要的死亡原因。

苯酚是医学、农业和塑料工业中常用的化学剂,因此其烧伤也常有发生。可自皮肤和胃肠道黏膜吸收,引起溶解和蛋白质凝固。其蒸气可迅速从肺吸收到血液循环,其吸收率与蒸气浓度和呼吸频率有关,吸收入血后,可影响中枢神经系统、肝、肾、心、肺和红细胞的功能。中枢神经系统的症状表现为易激惹,反射亢进、震颤、抽搐、肌阵挛、痉挛发作频繁,最后抑制,常因呼吸衰竭而死亡;周围神经系统主要表现为神经纤维末梢破坏、痛觉、触觉和温觉丧失;心血管系统则由于中枢血管运动调节功能受损,血管收缩张力趋向消失,血压表现为先上升后下降的趋势,而由于对心肌直接的损害,心率表现为早期增快,后期较慢和出现心律失常;红细胞内可出现正铁血红蛋白和 Heinz 小体,骨髓红细胞生成受抑,末梢血液网织红细胞含量减少;排泌的游离苯酚可引起肾小球和肾小管的损害,低血容量和溶血又会加重肾损害,最终导致急性肾衰竭;肝脏则可见肝小叶中心坏死,血清胆红素上升。

(2)碱烧伤:碱烧伤是较多见的化学烧伤之一,常见致伤的碱烧伤的致伤性药物有苛性碱,石灰和氨水。碱性化学物质和皮肤接触后主要通过以下机制对机体产生损伤作用:①碱与组织蛋白结合变为变形的可溶性蛋白化合物,可使碱离子进一步损害正常的组织蛋白;②碱性物质吸水,使组织细胞脱水坏死;③皂化脂肪组织,皂化过程的产热将进一步加重损害。因此碱性物质和皮肤接触后具有腐蚀性,且具有穿透性,弥散力和热损伤,导致创面进行性加深,早期水肿明显,失液量大,造成损害严重。

苛性碱烧伤是指氢氧化钠和氢氧化钾引起的烧伤,是碱烧伤中最严重的一种,创面多为深度烧伤,并且可因可溶性蛋白碱离子的作用,使创面继续加深,焦痂软,有滑腻感,烂糟状,疼痛剧烈。石灰烧伤以农、林生产和建筑工地多见,因生石灰与水化合时放出大量反应热,因此可引起皮肤的碱烧伤和热烧伤,相互加重,烧伤创面一般较深。而氨水是农业上常用的肥料之一,是中等强度的碱,临床常见氨水接触皮肤或黏膜的烧伤,以及氨水、氨水蒸气的吸入性损伤,其严重的并发症是下呼吸道烧伤和肺水肿。

(3)磷烧伤:磷在工业生产中用途甚为广泛,因此磷烧伤是化学烧伤中仅次于酸碱的烧伤。无机磷的致伤原因在局部是热和酸的复合伤,因为磷暴露在空气中自燃发生热烧伤,并形成五氧化二磷及三氧化二磷,对皮肤和黏膜有脱水夺氧的作用,且遇水形成磷酸和次磷酸,引起皮肤化学烧伤,这也是创面损伤继续加深的主要原因。而其中的黄磷,因能迅速自创面或黏膜吸收,由血液带至各脏器,而其具有的胞质毒性,能抑制细胞的氧化过程,进一步引起肝肾等实质脏器的损害。临床可表现为头痛,头晕,全身乏力;肝区压痛,黄疸和肝大;患者呼吸急促,严重者发生窒息,听诊呼吸音轻,伴有哮鸣音,轻者有慢性咳嗽,重者发生肺水肿;多数患者出现少尿,血红蛋白尿及各种管型,严重者发展为少尿型急性肾功能不全;可出现低钙血症和高磷血症。

(二)化学烧伤处理原则

化学烧伤的处理原则,同一般烧伤。应迅速脱离现场,终止化学物质对机体的继续损害;采取有效解毒措施,防治中毒;进行全面体检和化学监测。其治疗除了和一般烧伤相同外,还有以下特点。

其一,引起化学性烧伤的物质种类极多,而不同的化学物质有不同的化学反应。急诊处理非常重要,首先应立即脱离现场,脱去被化学物质浸渍的衣服,并立即迅速地用持续性流动冷水冲洗。其目的:稀释;机械冲洗,将化学物质从创面和黏膜上冲洗干净;散热,冲洗时可能产生一定热量,但由于持续冲洗,可使热量逐步消散,减轻损伤;刺激局部血管收缩,减少毒性物质吸收。冲洗用量要多,时间要够长。一般清水(自来水、井水和河水等)均可使用。冲洗持续时间一般要求在 2 小时以上,尤其在碱烧伤时,冲洗时间过短很难奏效。如果同时有火焰烧伤,冲洗尚有冷疗的作用。当然有些化学致伤物质并不溶液于水,但借靠冲洗的机械作用,将其自创面清除干净。

头面部伤时,要注意眼、鼻、耳、口腔内的清洗。特别是眼,应首先冲洗,动作要轻柔,如有条件可用等渗盐水冲洗,否则一般清水也可。如发现眼睑痉挛、流泪、结膜充血、角膜上皮损伤及前房混浊等,应立即用生理盐水或蒸馏水冲洗,持续时间在半小时以上。然后,碱烧伤再用 3%硼酸液冲洗,酸烧伤用 2%碳酸氢钠液冲洗。再用 2%荧光素染色检查角膜损伤情况,轻者呈黄绿色,重者呈瓷白色。为防止虹膜睫状体炎,可滴入 1%阿托品液扩瞳,每天 3~4 次,用 0.25%氯霉素液,1%庆大霉素液或 1%多黏菌素液滴眼,以及涂 0.5%金霉素眼膏等预防继发感染。还可用醋酸可的松眼膏以减轻眼部炎症反应。局部不必用眼罩或纱布包扎,但应用单层油纱布覆盖以保护裸露的角膜,防止干燥所致损害。

石灰烧伤时,在清洗前应将石灰去除,以免加水后石灰发热,加深创面损害。

有些化学物质则要按其理化特性分别处理。至于应用中和剂的问题,存有争论。但从现场急救实际出发,一般多不可能立即获将大量适当的中和剂,不能因寻找中和剂而耽误宝贵的时间。因此最现实的是大量流动水的持续冲洗。当然,提出反对中和剂的理由还有:①中和时可能产生热,可加深创面的损害;②中和剂本身的刺激和毒性;③有时不是单一化学药品致伤等。某些特殊致伤物质如磷等,经大量清水冲洗后,还必须进一步加以处理。到达医院后,如果早期清洗不彻底,仍应继续清洗,但不及现场早期清洗彻底效果好。

当冷水冲洗后,对某些化学烧伤可适当地局部使用中和剂,由于中和反应也可产生热量,因此中和剂使用时间不宜过久,并且用过中和剂后再用流动冷水冲洗,以免加重热损伤。

其二,一些化学物质可以通过皮肤、黏膜吸收,一些可以通过呼吸道吸收引起中毒。有些化学物质毒性很大,小面积烧伤后也可引起死亡。中毒死亡是化学性烧伤的主要死亡原因。因此对可引起全身中毒的化学烧伤,应严密观察病情变化,一旦诊断有化学中毒可能时,应根据致伤因素的性质和病理损害的特点,选用相应的解毒剂或对抗剂治疗。有些毒物迄今尚无特效解毒药物,在发生中毒时,应使毒物尽快排出体外,以减少其危害。一般可静脉补液及给予利尿剂,以加速排尿。苯胺或硝基苯中毒所引起的严重高铁血红蛋白血症,除给氧外,可酌情输注适量新鲜全血,以改善缺氧状态。由于多数化学物质经肝、肾排出体外,肝肾受累多见。因此在可以引起中毒的化学性烧伤患者,一定要早期即注意排毒、解毒的处理,要监测肝肾功能的变化。

除上述处理外,还要维持人体重要脏器的功能,尤其是肺、心、脑和肾的功能,防止多脏器衰竭。

其三,必须尽早深度清创。化学性烧伤的局部损害主要是通过化学物质的氧化、还原反应、热效应、腐蚀、脱水等机制产生,其损害因化学物质的存在而呈持续性,虽经清洗,清创,但化学物质仍很难除尽,因此对深度创面应尽早切除,以便清除化学物质。

(三)化学烧伤麻醉的特殊性

1.化学烧伤患者的术前评估

(1)了解化学烧伤的致伤物,化学烧伤的部位,面积,手术的种类,评估手术时间。

(2)通过了解既往病史有无心脏疾病,高血压,判断患者心脏对手术麻醉的耐受性,通过观察血压,脉搏,皮肤弹性,静脉充盈,中心静脉压,尿量等判断患者有效循环容量,有无脱水或休克。

(3)了解患者既往有无呼吸系统疾病,有无长期吸烟史。询问有无化学物质吸入性肺部损伤,两肺听诊以了解呼吸道通畅程度,有无干湿啰音和哮鸣音,有无吸入性损伤。

(4)关注有无化学性烧伤导致的全身性中毒反应,是否经过初期处理及其效果,并注意肝肾受累情况。如存在肝功能不全将不同程度影响麻醉药物的体内代谢,易出现药物过量或蓄积;而肾功能不全患者易出现高血钾或肺水肿将对心肺功能产生不利影响。

2.化学烧伤患者的术前准备

(1)麻醉前用药:化学烧伤患者麻醉前用药的种类与用量具体根据麻醉方法和患者病情的稳定程度而定。采用少量局部麻醉药进行表面麻醉,局部浸润麻醉等即可完成的短小手术,仅用少量咪达唑仑等苯二氮䓬类镇静类药物即可。对椎管内麻醉应加用抗胆碱类药物,如阿托品、东莨菪碱以对抗椎管内麻醉交感神经阻滞后的生理紊乱,对高热、心动过速者宜选用东莨菪碱。对判断存在饱腹,半饱腹而必须急诊手术患者,应适当给予 H_2 受体阻断药如雷咪替丁以防止呕吐,误吸等吸入性肺炎的发生。在全身麻醉患者,为减少呼吸道黏液的分泌,降低迷走神经应激性,应常规使用抗胆碱能药物作为麻醉前用药,对吸入性损伤患者,不宜使用吗啡,以防止组胺释放所造成的支气管痉挛和呼吸抑制。有肝肾功能障碍的患者术前用药应减量。病情危重者应慎用镇静类药物。休克或昏迷的患者镇静药和镇痛药可不用,仅给予抗胆碱药。

(2)麻醉前特殊处理:①化学烧伤经常伴随全身的中毒反应,后可引起全身广泛的病理生理改变,常伴有低血容量,低蛋白血症,贫血和水电解质紊乱,术前需积极纠正,以提高机体耐受力。②烧伤和毒性反应会导致胃肠功能常发生紊乱,胃排空时间延长,胃肠蠕动减慢,故手术的禁食时间应适当延长,事先放置胃管,可在一定程度上防止麻醉过程中误吸,减轻腹胀,改善呼吸功能。③对呼吸道有吸入性损伤的患者,为了能保持呼吸道通畅和肺通气换气功能正常,必要时麻醉前需做气管切开插管。

3.化学烧伤患者的麻醉选择

原则是不使患者的重要脏器进一步受损,方法宜简单安全,又能满足手术要求。能合作时,小面积的化学烧伤可用局麻或神经阻滞,肝肾功能不正常的患者可采用低浓度局麻药,小剂量分次给药。呈明显休克或患者不合作,或估计局麻、神经阻滞难以完成的手术,可选用气管内插管全身麻醉。

(1)早期清创术的麻醉:化学烧伤后的早期清创术应尽早进行,以免化学药物从创面、正常皮肤、呼吸道、消化道黏膜等吸收,引起中毒和内脏继发性损伤,对麻醉的基本要求是无痛,并不加重休克。一般可采用氯胺酮麻醉或依诺伐静脉麻醉。

(2)早期切痂术的麻醉:早期切痂术的手术时机依烧伤程度而异,轻度或中度烧伤,可在伤后立即进行,重度烧伤需于伤后 48 小时,休克控制后进行,手术可一次或分次进行,两次手术间隔期为 3 天,每次切除面积为 15%～30%,切削痂手术是对患者的第二次打击,尤其是当第一次切削面积超过 20%时,较易发生意外,麻醉处理应特别慎重。对大面积切、削痂或躯干部位的切、削痂术的手术,以氯胺酮麻醉和静吸复合麻醉为佳。单纯上肢的切、削痂植皮术,可选用臂丛神经阻滞麻醉;单纯下肢的切、削痂植皮术,可选用脊麻或硬膜外麻醉。

(3)取皮与植皮术的麻醉:小面积的取皮和植皮术可在局麻下进行,对较大面积的取皮植皮术,则应在氯胺酮静脉复合麻醉或静吸复合麻醉下施行。

(4)大换药的麻醉:化学烧伤患者在创伤处理的全过程中,往往需要多次大换药处理,频繁的创面换药,由于需将与结痂紧粘在一起的敷料清除,给患者带来难以忍受的痛苦,并且越到后期患者对疼痛刺激的敏感性越强,耐受力越差。为减轻患者痛苦,方便操作,减少患者消耗,可给予一定量镇静、镇痛药。

4.化学烧伤患者的麻醉注意点

(1)全麻以浅麻醉维持为宜,可辅以局麻以减少全麻药用量。术中保持呼吸通畅,采用面罩辅助呼吸、经气管内插管扶助或控制呼吸。

(2)吸入或吞入化学物质的伤员可因口鼻部焦痂、口咽部严重水肿致插管困难,根据患者情况可选用经鼻盲探插管或经口清醒插管。有吸入性损伤的患者术中使用抗生素预防感染。

(3)麻醉药物选用应注意患者肝肾功能,充分考虑到肝肾功能不全对药物代谢的影响和药物的肝肾毒性。

(4)化学烧伤合并有化学物质中毒的患者,手术治疗时除毒物对机体的损害外,还有手术麻醉应激状态的影响。术中要加强管理,继续给予全身支持治疗,促进毒性物质排泄,还可应用解毒剂。肾脏既是排出毒物的器官,又是重点保护的脏器。术中可应用甘露醇、呋塞米等利尿剂,使尿量维持在 100 mL/h 左右,同时给予碱性药物碱化尿液。

(5)磷烧伤在抗休克补液的同时,应使用钙剂,以便在伤后当血磷降到正常范围时,消除磷所致的溶血而继发的心、肝、肾损害,并减轻或消除磷对细胞的毒性作用。

(6)患者常伴血容量不足或心肌功能受损,术中注意维护循环稳定,依据血压和中心静脉压动态变化适当扩充血容量,必要时可用升压药。

三、瓦斯爆炸烧伤

矿井内瓦斯爆炸,指以沼气为主的多种易燃气体的爆炸。瓦斯爆炸烧伤是一种严重的复合伤,不仅有高热导致的烧伤,还有爆炸效应引起的冲击伤,尚可发生各种有毒气体中毒、爆震伤、挤压伤、呼吸道烧伤和其他合并伤等。但烧伤是瓦斯爆炸的主要病理损害,烧伤的轻重主导了伤员的病程经过和结局。

(一)瓦斯爆炸烧伤致病因素

1.高热气浪导致烧伤

瓦斯爆炸时产生的高温,密闭空间可高达 2 850 ℃。爆炸后形成的热冲击波和反冲击波可形成流速 2 000 m/s 的热气浪,对体表造成全身性的烧伤,但由于与人体接触时间非常短暂,故大多数为人体暴露部位(如头、面部和手)的浅度烧伤;若引燃衣服则可导致大面积深度烧伤或吸入粉尘形成呼吸道烧伤。

2.超负荷引起的冲击伤

瓦斯爆炸时,可产生 912 kPa 的冲击波,瞬间释放的巨大能量,使爆炸中心处的压力和温度急剧上升,并借周围的空气迅速向四周膨胀扩散,形成超音速的高压波,冲击波在传播过程中形成两个区,外层为压缩区,超压可达 7.4～10 个大气压,内层为稀散区,低于正常大气压,即负压。超压和负压通过内爆效应、破裂效应、惯性作用、压迫作用、阻抗作用等诸多机制的作用导致冲击伤。冲击伤可以表现为内环境的紊乱、血流动力学的变化、脏器(尤为含气脏器)的出血、破裂、皮肤广泛的出血斑、鼓膜穿孔、纵隔气肿、气胸、骨折、挤压综合征等。此外冲击波也可引起塌方,造成头、胸和腹部的创伤或内出血,以及四肢的挤压伤、骨折等合并伤。

3.中毒

瓦斯爆炸时可产生多种有毒气体,主要为一氧化碳、二氧化碳、二氧化氮、乙烯、乙烷、沼气和硫化氢等。

(二)瓦斯爆炸烧伤的临床特点

1.创面特点

由于热气浪的侵袭,烧伤以暴露部位多见,烧伤面积较大,头面、双手等特殊部位烧伤机会多,多为浅Ⅱ度烧伤,也有大面积深度烧伤者。创面污染严重,嵌入皮内的煤尘不易取出。

2.休克

由于烧伤面积大,休克的发生率高,主要是由于因为热损伤后的组织毛细血管扩张和通透性增加,而导致的低钠、低蛋白伴有代酸性酸中毒的低血容量性休克;而患者复合的冲击伤,可以加重休克,而且加速休克的发生;如果同时并存一氧化碳中毒,可引起全身缺氧,小血管,毛细血管通透性增加,使休克不易纠正。

3.感染

瓦斯爆炸烧伤创面污染严重,清创困难,创面感染多见。严重瓦斯爆炸烧伤患者,出现休克的患者,免疫功能低下,伤后发生全身侵袭性感染的机会多,且成为死亡的第一位因素。

4.吸入性损伤

(1)轻型:仅表现为口腔、鼻腔、咽部黏膜发白或脱落、充血,水肿,分泌物增多,有刺激性咳嗽,吞咽困难,疼痛等。

(2)中型:累及气管、支气管、下支气管,可出现声嘶、呼吸困难、肺部偶尔可听到哮鸣音或干性啰音。

(3)重型:累及终末支气管、肺泡、肺间质,由于支气管痉挛和肺水肿,以致呼吸困难发生早且严重;肺部可闻哮鸣音及干湿啰音;呼吸困难经气管切开也不能改善;坏死的气管黏膜脱落可引起窒息。

5.多系统器官衰竭

患者在有休克和感染两个全身性损害的病理基础上,序贯地并发一个以上系统和/或器官的急性功能障碍,各器官的效应不一致。瓦斯爆炸烧伤后肺、肾、肝、心功能的变化较大,其多器官功能障碍多表现为休克期出现肾功能和肺功能衰竭。

6.中毒

(1)一氧化碳中毒:空气中一氧化碳浓度为0.02%时,人在该环境中2～3小时可产生中毒症状。矿井内瓦斯爆炸后,空气中一氧化碳浓度可高达3%～60%,尤其在通风状况较差时,现场人员易中毒。站立位较卧倒时吸入一氧化碳量要多,是由于一氧化碳比重较轻,空气上层的浓度高。一氧化碳吸入后迅速与血红蛋白结合形成碳氧血红蛋白。一氧化碳与血红蛋白结合的亲和力较氧与血红蛋白结合的亲和力大200～300倍,而离解率则小3000倍,因而造成组织严重缺氧。碳氧血红蛋白的存在使氧全血红蛋白的氧难以解离,更加重组织缺氧。伤后4小时内测定血中碳氧血红蛋白的含量对诊断中毒有意义,因为碳氧血红蛋白的半衰期为4小时。皮肤和黏膜可呈樱桃红色,面颊和大腿内侧最明显,但历时不长。

（2）二氧化碳中毒：空气中二氧化碳尝试为8％～10％时，可使人在短期内死亡。二氧化碳中毒时，轻者可有头痛、眩晕、耳鸣、乏力、嗜睡、气急、胸闷、恶心呕吐等症状。有时伴有眼结膜充血、流泪、瞳孔缩小、视物不清、眼底检查有视网膜水肿等表现；重者出现发绀、高热、惊厥、昏迷、肺水肿、脑水肿乃至呼吸中枢麻痹而死亡。

7.精神症状较多见

创伤后刺激和一氧化碳中毒可以出现精神症状。①兴奋型：躁动不安、多语、幻觉、不自主运动等。②抑制型：反应迟钝，认物不清，表情呆滞，昏迷等。

8.肝脏、心脏的变化

心内膜点状出血，心肌纤维变性，断裂，坏死，间质充血水肿，炎性细胞浸润。肝脏表现为灶性坏死，肝细胞浓缩成块状，脂肪变性等。

9.视力下降和失明

多见于一氧化碳中毒伤员，在伤后2～3天视力从模糊不清逐渐加重，直到失明。一般在2～3周后，视力随着病情的好转而渐渐恢复。

10.白细胞和血小板减少

周围血常规中白细胞数急剧下降，持续时间长是瓦斯爆炸的又一特点，白细胞数可降至$1.5×10/L$以下。骨髓检查，粒细胞系统中成熟型细胞受抑制，早幼粒细胞可见核浆发育不成比例和中毒颗粒；单核细胞的胞质内空泡颗粒增大及部分胞质内无颗粒等退行性变；在红细胞系统中，晚幼红细胞消失；巨核细胞减少等现象，经治疗后可恢复正常。

11.合并伤

多数伤员伴有爆震伤、挤压伤或头颅和四肢外伤等。治疗时应注意颅脑外伤的处理，否则易并发脑水肿。

（三）瓦斯爆炸烧伤的围麻醉期处理的特殊性

1.瓦斯爆炸伤患者的术前评估关注点

瓦斯爆炸伤患者有闭合性创伤及开放性创伤两类，严重瓦斯爆炸患者，特别是多处创伤患者，病情紧急、危重、复杂，多数需急症手术治疗，因就诊时多已呈现休克，常需在抗休克治疗同时进行手术治疗，以挽救患者生命。

对此类患者，麻醉处理好坏将直接影响患者治疗效果和预后，麻醉医师不仅要正确及时处理麻醉问题，还要在心肺复苏、休克治疗、创伤后呼吸困难综合征或急性肾衰竭的防治等方面竭尽全力，因此应特别关注以下几个方面。

（1）是否伴有严重的失血失液：对严重内出血者，须抓紧手术时机，不要无故拖延。由于病情紧急，术前没有充分时间了解病史和进行准备，须在手术的同时边了解边处理，如保护肾脏，纠正低血容量和酸中毒等。

（2）是否伴有多处伤或重要器官损伤：瓦斯爆炸患者多为多处伤患者，常合并存在胸部损伤、头部损伤、腹部损伤或四肢骨损伤。多处伤增加了病情复杂性，处理困难，死亡率也相应增加，单纯胸部损伤的死亡率约为10％，合并其他部位损伤的死亡率增15％～20％。严重胸部损伤或颅脑损伤，有时发展迅速，可因窒息、缺氧而猝死。

（3）是否为饱胃患者：瓦斯爆炸患者多非空腹，因此防止呕吐误吸极为重要。疼痛、恐惧、休克和药物等因素可使胃排空时间延迟。进食与受伤间隔的时间短者，胃内容物存留更显著。麻醉诱导前应明确患者进食与受伤的间隔时间。有学者强调伤后24小时内都存在呕吐误吸危险,因此,对急症患者应一律视为饱胃病例,慎重处理。据统计择期手术反流率约为10%,而急症者为25%。反流或呕吐致误吸,可引起酸性物吸入综合征,需强调防止。

2.瓦斯爆炸伤患者的术前治疗

(1)确保气道通畅及供氧:瓦斯爆炸烧伤,患者有不同程度的呼吸道吸入损伤,随病情发展,部分患者发生喉水肿导致气道阻塞,当存在气道烧伤、鼻腔存留灰烬、喘鸣呼吸、声音嘶哑时,应及早考虑气管切开。某些病例如脑外伤、一氧化碳中毒、由于意识丧失而失去自主呼吸,也属气管插管或气管切开的适应证。但某些燃烧物有灰烬滞留呼吸道可成为化学刺激损伤气道,如氯化物、氨类物质,它们能穿透黏膜而造成气道损伤,这时要权衡气管插管的利弊及注意选择导管的大小等。火焰和热蒸汽的表皮烧伤通常对呼吸道损伤较小,但如果吸入热蒸汽入肺则会损伤肺泡而致预后不良。

留置气管导管或无须气管插管的患者实施鼻饲,持续输氧是有效的治疗方法。一氧化碳血红蛋白在空气中的半衰期是4小时;纯氧下为80分钟。有害气体如硫化物、氰化物、氯化物可被吸收,尤其是氰化物中毒,难于诊断,往往迅速出现发绀、代谢性酸中毒等,需给予对抗剂及机械通气治疗。监测脉搏氧饱和度及呼气末二氧化碳分压,可随时了解患者呼吸功能情况,一旦脉搏氧饱和度低于90%,应及时进行氧疗,当吸氧不能使脉搏氧饱和度升高时,即应进行呼气末正压治疗。如呼气末二氧化碳分压升高并非通气不足所致,说明肺泡功能已严重受损,应给予大剂量激素,呋塞米以及改善循环的药物治疗。

(2)确保静脉路通畅及循环功能支持:开放静脉通路是及时补足血容量的可靠保障,应用塑料外套管留置针能确保静脉路通畅,避免了静脉切开,对补充血容量起到了保证作用。

(3)瓦斯爆炸烧伤患者的循环功能改变的原因:①由于身体多处外伤,或伴有内脏破裂出血、穿孔,使大量的细胞外及血液存积于烧伤部位或丢失体外,造成循环容量严重欠缺,使机体陷入低血容量性休克状态;②全身微循环的功能性和器质性改变造成的组织灌注障碍;③脱水所造成的循环容量欠缺;④心肌的病理改变以及心肌抑制因子的影响,致心功能低下;⑤由于呼吸功能障碍所致心肌供氧减少以及酸中毒的影响。

(4)瓦斯爆炸烧伤患者补液时的注意事项。①利尿剂的应用:早期不宜应用利尿剂,不可因少尿或无尿使用利尿剂。其原因应首先考虑输液量不足(血容量不足)。②出现血红蛋白尿或肌红蛋白尿时提示红细胞破坏和肌肉损伤,它们可以堵塞肾小管、损害肾功能。所以应增加输液量、适当碱化尿液保护肾脏,另外出现血红蛋白尿者可用触珠蛋白。③血管活性药的应用:当输液量已足而血压仍不稳定或尿量过少时,可用血管活性药多巴胺(输液是否足够可根据尿量,还可根据血清钠水平)。④呼吸道烧伤:可能需要更大的输液量,因肺泡和其他肺组织的毛细血管床的面积较大,当烧伤导致这些部位的血管渗透性增高时,将有大量的水分潴留,呼吸功能障碍,限制水分输入可使肺组织的脱水进行性发展,导致肺循环障碍,加之体循环血容量不足引起休克,易导致急性呼吸窘迫综合征。在补充循环容量的同时,努力改善呼吸功能,并给予大剂量的皮质激素保护心肌,改善微循环及对抗有毒物质。

(5)纠正代谢性酸中毒:由于大量的血液和血浆丢失到体外,或存积在烧伤和创伤处,使循环功能受损,可产生不同程度的代谢性酸中毒。对轻度和中度代谢性酸中毒原则上只需作病因治疗。如烧伤早期的复苏补液能及时而又正确地进行,就可以预防上述选择性肠道细菌移位和毒素吸收。其内含是制止继续产生引起酸中毒的酸性物质。对已产生的酸性物质可使之自行转化,酸中毒的问题则会自行解决,而伴随酸中毒或因酸中毒而导致的后果就可以得到避免。重度代谢性酸中毒指的是血 pH 在 7.1 以下,心血管功能严重障碍,出现循环衰竭的严重情况。临床上不仅出现或加重休克,而且还会因产生更多的乳酸而加重酸中毒。因此可使用碱性药物。然而,在临床实际工作中,多主张把血 pH7.2 作为临床治疗的预警,以策安全。在此指出,碱性药物治疗没有可用的公式,血浆 HCO_3^- 每升高 1 mmol/L 所需给予的 HCO_3^- 因血浆 HCO_3^- 而异,如血浆 HCO_3^- 为 12 mmol/L 时,为提高血浆 HCO_3^- 1 mmol/L,需给 HCO_3^- 0.5 mmol/kg;而血浆 HCO_3^- 为 2~3 mmol/L 时,则应补给 HCO_3^- 2~3 mmol/kg。因此临床给药时,以分量多次给药为妥,每次给药以提高血浆 HCO_3^- 2~4 mmol/L 为宜。不排除病情危重,为使血 pH 迅速上升到 7.1 以上,适当放宽单次给药剂量。

3.瓦斯爆炸患者的麻醉选择

对瓦斯爆炸伤患者,术前应给适当量止痛、镇静药,消除患者紧张及恐惧,但应注意所用药以不使血压降低、不抑制呼吸为前提;对已昏迷或垂危患者只应用抗胆碱药;对处于休克状态患者,最好是小量、分次静脉给药。此类患者的麻醉选择可根据患者情况、手术要求选用局部麻醉、椎管内麻醉或全身麻醉,选用全身麻醉时以气管内全麻为宜,它可保证充分吸氧,有利于对呼吸进行控制,并能使麻醉医师有更多时间处理循环方面的问题。

(1)局部浸润麻醉和神经阻滞:其对呼吸、循环的干扰最少,适用于位于肢体的手术。局部浸润麻醉对休克患者是一种安全、简便的方法,应当受到重视。但在休克情况下,患者对局麻药物的耐量相应降低,应严格控制用量,以防中毒反应。局部浸润麻醉的缺点是肌肉不够松弛,在探查腹腔和牵拉脏器时,患者常感不适,有时恶心、呕吐、躁动不安,影响手术进行。由于肌紧张,手术野显露不佳,难以迅速控制脏器出血,甚或出现有害神经反射,从而加剧休克。因此,对病情复杂或脏器大出血的患者,不宜选用局部麻醉。

(2)椎管内麻醉:其对人体的生理影响与麻醉范围直接有关。有的爆炸伤患者处于休克代偿期,尽管血压"正常",但血容量已明显减少,即使硬膜外阻滞范围小也有致心脏停搏的危险。从原则上讲,在休克好转前,禁用椎管内麻醉。但对病情较轻、术前经治疗已使低血容量得到一定程度纠正,低、中平面的硬膜外阻滞仍可考虑,但应谨慎从事。置入硬膜外导管后,不宜立即注药,待平卧位建立输液通道后,再分次小量试探性注药。严格控制麻醉范围,加强动脉压监测,做好升压复苏措施。若循环变化明显,应立即放弃硬膜外阻滞,改用其他麻醉方法。

(3)全身麻醉:瓦斯爆炸伤患者多为复合伤。在同时伴有多发骨折,头颈、躯干损伤患者,都应选用全麻手术,但必须避免深麻醉,实际上烧伤休克患者对疼痛反应已较迟钝,只需维持浅麻醉结合肌肉松弛药即可完成手术。

静脉基础麻醉:大多数静脉镇静药可作为静脉基础麻醉的辅助用药。咪达唑仑用量限制在 0.3 mg/kg 以下,对血流动力学影响轻微,临床应用比较安全。羟丁酸钠有升高血压和减慢脉率的作用,即使用于全身情况很差患者,也易保持循环稳定。依托咪酯及异丙酚虽可产生与用量相关的心肌负性变力性作用,但较硫喷妥钠为轻。因之咪达唑仑、劳拉西泮、羟丁酸钠、依托咪酯及异丙酚均可用于瓦斯爆炸伤患者静脉基础麻醉辅助用药。氯胺酮具有兴奋循环作用,静脉注射 2.2 mg/kg 后 5 分钟,心率增快 33%,动脉压上升 23%,心排增加 41%。注药 30 分钟,动脉压略有降低,但明显高于用药前水平。经大量病例观察,氯胺酮用于休克患者麻醉,效果满意,绝大部分患者在给药后动脉压均有不同程度升高。但须指出,氯胺酮兴奋循环主要是通过兴奋交感神经作用,增加血中内源性儿茶酚胺含量,它对心脏本身实际上有负性变力性作用,因此用于交感神经反应已削弱的危重患者,就显示出循环抑制效应。氯胺酮用于低血容量性休克患者发生严重循环抑制与心脏停搏者,临床已有报道,不能忽视。芬太尼不影响容量血管与静脉回流,对心房压、心室压及左室舒张末期压也无明显影响,即使用量增至 20 μg/kg,动脉压仅降低 10%。东莨菪碱静脉复合麻醉,兼具麻醉与休克治疗的双重作用,与神经安定镇痛药合用,可获良好效果。

静吸复合全麻:通过放置粗胃管吸引,使用西咪替丁等 H_2 组胺受体阻滞药,以及尽可能表面麻醉清醒插管是麻醉诱导中防止胃内容物反流和误吸的关键。如患者于急诊室抢救时如已插入气管导管,入手术室后应检查导管的位置、粗细、通畅度及有无漏气,若不够理想,应予以更换。呕吐、误吸不仅可发生于麻醉诱导期,也易发生于麻醉苏醒期,因此,烧伤复合伤急诊手术后,必须等待患者咳嗽、吞咽反射恢复、呼之能应答后再谨慎拔管。

硫喷妥钠具有交感神经和心肌抑制不良反应必须掌握小量分次用药原则。近来有用氯胺酮替代硫喷妥钠的趋势但应警惕低血容量下使用氯胺酮偶尔出现负性变力作用导致血压下降危险。有学者建议血压达 12.0 kPa 时,可慎用硫喷妥钠小量分次诱导,否则宜用氯胺酮。

低血容量休克患者对全麻药的耐量减小,无论吸入、静脉或静吸复合用药仅需小量就足以维持麻醉,如辅以肌肉松弛药用量可更减。氟烷容易抑制循环,在低血容量下不宜应用。低浓度安氟烷或异氟烷对循环影响均较小,可选用。异氟烷使心率增快,心排血量增加,外周血管阻力降低,适用于烧伤休克患者。氧化亚氮-氧-镇痛药-肌肉松弛药复合麻醉对循环影响轻微,但禁用于气胸、皮下及纵隔气肿、或气栓等患者。

对烧伤复合胸、腹部严重创伤者可用 0.05%～0.1% 氯胺酮溶液静脉持续滴注维持,并结合肌肉松弛药和其他镇痛药,或氧化亚氮-氧维持,肌肉松弛药可选用对循环影响轻微的泮库溴铵。氯胺酮有颅内压和眼内压升高的缺点,应慎用或避免用于脑外伤和眼外伤患者。神经安定镇痛麻醉适用于某些危重患者,对血压、脉搏的影响较轻,循环较易维持稳定,但必须强调在补足血容量的基础上施行,因氟哌利多有降血压作用。目前依诺伐-氧化亚氮-氧-泮库溴铵维持麻醉已成为烧伤患者常用的麻醉方法。瓦斯爆炸伤患者的麻醉方法必须掌握多种麻醉药复合的平衡麻醉原则,以尽量减轻机体对麻醉的负担,尤其于长时间麻醉时,不宜使用单一的吸入麻醉药,否则麻醉药在组织中过饱和,易招致术后肺部并发症。有学者认为长时间麻醉的固定体位,可致身体的低垂部位淤滞血液,例如侧卧位时,上侧肺的 V/Q 比值增大,下侧者减少,由此可致下侧肺萎陷或肺不张。另外长时间麻醉为减少全麻药用量,宜尽量采用全麻辅助局麻或阻滞麻醉,例如胸、腹合并上肢组织损伤时,宜在浅全麻的基础上,同时施行臂神经丛阻滞以完成上肢手术。

爆炸患者的循环功能低下,肝、肾功能有一定程度削弱,肌肉松弛药的选择和使用剂量均有别于一般患者。琥珀胆碱对循环系统影响较小,是快速诱导插管的常用药物,但它能促使钾离子自细胞内逸出,产生不同程度的血钾增高。如合并大范围软组织损伤,大块肌肉坏死变性,严重烧伤合并肾功能不全的患者,应警惕高血钾症。对已有高血钾患者,为避免发生心脏停搏,避免应用琥珀胆碱。琥珀胆碱还有升高胃内压作用,胃饱满患者能促使发生反流误吸。这类患者使用肌肉松弛药,宜选用非去极化肌肉松弛药。泮库溴铵、维库溴铵与阿曲库铵在临床应用剂量范围内,不阻断交感神经节,不释放组胺,对心血管的影响轻微,麻醉诱导和维持均可应用。

4.瓦斯爆炸伤患者麻醉注意点

(1)患者代谢的改变易致麻醉意外:烧伤休克期代谢呈抑制状态,随着循环情况改善,机体进入代谢亢进期,其特点为心排血量增加,糖异生、脂肪异生、蛋白质分解及尿氮排量增加,代谢率增高与烧伤面积呈正相关,烧伤面积超过 60% 时,代谢率可达正常两倍,而瓦斯爆炸伤多为冲击复合伤患者,代谢改变非常明显。表现为体温升高、呼吸增快、心动过速,在此期间实行麻醉手术,应加大氧分压,对于控制呼吸患者应加大分钟通气量,避免氧浓度过低和通气量减少,以引起组织缺氧和二氧化碳蓄积,致发生麻醉意外,如有条件应实行呼末二氧化碳监测,以调节适宜的交换量。当判断麻醉深浅时应考虑到高代谢的心血管系统的反应。

(2)低蛋白血症对药物生物活性的影响:烧伤后由于蛋白自创面大量渗出,一般估计24小时蛋白自创面丧失量为 1.2 g×体表面积×烧伤面积%,因此血浆蛋白可降为 10～23 g/L。机体分解代谢速度增加,以及伤后不断的补液,均可影响血浆蛋白浓度。血浆蛋白浓度呈偏低状态,使与蛋白结合的酸性或中性药物减少而游离部分增多,增加了药物的生物活性。但由于清蛋白总量减少,使分布容量增加,造成药物浓度降低,抵消了游离增多的部分的作用,其结果酸性、中性药物应酌减。虽然血浆中清蛋白减少,但 α_2-球蛋白在伤后 10 天增加 2 倍,α_1-酸糖蛋白也有增加,因其可与碱性药物结合,使其游离部分减少,降低其药效,所以碱性药物需增加用量才能达到麻醉预期效果,故而酸性、中性、碱性药物要根据烧伤后血浆蛋白变化特点增减,使血药浓度保持在麻醉最佳状态。

(3)肝肾功能改变增加麻醉的风险:烧伤后对肝肾功能造成的损害,与烧伤面积、深度成正比,肝脏表现为谷氨酸-草酸酰乙酰转氨酶、谷氨酸-丙酮酸转氨酶、血胆红素升高,少部分患者出现黄疸,提示肝细胞的破坏,线粒体酶的释放,因此药物代谢出现半衰期的延长,烧伤可造成酶系统如细胞色素 P450 系统代谢障碍,影响药物氧化还原、羟基化进行,因而利多卡因、巴比妥类、安定类药反复应用易产生蓄积作用。

肾脏在休克期血容量未补足前,血流量明显降低,肾小球滤过率下降,休克纠正后进入高代谢期,肾血流量明显增加,肾小球滤过率升高,药物清除率加速,通过肾脏排泄药物由于排泄半衰期缩短,必须增加用药量与给药频率,以维持有效的血药浓度。对于烧伤后急性肾衰竭的患者,由于肾缺血、肾小管阻塞致少尿、无尿者,应慎重使用经肾脏排泄的麻醉药物以免造成药物蓄积,使麻醉时间延长,增加麻醉的危险性。

(4)药效动力学改变对麻醉质量的影响:烧伤面积超过 40%时,对非去极化类肌肉松弛药,如氯筒箭毒、潘库溴铵、维库溴铵、阿曲库铵等药物敏感性降低,其用量是常人的 5 倍,且持续数周数月,据分析非去极化类肌肉松弛药敏感性降低,原因与受体数量增加有关,需要更多非去极化类肌肉松弛药占领受体,才能产生阻滞作用,也有报道烧伤患者需更高的血内非去极化类药物浓度,才能产生和常人相等的肌松作用。其他如镇痛剂、拟交感类药物也有类似现象。对于深层的肌肉烧伤、电击伤,由于组织细胞坏死使钾离子外流,易于产生高血钾,持续的时间可自烧伤数天后开始至烧伤后两年。因此使用琥珀胆碱要慎重,以免受体受琥珀胆碱激动后,肌肉细胞膜通透性增加,使大量细胞内钾离子释出造成高血钾反应。有报道烧伤后应用去极化肌肉松弛药造成高血钾(高于 8 mmol/L)导致高钾性心脏停搏的例子,应引起注意,在烧伤患者实施麻醉时应妥善使用肌肉松弛药。

四、放射性烧伤

机体全身或局部受到放射线外照或放射性核素沾染时,皮肤首当其冲。皮肤受射线作用而发生的损伤称为皮肤放射损伤。

在发现、研究和应用放射线的过程中,由于开始时对射线的作用不十分了解,可缺乏必要的防护,皮肤放射损伤是最早发生而后被认识由射线所引起的一类损伤。在战时核爆炸(特别是产生严重放射性沾染时)与平时核事故中,皮肤放射损伤是较多发生的损伤之一。它可单独发生,或常合并有全身放射病。

皮肤放射损伤包括急性皮肤放射损伤、慢性皮肤放射损伤和放射性皮肤癌(有些学者主张将放射性皮肤癌单列,不包括在皮肤放射损伤的范畴以内)。放射性烧伤主要是指皮肤的急性放射损伤,因为有许多方面与热能烧伤类同,故名放射性烧伤,也就是将射线-电离辐射作为引起烧伤的一种特殊原因。

(一)致病因素

引起皮肤放射损伤的射线有 α、β、γ 和 X 射线。

α射线的穿透力很弱,在空气中只有几厘米的射程,在生物组织中的射程仅几十微米,尚不及皮肤角质层的厚度,极易为衣物等阻挡,因此发生 α 射线皮肤损伤的机会很少,一般必须由 α 射线源直接接触皮肤或进入皮肤层才能发生放射损伤。α 射线所致伤一般仅限于皮肤表层,出现红斑、表皮萎缩、角化不全等病变。正因如此,一般不将 α 射线皮肤损伤列为放射性烧伤。

放射线烧伤主要由 β、γ 和 X 和射线引起,主要发生于以下两种情况。

(1)γ 射线或 X 射线的全身不均匀照射或单独的大剂量照射多发生于事故性照射,如临床放射治疗时的照射受一次或多次超剂量照射。

(2)β 射线的局部照射:平时见于核设施事故裂变产物或放射性废液直接污染皮肤;战时见于核爆炸放射性落下灰沾染皮肤,β 射线的核素直接接触皮肤造成皮肤射线损伤,也称皮肤 β 烧伤。

皮肤放射性烧伤的严重程度,取决并影响于诸多因素:放射线的种类:不同的放射线具有不同的能量,所引起的放射性烧伤的严重程度及所需要的照射剂量也不相同。照射剂量、剂量率和照射间隔时间:照射剂量的大小决定着放射性烧伤的严重程度,以放射性落下灰 γ 射线照射而言,8~16 Gy 可引起红斑反应,8~16 Gy 可引起水疱反应,25 Gy 以上可引起溃疡反应。剂量率高,间隔时间短,所致损伤重:如用 90 Sr^{-90}Y 释放的 β 射线照射大鼠,剂量率为 2 Gy/48h,总剂量 120 Gy,仅发生红斑反应;剂量率增至 10 Gy/48h,总剂量为 60 Gy,所有动物发生干性脱屑,80%的动物发生湿性脱屑(表明有表皮损伤)。机体和皮肤的敏感性:不同年龄的皮肤对放射线的敏感性有所不同。儿童的皮肤比成年人的敏感性为高。女性皮肤一般比男性的敏感性要高些,妇女在妊娠、月经期对照射的反应要明显一些。不同部位的皮肤的敏感性也有一定差异,按敏感性高低依次为面部、颈前、腋窝、四肢屈侧、腹部。此外,某些原有疾病可使皮肤对射线的敏感性增高,如肾炎、结核病、高血压、糖尿病、甲状腺功能亢进症及多种皮炎等。附加的物理、化学因素:特别应指出的是紫外线、红外线照射可增加对射线的反应性,一些化学物质如碘、硝酸银、氧化氨基汞等也有此作用所以,应该在受射线照射前和照射后(如放射治疗前后)严格防止这些理化因素的接触和作用。

(二)临床表现及其病理基础

放射性烧伤是皮肤受到一次或短时间内多次大剂量电离辐射而引起的急性皮肤放射性损伤。

1.临床表现

第一期为早期反应期:表现为受照射局部发生暂时性红斑,严重者可发生急性放射病时所出现的全身性早期反应(头痛、倦息、恶心、呕吐等)。

第二期为假愈期(又称潜伏期):上述局部红斑消退,表面上看来无其他病变,但照射部位仍有功能性障碍,出现温度变化、汗腺分泌失调等。如伴有全身性早期反应,此时也已消失。局部和/或全身损伤越重,假愈期越短。

第三期为症状明显期:出现程度不一的特定症状。

第四期为恢复期:此期皮肤损伤恢复、痊愈,或转为慢性病变(此时也称晚期反应期)。

放射性烧伤,按其损伤严重程度可区分为四度。四度的临床表现(主要出现于症状明显期)如下。第一度为脱毛反应:主要损伤皮肤的附属器官-毛囊及皮脂腺。受照部位最初出现斑点状色素沉着,并有散在的粟粒状毛囊角化性丘疹,以毛囊为中心,高出皮肤表面,呈棕褐色,较坚实,有刺手感。这些丘疹之间的皮肤较干燥、轻微瘙痒,毛发松动、极易脱落。毛发脱落一般从受照射后 2 周开始,至第 3 周结束;至第 3 个月末,毛发可以再生;若 6 个月内仍未长出,则多为永久性毛发脱落。此度损伤临床症状轻微,病程分期不明显,因此有学者不将其列入放射性烧伤的范畴。

第二度为红斑反应:此度损伤有明显的临床分期。早期(反应期)发生于照射后几小时,局部即有瘙痒、疼痛、烧灼感及轻微水肿,并出现界线清楚的充血性红斑,持续 1~7 天后红斑暂时消失,而后进入假愈期(潜伏期)。假愈期时临床症状消失但局部皮肤有功能障碍,可持续 3 个星期左右。受照后 23 个星期或更久,上述症状再现,特别是发生持续的红斑,界线十分清楚;同时发生毛发脱落。发生这种持续的红斑者,不论其病变轻重,一般经历 70 天痊愈期。在此期间,应切实保护皮肤,禁忌受到日光曝晒,如发生于放射治疗时,则应间隔 60~70 天才能进行下 1 个疗程。

第三度为水疱反应:早期反应与第二度相似,但出现早,程度重,假愈期一般不超过 2 个星期。此后出现持续的红斑,局部明显肿胀,皮肤发红,逐渐变成紫红色,瘙痒、剧痛,并有严重烧灼感,皮肤感受性降低。数天后红斑处出现水疱,开始为小水疱,而后融合成大水疱,其周围有色素沉着。水疱溃破后形成创面。附近淋巴结肿大,并触痛。此度损伤时皮肤附件病变也较严重,照射后 2 个星期左右可发生脱毛,汗腺及皮脂腺发生变性和萎缩。如伤及指(趾)甲,则光泽消失,外形粗糙,并有裂纹。经 1~3 个月或更长时间,进入恢复期,皮肤创面可进行痂下愈合,部分留有瘢痕。再生的皮肤菲薄、干燥而缺弹性,常呈现色素沉着和毛细血管扩张。如创面继发感染,则不易愈合。新生的皮肤也可再次破溃,难以愈合。

第四度为溃疡反应:照射后局部迅速出现烧灼或麻木感,疼痛、肿胀和早期红斑等明显加重。假愈期一般不超过 2~4 天,若照射剂量特别大,可无假愈期。进入症状明显期时,再现红斑,常呈青紫色,很快形成水疱,组织坏死,出现创面或溃疡。溃疡常为圆形,周界较清楚。组织进一步坏死,特别是并发感染化脓后,溃烂扩大加深,有的可深达骨骼。溃疡表面污秽,极少或没有肉芽形成。局部淋巴结显著肿大。如发生于四肢肢端,可由于血管病变而引起严重缺血坏死,甚至发生干性坏疽。这种溃疡反应的放射性烧伤很难自行愈合,常经历数月至数年,长期不愈。

第三、四度局部皮肤放射性烧伤后,多伴有全身症状,其中包括放射损伤的全身反应(特别是大面积区域甚至全身照射者)和局部烧伤病变引起的全身反应。局部的病变即使愈合,经数月或数年后还可能发生晚期反应,转化为慢皮肤放射性损伤。

2.病理基础

上述各度各种临床表现,是发生相应病理变化的结果。

(1)急性皮肤放射性烧伤的病理变化:受照部位的皮肤于照射后几十分钟至数小时,发生皮肤浅层血管-毛细血管的反应性扩张,形成局部充血反应,经数小时或 1~2 天后充血反应消退,皮肤结构可保持一段时间的正常状态,然后出现明显的病理变化。开始察见神经末梢退变,神经纤维染色不均,浅层血管随之发生麻痹性扩张,并有淤血、水肿,血管内皮细胞肿胀,管壁弹力纤维、平滑肌退变,血管周围炎性细胞浸润。可发生上行性动脉内膜炎,发展到真皮层小血管,可见真皮血管内膜增征,弹力纤维变性以至断裂,管壁水肿、增厚,管腔变小。在血管神经受损的同时,表皮细胞也发生明显病变。角质层脱落,并有角化不全;颗粒层增厚、细胞变形,周界不清;层细胞水肿,空泡变性;基底细胞肿胀,甚至坏死,整层表皮变薄,细胞间隙扩大,表皮内(常为角质层以下和层内)液体积聚,逐渐形成表皮内与表皮下水疱。

随着受照剂量增大,真皮结构也发生明显病变。组织水肿,乳头层变平,胶原纤维肿胀,弹力纤维断裂,结缔组织显得稀疏、零乱。血管病变进一步加重,内膜增厚,管壁透明性变,外膜纤维增生,周围炎性细胞浸润更为显著,有些血管管腔狭窄甚至闭合,或有栓塞。毛囊上皮萎缩或崩解,毛囊乳头水肿,毛发脱落。汗腺和皮脂腺上皮变性,基膜透明变性。

大剂量照射后,可发生皮肤组织坏死,表皮层细胞有些分裂减少或消失,细胞肿胀,胞质及胞核空泡形成,以至发生全层表皮及部分乳头层的凝固性坏死。坏死区周围的胶原纤维变性,神经纤维呈念珠状或烧瓶状肿胀,血管扩张,管壁发生透明性变。病变更重时,所有毛囊结构均可发生坏死,甚至累及皮下组织、肌肉、筋膜、深部淋巴管和血管,有时还伤及骨骼,使骨质疏松,很易发生病理性骨折,发生于四肢者,可发生干性坏疽。坏死组织脱落形成溃疡,溃疡底部肉芽组织生长不良,愈合困难,由于神经纤维病变,还可发生失营养性溃疡。

这些病变的发生,除由于皮肤结构直接受到射线损害外,血管病变的继发影响也十分重要,使组织供血不足,进一步发生变性坏死,并经久不愈。急性皮肤放射损伤修复时,坏死组织逐渐脱落,肉芽组织增生,表皮细胞缓慢生长,垂危是分散的上皮岛,逐渐扩展融合覆盖创面。新愈创面的上皮多显示脱色,隐见扩张的微血管,边缘部位皮肤常有色素沉着。深度损伤局部难以自愈,常需植皮等处理才得以愈合。

(2)慢性皮肤放射损伤的病理变化:慢性皮肤放射损伤本身一般虽不属于皮肤放射性烧伤,但皮肤放射性烧伤(急性损伤)可转化为慢性皮肤放射损伤。皮肤慢性放射损伤时表皮病变不规则,或为萎缩性病变,或为增生性病变,因此有些部位表皮萎缩变薄,有些部位棘细胞增生,表皮肥厚和角化过度或角化不全。真皮胶原纤维和弹力纤维变性。毛囊、汗腺和皮脂腺均发生明显萎缩。浅层血管扩张,真皮小血管常发生增生性动脉内膜炎,并有血栓形成。有时表皮下淋巴管呈现不规则扩张,并形成淋巴水肿,这是发生硬结性水肿的主要原因。当发生放射性皮肤癌时,多为角化性鳞状上皮细胞癌,很少发生基底细胞癌。

(三)麻醉的特殊性

由于发生放射性皮肤溃疡时多累及深部组织,特别是血管、神经,局部循环和营养状况不良,易经久不愈。照射剂量大于 20 Cy(Ⅲ度、Ⅳ度损伤)时,即使急性损伤开始治愈,但晚期仍有发展为放射性溃疡或愈合后重新进裂的可能,因此必须考虑手术治疗。在进行全身治疗,维持正常的血红蛋白及血浆蛋白水平,治疗相应放射病的同时,在围麻醉期间应注意以下几点。

1.宜维持浅麻醉

放射性烧伤患者在整个治疗过程要经受多次手术麻醉,然而随着病程的进展,体质将越来越差,机体的耐受能力也明显下降,因此,对烧伤麻醉在麻醉用药与剂量方面应依患者全身状况而定。宜以小剂量、浅麻醉为主。如采用冬眠合剂,在血容量不足情况下易造成血压下降。

2.注意体位变换的影响

在手术中,常需改变多种体位,但麻醉期间机体对呼吸循环的调整能力已大部丧失,体位的改变常可引起呼吸循环功能严重抑制,特别当严重烧伤血容量明显不足的情况下,加上麻醉药的作用,体位改变则更易造成血压下降,呼吸运动受限。体位改变对呼吸的影响是来自机械性压迫,使胸廓、膈肌活动受限,致有效通气量减少,产生缺氧及二氧化碳蓄积。因此,对那些体质较差、需俯卧位、手术时间较长的麻醉患者,应做好气管插管控制呼吸或者辅助呼吸的准备。为了防止体位改变所造成的呼吸循环抑制,应注意改变体位时力求轻巧迅速,翻身前应将呼吸循环调整在稳定状态,体位改变后立即测量血压、脉搏、呼吸变化。遇有异常,及时妥善处理。

3.常需反复多次手术麻醉

对坏死组织早期切除,有助于放射烧伤患者的恢复,但这种治疗方案,常需进行多次手术,而且由于放射损伤,组织愈合能力差,有时反复溃烂,经久不愈,多需行多次清创植皮手术。因此患者往往需行多次的手术麻醉,往往会产生耐药性,并对接受多次手术麻醉产生一定抵触情绪,因此必须选择易于被患者接受且又符合手术要求的麻醉方法。

4.常并发心律失常

经研究证实,放射伤患者在血容量明显减少之前,心排血量已开始下降,被认为是心肌抑制因子的作用,放射伤后的心肌缺血、缺氧、低蛋白血症、贫血等都可造成心肌损害,麻醉中心率应控制在 80 次/分以内,以免增加心肌耗氧。对心率极度增快患者,在补足血容量的情况下可静脉注射维拉帕米治疗。对于室性期前收缩常采用利多卡因 2% 5 mL 静脉注射治疗。对房室传导阻滞可用地塞米松、阿托品等治疗。

五、手术室内的烧伤

手术室内有非易燃品和易燃品,前者系指不能被点燃的物品,而后者则指可被点燃的物品,后者在一定条件下可引起燃烧与爆炸事故。根据国外不完全统计,燃烧和爆炸总的发生率约为 1/200 000。过去曾广泛应用的三种易燃易爆药物的发生率分别为:乙醚 1∶58 000,乙烯 1∶41 000,环丙烷 1∶25 000。随着时代的进步,新型麻醉药物的应用及手术设备的改进,这种事故已经很少发生,但是现代化手术室内大量电器设备和高压氧、高压空气、氧化亚氮等的应用,客观上提供了发生爆炸、燃烧事件的热源,易燃物和氧化剂。据 ECRI 估计美国每年约有 100 起手术室燃烧事件,其中 10% 的燃烧对患者和工作人员造成严重伤害,而由于许多燃烧事件未被报道,因此实际发生率会更高。

(一)手术室燃烧发生的条件

一般发生燃烧和爆炸事故,常具有 4 个条件,即可燃性吸入麻醉药物,火源(明火或静电火花),助燃剂(氧气或氧化亚氮)及可燃物质(橡胶类及布类用品),但并非需要 4 个条件都具备才能发生燃烧和爆炸。

1.可燃性吸入麻醉药

手术室内发生燃烧爆炸事故,多与可燃性吸入麻醉药物的应用有关。以往常用的吸入麻醉药物都系沸点低的挥发性碳氢化合物,都具有燃烧爆炸性。现在常用的氧化亚氮、氟烷、恩氟烷、地氟烷、异氟烷和七氟烷等理论上用于临床应用的浓度不应有燃烧和爆炸发生。但是根据美国威斯康星医学院的 Dunning MB 教授及其同事的研究结果表明,碱石灰和氢氧化钡石灰与七氟烷在 200 ℃以上反应所产生的氢气量相似,但是在温度较低时氢氧化钡石灰产生的氢气量多于碱石灰。产生大量氢气的温度可能是 300 ℃以上。七氟烷与加热的粉状吸收剂发生化学反应可产生多达 3 摩尔的氢气。因此七氟烷成为最可能由于与粉状吸收剂反应而导致麻醉机起火的气体。

2.火源(明火或静电火花)

可燃性麻醉药混合气体在燃烧和爆炸前,部分混合气体必须有足够时间将温度升至一定温度后方能点燃,这一温度称为点燃温度。在纯氧内要比空气内的燃点低。手术室里足以点燃可燃性麻醉混合气体的明火中有电炉、酒精灯、吸引器开关、电刀、激光刀,静电火花等。但目前引起手术室内燃烧的最主要火源是电灼器和静电,而在国外激光也是手术室内燃烧的主要来源之一。

3.助燃物质(氧或氧化亚氮)

可燃性全麻药与氧气合用,其燃烧和爆炸性提高,尤其是采用紧闭式麻醉装置,由于高浓度氧取代了化学作用惰性的氮气,使之产生燃烧和爆炸性的危险性大大增加。全麻下的燃烧和爆炸,实质上是可燃性气体遇到氧而引起的强烈氧化反应,反应的速度与氧浓度的高低有关。如乙醚在高浓度氧中一旦着火,其火焰扩散速度每秒可达 2 500 米,在一瞬间可产生大量热能和强大的冲击波。如发生于紧闭式麻醉装置内,不仅可把麻醉机炸坏,而且患者可产生肺部爆震伤,气管、支气管黏膜也可因而破裂出血;如乙醚在空气中着火,则火焰扩散速度仅在每秒 1 米以下,故多引起燃烧。氧化亚氮不但有麻醉作用,在一定条件下分解释放热能和氧气,也同样起着提高温度和助燃作用。

4.可燃物质

手术室内的许多物品,如无菌单、纱布、棉球、胶布以及麻醉机上的橡胶制品等均可燃烧,尤其在氧浓度高和氧化亚氮气流速度极快时,可燃性更高。

(二)手术室燃烧的特点

手术室燃烧可分为两类:患者体内着火和患者体外着火。体内着火包括气道内和腹腔内着火,前者是由气管内导管或纤维支气管镜着火引起,体外着火包括被单失火和麻醉机燃烧等。

临床观察表明,燃烧和爆炸如发生在麻醉机内,如已经和患者的气道连接,则患者的呼吸系统立即受到爆震伤害,可引起气管、支气管黏膜和肺泡的损伤出血。遇有出血量大,阻塞呼吸道时要及时吸净气道内血液,保持呼吸道通畅。由于可燃性气体的燃烧,瞬时产生大量的二氧化碳,涌入气道内势必造成窒息,应立即更换另一架麻醉机充分给氧和进行机械通气。如果呼吸道能保持通畅,供氧充分,循环可无影响,血压能维持满意。处理及时,患者可无不良后果。如发生燃烧爆炸时麻醉机尚未与患者气道连接,则麻醉机的蒸发瓶可被炸碎,形成细滴外喷的麻醉药可引起燃烧,应即刻灭火和保护患者免受烧伤。

最严重的患者体内着火是气管内导管着火,尽管电灼器能引燃气管内导管,但更常见于激光所引燃,使用特异性抗激光的导管可有效减少这种危险的发生;而在气管切开时,如使用电灼器,则可能由于术野较高浓度的氧气而点燃气管导管,降低氧分压虽然是有效的预防措施,但在危重患者并不可行。患者体内着火的另一种情况是腹腔镜手术。由于肠内含有甲烷和氢气两种可燃气体,因此当手术医师意外进入含有高浓度氢气的肠腔内,则可引起燃烧,此时,一氧化二氮为助燃剂,氢气为易燃物,电灼器为热源。

另一类型手术室燃烧发生在患者体表,最常见于头颈部手术的监护麻醉中,这类患者术中需面罩或鼻导管吸氧,而使手术单下面和近手术区域氧气浓度可达到 100%,在一定条件下这些氧气可直接弥散至手术部位,在使用电灼器或激光即能引起燃烧。因此如调整手术无菌铺单,使铺单形成的空间开放,以使氧气流动,向地面沉积,可减少危险性。

(三)麻醉的特殊性

因患者的呼吸系统可能受到爆震伤害,而引起气管、支气管黏膜和肺泡的损伤出血,如出血量大,有阻塞呼吸道可能。因此要及时吸净气道内血液,保持呼吸道通畅。由于可燃性气体的燃烧,瞬时产生大量的二氧化碳,涌入气道内势必造成窒息,应立即更换另一架麻醉机充分给氧和进行机械通气。

(宋瑞华)

第十一章　五官科麻醉

第一节　眼部手术的麻醉

一、斜视手术麻醉

斜视矫正术麻醉特点：①多为小儿患者，可能合并其他疾病如心脏畸形、神经肌肉异常。②手术时间一般较短（1小时内）。③眼心反射发生率高。④易发生眼胃反射。⑤警惕恶性高热。

斜视患儿接受手术的年龄越早越好。术前评估时应关注可能合并的身体其他脏器的畸形。施行眼肌手术的患者发生恶性高热的比例大，而易患恶性高热的患者中也常伴有局限性的骨骼肌力量薄弱或其他肌肉骨骼的异常。因此，术前需询问家族史，以评估是否为恶性高热易感患者。

较大儿童施行简单的斜视手术应首选局部麻醉，以方便术中观察眼位确定矫正效果。也可在局部麻醉基础上给予小剂量氯胺酮（0.5 mg/kg）保证术中患儿能按指令进行配合。

复杂斜视手术或较小儿童则需全身麻醉。静吸复合全身麻醉或全凭静脉麻醉复合气管插管或喉罩通气均可用于斜视矫正术麻醉。斜视矫正术易引起眼心反射，术前应用足量阿托品有预防作用。术中应保持足够的麻醉深度，并连续监测心电图，一旦发生严重的心动过缓或心律失常，应暂停手术并作相应处理。术中应监测体温，并注意观察有无异常反应，如出现心动过速，呼吸频率加快，呼气末二氧化碳分压增高，咬肌痉挛的症候，应高度重视。对于体温上升迅速，于15分钟内增高 0.5 ℃ 以上者，必须警惕恶性高热可能。

小儿眼肌手术后恶心呕吐的发生率较其他眼部手术高，是由于眼胃反射所致。预防性应用5-羟色胺受体阻滞剂如昂丹司琼，托拉司琼或格拉司琼也是有效的。如采用丙泊酚全静脉麻醉，也可以降低术后恶心呕吐发生率。

二、白内障摘除术麻醉

白内障摘除术麻醉特点：①老龄患者多。②小儿多为先天性白内障，其合并其他异常的发生率比先天性青光眼要多。③术中要求眼球制动。④防止术中眼内压突然升高。⑤手术时间短（10分钟内），刺激相对小。

白内障患者多为老年人,要注意并存的并发症对全身重要脏器功能的影响。双侧先天性白内障越早手术越好,因为它严重阻碍了对视网膜的刺激,妨碍视力的正常发展。单侧完全性先天白内障也应在出生后头几个月内摘除,以防止剥夺性弱视。

对于合作的成年人均可选择局部麻醉或麻醉性监护技术,表面麻醉是白内障手术的常用麻醉方法。表面麻醉简单易行,但不能保证眼球制动,且需要患者非常好的配合。成人局部麻醉也可选择球周阻滞、结膜下、巩膜上腔注射。

儿童及难以合作的成人则应选择全身麻醉。可采用短效丙泊酚和瑞芬太尼,或复合吸入麻醉剂,选择喉罩通气,保留自主呼吸。

三、青光眼手术麻醉

青光眼手术麻醉特点:①控制眼内压稳定,避免使用升高眼内压的药物和操作。②注意抗青光眼药物对麻醉的影响。③青光眼手术术式较多,手术复杂程度不同,时间长短不一。

青光眼是以眼内压升高为特征的一类疾病。先天性青光眼从出生到3岁前任何时候发病者为婴儿型。从37个月至30岁发病者为青少年型。青光眼分为开角型(慢性单纯性)青光眼和闭角型(急性)青光眼。急性闭角型青光眼是眼科急诊之一,需要在最短时间内降低眼压,开放房角,挽救患病眼的视功能。必要时需做前房穿刺术,有条件者行周边虹膜成形术,开放房角,缓解急性发作过程。或行小梁切除术等滤过手术,以降低眼压。手术前、后均需积极用药控制高眼压。对于眼压顽固不降的难治性青光眼急诊手术,术前1.5小时可静脉给予20%甘露醇250～500 mL。

通常认为临床剂量的阿托品肌内注射无论对开角型还是闭角型青光眼的眼内压都没有影响。东莨菪碱比阿托品的散瞳作用强,对于闭角型青光眼或怀疑闭角型青光眼的患者慎用。

成人青光眼手术通常在局部麻醉下实施,一般多采用球后阻滞及上直肌浸润。难以配合的成年人及小儿均应在全身麻醉下手术。静脉和吸入麻醉均可选择,首选喉罩通气方式,可保留自主呼吸,也可给予肌肉松弛药后控制呼吸。

麻醉要点是控制眼内压,防止任何引起急性眼内压升高的因素。未经手术的闭角型青光眼禁用肾上腺素、胆碱能阻滞药、安定类镇静药。氯胺酮可升高眼压和颅内压,氯琥珀胆碱致眼外肌成束收缩,使眼内压急剧升高,以上药物对急性青光眼患者单独使用时属禁忌。麻醉诱导时避免应激反应发生,特别应预防发生屏气、呛咳和呕吐动作。急剧的动脉压升高以及中心静脉压升高都可对眼内压造成不良影响。同时应避免血压过低,以免使已经受损的视网膜进一步减少血供。

四、眼外伤手术麻醉

眼外伤手术麻醉特点:①开放性眼球外伤为急诊手术,潜在玻璃体丢失、永久性失明。②常合并颅脑损伤、颌面外伤或身体其他部位外伤。③注意潜在气道损伤。④维持稳定的眼内压。⑤急诊手术需按饱胃患者处理。

眼外伤是指眼球或附属器受到外来的物理性或化学性伤害,及时手术是挽救视功能的关键。不但是眼睛直接受到损伤,其他部位的外伤也可以直接或间接地波及眼,例如颅脑外伤、颌面部外伤。治疗眼外伤方法已不仅限于单纯保存眼球,而是争取进一步恢复视力。眼外伤病情常复杂多变,患者年龄差异也较大。依据手术大小、手术是否进入眼内,其麻醉处理有一定差异。局部麻醉以表面麻醉、结膜下浸润、球后麻醉、球周麻醉较常用。复杂的眼外伤手术刺激强,在局麻醉完善的基础上麻醉性监护技术可获得较满意效果。上述方法难以完成的手术及伴有多发复合伤的患者均选择全身麻醉。

(一)开放性眼外伤麻醉处理

开放性眼外伤尽可能在伤后 12 小时内手术。麻醉前重点评估内容：①眼局部伤情、拟采取的手术方式及预估的手术时间；②是否合并其他部位的外伤，如颅脑损伤、胸肺损伤、其他脏器外伤；③是否合并颌面部骨折；④是否有气道困难及潜在的气道损伤；⑤询问禁食水情况，判断是否为饱胃患者。

对于伤情明确、简单表浅的手术，局部麻醉应是安全、有效的选择。对于眼球贯通伤患者，局部麻醉引起的眼内压增高可导致眼内容物脱出；且球后阻滞可能增加眼内压或加重损伤。许多情况下，术前常不能清楚判断眼球破裂范围和手术的具体操作过程。因此，对于复合伤、复杂眼外伤，选择全身麻醉更为稳妥。

对急诊开放性眼外伤患者可用丙泊酚、阿片类药物和非去极化肌肉松弛药进行麻醉诱导。考虑到饱胃误吸风险，应采取气管内插管控制呼吸。术中静脉、吸入或静吸复合麻醉均可。麻醉的实施和管理需关注如下问题。

1.饱胃

创伤、疼痛、焦虑导致胃排空时间延长，且受伤时间距离进食时间越近，胃排空延迟越显著。饱胃患者增加呕吐误吸风险，另外，呕吐还可使眼压增高，对眼球贯通伤合并眼球内容物脱出患者极其危险。可于术前 1 小时肌内注射或静脉注射甲氧氯普胺 10 mg 增加胃蠕动促进胃排空，但阿托品可拮抗甲氧氯普胺作用，不可同时使用。竞争性 H_2 组胺受体拮抗剂雷尼替丁可减少胃液量和提高胃液 pH。诱导前静脉推注阿托品减少分泌，减轻迷走神经张力。快速诱导气管内插管需由富有经验的麻醉科医师实施。充分去氮给氧，静脉注射维库溴铵 0.2 mg/kg 或罗库溴铵 1.0～1.2 mg/kg。助手持续压迫环状软骨，同时静脉注入丙泊酚 1.5～2.5 mg/kg，起效后插入带套囊气管导管。术毕拔管时仍要防止呕吐和误吸。依托咪酯因顾及其全身性肌阵挛升高眼压，不适合开放性眼外伤手术麻醉。

2.维持眼内压稳定

对于开放性眼外伤者，眼内压的剧烈波动非常危险。选择对眼内压影响小或降低眼内压的药物，如丙泊酚、吸入麻醉剂等。氯琥珀胆碱在未经非去极化肌肉松弛药预处理时，氯琥珀胆碱的使用对眼球贯通伤以及开放性眼外伤者是禁忌的。预先给予小剂量的非去极化肌肉松弛药后，氯琥珀胆碱只引起极小的眼内压升高，但这一技术是否确切有效，目前还存在争论。非去极化肌肉松弛药可降低眼内压，罗库溴铵是较好的选择，静脉注射 1.0 mg/kg，可以在 60 秒到达良好的插管条件。其次，应在肌松足够条件下进行气管插管，避免出现屏气、呛咳和高应激反应。术中维持足够的麻醉深度，避免麻醉过浅导致的眼张力增加、头动、呛咳和血压波动。另外，眼球处于开放状态，眼内压很低，碳酸酐酶抑制剂或渗透性利尿剂失去降眼压作用，还可能引起短暂的脉络膜充血而导致眼内容物脱出。

(二)小儿眼外伤麻醉处理

小儿眼外伤是常见的小儿眼病之一。通常眼外伤的病情很不稳定且发展迅速，小儿易哭闹会进一步加重病情。为使创伤得到及时处理，减少继发感染，应尽早手术。儿童眼外伤手术往往不能合作，故常选用全身麻醉。

(1)小儿眼外伤合并上呼吸道感染的麻醉处理小儿眼外伤合并上呼吸道感染发生率非常高，

其中 5 岁以下的儿童及转诊待手术时间一天以上者,合并上呼吸道感染者可高达 80%。国外报道,合并上呼吸道感染的小儿若行气管内麻醉,呼吸道并发症比不行插管者高 11 倍;麻醉期间出现与呼吸道有关的异常情况者要比呼吸道无感染者多 2～7 倍。婴幼儿由于气管内径增生速度快于支气管和细支气管,当上呼吸道感染使黏膜充血肿胀容易发生气道梗阻。

为了早期控制感染,手术不宜拖延,综合眼局部和全身的情况决定麻醉时机。此类患儿麻醉前应使用足量阿托品(0.02 mg/kg)。麻醉诱导力求平顺,避免患儿哭闹。在排除饱胃的前提下,小儿眼外伤麻醉可选择喉罩通气,吸入或静脉诱导,术中吸入维持,保留自主呼吸,术后苏醒迅速。喉罩减少了气道的不良刺激,对于伴有呼吸道感染的患儿,较使用气管插管更具优势。术中注意气道管理,及时清除分泌物,避免频繁吞咽,防止眼内压突然升高,造成眼内容物脱出。

(2)小儿全身麻醉时体温监测:小儿体表面积较大,其体温易受环境温度的影响,所以麻醉期间体温变化大。尤其小儿眼科急诊合并上呼吸道感染时,由于感染发展、手术创伤,可引发高热,所以必须重视体温监测。术中如出现心动过速,呼吸频率加快,但不能用浅麻醉解释者,应立即测量鼻咽温或肛温。确诊高热后要积极采用降温治疗,以物理降温为主,使体温降至 38.5 ℃以下。

五、眼底手术麻醉

眼底手术麻醉特点:①手术时间较长,通常需 1～3 小时。单纯原发性视网膜脱落可在 1 小时完成。②手术精度高,需在显微镜下操作,要求绝对制动。③部分手术需要在暗室环境实施。④玻璃体内注射惰性气体操作影响一氧化二氮的使用。⑤部分手术需术毕即刻清醒以满足俯卧位的需求。

常见眼底手术包括视网膜脱离修补术、玻璃体切割术、视网膜激光手术等。除非危及黄斑,通常不需急诊手术。

对于合作的成年人一般局部麻醉联合麻醉性监护技术即可,复杂的视网膜脱落及玻璃体切除手术则需气管插管全身麻醉。很多麻醉技术对于择期内眼手术是安全的,各种静脉麻醉药以及任何一种吸入性麻醉剂都可选择。因为对于精细的内眼手术完全的制动是必需的,应使用非去极化肌肉松弛药。

视网膜脱落术中牵拉眼外肌转动眼球的操作,可引起眼心或眼胃反射,应进行持续心电监测。网膜复位手术中常采用玻璃体内注入六氟化硫或其他惰性气体的方法作为辅助的治疗手段,以利用气泡的稳定容积持续地使视网膜固定在正确位置上。因一氧化二氮较惰性气体在血中溶解性高,因而可更快地占据有空腔的地方,在 30 分钟内可使气泡增加 150%,增大的气泡可导致眼压急剧、显著增高,影响视网膜的血液循环,增强惰性气体的压塞作用。当停止吸入一氧化二氮时,气泡会因一氧化二氮快速消失而迅速缩小,出现显著的眼内压和眼内容积的下降,干扰手术的效果,不利于视网膜的复位。因此,在注气前 15～20 分钟应停吸一氧化二氮以避免眼内气泡体积的改变。如果患者在眼内注气后需要再次麻醉,注空气 5 天内及注六氟化硫 10 天内不能使用一氧化二氮。手术中也可以选择另一种玻璃体替代剂硅油代替惰性气体注入,可避免使用一氧化二氮的顾虑,但要求术后即刻改成俯卧位,以提高复位的成功率。全身麻醉难以做到,而清醒镇静技术加局部麻醉常可达到此要求。

适当控制眼内压是眼内手术麻醉的关键,在切开巩膜前应使眼内压降低,保持接近或低于大气压水平,否则,可引起虹膜和晶状体脱出、玻璃体损失或脉络膜出血。

六、角膜移植手术麻醉

角膜移植手术是采用正常眼角膜组织替换病变的角膜组织,以达到复明或控制角膜病变的治疗方法。

主要术式分为两种,①全层(穿透性)角膜移植术:以全层透明角膜替代全层混浊角膜。选择适当口径的角膜环钻切除术眼角膜,做成移植床,然后将准备好的移植片对位于移植床上进行缝合固定;②板层角膜移植术:切除浅层角膜病变组织并留有一定厚度的角膜作为移植床,将同样大小和厚度的板层移植片平整对位于移植床上,然后进行缝合固定。板层角膜移植术因不穿通眼球,故较安全,但光学效果不如全层角膜移植术。

大部分成人均可在局部麻醉下接受角膜移植手术,儿童则均需实施全身麻醉。全层角膜移植术对供体角膜组织要求较高,通常取材后数小时内实施手术,属于限期手术。由于供体角膜组织来源有限,术前准备不充分而暂缓手术对患者影响很大。因此,麻醉前合理有效的评估和准备很重要。角膜移植手术要求保持眼球的良好制动和眼内压的稳定,尤其是全层角膜移植手术,环钻取下患者的角膜后,眼球呈开放状态,如果此时眼内压较高,会导致眼内容物的脱出,造成失明,因此在手术过程中维持眼内压稳定十分重要。术中应避免屏气、呛咳。球后阻滞镇痛效果确切,眼球制动作用好,但对于已有眼内压升高的患者,球后阻滞可能会加剧眼内压升高,不利于手术的进行。全身麻醉可保证术中制动,使眼内压稳定。术中常采用喉罩通气,麻醉维持选择吸入或全屏静脉麻醉,可加用或不用肌肉松弛药。

七、眼肿瘤手术麻醉

眼肿瘤包括眼睑、结膜、眼球各层组织(角膜、巩膜、葡萄膜和视网膜)以及眼附附属器(泪器、眼眶和眶周结构)的肿瘤。儿童多发生视网膜母细胞瘤、横纹肌肉瘤、毛细血管瘤、神经母细胞瘤等;成人多发生眼眶海绵状血管瘤、泪腺多形性腺瘤、炎性假瘤及脉络膜黑色素瘤等。

成人简单良性的眼肿瘤手术可在局部麻醉或复合清醒镇静术下完成,复杂眼肿瘤手术及小儿患者均应选择全身麻醉。

脉络膜黑色素瘤是成年人常见的眼内恶性肿瘤,多见于 40～60 岁。不仅损害患者视力,还对生命造成严重威胁。目前,局部切除术是取代眼球摘除的治疗脉络膜恶性黑色素瘤的较为理想的方法之一。采用全身麻醉可保证术中患者严格制动,术中行控制性降压技术,以利于术野显露并减少出血,缩短手术时间。选择全身麻醉需术前对全身情况认真评估,特别是判断栓塞风险。术中严密监测,确保血流动力学的稳定。术后需监测至少 48 小时,控制循环稳定,并做好突发急救的准备。

八、眼科手术术后镇痛

一般眼科手术后疼痛的程度并不剧烈,斜视、视网膜脱落复位和巩膜冷冻手术,睫状体光凝术后疼痛较重。根据手术部位、创伤大小及患者对疼痛的敏感程度进行干预。术中或术后加用局部麻醉如球后阻滞,是治疗眼科手术后疼痛的最直接而有效的方法,且对患者生理干扰小,安全性好。

常用的眼科镇痛药物有非甾体抗炎药,如酮洛酸、氟比洛芬酯、选择性 COX-2 抑制剂帕瑞昔布钠,可用于轻、中度疼痛治疗;阿片类药物因容易引起呼吸抑制、恶心呕吐、瘙痒和便秘等,目前临床应用较少。

小儿术后疼痛治疗与成人不同。小儿的发育阶段、发育水平心理特征,家长的焦虑水平都影响儿童疼痛水平的评估。小儿术后常用疼痛治疗药物是对乙酰氨基酚和非甾体抗炎药,对于严重的疼痛,也可使用阿片类药物如吗啡 0.05～0.1 mg/kg,静脉输注,在适当的监测、剂量及给药方法下阿片类药物制剂可以安全的用于小儿。较小的儿童,术后疼痛较轻微,可给予小量镇痛药和催眠药,较大儿童术后的疼痛治疗可采用口服、静脉或直肠给药。

九、非住院眼科手术麻醉

许多眼科手术时间短、刺激小、术中出血很少、术后不需要特殊镇痛和护理、不影响下地活动和进食,非常适合非住院手术模式。成人眼科非住院手术多采用局部麻醉,小儿则以全身麻醉为主。

(一)小儿非住院眼科手术的特点

(1)患儿年龄集中在 2～10 岁。

(2)手术时间较短,一般在 1 小时左右完成。

(3)有些疾病如青光眼、眼底肿瘤、外伤等需进行多次手术。

(4)避免眼压的剧烈波动,否则将影响手术效果。

(5)斜视手术常发生眼心反射。

(二)对麻醉的要求

(1)术前严格筛选患儿,评估是否适合非住院手术。

(2)不同的手术刺激大小不同,应掌握适当的麻醉深度,如青光眼激光治疗与白内障摘除刺激程度有很大差别。

(3)诱导快速,苏醒平稳快速,早期离院。

(4)小儿生命体征变化快,术中应进行严格监测,保证麻醉的安全平顺。

(5)眼科手术操作精细,术中严格保证患儿制动,同时眼球应保持正中位置。

(6)控制眼内压,预防眼心反射。

(7)最大限度减少术后并发症,特别在恢复室恢复期间和离院后出现的并发症,常见包括恶心呕吐,伤口疼痛、出血等。

(三)术前准备

(1)化验检查:一般情况下仅需血、尿常规和/或胸片即可。

(2)做好术前宣教,包括生理及心理准备。

(3)术前禁食:<3 岁患儿术前 4 小时禁食,术前 2 小时禁水;>3 岁患儿术前 6 小时禁食,术前 3 小时禁水;急诊患儿由于外伤后胃排空缓慢,应适当延长禁食水时间。

(4)术前用药:小儿咪达唑仑糖浆 0.5 mg/kg 术前 20～30 分钟口服,可获得良好地镇静和麻醉诱导地配合,但不会导致睡眠。

(四)麻醉实施

1.诱导方式

患儿术前多存在焦虑状态,尽量避免患儿长时间哭闹,使患儿安全平稳的渡过诱导期。对于难以配合的患儿,术前口服咪达唑仑后在家长陪同下能获得满意的配合。

2.麻醉方式

大部分对眼压无严格要求的短小眼科手术,如睑板腺囊肿切除,斜视,白内障摘除以及大部分急诊手术。首选氯胺酮,可复合利多卡因、咪达唑仑或丙泊酚。所有小儿非住院眼科手术均可选择七氟烷-喉罩吸入麻醉。对于手术时间很短者如眼底检查,测眼压等在 15 分钟左右可以完成的手术,可采取面罩吸入七氟烷-氧气的方法,由于此类手术刺激不大,只要维持睡眠保证患儿不动即可。缺点是有麻醉气体的泄漏。气管内插管全身麻醉不作为首选方法。

3.麻醉管理

预防斜视手术眼心反射。当牵拉内直肌或下斜肌时如发生强烈的眼心反射,需暂停对眼肌的牵拉,如心率升高不明显,可静脉给予阿托品。根据手术进程,调整适当的麻醉深度。保证术中有效的通气和氧合,避免二氧化碳的蓄积也是防止眼心反射的有效措施。

4.术后恢复期管理

非住院眼科手术大部分不需要使用止痛药。但对于青光眼激光手术者,术后疼痛较明显,可选用解热镇痛药如泰诺糖浆口服,较大患儿可口服散利痛。止吐药不作为常规用药。所有患儿术毕送恢复室观察,直至达到离院标准。

(邹启帅)

第二节　耳部手术的麻醉

一、耳部手术的特点

耳的结构极其复杂精细,不仅涉及听觉传导、平衡维持等重要的生理功能,还包括诸如颈内动脉、面神经、乙状窦、颅底等重要的解剖毗邻。耳部手术包括外耳、中耳、乳突及内耳手术。复杂的外耳手术包括一些先天性畸形的修复,如小耳畸形、外耳道闭锁等,主要以小儿患者为主。中耳、乳突和内耳手术可涉及各个年龄段,常见手术类型包括鼓膜修补术、鼓室成形术、镫骨手术、听骨链重建术、乳突根治术以及人工电子耳蜗植入术等。除了一些简单的耳科手术如鼓室腔内注药等可以在局部麻醉下实施以外,大多数需要在显微镜下实施的精密复杂手术都要求全身麻醉,术中需要提供“无血”清晰的手术视野,确保患者无体动,并且要求面神经监测不受麻醉药物的影响,还要求苏醒过程平稳、避免正压通气可能对内耳压力的过度干扰。

二、麻醉前评估和准备

耳部手术患者一般全身情况较好,小儿需要注意是否合并上呼吸道感染以及牙齿是否有松动或缺如,小耳畸形可能是 Goldenhar 综合征等全身性疾病的局部表现,常伴有困难气道,需进行气道评估。成人患者需询问是否合并有心、脑、肾等疾病。由于患者听力下降,术前沟通可能需要书面交流。

三、麻醉管理

(一)体位

耳显微手术一般将头部抬高 $10°\sim15°$ 以增加静脉回流、减少出血。诱导后安放手术体位时需将患者头部转向健侧,应注意避免头部过度扭转,特别是老年和颈椎病患者,这时可配合侧倾手术台以减少头部旋转的角度。使用加强型气管导管有助于防止气管导管扭曲造成的气道不畅。专门为耳鼻喉科手术设计的可弯曲喉罩以及新型带有胃引流管的双管喉罩可替代绝大部分气管插管。当头位摆放完毕后,应确认气管导管或喉罩位置良好,然后用宽胶带固定头位。术中麻醉科医师应避免触碰手术台,无创血压袖带应放置于外科医师的对侧,一切操作应考虑避免干扰外科医师在显微镜下的精细操作。

(二)一氧化二氮与中耳压力

中耳是一个封闭的充气空腔,依靠咽鼓管的间歇性开放来平衡内外压力。吸入高浓度一氧化二氮可导致中耳腔压力增高,停用一氧化二氮后又可产生中耳腔负压。在一个密闭的中耳鼓室,腔内压力在一氧化二氮吸入后 30 分钟左右达到最高,停用 45 分钟后恢复到麻醉前水平;但在放入鼓膜移植片前,鼓室是开放的,此时鼓室内压等于大气压,使用一氧化二氮麻醉并无大碍,但是必须在放置鼓膜移植片前 15～30 分钟停止吸入。中耳腔的压力波动除增加术后恶心呕吐外,还可引起鼓膜移植片的移位、鼓膜破裂、镫骨断裂等从而影响手术效果。鉴于一氧化二氮对于中耳压力的改变可能影响手术效果,耳科手术可使用空-氧混合气而避免使用一氧化二氮,即使使用浓度亦不应超过 50%。目前已有多种可供选择的麻醉药物,多数医师认为在耳科手术中应该弃用一氧化二氮。

(三)控制性低血压

大多数耳科手术在显微镜下进行,即使小量出血亦可造成术野模糊,增加手术困难。抬高头部以降低静脉压、采用较深的静吸复合平衡麻醉、持续泵注瑞芬太尼等措施通常可以达到使术野清晰的目标,但有时仍需要使用降压药物。对于 ASA Ⅰ～Ⅱ级的患者,维持平均动脉压在 8.0～9.3 kPa 或者收缩压不高于术前的舒张压水平以及维持心率在约 60 次/分,通常可以提供满意的术野清晰度。对合并心、脑、肾等重要脏器疾病以及合并妊娠的患者应避免实施控制性降压。有时术者会使用混合肾上腺素的局部麻醉药进行创面止血,麻醉科医师应注意肾上腺素对血流动力学的影响。

(四)面神经监测

为避免医源性面神经损伤,耳科手术常需实施术中面神经监测,其原理是给予面神经一定强度的电刺激,经过神经肌肉接头的兴奋传递引起面部肌肉的复合动作电位和机械收缩,以此来判断面神经的走行和完整性,因此面神经监测依赖于神经肌肉接头功能的完好。一般情况下,诱导时使用插管剂量的短效或中效神经肌肉阻滞剂不会影响暴露面神经以后的监测,但监测期间不应再追加神经肌肉阻滞剂,可使用较深的吸入麻醉和瑞芬太尼来维持麻醉深度以避免体动。近年来有研究认为部分神经肌肉阻滞是较好的选择,也就是把神经-肌肉阻滞程度控制在一定的水平(保持在完全肌松程度的 50%),既可满足面神经监测的需要,又能保证充分制动。

四、苏醒期管理

为避免术中植入物移位或其他耳内重建结构的改变,耳科患者在苏醒期应避免呛咳,同时尽可能避免拔管后面罩正压通气。术毕头部包扎时需有足够的麻醉深度以避免呛咳,也可待拔管以后再行包扎。使用喉罩有利于平稳地苏醒。

耳科手术后恶心呕吐的发生率较高。由于恶心呕吐可能破坏中耳精细的重建结构,因此需要从麻醉实施的各个环节加以预防。实施全凭静脉麻醉,避免使用一氧化二氮,使用非甾体抗炎药以减少阿片类药物用量,以及预防性使用止吐药等,以上措施均被认为可以减少术后恶心呕吐的发生率以及降低其严重程度。药物预防包括地塞米松、5-HT3受体阻滞剂和氟哌利多,可以根据患者是否存在恶心呕吐的高危因素来选择其中一种或多种联合使用。

良好的术后镇痛有利于平稳苏醒,常规使用非甾体抗炎药可以减少阿片类药物的需求。一般耳科手术后疼痛并不剧烈,但是小耳畸形患者取肋骨行耳郭成形术时疼痛较剧烈,术中行肋间神经阻滞有利于镇痛管理,术后也需采取有效的镇痛措施,建议使用患者自控镇痛。

(邹启帅)

第三节　鼻部手术的麻醉

一、鼻部手术的特点

鼻部手术可按解剖区域划分为外鼻手术、鼻腔手术、鼻窦手术以及涉及相邻骨质的鼻眶和鼻颅底手术。随着光学和立体定向技术的进步,鼻内镜手术已成为当代治疗多种鼻腔、鼻窦疾病的最佳手术方式,慢性鼻窦炎、鼻息肉、鼻中隔偏曲、肥厚性鼻炎、鼻出血、后鼻孔闭锁以及各种肿瘤均已成为鼻内镜手术的适应证。这一技术还逐渐延伸到眶尖、眶内和颅底某些疾病的手术治疗。除了少数简单短小的手术可以在局部麻醉下完成,大多数鼻内镜手术都需要全身麻醉。麻醉目标包括术野清晰、患者绝对制动、呼吸循环稳定以及苏醒平稳。

二、麻醉前评估和准备

鼻部患者的治疗用药中可能包含有收缩鼻黏膜血管的药物如去甲肾上腺素、肾上腺素等,术前评估时需注意其对患者潜在心血管疾病的影响。

鼻息肉、支气管哮喘和对阿司匹林过敏被称为"Samter三联症",又称"阿司匹林哮喘",可见于以鼻息肉就诊的患者。可疑患者应避免在围术期使用非甾体抗炎药。

鼻部患者可能因鼻息肉、鼻中隔偏曲或鼻黏膜水肿而存在一定程度的鼻腔阻塞,可能造成面罩通气困难,诱导时需准备口咽通气道。有些以通气受阻就诊的患者可能是未确诊的睡眠呼吸暂停综合征患者,需考虑通气困难和插管困难的可能性。鼻出血患者如果已行鼻腔填塞,可能也存在面罩通气困难,此外还要考虑血液吞入胃内可能发生反流误吸,要作为饱胃患者处理。鼻咽癌出血的患者还要考虑放疗导致的张口受限、颈部活动受限等因素,需作为困难气道患者处理。

再次手术的患者需要评估前次手术的范围以及颈椎和颅底的损伤,若保护性骨性屏障已被切除,需防止经鼻或经口置入的通气装置进入颅内,造成严重并发症。

鼻部手术结束后常常需要填塞鼻腔,术前应对患者(尤其是小儿)进行宣教,告知术后需要用口呼吸,必要时进行呼吸训练。

三、麻醉管理

大多数鼻部手术可以应用可弯曲喉罩来管理气道,相对于气管插管来说,喉罩的优势在于对气道刺激小、能更好地保护气道免受血液污染、更容易控制血压保证术野清晰以及苏醒期更加平稳,但应用的前提是麻醉科医师具有丰富的喉罩使用经验,确保喉罩位置良好。如果麻醉科医师缺乏相关经验或者是预计出血较多、手术时间较长的肿瘤手术,气管插管依然是保护气道安全的最佳选择。经评估可能存在面罩通气困难的患者诱导时使用口咽通气道可能改善通气,如果同时还有张口受限等插管困难的危险因素,则需要详尽的气道管理方案,管芯类和软镜是应对张口受限的插管工具,但需要熟练的操作经验,同时应有备选方案,并应做好紧急环甲膜穿刺或气管切开的准备。有学者认为在声门上方、气管导管周围用湿纱条衬垫有助于防止血液流入气管和食管,如果采用则必须标记和核对,确保在拔管前完全取出衬垫的纱条。

由于鼻部血供丰富,如何减少术中出血和保持清晰的内镜视野是麻醉实施过程中应关注的问题。采用较深的吸入或静脉麻醉、瑞芬太尼持续输注以及必要时使用 β 受体阻滞剂可以有效控制血压和心率,提供清晰的术野;使用可弯曲喉罩替代气管插管也有助于控制血压。将头部抬高 15° 以降低静脉压以及局部使用肾上腺素也是减少出血的措施,应注意缩血管药物对循环的影响。鼻部手术有时出血较多,需注意评估和补充血容量;鼻出血的患者术前失血量有时难以评估,必要时需借助于实验室检查。鼻部迷走神经丰富,应注意外科操作刺激迷走神经引起的心率和血压变化。

鼻部手术过程中应注意眼部的保护,避免受压或血液污染。由于突然的体动可能导致手术误伤视神经、大血管、颅底等重要结构,宜使用非去极化肌肉松弛药以确保制动。

四、苏醒期管理

因鼻部手术后常常需要鼻腔填塞止血,加之可能存在较多血性分泌物,因此不推荐深麻醉拔管,而是建议在患者完全清醒、肌张力恢复、咽喉部反射恢复后拔除,要保证患者气道通畅以避免拔管后面罩加压通气影响鼻部手术效果,同时保证患者咽喉部反射恢复能排出血液和分泌物。

麻醉苏醒要力求平稳,避免呛咳、体动、恶心等,以减少创面出血、脑脊液漏等并发症。包括鼻腔局部麻醉和非甾体抗炎药在内的多模式镇痛有助于减轻术后疼痛、减少恶心呕吐,实现苏醒平稳的目标。气管内表面麻醉和静脉注射利多卡因也有利于预防拔管时的呛咳。使用喉罩麻醉时,手术结束后将成人患者放置于半卧位,待患者完全清醒、能主动张口时拔除喉罩,患者可自行吐出口腔内的血液和分泌物;小儿患者可放置头低侧卧位,待拔出喉罩时将口腔分泌物一并带出。

(邹启帅)

第四节　咽部手术的麻醉

咽部位于颈椎前方,是呼吸道和消化道上端的共同通道,上界是颅骨基底,下界是第 6 颈椎下缘平面。以软腭游离缘和会厌上缘为界,咽部自上而下依次分为鼻咽、口咽和喉咽三部分。常见的咽部手术有扁桃体切除术、腺样体切除术、腭垂腭咽成形术、咽部脓肿切开引流术、鼻咽纤维血管瘤切除术以及鼻咽癌手术等。从解剖上而言,喉咽部的乳头状瘤、血管瘤和喉咽癌等肿瘤属于咽部病变,与喉血管瘤、喉癌等喉部病变有所不同,但是从麻醉处理而言两者基本相同。

一、扁桃体、腺样体切除术的麻醉

（一）病情特点

扁桃体、腺样体切除术主要在小儿患者施行，成人患者较少。扁桃体切除术的适应证包括：慢性扁桃体炎反复急性发作，扁桃体极度肥大影响呼吸、吞咽和发声功能，扁桃体炎合并肾炎、风湿病、关节炎等并发症，扁桃体周围脓肿。腺样体切除术的适应证包括：腺样体过度肥大造成明显的阻塞性通气功能障碍，腺样体堵塞咽鼓管继发中耳炎。部分扁桃体或腺样体肥大的患者伴有阻塞性睡眠呼吸暂停。

（二）麻醉前评估和准备

术前应关注患儿是否合并上呼吸道感染、有无哮喘或其他过敏史、是否有松动牙以及是否有术前焦虑等；合并阻塞性睡眠呼吸暂停的患者应评估其严重程度。患者诱导期可能发生面罩通气困难；成人伴阻塞性睡眠呼吸暂停的患者可能同时有插管困难，但多数儿童患者插管困难不大。伴有阻塞性睡眠呼吸暂停的成人和儿童术后呼吸系统并发症的发生率均增加。术前检查应包括凝血功能指标。术前可口服咪达唑仑（0.2～0.5 mg/kg）等镇静药，但要避免在无监测条件的阻塞性睡眠呼吸暂停患者使用

（三）麻醉管理

人工气道可以选择可弯曲气管导管、异形气管导管或可弯曲喉罩。使用可弯曲喉罩时，麻醉科医师需要和外科医师密切合作，并需要有一定的喉罩管理经验，还需要有合适的开口器。合并阻塞性睡眠呼吸暂停的患者要有应对困难气道（困难通气、困难插管）的准备。对单纯行扁桃体切除术的患者可行经口或经鼻插管。经鼻插管前双鼻先滴入血管收缩剂（呋麻滴鼻液），导管前端涂抹水溶性润滑剂，操作要轻柔以避免鼻黏膜损伤。插入气管导管前行咽喉部和声门下表面麻醉（2%利多卡因，4 mg/kg）有助于预防拔管后的喉痉挛和呛咳。插管成功后要仔细判断导管深度并妥善固定，术中要注意是否有气管导管脱出、过深、被折弯、被分泌物阻塞等；使用可弯曲喉罩时要避免人为因素导致的喉罩移位，特别是在放置和取出开口器的过程中。

术中需要有足够的麻醉深度和完善的镇痛，严重阻塞性睡眠呼吸暂停的患者对阿片类药物的需求量降低。使用一些辅助药物如对乙酰氨基酚、非甾体抗炎药、右美托咪定、氯胺酮等均可以减少阿片类药物的用量以减少术后恶心呕吐等不良反应。对乙酰氨基酚可在术前单次口服，也可在手术结束前经直肠或静脉给予，40 mg/kg对乙酰氨基酚栓剂可提供持久的镇痛效果。非甾体抗炎药的使用有争议，目前并没有证据表明会增加术后出血的风险。由术者在扁桃体窝注射局部麻醉药也可以有效减轻术后疼痛。

扁桃体、腺样体切除术后恶心呕吐的发生率较高。已证实有效的预防措施包括：避免使用一氧化二氮、减少禁食时间、使用多模式镇痛等。联合使用5-羟色胺受体拮抗药昂丹司琼0.1～0.2 mg/kg和地塞米松0.05～0.15 mg/kg可降低术后恶心呕吐的发生率。

术中外科医师可能使用麻黄碱滴鼻液来帮助止血，药物吸收入血可能使心率加快、血压升高。

（四）苏醒期管理

等待患者完全清醒后拔管是稳妥的拔管策略，深麻醉拔管可能增加呼吸道梗阻和喉痉挛的发生率。使用可弯曲喉罩的优势主要体现在苏醒期，如气道刺激小，患者更容易耐受，喉痉挛和支气管痉挛的发生率较低；在患者完全清醒之前更好地保护下气道，避免血液和分泌物污染气

道。拔管后喉痉挛的预防措施包括：将患儿置于侧卧位，防止分泌物流入气道；在深麻醉下吸尽口腔内的分泌物和血液；避免在浅麻醉状态下进行吸痰、放置口咽通气道等操作，并避免其他如声音、振动等不良刺激；拔管前静脉注射利多卡因（1～2 mg/kg）。阻塞性睡眠呼吸暂停患者对镇静及阿片类药物敏感性增强，尤其是高二氧化碳对呼吸中枢的刺激阈值上调，需警惕拔管后再次呼吸抑制。

术后出血的发生率随年龄增加，主要发生在术后 6 小时以内。因出血需要紧急行止血术时要重新对患者做术前评估，重点是血容量问题和气道问题，患者应被视为"饱胃"患者，实施"快速顺序麻醉诱导"，前一次手术未发现困难气道的患者此时可能成为"困难气道"患者，要做好应对准备及相关措施。

二、腭垂腭咽成形术的麻醉

（一）病情特点

阻塞性睡眠呼吸暂停综合征是一种睡眠呼吸障碍疾病。多导睡眠图是临床上阻塞性睡眠呼吸暂停综合征诊断的"金标准"，睡眠呼吸紊乱指数≥5 次并有相应临床表现即可诊断阻塞性睡眠呼吸暂停综合征。主要发病机制为睡眠时上气道软组织塌陷并堵塞气道导致反复呼吸暂停、低通气和与呼吸努力相关的微觉醒。行为疗法、呼吸道正压治疗以及口腔矫治器等非手术疗法无效或不能耐受时可考虑手术疗法，腭垂腭咽成形术是主要的手术治疗方式。

（二）麻醉前评估和准备

阻塞性睡眠呼吸暂停综合征患者常常伴有高血压、冠心病、心律失常、心力衰竭、肺动脉高压、哮喘、糖尿病、代谢综合征、卒中等全身疾病，应对这些伴发疾病进行评估并尽可能改善病情。阻塞性睡眠呼吸暂停综合征患者往往因肥胖、腹内压高而存在反流误吸的风险，需严格禁食，必要时使用抗酸药和胃动力药。阻塞性睡眠呼吸暂停综合征患者常常有扁桃体和腭垂肿大、颈粗、小下颌、甲颏距离短等与困难气道相同的上气道解剖异常，术前需全面检查气道，评估困难插管和/或困难通气的风险，必要时告知患者有清醒插管的可能。在无人监护的情况下应避免使用术前镇静药物。

（三）麻醉管理

困难气道风险大的患者应选择清醒纤维支气管镜插管；拟行快诱导插管时要确保足够的预氧合，准备可视喉镜、喉罩等应对困难气道的工具，并有通气失败和插管失败的备选方案。拟行经鼻插管时需做好鼻黏膜收敛和导管润滑，操作应轻柔，避免损伤。阻塞性睡眠呼吸暂停综合征患者对镇静药、阿片类药和吸入麻醉剂都非常敏感，术中宜选择短效的药物，丙泊酚、瑞芬太尼、地氟醚都是较好的选择。术后镇痛方案需仔细考量，既要减轻疼痛，又要避免阿片类药物的呼吸抑制作用，要把阿片类药物的剂量减至最低，实施局部麻醉并合用对乙酰氨基酚、非甾类镇痛药有助于达成这一目标。有学者建议为减轻手术引起的气道水肿可以每 6～12 小时使用地塞米松10～15 mg，局部冰敷可以减轻术后气道水肿，感染导致的气道水肿则应给予抗生素治疗。

（四）苏醒期管理

阻塞性睡眠呼吸暂停综合征患者的拔管需十分谨慎，应进行个体化的评估，综合考虑包括患者的气道狭窄程度、术前并存疾病、手术创伤情况以及气道水肿的严重程度等来决定拔管的时机。清醒拔管是谨慎的选择，不推荐深麻醉拔管。有些患者需要保留气管导管 1～2 天，在 ICU内机械通气辅助呼吸维持一段时间后再考虑拔管。拔管后应持续吸氧和监测，直到吸空气时也能维持基础的氧饱和度,阻塞性睡眠呼吸暂停综合征患者术后监测的时间要长于其他患者。

三、鼻咽部肿瘤切除术的麻醉

(一)病情特点

鼻咽部肿瘤从学科专业上分属咽科,但却是目前开展日益普及的鼻内镜下手术的重要诊疗疾病之一,所以也是鼻部手术麻醉的重要内容。鼻咽部肿瘤切除术的麻醉中比较有挑战性的有术中出血量迅猛的良性肿瘤,如青少年鼻咽纤维血管瘤切除术,还有成人患者中可能涉及多次手术并接受过放射治疗的鼻咽癌切除术。

青少年鼻咽纤维血管瘤是鼻咽部最常见的良性肿瘤,多见于 10～25 岁的男性青少年,该肿瘤虽属良性肿瘤,但肿瘤扩展力强,血供非常丰富,常直接侵入周围组织(如鼻腔、鼻窦、翼腭窝、眼眶和颅内),甚至压迫及破坏颅底骨质侵入颅内,引起危及生命的大出血。临床表现:①一般均有鼻塞和通气困难;②压迫咽鼓管咽口可致耳闷塞、耳鸣、听力障碍甚至中耳炎;③侵入眼眶、鼻窦可使眼球移位、复视、失明及颅面部畸形;④破坏颅底骨质进入颅腔可压迫脑神经,导致头痛以及其他脑神经受损症状。根据影像学资料可对肿瘤进行分级(详见表 12-1)。手术分为经硬腭途径和经鼻腔途径(鼻侧切开术或鼻内镜下手术),术前先行颈动脉栓塞治疗有助于减少肿瘤切除时的出血。随着功能性鼻内镜技术的普及,经鼻内镜下的鼻咽纤维血管瘤切除术已相当成熟。

表 12-1　鼻咽纤维血管瘤的 Fisch 分级

分级	定义
I	肿瘤局限于鼻咽部、后鼻孔及蝶窦,没有侵犯到骨质
II	肿瘤向前突入鼻腔、筛窦上颌窦颊或眶内侧或向外扩展入翼上颌窝,有骨浸润
III	肿瘤侵犯至颞下窝,眶壁及蝶鞍旁等靠近海绵窦的位置
IV	肿瘤侵犯至海绵窦,视交叉和垂体窝

鼻咽癌是鼻咽部常见的恶性肿瘤。大多数鼻咽癌为低分化癌,对放射治疗敏感,因此首选治疗方案为放射治疗,手术治疗只是切除放疗后残余的病灶或局部复发灶。其他少见的鼻咽部肿瘤有脊索瘤、颅咽管瘤等,均以手术治疗为主。上述鼻咽部肿瘤手术大多可以在鼻内镜下完成,但当病变累及颅底或颅内时需要与神经外科医师合作实施联合手术

(二)麻醉前评估和准备

鼻咽纤维血管瘤手术出血较多,有时甚至需要多次手术,术前需了解患者既往手术史以及目前的血红蛋白水平,评估患者可耐受的最大出血量。鼻咽癌手术的患者通常已接受过放射治疗,面颈部肌肉和颞下颌关节可因放射性炎症而致颞下颌关节僵硬固定、张口受限,应视之为困难气道。对已接受过化疗的患者还需要评估化疗药物对全身的影响。鼻咽癌患者术前有脑神经受累的症状时,需考虑误吸风险和拔管后发生气道梗阻的风险,并做好应对相关并发症的准备。

(三)麻醉管理

鼻咽部肿瘤手术常常出血较多,应至少维持两路静脉通路,持续监测有创动脉压、体温、中心静脉压和尿量。无创血红蛋白测量技术(如美国 Masimo 公司的脉搏碳氧血氧测量仪)可连续、实时监测总血红蛋白含量,非常适合这类出血量难以预测的手术。术中实施血液稀释、控制性低血压以及自体血回输等技术可以大大降低输入异体血的机会。多次放疗的鼻咽癌手术患者,可因放射性炎症而致颞下颌关节僵硬固定、张口受限,常常需选择纤维支气管镜或管芯类插管工具

来完成插管。此类患者鼻腔或鼻咽部常常有肿瘤侵犯,需要避免经鼻插管。清醒经口气管插管常常是鼻咽部肿瘤困难气道患者的最佳气道建立途径。

(四)苏醒期管理

拔管前需要在深麻醉下吸引咽部和胃内血液,以免拔管时反流误吸。如果术中在气管导管周围放置了纱条,则务必在拔管前全部取出。鼻咽部手术结束后常常需要用止血材料进行填塞,加之手术可引起组织水肿,一定程度上可造成通气困难,因此拔管需要非常谨慎,建议在完全清醒、肌张力和咽喉部反射恢复的情况下才考虑拔管,有顾虑时可使用气管交换导管过渡。鼻咽癌患者术前有脑神经受累症状时拔管更需要仔细评估,可与外科医师共同探讨,必要时可考虑延迟拔管或气管切开。

四、咽部占位性病变手术的麻醉

(一)病情和手术特点

咽部筋膜间隙为咽筋膜与邻近筋膜之间的疏松组织间隙,比较重要的有咽后隙和咽旁隙。咽部异物或外伤引起的感染、邻近器官或组织的化脓性炎症等累及咽后隙或咽旁隙均可导致咽后脓肿或咽旁脓肿。咽旁隙实质性肿块大多为良性肿瘤,起源于神经或腮腺;也有小部分为恶性肿瘤,来源于鼻、咽、喉、甲状腺及颅脑,多数为经淋巴结转移。咽旁隙肿块切除术按照手术入路可分为以下三种:口内径路、颈侧切开径路和颈-腮腺径路。因咽旁隙位置较深,内有重要的血管和神经,有时需行下颌骨劈开术才能完全剥离肿瘤。

(二)麻醉前评估和准备

咽后脓肿或咽旁脓肿的患者常常有牙关紧闭、吞咽困难及呼吸困难等症状,术前影像学检查可提示气道受累的程度。咽旁隙肿块可以没有症状,但肿块较大时也可压迫气道出现呼吸困难等症状。术前内镜下气道检查可帮助判断肿块是否累及气道,颈部 CT 和 MRI 有助于评估肿块与气道的关系。

(三)麻醉管理

咽部占位性病变累及气道时,应视为困难气道。咽后脓肿和咽旁脓肿的患者除了气道受压以外咽部组织的水肿往往非常明显,反复尝试插管常常加重患部组织水肿从而加重气道梗阻,使插管越来越困难。患者静息时如有喘鸣则不宜行快诱导而应选择清醒纤维支气管镜插管,如果不可行可考虑清醒气管切开以保证患者生命安全。因脓肿破裂会污染气道,因此插管操作时应尽可能避免插管工具或导管接触到咽后壁或咽侧壁。咽旁隙肿块切除时实施控制性降压可减少出血以使外科视野更加清晰,避免损伤重要的血管和神经;肿块切除后应使血压回升,以利于彻底止血。

(四)苏醒期管理

苏醒力求平稳,既要保证拔管时患者清醒,又要避免呛咳和剧烈体动。拔管后应注意观察患者的呼吸情况以及切口引流情况(引流液颜色及引流量),警惕再次出血压迫气道的可能,做好紧急气管切开的准备。术前气道受累严重或手术加重了气道水肿或气道受压(如行下颌骨劈开术)时,可考虑延迟拔管,也可考虑行气管切开术。

(邹启帅)

第五节　喉部手术的麻醉

喉部位居颈前正中，在舌骨下方，上通喉咽，下接气管，后邻食管入口，有呼吸、发声、保护、吞咽等功能。成人常见的喉部病变有：声带息肉、小结和囊肿、声带白斑、喉乳头状瘤、喉癌、喉淀粉样变性、声带麻痹、喉狭窄等；小儿常见的喉部疾病有先天性喉蹼、喉软化症、喉囊肿等。部分功能性嗓音外科手术因术中需要患者发声，常常选择局部麻醉；其他大多数喉科手术都需要在全身麻醉下实施。由于病变的位置处于麻醉气道管理的关键区域，共用气道的问题比其他耳鼻咽喉头颈外科手术更为突出。为了尽可能减少插管对外科手术的干扰，气道管理需采用灵活的应对方法，例如常规选择较细的气管导管；操作关键部位时拔除气管导管实施短暂的呼吸暂停；实施声门上或声门下喷射通气以及实施保留自主呼吸的无插管麻醉等。

一、声带手术的麻醉

（一）病情特点

声带手术按照病理学及治疗方法可分为两类：①因声门区病变影响声带振动而需要外科治疗，如声带息肉、声带小结、任克水肿、声带沟和声带蹼等；②各种原因所致的声带运动失调，如声带麻痹、痉挛性发声困难和喉室带性发声困难等。上述手术多在显微镜下用支撑喉镜完成，需提供足够的麻醉深度以减轻心血管反应，同时需要足够的肌松程度以利于放置支撑喉镜，还需要采用各种气道管理技术为外科医师提供足够的操作空间。

（二）麻醉前评估和准备

声门区的病变轻则可能对呼吸影响不大，重则明显影响呼吸和插管，因此术前要详细询问患者是否存在呼吸困难等症状，尤其是清醒时是否有喘鸣以及入睡以后是否有憋醒的症状，两者都提示气道明显受累。需要注意的是，较大喉部占位性病变（包括血管瘤、会厌囊肿等）所导致的困难气道往往并不具备一般困难气道的体征，即普通体检未提示困难气道高危因素者也有可能存在通气困难和/或插管困难。CT、MRI 等影像学检查和术前纤维喉镜检查可以为麻醉科医师的气道评估提供有价值的线索。因插管操作和放置支撑喉镜都可能损伤牙齿，因此术前和术后都要仔细检查牙齿是否有松动和缺牙等情况。严重上呼吸道梗阻的患者术前禁用镇静药物。

（三）麻醉管理

术前需与外科医师讨论气道管理方案。大多数患者可以插较细的气管导管以便为手术操作提供足够的空间，重点要关注者是否存在通气困难和插管困难。如果为困难气道，可以选择清醒插管、吸入七氟烷保留呼吸慢诱导插管或清醒气管切开术等。术中需注意是否有气管导管脱出、过深、被折弯、被分泌物阻塞等。如果细导管仍然妨碍手术视野，则可以采用间断通气方式，即在充分供氧后拔出气管导管，外科医师在无遮挡的视野下快速完成外科操作，期间严密监测血氧饱和度，当低于 95％时由外科医师在直视下重新插入气管导管恢复通气。间断通气方法必须在严密监测下进行，并确保再次插管没有困难，此外还需注意出现误吸的可能。其他通气方法还包括采用细导管置入声门下或经支撑喉镜的侧孔进行喷射通气，均可以提供满意的术野。使用喷射通气时应注意：①确保良好的肌肉松弛和气体流出道通畅，避免气压伤；②长时间喷射通气时应警惕二氧化碳蓄积导致的高碳酸血症。有部分喉部手术需要保留自主呼吸并避免插管,如喉软化症患者需要在术中观察喉部的活动来做出诊断并决定手术方式,声带麻痹行自体脂肪注射术的患者需要观察注射后声带的形态来评估手术效果,这类手术的麻醉通常使用全凭静脉麻醉,可以选择丙泊酚复合右美托咪定或丙泊酚复合瑞芬太尼,辅以完善的表面麻醉,可以达到既保证麻醉深度又保留自主呼吸的目标。

放置支撑喉镜暴露声门的刺激较大,需要有足够的麻醉深度和完善的镇痛才能避免剧烈的心血管反应。插管前在声门部位实施完善的表面麻醉可以减少阿片类药物的用量并减少苏醒期呛咳。在放置支撑喉镜过程中,特别是在用力打开口腔暴露病变部位时可能诱发迷走反射导致的心率明显下降甚至心搏骤停,此时应立即通知外科医师松开喉镜停止操作,多数即可缓解,其原因常常与诱导初期麻醉深度不足有关。如果心动过缓持续,可以静脉注射阿托品0.5~1.0 mg,同时加深麻醉。手术过程中需要保持声门张开和声带完全静止,因此需要完善的肌肉松弛,根据手术时间长短可以选择琥珀胆碱、米库氯铵、罗库溴铵等中短效的神经肌肉阻滞剂。

(四)苏醒期管理

应在患者完全清醒、肌张力恢复、咽喉部反射恢复的情况下拔管。声带手术后常见的不适是咽喉部疼痛和呛咳,声门区良好的表面麻醉和非甾类药物的使用可以减少阿片类药物的用量及相关不良反应,提高患者的舒适度。静脉注射利多卡因也可减轻术后呛咳。因声带手术通常时间很短,若使用了非去极化肌肉松弛药,需要使用拮抗剂来逆转肌松作用,同时也需警惕残余肌松给患者带来的不适。

二、喉部二氧化碳激光手术的麻醉

(一)病情和手术特点

常用于喉部手术的激光使用最广泛的是二氧化碳激光。二氧化碳激光可用于表面组织的切割、止血和汽化,常用于声带白斑、声带癌变(早期)、会厌囊肿、喉血管瘤、喉乳头状瘤、喉肉芽肿、喉狭窄等病变的治疗。激光手术最大的隐患在于可能引发气道烧伤并且可能危害手术室工作人员,因此实施激光手术的单位必须有系统的激光安全防护流程,所有可能接触激光的人员(外科、麻醉、护理)均应接受相关培训。

(二)麻醉前评估和准备

喉部激光手术的麻醉前评估和准备要点同上述"声带手术的麻醉"部分,重点是评估患者有无通气困难和/或插管困难,此外患者常常有多次手术史,需了解既往麻醉手术史。

(三)麻醉管理

喉部激光手术的麻醉除了类似于支撑喉镜下声带手术的麻醉管理要点以外,最重要的是必须重视对激光的防护,外科医师和麻醉科医师应高度警惕激光引发的气道燃烧,并做好应对突发事件的准备。发生激光气道燃烧需具备以下3个要素:①能量源,即激光源;②易燃物,即气管导管或敷料;③助燃剂,包括氧、一氧化二氮等。在麻醉诱导和维持过程中,各种预防气道燃烧的措施都可以归结为围绕消除或控制以上3个要素展开。

采用抗激光导管可以降低导管燃烧的风险,但只有全金属材质的抗激光导管是完全防燃烧的,一般的抗激光导管内层和套囊部分仍有易燃材料,不能完全避免燃烧。气管导管不能用油性润滑剂润滑,要尽可能深地置入气管内,目的是使套囊远离声门以减少套囊被击穿的风险。气管导管套囊可以注入染色(混合亚甲蓝染料)的生理盐水,使用双套囊抗激光导管时,两个套囊内可以分别容纳大约 8 mL 染色的生理盐水。注入染色液体的原因在于一旦套囊被激光击破,染色液体流出可以立即警示操作者从而第一时间终止手术。使用双套囊目的在于当其中一个套囊被击破以后,另一个套囊还可以起到阻止气体泄漏的作用。激光操作开始前必须确认气管导管套囊不漏气,绝对避免由于漏气造成的导管外高氧环境。采用声门上喷射通气技术或保留自主呼吸技术可以去除气管导管作为易燃物的燃烧风险,但仍然存在含氧气环境、手术纱条等其他助燃因素。

在手术过程中,外科医师和麻醉科医师要共同关注气道燃烧的风险并保持良好的沟通。外科医师要在非连续模式下间断使用中等功率(10～15 W)的激光,把握激光束发射的角度,用湿脑棉片覆盖暴露于视野下的导管、病变周围及激光照射的远端,避免散射光束对周围组织的影响;其次,操作时要密切注视显微镜下的激光照射野,及时发现局部点燃征象并做后续处理,杜绝继续激光发射导致燃爆引发严重的气道烧伤事件等。麻醉科医师要尽可能降低吸入氧浓度至可接受的最低值(至少在 30% 以下),避免使用包括一氧化二氮在内的助燃气体,严密观察气道压力变化及随时出现套囊被击穿的可能。

一旦发生气道燃烧,应立即采取以下措施(“4 个 E”):①Extract(拔除),拔除所有可燃物,包括气管导管、湿脑棉片等(如果患者有困难气道,拔除气管导管会有气道失控的风险,需评估具体情况决定);②Eliminate(清除),清除所有助燃剂,立即断开供氧导管;③Extinguish(灭火),立即在气道内注入生理盐水熄灭余火;④Evaluation(评估),立即在直接喉镜和硬支气管镜下评估上、下呼吸道的损伤情况,如果有明显损伤应重新气管插管,严重病例需行气管切开,并立即请相关专家会诊协助治疗等。

激光还有一些其他危险,需注意防范:偏离的激光可能点燃手术敷料,造成手术室火情;偏离的激光束还可能直接或间接通过金属表面反射损伤医护人员;激光会对患者和手术室工作人员造成眼部损伤,患者的眼睛要用湿纱布覆盖,工作人员要佩戴与所用激光波长相配的特殊眼镜;激光烟雾可以刺激医护人员的呼吸道,带有病原的烟雾还可能造成医护人员感染等。

(四)苏醒期管理

在深麻醉下吸尽咽喉部分泌物,然后缓慢抽尽套囊内的液体,重新注入空气。喉部激光手术后可能出现急性或迟发的呼吸窘迫,应该考虑喉水肿、喉痉挛、吸入性肺炎、肺不张、气胸、纵隔气肿以及肌肉松弛药残余及麻醉药的蓄积等可能。

三、喉切除术的麻醉

(一)病情和手术特点

喉切除术是喉癌的主要治疗方法,分为全喉切除术和部分喉切除术。全喉切除术切除舌骨和全部喉结构,患者将永久经气管造口呼吸,完全丧失发声功能。近年来主张在完全切除癌肿的前提下尽可能保留或重建喉的功能以提高患者的生存质量,因此各种部分喉切除术被广泛应用于喉癌的治疗。根据切除的部位和范围可分为垂直部分喉切除术、额侧喉部分切除术、扩大垂直部分喉切除术、声门上水平喉部分切除术、水平垂直部分喉切除术、环状软骨上喉部分切除术、喉近全切除术。有时喉切除术会和单侧或双侧颈淋巴结清扫术同时进行,手术创伤较大。喉切除术都需要在全身麻醉下实施。

(二)麻醉前评估和准备

多数患者在喉切除术前经历过支撑喉镜下活检术,需了解有无喉镜暴露和插管困难史,还要了解患者有无放疗史。需认真评估有无喉梗阻及其分级,特别注意有无喘鸣和睡眠憋醒等症状,查看术前纤维喉镜影像可以直观地评估声门狭窄的程度。喉癌患者多数为老年人,常常合并有心肺疾病,如高血压、冠心病、慢性阻塞性肺病等,且有长期的吸烟史及饮酒史,需进行相应的评估和术前准备,尽可能将全身情况调整至最佳状态。由于患者在术后不能发声,需要在术前与患者进行充分的病情沟通,并决定术后交流的方式(可以用写字板、手势等交流),还需要指导患者使用自控镇痛装置。

(三)麻醉管理

根据气道阻塞的症状、肿瘤位置以及影像学资料,由麻醉科医师和耳鼻喉科医师共同决定如何建立气道,是快诱导插管、吸入七氟烷慢诱导插管、清醒插管还是清醒气管切开。梗阻不严重的患者也可以在喉罩麻醉下实施气管切开术。实施快诱导插管时应做好应对困难气道的准备,外科医师应在场并准备好实施紧急气管切开。视频喉镜、可视管芯、探条类工具都有助于插管成功。术中外科医师进行气管切开(部分喉切除术)或断喉(全喉切除术)操作时应使用手术刀片而不是电刀以免引发气道燃烧。麻醉科医师要尽可能降低氧浓度并使套囊远离切口,这是预防气道燃烧以及一旦发生气道燃烧时减轻患者伤害的有效措施。气管切开或断喉以后可以将经口气管导管或喉罩拔除,经气管造口处插入可弯曲导管,需确认导管置入深度以避免单肺通气。术中需密切监测潮气量、气道压力、呼气末二氧化碳等指标,警惕导管滑出、过深、折弯、堵塞等。部分喉切除术后通常将气管导管再更换为带套囊的气管切开套管,此时直接连接麻醉回路即可;全喉切除术后需置入无套囊的金属气管筒,此时可将细气管导管置入筒内行控制呼吸直至自主呼吸恢复后拔除气管导管。

喉癌患者以老年人居多,术前又可能存在进食困难,一般情况较差,术中应加强监测,维护好呼吸、循环、体温及内环境。一般情况下手术出血量不多,是否行有创动脉压监测取决于患者的并发症,但需确保静脉通路通畅,随时应对颈部血管损伤导致的出血等意外。

(四)苏醒期管理

喉切除术对患者身心的创伤都较大,某些术式还需要在术后保持低头含胸体位,因此需要良好的镇痛、镇静、镇吐等措施来帮助患者平稳恢复。采取阿片类药物为主、复合非甾类镇痛药物的多模式镇痛方法可以实现此目标,其中以患者自控镇痛的方式最为常见。手术结束更换气管切开套管或气管筒时在气管内实施完善的表面麻醉可以减轻术后呛咳。

四、小儿喉乳头状瘤手术的麻醉

(一)病情特点

喉乳头状瘤是喉部最常见的良性肿瘤,由人类乳头状瘤病毒引起,好发于10岁以下儿童,常为多发性,生长较快,易复发,青春期后有自行消退的倾向。肿瘤多位于声带上方,呈菜花样生长,向喉前庭或声门下腔蔓延,重者可侵犯整个喉部、气管和支气管。手术治疗是喉乳头状瘤主要的治疗方法,二氧化碳激光切除肿瘤曾经是手术治疗的首选方法,但目前耳鼻喉科医师更倾向于使用吸切器切除肿瘤。由于该肿瘤具有生长快、易复发的特点,许多小儿患者在初次手术后通常间隔1~2个月即因复发致严重呼吸困难而再次入院手术。

(二)麻醉前评估和准备

术前评估的重点在于了解气道梗阻的程度。喘鸣症状、三凹征都提示有严重的气道梗阻,颈正侧位片、CT等影像学检查及纤维喉镜均可提示梗阻的程度,但小儿大多不配合检查,这类患儿术前应避免使用镇静剂以免加重呼吸困难。

(三)麻醉管理

大多数患儿都因呼吸困难而入院手术,其中声门部肿瘤占绝大多数,既有面罩通气困难,也有插管困难。比较安全的气道建立方法是采用浓度递增法实施七氟烷吸入慢诱导,始终保留患儿的自主呼吸。一般先将小儿置于坐位,预给氧5分钟后吸入1%七氟烷,每3次呼吸增加0.5%的吸入浓度,直至达到需要的麻醉深度(上肢肌力下降、下颌松弛、托下颌时患儿无体动、心率由兴奋期的加快逐渐减慢),然后将小儿置于平卧位,用喉镜暴露声门,在自主呼吸存在的情况下,可以看到气流进出的缝隙随着呼吸一张一合,可帮助判断声门所在位置,采用管芯类探条辅助可以提高插管成功率。当声门下也有肿瘤时,术中需要采用间断通气的方式,方法是短时间拔出气管导管,由外科医师进行声门下的操作,期间严密监测血氧饱和度,当低于95%时由外科医师在直视下重新插入气管导管恢复通气。此类患儿对阿片类药物比较敏感,宜适当减少用量。如采用激光手术切除喉乳头状瘤,则应遵循激光手术的麻醉处理原则。

(四)苏醒期管理

在深麻醉下吸尽口腔内的分泌物和血液,将患儿置于侧卧位,安静地等待患儿自主呼吸恢复、完全清醒、咽喉部反射恢复后拔管。由于长期气道梗阻,高二氧化碳对呼吸中枢的刺激阈值上调,通常苏醒时间比较长,还需警惕拔管后再次出现呼吸抑制等。

五、硬质支气管镜下气管支气管异物检查和取出术的麻醉

(一)病情和手术特点

气管支气管异物多见于3岁以内的婴幼儿,是导致4岁以内儿童意外死亡的主要原因。80%以上的气道异物位于一侧支气管内,可引起肺炎、肺不张等病理改变;少数异物位于声门下和气管内,可引起急性上呼吸道梗阻,甚至窒息。吸入的异物以有机类异物多见,最常见的为各种植物种子如花生、瓜子等,其所释放的花生四烯酸等物质会导致气道炎症反应,并随着存留时间延长而加重;其次为无机类异物如大头针、笔帽、玩具配件等由于其形状各异,取出的难度常常难以预料。因外科医师和麻醉科医师需共用一个狭小的气道,手术和麻醉的难度和风险都极大,需要外科、麻醉、护理三方充分沟通和密切合作。

(二)麻醉前评估和准备

除了少数患者有窒息、发绀、意识不清等需要紧急处置以外,大多数患者一般情况比较平稳,应进行详细的麻醉前评估。重点是异物的情况(位置、种类、大小、形状、存留时间)以及术前是否有并发症(上呼吸道感染、哮喘)和异物相关的并发症(肺炎、肺不张、肺气肿)。还应关注气道异物的诊断是否明确,如重症肺炎、哮喘、喉炎的患儿被误诊为气道异物行支气管镜手术将给麻醉带来极大的困难和挑战。此外,还需评估外科、麻醉、护理团队的技术经验以及所在医疗机构的设备情况。

(三)麻醉管理

气道异物的麻醉管理中最重要的是术中通气方式的选择,常用的通气方式有控制通气和保留自主呼吸两种,其中控制通气又可分为经支气管镜侧孔通气和手控喷射通气两种。通常术前无明显呼吸窘迫、考虑异物在一侧支气管内时,可以使用神经肌肉阻滞剂来控制呼吸;术前有明显呼吸困难或高度怀疑异物嵌顿在声门下或声门周围时,尽可能保留自主呼吸。此外,对术前有严重的并发症或并发症的患儿,推荐采用保留自主呼吸的通气方式。

采用控制通气方式时,对不能合作的低龄儿童,一般选择七氟烷吸入诱导;对于能够合作的儿童,则可以在建立静脉通路后行丙泊酚常规静脉诱导,术中可以使用芬太尼、瑞芬太尼、丙泊酚、琥珀胆碱、米库氯铵、罗库溴铵等药物来维持镇静、镇痛和肌松。必须强调要维持足够的麻醉深度,浅麻醉会导致体动、喉痉挛、支气管痉挛等并发症。钳取较大异物通过声门时应暂停通气,以免呼出气体受阻而产生过高气道压,造成气压伤、气胸等医源性并发症。术中通气方式如下。①经硬质支气管镜侧孔通气:硬支气管镜有一个侧孔可连接麻醉呼吸回路,术中可实施控制呼吸。该方法的优点是手术视野好、外科操作方便;缺点是置入支气管镜时呼吸暂停,置镜时间过长容易导致低氧血症,此外当支气管镜长时间位于患侧支气管内时,因健侧肺通气不足也会导致低氧血症,低氧时需退出支气管镜待通气和氧合改善以后继续手术。②喷射通气:经鼻或口插入一根细的喷射导管进入气管内,接手动喷射通气设备进行手动喷射通气。该方法的优点是通气不依赖于支气管镜,为耳鼻喉科医师提供了从容的置镜时间,也避免了支气管镜进入患侧时健侧肺通气不足导致的低氧血症;缺点是需要在总气道内置入喷射通气导管,在小儿可能影响支气管镜的置入和操作视野,此外还有气压伤的风险,需控制好驱动压,保证良好的肌肉松弛,并调整好喷射导管的深度不能过深而进入一侧支气管。

保留自主呼吸的麻醉方法既要有足够的麻醉深度以避免喉痉挛、支气管痉挛等并发症,又要保留自主呼吸以避免气道丢失,实施的难度要高于控制呼吸。可以采用右美托咪定复合丙泊酚方案或瑞芬太尼复合丙泊酚方案。右美托咪定复合丙泊酚方案:右美托咪定负荷量 $1~\mu g/kg$,维持量 $2\sim5~\mu g/(kg \cdot h)$,以及丙泊酚 $100\sim150~\mu g/(kg \cdot min)$ 维持。瑞芬太尼复合丙泊酚方案:瑞芬太尼 $0.05\sim0.14~\mu g/(kg \cdot min)$,根据呼吸频率调整输注速率,以及丙泊酚 $200~\mu g/(kg \cdot min)$ 维持。无论采用哪种方案,都必须在患者耐受麻醉喉镜显露操作后予以 $1\%\sim2\%$ 的利多卡因($3\sim4~mg/kg$)喷雾完善气管内表面麻醉。需要注意的是实施表面麻醉必须在足够的麻醉深度下完成,否则表面麻醉操作本身很容易引起屏气、喉痉挛等不良事件。

(四)苏醒期管理

采用控制通气方式时,手术结束退出支气管镜以后插入喉罩,将小儿置于侧卧位,停止给药,待自主呼吸恢复,当潮气量、呼吸频率、呼气末二氧化碳等指标达到理想值时拔出喉罩,继续观察至苏醒。采用保留自主呼吸方式时,苏醒相对简单,退出支气管镜以后保持气道通畅(必要时可置入鼻咽通气道)等待患儿苏醒即可。术中发生喉痉挛、支气管痉挛等并发症导致低氧血症和高二氧化碳血症时,有时用喉罩难以改善通气,此时应果断插管,静脉注射右美托咪定 $1\sim2~\mu g/kg$ 有利于患儿耐受气管导管,待通气改善以后再决定是否拔管。支气管镜多次进出声门会导致声门下水肿,表现为拔管后喘鸣、呼吸困难,除氧疗外,可给予激素(如地塞米松 $0.5\sim1.5~mg/kg$),严重者可给予 2.25% 消旋肾上腺素(取 $0.05\sim0.25~mL$ 以生理盐水稀释至 $3~mL$)雾化吸入,症状缓解后还需加强监测,持续观察 4 小时,以免再次发生水肿。

(邹启帅)

参 考 文 献

[1] 赫赤.现代麻醉方法与麻醉要点[M].北京:中国纺织出版社,2023.

[2] 张冬梅.麻醉与疼痛[M].长春:吉林科学技术出版社,2022.

[3] 冯艺,吴安石,左明章.麻醉科分册[M].北京:人民卫生出版社,2021.

[4] 韩丰阳.实用麻醉理论与操作[M].哈尔滨:黑龙江科学技术出版社,2021.

[5] 贾庆山,马桂芬,高建国,等.现代麻醉技术与疼痛治疗[M].哈尔滨:黑龙江科学技术出版社,2022.

[6] 魏洪伟,张明阳,郭玲,等.临床麻醉与并发症处理[M].哈尔滨:黑龙江科学技术出版社,2022.

[7] 刘思洋.临床医学麻醉与围术期处理[M].北京:中国纺织出版社,2022.

[8] 高玉亮.医学麻醉技术与临床实践[M].天津:天津科学技术出版社,2021.

[9] 于凯.临床麻醉应用与临床检验学[M].长春:吉林科学技术出版社,2022.

[10] 徐知菲.临床急重症与麻醉学[M].西安:陕西科学技术出版社,2021.

[11] 张中军.现代麻醉学精粹[M].济南:山东大学出版社,2022.

[12] 王春花.实用麻醉手术操作与护理[M].北京:科学技术文献出版社,2021.

[13] 张春海,王家磊,高建国,等.临床麻醉与疼痛诊治[M].哈尔滨:黑龙江科学技术出版社,2022.

[14] 王建立.医学麻醉技术与手术麻醉实践[M].北京:中国纺织出版社,2022

[15] 张抗抗.现代麻醉基础与临床实践[M].昆明:云南科技出版社,2021.

[16] 陈齐.实用临床麻醉新技术[M].开封:河南大学出版社,2020.

[17] 申传坡.现代医学麻醉技术与临床实践[M].北京:科学技术文献出版社,2021.

[18] 谭相舰.麻醉学基础与实践[M].沈阳:辽宁科学技术出版社,2022.

[19] 徐少群,王帅,刘直星.现代临床麻醉技术与疼痛治疗[M].北京:中国纺织出版社,2022.

[20] 刘艳丽.现代医学手术麻醉与临床实践[M].天津:天津科学技术出版社,2021.

[21] 孔令伟.现代临床麻醉技术与疼痛治疗学[M].天津:天津科学技术出版社,2021.

[22] 姜开阳.现代麻醉学技术与处要要点[M].南昌:江西科学技术出版社,2021.

[23] 谭明韬.临床麻醉技术与实用[M].长春:吉林科学技术出版社,2022.

[24] 赫赤,宗晓菲,王昭安.现代麻醉与临床实践[M].北京:中国纺织出版社,2021.

[25] 邓小明.现代麻醉学[M].北京:人民卫生出版社,2020.

[26] 高静.麻醉理论与临床实践[M].天津:天津科学技术出版社,2021.

[27] 邱德亮.实用临床麻醉学精粹[M].济南:山东大学出版社,2021.

［28］胡理.疼痛认知神经科学［M］.北京:科学出版社,2021.

［29］周慧.麻醉医学与临床常见病诊治［M］.哈尔滨:黑龙江科学技术出版社,2021.

［30］米卫东,王国林.麻醉学［M］.北京:人民卫生出版社,2021.

［31］刘志强,徐振东.分娩镇痛理论与实践［M］.上海:上海科学技术出版社,2023.

［32］索光辉.现代临床麻醉学精要［M］.天津:天津科学技术出版社,2021.

［33］王群,张桂萍,程显玲.临床麻醉学实用指南［M］.天津:天津科学技术出版社,2021.

［34］胡宝吉.临床麻醉学理论与实践［M］.天津:天津科学技术出版社,2021.

［35］王新满.现代麻醉与围术期监测技术［M］.北京:中国纺织出版社,2023.

［36］倪渊博,张昕,李仪.麻醉及镇痛药物与认知功能［J］.中国临床药理学与治疗学,2022,27
(12):1365-1374.

［37］马璐璐,张秀华.关注术后镇痛和镇痛药的合理应用［J］.药物不良反应杂志,2022,24(8):
393-395.

［38］张魏怡,宋辛叶,栾永.肠道微生物组在麻醉学领域的研究现状及进展［J］.实用医学杂志,
2023,39(7):914-918.

［39］李丹麾.产科麻醉的发展［J］.中华围产医学杂志,2022,25(9):714-720.

［40］陶怡嘉,杨春,刘存明.表面麻醉的临床应用进展［J］.中国临床药理学与治疗学,2023,28
(5):594-600.